必携 改訂第2版
在宅医療・介護
基本手技マニュアル

監修 黒川　清
編集 谷亀光則

永井書店

■執筆者一覧

■監修
黒川　清（東京大学先端科学技術研究センター客員教授、東海大学総合科学技術研究所教授、日本学術会議会長）

■編集
谷亀　光則（東海大学医学部腎代謝内科助教授、東海大学医学部付属病院患者支援センター長）

■執筆者（執筆順）
英　裕雄（新宿ヒロクリニック院長：東京都新宿区）
片山　壽（片山医院院長：広島県尾道市）
山中　崇（東京女子医科大学附属第二病院在宅医療部講師）
鈴木　初美（神奈川県厚生連JA訪問看護ステーションいせはら所長）
鈴木　和子（東海大学健康科学部看護学科教授）
飯島　克巳（いいじまクリニック院長：さいたま市）
川越　正平（あおぞら診療所院長：東京都足立区）
塚田　桂子（社団法人神奈川県看護協会あかしあ訪問看護ステーション管理者）
有田　清子（元東海大学健康科学部看護学科講師）
深谷　安子（東海大学健康科学部看護学科教授）
清田　光子（東海大学医学部付属病院患者支援センター在宅医療室室長）
小山　珠美（社団法人愛知県看護協会主任教員）
滝島　紀子（東海大学健康科学部看護学科助教授）
夏井　睦（特別医療法人慈泉会相澤病院傷の治療センターセンター長）
小島　善和（東海大学健康科学部看護学科助教授）
宮北　英司（東海大学医学部泌尿器科助教授）
嶋尾　仁（消化器治療内視鏡研究所代表）
大谷　泰雄（東海大学医学部付属大磯病院外科助教授）
幕内　博康（東海大学医学部消化器外科教授）
内藤　志穂（東海大学医学部付属病院看護部主任看護師、WOC看護認定看護師）
浜端　賢次（元川崎医療福祉大学保健看護学科講師）
松田　順子（医療法人秦野伊勢原医師会秦野訪問看護ステーション管理者）
鈴木　大輔（東海大学医学部腎代謝内科助教授）
谷亀　光則（東海大学医学部腎代謝内科助教授、東海大学医学部付属病院患者支援センター長）
豊田　雅夫（東海大学医学部腎代謝内科）
仁科　良（東海大学医学部腎代謝内科講師）
斎藤　明（東海大学医学部腎代謝内科教授）
正山　泰（湘風クリニック院長：神奈川県秦野市）

上出　正之（厚木市立病院診療部長・麻酔科部長）
小野　容明（医療法人社団藤和会横浜呼吸器クリニック理事長）
伊賀　富栄（東海大学医学部精神科）
山林　一（東海大学医学部教授）
北村　唯一（東京大学医学部泌尿器科教授）
堀江　重郎（帝京大学医学部泌尿器科教授）
大谷　順（公立雲南総合病院外科部長）
蘆野　吉和（独立行政法人労働者健康福祉機構福島労災病院外科部長）
坂間　晃（坂間医院院長：神奈川県伊勢原市）
豊倉　穣（東海大学医学部付属大磯病院リハビリテーション科助教授）
神内　擴行（横浜リハビリテーション専門学校副校長）
髙砂　裕子（社団法人南区医師協会南区メディカルセンター訪問看護ステーション管理者）
北園伊津代（社団法人南区医師協会南区メディカルセンター訪問看護ステーション）
柿崎　恵美（社団法人南区医師協会南区メディカルセンター訪問看護ステーション）
江端みどり（城西大学薬学部医療栄養学科講師）
岡　豊香（フレディタカノ薬局）
串田　一樹（昭和薬科大学医薬情報評価教育研究室講師）
鈴木　荘一（鈴木内科医院院長：東京都大田区、東京医科歯科大学非常勤講師）
渡辺　俊之（高崎健康福祉大学保健福祉学科教授）
矢野　広（東海大学医学部精神科）
平原佐斗司（梶原診療所在宅サポートセンター長：東京都足立区）
小笠原一夫（ペインクリニック小笠原医院院長：高崎市）
麦谷　歩（筑波大学総合医コースレジデント、筑波メディカルセンター病院総合診療科）
前野　哲博（筑波大学附属病院総合診療科）
近藤　章生（東海大学医学部皮膚科）
塗木　裕子（東海大学医学部皮膚科）
小澤　明（東海大学医学部皮膚科教授）
五島　朋幸（ふれあい歯科ごとう代表：東京都新宿区）
荻野美恵子（北里大学医学部神経内科講師）
舟田　久（富山医科薬科大学医学部感染予防医学講座教授）
川島孝一郎（仙台往診クリニック院長：仙台市）
桜井　隆（さくらいクリニック院長：兵庫県尼崎市）
田坂　佳千（田坂内科小児科医院院長：広島市）
白浜　雅司（三瀬村国民健康保険診療所所長）
土橋　正彦（土橋医院院長：千葉県市川市、市川市医師会会長）
前沢　政次（北海道大学病院総合診療部教授）

改訂第 2 版　序文

　世界に類をみないスピードでわが国の少子高齢化は進み、21 世紀に入ってもますます加速している。また 2005 年の発表では男性人口が減少し始め、来年には総人口が減少すると予測されている。従来までの典型的な少子高齢化はいわゆる過疎地で多くみられたが、今後は都市部にも容赦なく襲ってくることが推測される。このような社会の変化は、社会的あるいは経済的な影響だけでなく保健医療福祉分野へも大きな影響を与えている。

　まず第一に、加齢は疾病罹患の最大のリスクファクターであることから高齢化に伴い有病率が上昇すること、第二に悪性疾患（がん）を含む生活習慣病や痴呆症状を呈する認知症が急増し疾病構造に大きな変化が生じていることなどである。第三には経済不況の影響で、医療や年金などの社会保障費が抑制される政策が行われていることである。以上の理由から、保健医療福祉分野のベクトルは明らかに在宅・居宅へと向かっていることは疑いのない事実である。ところが問題は「家族介護力の低下」である。核家族化が進み、独居や高齢者のみ世帯が明らかに増加し家族介護力が圧倒的に低下している。

　そこで必要なのが「家族のみの介護」ではなく「家族と社会とで助け合う介護」である。2000 年から施行された介護保険制度はまさしく社会としての医療や介護の提供を円滑に行う制度である。介護支援専門員を在宅医療・介護の要としたこの制度は既に広く認知されているが、制度としての理解や在宅で提供される医療や介護の質などの点で不十分なところもあり、これらをいかに向上させ、さらに啓発していくかはわれわれ医療福祉職に課せられた課題の 1 つ

である。2006年春には介護保険法の大きな改正が予定されている。しかし制度が変わっても、提供される医療や介護サービスの質には根本的にはなんら変わりはない。患者・利用者本位のサービスが提供されるべきだからである。この本は2000年に発行されたものの改訂版であり、本書が在宅医療や介護の質の向上やケアの標準化の一助となり、さらに在宅医療や介護に携わっている皆様の日常の活動に少しでもお役に立てることができれば幸いである。また皆様の御批判や御意見を忌憚なく頂き、今後の改訂の参考にしたいと考えている。

　御多忙中にもかかわらず御自身の経験や知識を丁寧に執筆して頂いた共著者の皆様、そして有形無形に私を支えて頂いた東海大学医学部ならびに健康科学部の数多くの皆様の御支援により本書が完成したことに対しまして、心から感謝致します。

　最後に本書の改訂にあたり多大なご尽力を頂きました永井書店東京店高山静編集長ならびに山本美恵子氏に心から深謝致します。

　2005年10月吉日

緑豊かな大山を仰ぎみながら
谷亀　光則

序文

　20世紀の歴史の大変遷とともに、20世紀の後半に日本は先進国でも例をみない急速な「少子高齢化」社会を迎えた。この間に疾病構造も大きく変わった。20世紀前半の栄養や結核などの感染症もその様相を変え、高齢化とともに平均寿命は延長し、いわゆる「生活習慣病」といわれる疾患や「がん」「痴呆」など、加齢とともに増える病気、病態が疾病の主力になった。医療の対応も変わるのは当然で、医療政策も根本的な見直しを迫られている。高齢者が増えることで医療費がある程度増えるのは止むを得ないとしても、医療の在り方が従来のような急性期や感染症から「生活習慣による予防」あるいは「いかに加齢による変化を防ぐか」という側面を強調した予防医学に重点が少しずつ移行するとともに、医療政策の重点もシフトせざるを得なくなっている。

　このような社会的背景と医学の発展から、在宅医療が普及していくのは当然の流れといえよう。このような高齢化は先進国の共通の問題ではあるものの、わが国の高齢化はG7先進国でもイタリアとともに最先端をいっている。さらにこれに輪をかけるのが「少子化」であり、これも先進国の中で際立って低い特殊出生率をみるに至り、21世紀への日本社会の根本的な在り方が問われている。

　「交通」の発達により世界の地理的距離は狭くなり、人の交流がボーダレスになった。しかも国際的な「情報化」により世界的に共通の価値観や世界の在り方が誰にとってもより身近なものに感じられてくるこの頃、医療の在り方、生活の価値観、人生の価値観なども多様性を容認し、広く認識されるようになってきている。この傾向は21世紀にさらに急速に日本を含めて世界中に広がっていくものと思われる。このような点からも急速な少子高齢化社会の日本の在宅医療、あるいは介護を含めた医療が世界でも注目されることになる。一方で、従来の日本の在り方から急激に変わることには日本人の精神構造を含めた社会制度の在り方や既得権からの抵抗

もあり、なかなかできない。これは現在の日本全体の各分野で直面している問題であり、漠然とした不安感が漂っている背景と思われる。

「在宅医療」は少しずつ広がりをみせ、「介護保険」も導入されて広がるものの、実際の経験が少なく、また行政レベルの問題も指摘されている。いかに在宅医療の「医療」としての質を上げ「ノウハウ」を積み上げていくことこそが医療に関わる者たちの責務であろう。

東海大学医学部では従来より在宅医療に積極的に取り組んでおり、平成9年からは株式会社「帝人」の後援により、在宅医療についての研究を推進する寄附講座を開設し3年を経た。東海大学医学部および健康科学部を中心とし、また地域医療に携わる人たちが参加しながら在宅医療に関するさまざまなテーマについての研究を推進し、実行に移しながらその結果をフィードバックし、多くの経験を積み、学習してきた。それらの効果を本邦の在宅医療にかかわっている方たちの賛同も得て、ここに「在宅医療・介護基本手技マニュアル」をお届けすることになった。これからの在宅医療の重要性を考えると、この本が出版されるのはまことにタイムリーであり、われわれの努力の結晶として皆様のお役に立つことを期待しているし、またお役に立つことを確信している。

これからも皆様の御批判を受けながら、われわれもさらに在宅医療についての研鑽を積み、研究と実践をすすめるが、皆様のフィードバックも取り入れながらさらにこの本を up to date に改訂していくことを考えている。皆様の御批判、御意見を頂きたく思う。

この本ができるにあたっては御自分たちの研究、経験をこの本に結集して下さった共著者の皆様、東海大学医学部での寄附講座に参加された皆様、またこの寄附講座を可能にしてくれた株式会社「帝人」、さらに東海大学医学部、健康科学部、東海大学全体の御支援に心から感謝する。

おわりに本書の出版にあたって多大な御尽力を頂いた永井書店東京店高山静編集長ならびに山本美恵子氏に心からの感謝を表する。

平成12年8月吉日

黒川　清

目次

第Ⅰ章　在宅医療の基盤

1. 在宅医療とは何か ──────────────────────（英　裕雄）2
　Ⅰ. セルフ・メディスンとしての在宅医療 ───────────── 2
　Ⅱ. 個体的生命力、社会的生命力 ───────────────── 3
　Ⅲ. 療養生活に不可欠な3つの要素 ──────────────── 4

2. 多職種協働とケアマネジメントの方法論 ───────（片山　壽）6
　Ⅰ. 介護保険とケアマネジメントの導入 ───────────── 7
　　1. ケアマネジメントの定義と理論………8
　　2. ケアマネジメントにおけるケアカンファレンスの位置づけ………11
　Ⅱ. 長期フォローアップとケアカンファレンス ──────────13
　　1. 多職種協働とケアカンファレンス………14
　　2. 急性期から回復期、病院から在宅への連続性、包括的支援の重要性と情報の共有………17

3. 地域連携における在宅医療 ──────────────（英　裕雄）22
　Ⅰ. 地域連携とは ────────────────────── 22
　Ⅱ. 在宅医療からみた地域連携のマクロな視点 ──────────23
　　1. 第一期在宅医療………23　　2. 第二期在宅医療………23
　　3. 第三期在宅医療………24
　Ⅲ. 在宅医療からみた地域連携のミクロな視点 ──────────25
　　1. 個々の在宅医療ケースにおける連携意義………25
　　2. 個々の医療機関における連携意義………25

第Ⅱ章　家族との協力の取り方

1. 病院から在宅医療への導入 ──────────────（山中　崇）28
　Ⅰ. 在宅医療を始める際に必要なこと ────────────── 28
　Ⅱ. 病状の理解 ─────────────────────── 30
　Ⅲ. 在宅療養に必要な治療法の習得 ────────────── 30
　Ⅳ. 社会資源を利用するための調整 ────────────── 31
　Ⅴ. 在宅医療の質を向上させるために ───────────── 33

2. 介護者としての家族のストレスとその支援 ───────（鈴木初美）34
　Ⅰ. 家族のニーズ ────────────────────── 34
　Ⅱ. 家族のストレス ───────────────────── 35
　Ⅲ. 援助内容 ──────────────────────── 36
　　1. 療養者および家族のアセスメント………37

- Ⅳ．在宅医療の推進 ────────────────── 38
- Ⅴ．急性期医療側からの在宅介護支援 ─────────── 38

3．信頼関係の構築 ──────────────────（鈴木和子）40
- Ⅰ．自己紹介を十分に行う ─────────────── 40
- Ⅱ．療養者と介護者の関係を知る ────────────── 41
- Ⅲ．利用者側の不安や気がかりに耳を傾ける ──────── 41
- Ⅳ．医療者ができることは何かを明らかに示す ─────── 41
- Ⅴ．今後の療養や介護の方針を家族とともに考える ───── 42
- Ⅵ．適時、適正な情報を提供する ────────────── 42
- Ⅶ．利用者とのパートナーシップを樹立する ──────── 43
- Ⅷ．在宅医療提供者間でケア方針を統一し、窓口となる職種を決めておく ─────────────────────────── 43
- Ⅸ．情報の守秘義務を徹底する ────────────── 43
- Ⅹ．家族の相談にのり、家族関係における中立性を保つ ─── 44

4．家族の心身の健康 ─────────────────（飯島克巳）46
- Ⅰ．誰が家族の健康管理を行うか？ なぜ、かかりつけ医なのか？─ 46
- Ⅱ．かかりつけ医はどのようにして、家族の健康管理を行うか？── 47
- Ⅲ．介護者にとって適切な環境が確保させているか？ ──── 47
- Ⅳ．生活上の出来事としての在宅医療開始─介護者に与える影響── 48
- Ⅴ．主たる介護者の心身の健康 ────────────── 49
  1. 国内の動向………49 2. 著者の八丈島での体験………50
- Ⅵ．長期にわたる介護を成し遂げた人の場合─解放とは限らない── 51
  1. 十数年にわたって、"旧いタイプの介護"を終えた妻………51
  2. 旧い生活の終焉、新しい生活という"巨大な山"を前にして………52
- Ⅶ．看取りのプロセス、家族にとっては喪失のプロセス ─── 52
  1. 予期的悲嘆………52 2. 病的悲嘆………53 3. 記念日反応………53

第Ⅲ章　在宅医療・介護で必要な基本手技

1．全身状態のみ方とバイタルサイン ──────────（川越正平）56
- Ⅰ．生命と生活を支える ──────────────── 56
  1. 生命と生活を支える6つの視点………57
- Ⅱ．全身状態を把握するために日頃から留意すべきこと ── 58
  1. 「点」のかかわりを重ねる中での情報共有………58
  2. 介護者からの情報が手がかりとなる………59
  3. 療養環境の評価………59 4. 患者のニーズを追求する………59
  5. 在宅において頻度の高い基礎疾患………60
- Ⅲ．全身状態把握のためのルーチンワークとバイタルサイン ─ 61
  1. 全身状態把握のためのルーチンワーク………61
  2. バイタルサイン………62

Ⅳ．急性期病態のみ方 ─────────────────────── 65
　　1．全身状態の把握に有用な指標と"Not Doing Well"……… 65
　　2．在宅における診断の限界と臨床決断の実際……… 67
　Ⅴ．在宅で頻度の高い急性期病態(総論) ───────────── 69
　　1．感染症……… 69　　2．脱水……… 70　　3．精神症状……… 71
　　4．医療機器に関連したトラブルや事故……… 71

2．入浴介助 ─────────────── (塚田桂子、有田清子) 73
　Ⅰ．入浴が及ぼす心身への影響 ───────────────── 73
　Ⅱ．入浴の介助をするうえでの留意事項 ─────────────── 74
　　1．入浴する人の身体の状態……… 74　　2．浴室の準備……… 75
　Ⅲ．入浴介助の実際 ────────────────────── 75
　　1．衣服の着脱……… 75　　2．浴室・浴槽の出入り……… 76
　　3．身体を洗う……… 77　　4．身体を拭く……… 78
　Ⅳ．その他 ─────────────────────────── 78
　　1．水分の補給……… 78　　2．更衣の仕方……… 78
　　3．入浴後の手入れ……… 78　　4．入浴中に気分が悪くなった場合……… 79
　　5．入浴を拒否された場合……… 79
　　6．自宅の浴槽で入浴できない場合……… 79

3．清拭 ─────────────────── (塚田桂子、有田清子) 80
　Ⅰ．清拭の効果 ────────────────────── 80
　Ⅱ．清拭の援助 ────────────────────── 81
　　1．清拭を行うための準備……… 81　　2．物品の準備……… 81
　　3．清拭をするうえでの留意点……… 83　　4．清拭の方法……… 83
　　5．各部の清拭……… 85　　6．更衣の仕方……… 91

4．失禁リハビリと排泄援助 ──────────── (深谷安子) 92
　Ⅰ．尿失禁の定義 ───────────────────── 92
　Ⅱ．尿失禁の病因と分類 ─────────────────── 92
　　1．腹圧性尿失禁……… 92　　2．切迫性尿失禁……… 93
　　3．機能性尿失禁……… 95　　4．混合型尿失禁……… 96
　　5．溢流型尿失禁……… 96　　6．反射性尿失禁……… 96
　Ⅲ．尿失禁リハビリテーション ──────────────── 96
　　1．骨盤底筋訓練……… 96
　Ⅳ．在宅高齢者の尿失禁ケア ──────────────── 99
　　1．高齢者の尿失禁の原因……… 99
　　2．在宅高齢者の尿失禁の看護……… 100

5．褥瘡の予防と処置 ─────────────── (清田光子) 104
　Ⅰ．褥瘡発生のメカニズム ──────────────── 104
　　1．褥瘡発生の原因……… 104　　2．褥瘡の好発部位……… 105

Ⅱ. 褥瘡発生危険度のアセスメント ―― 106
1. ブレーデンスケール………106　2. ブレーデンスケールの項目………109
3. ブレーデンスケール使用時の注意事項………109

Ⅲ. ケアプランの策定 ―― 109
1. アルゴリズムを使用したケアプラン策定………110
2. 注意すること………111

Ⅳ. 褥瘡予防のための介入 ―― 112
1. 臥位時：体位変換………112　2. 臥位時：ギャッジアップ………113
3. 臥位時：体圧分散寝具の活用………113
4. 座位時：姿勢保持と除圧（車いす・いす）………114
5. 湿潤を防ぐ………116　6. 栄養状態の改善………116

Ⅴ. 褥瘡の重症度 ―― 117

Ⅵ. 褥瘡の処置 ―― 119
1. ステージⅠ：皮膚に創傷はないが脱色しない紅斑がある………119
2. ステージⅡ：水疱・真皮に至る部分層損傷………119
3. ステージⅢ・Ⅳ：脂肪層あるいは筋・骨に至る全層創傷………120
4. ポケットのある褥瘡………121

6. 摂食・嚥下リハビリテーションと食事介助 ―― (小山珠美) 122

Ⅰ. 摂食・嚥下リハビリテーションの概要 ―― 122
1. 口から食べることの意義………122
2. 摂食・嚥下リハビリテーションの必要性………124
3. 美味しく食べるということ………124
4. 摂食・嚥下のプロセス………125

Ⅱ. 段階的・包括的な摂食・嚥下リハビリテーションの進め方 ―― 129
1. 摂食・嚥下障害出現の危険信号………129
2. 経管栄養から経口摂取へのステップアップ………130
3. 食事の援助………131

Ⅲ. 食事介助 ―― 143
1. リラックスできる食環境の準備………143
2. 認知機能を高める………144　3. 自分で選択できる………144
4. 誤嚥や窒息を予防する………144　5. 摂食機能を高める………144
6. 摂食中の会話は慎重にする………147
7. 援助者の位置関係や姿勢に注意する………147
8. 内服時のむせや誤嚥に注意する………147

Ⅳ. リスク管理 ―― 148
1. むせ………149　2. 胃・食道逆流………151　3. 誤嚥………152
4. 窒息………152　5. 低栄養………153

7. 採血 ―― (滝島紀子) 156

Ⅰ. 目的 ―― 156

Ⅱ．ディスポーザブルの注射筒(シリンジ)を用いて採血する場合 ——— 156
　　1.準備するもの………156　　2.基本手技………158
　Ⅲ．真空採血管を用いて採血する場合 ——————————— 162
　　1.準備するもの………162　　2.基本手技………163
　Ⅳ．注意点 ——————————————————————— 164

8. 創傷の処置 ————————————————(夏井　睦) 166
　Ⅰ．創傷治療に関する基礎知識 ———————————————— 166
　　1.創傷治癒の基本………167　　2.ガーゼは皮膚欠損創に最悪………167
　　3.細胞成長因子………168　　4.傷は閉鎖すると治る………168
　　5.なぜ傷は化膿するのか………169　　6.消毒についての基礎知識………169
　Ⅱ．治療の実際 ——————————————————————— 170
　　1.止血方法………170　　2.消毒でなく洗浄………170
　　3.創を何で覆うか………171　　4.擦過創・挫創………171
　　5.表皮剝離創………172　　6.熱傷………172　　7.裂創………173
　　8.縫合創の処置………173　　9.MRSAが検出されたら………173

9. 吸入 ———————————————————(小島善和) 175
　Ⅰ．目的 ——————————————————————————— 175
　Ⅱ．準備するもの —————————————————————— 175
　　1.吸入薬………175　　2.吸入に使用する器具………176
　Ⅲ．基本手技 ————————————————————————— 178
　　1.液体タイプ………179　　2.定量噴霧吸入器(エアゾール吸入式)………180
　Ⅳ．注意点または禁忌 ————————————————————— 182
　　1.吸入薬について………183　　2.吸入器について………183

10. (気管内・口腔内)吸引 ————————————(小島善和) 184
　Ⅰ．目的 ——————————————————————————— 184
　Ⅱ．準備するもの —————————————————————— 184
　Ⅲ．基本手技 ————————————————————————— 185
　Ⅳ．注意点または禁忌 ————————————————————— 187

11. 気管カニューレの交換と管理 ————————(小島善和) 189
　Ⅰ．目的 ——————————————————————————— 189
　Ⅱ．準備するもの —————————————————————— 189
　Ⅲ．基本手技 ————————————————————————— 189
　Ⅳ．注意点または禁忌 ————————————————————— 191

12. 膀胱留置カテーテルの交換と管理 ——————(宮北英司) 194
　Ⅰ．目的 ——————————————————————————— 194
　Ⅱ．準備するもの —————————————————————— 194
　Ⅲ．尿路カテーテルの種類 —————————————————— 195
　Ⅳ．基本手技 ————————————————————————— 196
　　1.男性患者の場合………196　　2.女性患者の場合………197

3.畜尿バッグ………197　　4.固定法………197
　　5.挿入時の合併症………198
　Ⅴ．維持・管理および注意点 ———————————————————— 199
　Ⅵ．合併症 ———————————————————————————— 200
　Ⅶ．間欠的自己導尿 ————————————————————————— 201

13. 膀胱洗浄 ———————————————————(宮北英司) 202
　Ⅰ．目的 ————————————————————————————— 202
　Ⅱ．準備するもの ————————————————————————— 202
　Ⅲ．基本手技 ——————————————————————————— 202
　　1.混濁尿が強いとき………204
　　2.血尿による閉塞が疑われるとき………204
　Ⅳ．注意点または禁忌 ———————————————————————— 204

14. 胃瘻の管理と処置 ———————————————(嶋尾 仁) 206
　Ⅰ．胃瘻カテーテルの種類とその特徴 ————————————————— 206
　　1.バンパー式カテーテル………207　　2.ボタン式カテーテル………207
　　3.バルーン式カテーテル………207
　Ⅱ．胃瘻カテーテルと瘻孔の正しい固定 ————————————————— 208
　Ⅲ．胃瘻の管理 ——————————————————————————— 209
　Ⅳ．カテーテルの交換 ———————————————————————— 210
　Ⅴ．合併症とその対策、処置 ————————————————————— 212
　　1.瘻孔周囲炎………212　　2.瘻孔周囲壊死………212
　　3.胃液漏出による瘻孔周囲の皮膚炎………213　　4.瘻孔の開大………213
　　5.不良肉芽………213　　6.バンパー埋没症候群………213

15. PTBD(経皮経肝胆道ドレナージ)カテーテルの管理
　　———————————————————————(大谷泰雄、幕内博康) 215
　Ⅰ．PTBDの目的と適応 ——————————————————————— 215
　　1.目的………215　　2.適応疾患………216
　Ⅱ．PTBD留置の方法 ———————————————————————— 216
　　1.必要物品………216　　2.PTBDの手技………216
　　3.PTBDカテーテルの固定………218
　　4.PTBDカテーテル挿入直後の合併症………219
　Ⅲ．PTBDカテーテルの観察 ————————————————————— 220
　　1.PTBD安定期の合併症………220　　2.排液のチェック………220
　Ⅳ．カテーテルの管理 ———————————————————————— 221
　　1.患者と家族への説明………221　　2.カテーテルの管理………221
　Ⅴ．在宅時の注意点 ————————————————————————— 222

16. ストーマの管理 —————————————————(内藤志穂) 223
　Ⅰ．消化器ストーマ ————————————————————————— 223

1.自然排便法による装具交換………223
　　2.灌注排便法による管理………228
　Ⅱ.尿路ストーマ ───────────────────── 230
　　1.回腸導管や尿管皮膚瘻などの一般的管理法………230
　Ⅲ.オストメイトの日常生活について ───────────── 232

17. 摘便 ──────────────── (浜端賢次、松田順子) 235
　Ⅰ.目的 ─────────────────────────── 235
　Ⅱ.準備するもの ─────────────────────── 235
　Ⅲ.基本手技 ──────────────────────── 235
　Ⅳ.注意点 ────────────────────────── 237
　Ⅴ.禁忌 ─────────────────────────── 238

18. 浣腸 ──────────────── (浜端賢次、松田順子) 239
　Ⅰ.目的 ─────────────────────────── 239
　Ⅱ.準備するもの ─────────────────────── 239
　Ⅲ.基本手技 ──────────────────────── 239
　Ⅳ.注意点と援助時のポイント ────────────────── 242
　Ⅴ.禁忌 ─────────────────────────── 243

第Ⅳ章　診療報酬で指導管理料が認められているもの

1. 在宅自己注射 ─────────────── (鈴木大輔、谷亀光則) 246
　Ⅰ.目的と適応 ──────────────────────── 246
　　1.目的………246　　2.適応………247
　Ⅱ.準備するもの ─────────────────────── 247
　　1.インスリン製剤………247　　2.注入器具………249
　Ⅲ.基本手技 ──────────────────────── 250
　　1.注射方法とその指導………250　　2.注射部位………250
　　3.注射時刻………251　　4.注射量とその変更………251
　　5.自己血糖測定………252
　Ⅳ.注意点または禁忌 ───────────────────── 252
　　1.低血糖………252　　2.sick day rules………253
　　3.時差のある海外旅行時………253
　Ⅴ.医療保険請求について ─────────────────── 254

2. 在宅自己血糖測定 ───────────────────── (豊田雅夫) 258
　Ⅰ.SMBGはなぜ必要か ──────────────────── 258
　Ⅱ.測定原理 ──────────────────────── 259
　　1.測定機器………259　　2.採血方法………259
　Ⅲ.患者への指導 ─────────────────────── 262
　　1.採血上の要点………262　　2.血糖値測定の要点………264

3. 測定値の記録………264
  Ⅳ. 保険上の問題 —————————————————————— 265
  Ⅴ. 今後の展望 —————————————————————— 265

3. 在宅自己腹膜灌流 ———————————————— (仁科 良) 266
  Ⅰ. 目的 —————————————————————————— 266
  Ⅱ. 準備 —————————————————————————— 268
  Ⅲ. 基本手技および手順 ——————————————————— 270
    1. バッグの接続………270　2. 排液操作………271
    3. プライミング………272　4. 注液操作………272
    5. 透析液バッグの切り離し………273　6. 除水量の測定………274
    7. 排液や排液バッグの処理………274
  Ⅳ. デバイス ———————————————————————— 274
  Ⅴ. サイクラーの応用 ———————————————————— 275
  Ⅵ. 注意点と禁忌 —————————————————————— 276
    1. 不潔操作、腹膜炎………276　2. カテーテル損傷………276
    3. トラブルを軽度にするコツ………277

4. 在宅血液透析 ——————————————————— (斎藤 明) 278
  Ⅰ. 患者(と介助者)の選択 —————————————————— 278
    1. 動機が明確であること………278
    2. 理解力と協調性があること………279
    3. 関係スタッフの面接が大切………279
  Ⅱ. 教育体制 ———————————————————————— 279
  Ⅲ. 教育内容 ———————————————————————— 279
  Ⅳ. 教育終了 ———————————————————————— 280
  Ⅴ. 家庭での準備 —————————————————————— 280
    1. 間取り………281　2. 家族との関係………282
  Ⅵ. 診療体制 ———————————————————————— 282
  Ⅶ. 配送体制(透析器、透析液、その他) ———————————— 283
  Ⅷ. 機器管理 ———————————————————————— 284
  Ⅸ. その他の患者支援システム ———————————————— 285

5. 在宅酸素療法 ——————————————————— (正山 泰) 286
  Ⅰ. 目的と効果 ——————————————————————— 286
    1. 生命予後の延長………286　2. QOL の改善………287
  Ⅱ. 適応 —————————————————————————— 288
    1. 適応となる疾患………288　2. 適応基準………289
  Ⅲ. 導入 —————————————————————————— 291
    1. 導入にあたって………291　2. 病態の把握………292
    3. 酸素吸入量の決定………293　4. 酸素供給装置の選択………293
    5. 指示書の発行………294　6. 日常生活指導………296

7. 在宅での導入例………297
　Ⅳ. 新療報酬 ───────────────────────── 302
　Ⅴ. 患者の経済的負担 ─────────────────── 304
　　　1. 医療費個人負担割合………304　　2. 酸素濃縮器の電気代………304
　　　3. 医療保険外となる場合………304
　Ⅵ. 公共交通機関の利用 ────────────────── 305
　　　1. 鉄道, バス, タクシー………305　　2. 航空機………305
　　　3. 船舶………306

6. 在宅人工呼吸 ──────────────── (上出正之) 307
　Ⅰ. 在宅人工呼吸の対象疾患, 対象患者の背景は ──────── 307
　Ⅱ. 在宅人工呼吸療法の各時期における対応 ─────────── 308
　　　1. 準備期(入院中)………308　　2. 導入期………308
　　　3. 安定期………309　　4. 病状変化期, 終末期(病態によるが)………309
　Ⅲ. 在宅人工呼吸療法に必要となる物品 ──────────── 309
　　　1. 長期的に使用していくもの………309
　　　2. ある程度の期間で交換していくもの………310
　　　3. 短期間で交換していくもの, ディスポーザブルのもの………310
　Ⅳ. 人工呼吸器について ────────────────── 310
　Ⅴ. 人工呼吸器の取り扱いについて ─────────────── 312
　Ⅵ. 用手人工呼吸とは ─────────────────── 317
　Ⅶ. 人工呼吸器の電源, 停電について ───────────── 317

7. 在宅持続陽圧呼吸療法―CPAPとNIPPV
　　　　　　　　　　───────── (小野容明, 伊賀富栄, 山林　一) 319
　Ⅰ. 適応と目的 ───────────────────── 319
　　　1. 睡眠時無呼吸症候群(SAS)………319　　2. 慢性呼吸不全………320
　Ⅱ. 準備するもの ───────────────────── 321
　Ⅲ. 基本手技 ─────────────────────── 323
　　　1. CPAP：在宅持続陽圧呼吸療法指導管理料………323
　　　2. NIPPV：在宅人工呼吸指導管理料＋陽圧式人工呼吸器加算………323
　Ⅳ. 注意点または禁忌 ─────────────────── 324
　　　1. CPAP………324　　2. NIPPV………326

8. 在宅自己導尿 ─────────── (北村唯一, 堀江重郎) 328
　Ⅰ. 自己導尿の概念 ──────────────────── 328
　Ⅱ. 在宅自己導尿の対象 ────────────────── 329
　Ⅲ. 在宅自己導尿の実際 ────────────────── 329
　Ⅳ. 自己導尿の手技 ──────────────────── 330
　　　1. 必要物品の準備：必要な器具, 薬品類………330
　　　2. 自己導尿の手技………331　　3. 導尿管理のポイント………334
　　　4. 患者指導で強調すべきポイント………335

Ⅴ．在宅自己導尿の合併症 —————————————————— 335
　1．尿路感染………335　　2．結石………336　　3．血尿………336
　4．腎機能障害………336

9. 在宅(中心)静脈栄養(HPN) ——————————————（大谷　順）337
Ⅰ．HPNの適応疾患 —————————————————————— 337
Ⅱ．HPNの禁忌 ————————————————————————— 338
Ⅲ．HPNの実施条件 ——————————————————————— 338
Ⅳ．HPNの使用血管 ——————————————————————— 339
Ⅴ．アクセスデバイス —————————————————————— 340
　1．カテーテル………340　　2．皮下埋め込み式ポート………341
Ⅵ．注入デバイス ———————————————————————— 341
Ⅶ．輸液セット・穿刺針 ————————————————————— 341
Ⅷ．HPNで使用する薬剤 ———————————————————— 342
Ⅸ．薬剤の調整・保存・供給 ——————————————————— 342
Ⅹ．その他の器具 ———————————————————————— 343
ⅩⅠ．輸液処方計画 ———————————————————————— 343
　1．投与エネルギー量………343　　2．アミノ酸投与量………343
　3．脂肪投与量………344　　4．微量栄養素………344
ⅩⅡ．輸液注入法 ————————————————————————— 344
　1．持続注入法………344　　2．間欠注入法………344
ⅩⅢ．皮膚消毒法と皮膚穿刺法 ——————————————————— 345
　1．カテーテルの場合………345　　2．ポートの場合………345
ⅩⅣ．患者教育 —————————————————————————— 345
ⅩⅤ．合併症と対策 ———————————————————————— 346
　1．代謝性合併症………346　　2．カテーテル関連のトラブルと対策………346
ⅩⅥ．フォローアップ ——————————————————————— 346
ⅩⅦ．医療廃棄物 ————————————————————————— 347

10. 在宅悪性腫瘍患者診療 ————————————（蘆野吉和）348
Ⅰ．コミュニケーションの確立 —————————————————— 348
Ⅱ．効果的な症状緩和治療の展開 ————————————————— 349
　1．疼痛………349　　2．全身倦怠感および食欲不振………354
　3．発熱………355　　4．嘔気・嘔吐………355　　5．腹部膨満感………355
　6．呼吸困難………356　　7．在宅中心静脈栄養輸液療法(HPN)………356
Ⅲ．家族への介護・看護の指導 —————————————————— 357
Ⅳ．臨終期および看取りの指導 —————————————————— 357
Ⅴ．チーム医療の展開 —————————————————————— 358
Ⅵ．今後の課題 ————————————————————————— 359

11. 在宅寝たきり患者指導 ————————————（坂間　晃）360
Ⅰ．寝たきり患者とは —————————————————————— 360

1. 古典的な定義………360　　2. 医療保険上の定義………360
　　　3. 日常生活自立度による考え方………361
　Ⅱ．寝たきり患者の主要疾病 ―――――――――――――――――― 362
　Ⅲ．寝たきり患者の医療保険上の取り扱い ――――――――――― 363
　Ⅳ．訪問診療計画と関係機関との連携 ――――――――――――― 367
　Ⅴ．診療時の注意 ――――――――――――――――――――――― 370
　Ⅵ．診療に役立つ器具・薬品および検査機器 ―――――――――― 371
　Ⅶ．緊急時の対応 ――――――――――――――――――――――― 372

12. 在宅リハビリテーション ――――――――（豊倉　穣、神内擴行）374
　Ⅰ．リハビリテーションの概念 ―――――――――――――――― 374
　　　1. 障害について………374
　　　2. リハビリテーションの目標とそのアプローチ………375
　　　3. リハビリテーション医療の特殊性………376
　Ⅱ．急性期から在宅までのリハビリテーションの流れ ―――――― 376
　Ⅲ．廃用症候群 ―――――――――――――――――――――――― 378
　　　1. 在宅患者における廃用症候群の弊害………378
　　　2. 臓器、器官別にみた病態、症状………378
　　　3. 予防と治療………380
　Ⅳ．在宅リハビリテーションの概要とシステム ――――――――― 380
　　　1. 訪問リハビリテーションの目的、対象………380
　　　2. 訪問リハビリテーションの実施者………381
　　　3. 訪問リハビリテーションの流れ………381
　　　4. 医療保険による訪問リハビリテーション制度………382
　　　5. 介護保険による訪問リハビリテーション制度………384
　Ⅴ．在宅リハビリテーションの実際 ―――――――――――――― 384
　　　1. 総論………384　　2. 在宅での機能訓練………385
　　　3. 環境適応のためのアプローチ………387

13　在宅患者訪問点滴注射 ――――――（高砂裕子、北園伊津代、柿崎恵美）393
　Ⅰ．目的 ―――――――――――――――――――――――――― 395
　Ⅱ．準備するもの ――――――――――――――――――――――― 396
　Ⅲ．基本手技および手順 ―――――――――――――――――――― 402
　Ⅳ．注意点 ――――――――――――――――――――――――― 408
　Ⅴ．医療保険請求について ―――――――――――――――――― 409

第Ⅴ章　在宅医療・介護へのさらなる理解に向けて

1. 在宅栄養食事指導 ――――――――――――――――（江端みどり）416
　Ⅰ．在宅訪問栄養食事指導の対象者 ―――――――――――――― 417
　Ⅱ．介護保険における居宅療養指導の対象者 ―――――――――― 419
　Ⅲ．在宅における高齢者の栄養管理の特徴 ――――――――――― 423

1. 必要量の算出………425　　2. 水分管理………429
　　3. 咀嚼・嚥下障害と誤嚥の予防………430　　4. 褥瘡………430
　Ⅳ. 訪問栄養指導の実際 ───────────────────────── 433
　　1. 業務開始前の準備………433　　2. 具体的な流れ………435
　　3. 記録と情報交換………438
　Ⅴ. 今後の課題 ──────────────────────────── 438
　　付録 ─────────────────────────────── 440

2. 在宅服薬指導 ───────────────── (岡　豊香、串田一樹)　461
　Ⅰ. 業務の実際 ──────────────────────────── 464
　　1. 在宅患者訪問薬剤管理指導を行うきっかけ………464
　Ⅱ. 在宅業務の流れ ───────────────────────── 466
　　1. 届出………466
　　2. 介護保険と医療保険の区分および患者負担について………467
　　3. 患者の同意………467　　4. 医師の指示………467
　　5. 薬学的管理指導計画書の策定………468
　　6. 訪問服薬指導の実施………469　　7. 報告………470
　Ⅲ. ネットワーク構築と情報共有 ────────────────── 470
　　1. ケアカンファレンス………471　　2. 薬薬連携………471
　Ⅳ. 高齢者の薬物療法 ──────────────────────── 471
　　1. 高齢者の生理機能………471　　2. 体内薬物動態と薬力学………472
　　3. ニフェジピンの例………472
　Ⅴ. 薬物療法における課題 ───────────────────── 474
　　1. 内服薬、外用薬、頓服薬………474　　2. 頓服薬、外用剤………476
　　3. 注射薬………477
　Ⅵ. 経管経腸、中心静脈栄養、疼痛、褥瘡の管理 ─────────── 478
　　1. 栄養管理と診療報酬………478
　　2. 在宅でのがん性疼痛治療における薬剤師の役割………481
　　3. 褥瘡治療における薬物療法………484

3. 在宅ターミナルケア ──────────────────── (鈴木荘一)　488
　Ⅰ. 死亡場所の変遷 ───────────────────────── 489
　Ⅱ. 平成7年度人口動態社会経済面調査の概況：厚生省大臣官房統計
　　情報部 ─────────────────────────────── 490
　Ⅲ. 在宅ターミナルケアの有用性 ────────────────── 490
　Ⅳ. 在宅ターミナルケアの質 ──────────────────── 492
　Ⅴ. 在宅ターミナルケアの基本的技術 ──────────────── 493
　　1. 対話(コミュニケーション)………493
　　2. 五感を活用した診察技術………493
　Ⅵ. がん患者のターミナルケア ─────────────────── 494
　　1. がん疼痛治療法の実際………496

- Ⅶ．在宅酸素療法 —————————————————————— 500
- Ⅷ．その他のハイテク在宅医療技術 ————————————— 500
- Ⅸ．臨死前の徴候 ———————————————————— 500
- Ⅹ．在宅ターミナルケアの組織化と連携体制 ———————— 501

4．認知症の在宅ケア ——————————————— (渡辺俊之) 504
- Ⅰ．症状についての知識をもつこと—病状は進行するという認識— —— 504
  - 1．血管性認知症………505　　2．アルツハイマー型認知症………506
- Ⅱ．身体的ケア ————————————————————— 508
- Ⅲ．精神的ケア ————————————————————— 510
- Ⅳ．社会的ケア ————————————————————— 515

5．向精神薬の正しい使用方法 ————————————— (矢野　広) 516
- Ⅰ．向精神薬の分類 ——————————————————— 516
  - 1．抗精神病薬………517　　2．抗不安薬………520　　3．睡眠薬………522
  - 4．抗うつ薬………524
- Ⅱ．在宅医療・介護場面における精神症状の評価と薬物療法 ———— 527
  - 1．せん妄………527　　2．抑うつ状態………529
  - 3．認知症………531

6．在宅における異常徴候の捉え方 ——————————— (平原佐斗司) 533
- Ⅰ．在宅医療対象者の基礎疾患 —————————————— 533
- Ⅱ．在宅医療でみられる異常徴候 ————————————— 533
  - 1．高齢者の異常徴候を診るときの注意点………533
  - 2．非がん疾患の緩和ケアでみられる症状………534
- Ⅲ．異常徴候のアセスメントの実際 ————————————— 536
  - 1．発熱………536　　2．浮腫………537
  - 3．起立・歩行困難、麻痺の診方………537　　4．やせ(体重減少)………538
  - 5．食思不振………539　　6．せん妄………539　　7．呼吸困難………540
  - 8．排尿障害………541　　9．排便障害………543

7．痛みの捉え方と処置—身体とこころと暮らしを総合的に診る—
——————————————————————————— (小笠原一夫) 545
- Ⅰ．良性疾患の痛み ——————————————————— 545
  - 1．急性痛………545　　2．慢性痛………545
- Ⅱ．悪性疾患の痛み ——————————————————— 549
  - 1．在宅がん患者の痛み………549

8．発熱の捉え方と処置 ——————————— (麦谷　歩、前野哲博) 557
- Ⅰ．発熱の原因 ————————————————————— 557
- Ⅱ．高齢者の感染症の特徴 ———————————————— 557
  - 1．高齢者の感染症の特徴………558
  - 2．高齢者の易感染症の背景因子………559

- Ⅲ．体温の測定 ―――――― 559
- Ⅳ．重症度の評価 ―――――― 559
- Ⅴ．検査 ―――――― 560
- Ⅵ．発熱に対する処置 ―――――― 561
  - 1.解熱剤の種類と特徴………561
- Ⅶ．予防 ―――――― 563
- Ⅷ．代表的な感染症 ―――――― 563
  - 1.肺炎………563　2.インフルエンザ………564　3.尿路感染症………565
- Ⅸ．感染症以外の発熱 ―――――― 566
- Ⅹ．高齢者の発熱を診るポイント ―――――― 567

9．皮疹へのアプローチ ―――――― （近藤章生、塗木裕子、小澤 明）569
- Ⅰ．皮疹の診方 ―――――― 569
  - 1.原発疹―皮膚疾患のためにまず生じている変化………569
  - 2.続発疹………570
- Ⅱ．皮疹の出現部位とその特徴 ―――――― 571
- Ⅲ．褥瘡への対応 ―――――― 577
  - 1.予防………578　2.治療………579

10．口腔領域へのアプローチ ―――――― （五島朋幸）581
- Ⅰ．訪問歯科診療 ―――――― 581
- Ⅱ．口腔ケアの意義 ―――――― 583
  - 1.口腔ケアの効果………583
  - 2.誤嚥性肺炎のリスクと口腔ケア………584
- Ⅲ．口腔ケアの実践 ―――――― 585
  - 1.口腔評価………585　2.口腔ケアの実際………586
  - 3.摂食・嚥下障害者の口腔ケア………589　4.口腔乾燥………589
  - 5.義歯………590

11．神経難病の在宅ケア ―――――― （荻野美恵子）592
- Ⅰ．神経難病全体に共通すること ―――――― 592
  - 1.神経難病とは………592　2.疾患の理解について………593
  - 3.状態悪化時や終末期ケアについての方針………593
  - 4.在宅難病医療で注意が必要な障害………594
  - 5.神経難病の福祉的側面………597
- Ⅱ．代表的な疾患について ―――――― 597
  - 1.パーキンソン病………597　2.筋萎縮性側索硬化症………599
  - 3.遺伝性脊髄小脳変性症………601　4.多系統萎縮症………602
  - 5.ハンチントン病………603　6.筋ジストロフィー………604
  - 7.認知症疾患………604　8.多発性硬化症………605

12．在宅ケアにおける感染症予防対策 ―――――― （舟田 久）607
- Ⅰ．医療/介護スタッフの感染予防 ―――――― 607

1. 隔離予防策……607
　　　2. 隔離予防策に対する患者と家族への教育・啓発……611
　　　3. ワクチン接種による医療/介護スタッフの感染予防……612
　　　4. 針刺し対策……612
　　Ⅱ. 在宅ケアでみられる感染症と対応 ────────────── 615
　　　1. 呼吸器感染症……615　　2. 尿路感染症……618
　　　3. 皮膚・軟部組織感染症……619
　　Ⅲ. MRSA保菌者の在宅管理 ──────────────── 620
　　Ⅳ. 在宅ケアにおける単回使用器材の再使用 ──────────── 621
　　Ⅴ. 室内清掃と洗濯 ─────────────────── 621
　　Ⅵ. 在宅医療廃棄物処理 ───────────────── 621

13. 臨終時の心構えと対応 ──────────── (川島孝一郎) 624
　　Ⅰ. 意思 ──────────────────────── 625
　　Ⅱ. 意思とその状況 ───────────────────── 629
　　Ⅲ. 正常な構造化 ───────────────────── 631
　　Ⅳ. 心の葛藤と受容 ───────────────────── 635
　　Ⅴ. 許し ──────────────────────── 637
　　Ⅵ. 臨終時の心構え：本人と周囲 ─────────────── 638
　　Ⅶ. 臨終時の対応：緩やかな看取り ──────────────── 640
　　Ⅷ. 臨終時の対応：急変 ───────────────── 642
　　Ⅸ. 家族の歴史と死の教育 ───────────────── 642

第Ⅵ章　在宅医療を取り巻く諸問題

1. 在宅医療の倫理問題 ──────── (桜井　隆、田坂佳千、白浜雅司) 648
　　Ⅰ. 日常診療の中の倫理問題 ──────────────── 648
　　Ⅱ. 倫理問題に光が当たるとき ──────────────── 648
　　Ⅲ. 倫理問題を浮上させられる環境設定、在宅ケアでの特殊性 ──── 649
　　Ⅳ. 在宅ケアの現場での臨床倫理、4つの視点から ──────── 650
　　　1. 本人の視点……650　　2. 家族の視点……651
　　　3. サービス提供者の視点……652　　4. 社会情勢の視点……653
　　Ⅴ. 臨床倫理学の基本用語(原則)の説明 ────────── 653
　　Ⅵ. その他の了解を得たい事項 ──────────────── 655
　　Ⅶ. 臨床倫理の4分割法による考え方 ─────────── 655
　　　1. 医学的適応……658　　2. 患者の意向……659　　3. QOL……661
　　　4. 周囲の状況……662
　　Ⅷ. 4分割法の使用例 ──────────────────── 664
　　Ⅸ. 在宅ケアでの臨床倫理、今後の展開 ─────────── 667

2. 在宅医療で発生する廃棄物の適正処理 ──────── (串田一樹) 669
　　Ⅰ. 医療廃棄物の定義 ──────────────────── 669

- Ⅱ．廃棄物の分類 ———————————————————— 670
- Ⅲ．排出者責任と不法投棄 ————————————————— 671
- Ⅳ．厚生科学研究「在宅医療廃棄物の適正処理方策に関する研究」— 671
- Ⅴ．環廃産発第040316001号に明記された市町村に関する事項 —— 674
- Ⅵ．感染症廃棄物の判断基準 ———————————————— 674
- Ⅶ．在宅療養者から排出される廃棄物の内容 ————————— 675
- Ⅷ．まとめ —————————————————————— 677

3. 在宅医療における支援体制との連携 ———————— (土橋正彦) 679
- Ⅰ．往診と訪問診療 ——————————————————— 679
- Ⅱ．在宅医療の支援体制と連携 ——————————————— 680
- Ⅲ．社会資源の特性 ——————————————————— 681
  - 1．医療機関の相互支援体制と連携………681
  - 2．訪問看護ステーションとの連携………682
  - 3．ケアマネジャー………683　　4．介護保険と居宅サービス………684
- Ⅳ．在宅介護支援センター ————————————————— 687
- Ⅴ．在宅医療の支援体制・千葉県市川市医師会の試み ——————— 688
  - 1．市川市医師会地域医療支援センター………689
  - 2．医療機器衛生材料の地域サプライ………689

4. 在宅医療の将来性と方向性 ——————————— (前沢政次) 692
- Ⅰ．在宅医療見直しの背景 ————————————————— 692
- Ⅱ．在宅医療の理念 ——————————————————— 694
- Ⅲ．在宅医療の将来方向 —————————————————— 694
  - 1．介護保険による在宅医療の変化………694
  - 2．脱病院化は進行するか………695
  - 3．在宅医療は高度化するのか………696
  - 4．保険制度と財源………697　　5．資源の開発と徹底活用………698
  - 6．地域ケアの進展………699

第 I 章

在宅医療の基盤

1. 在宅医療とは何か

はじめに

「在宅医療」が必要となった背景として、疾病構造の変化と超高齢化社会の到来が指摘されている。

感染症をはじめとした急性疾患が多かった時代から、生活習慣病を中心とした慢性疾患が疾病の大部分を占める時代となった。また、多くの高齢者が、何かしら病気や障害をもって社会生活をするようになった。誰もがある程度健康であり、ある程度不健康でもあるといった状況である。

こうした時代背景の中で、病気や障害を抱えて社会生活を送る人を、その人が生活する地域全体で支えていくという視点が出てきた。病者、障害者、あるいは高齢者の療養の場が、医療機関から地域へと移ってきたのである。ここで地域社会の医療化、ケア化というものが必要になった。医療機関が分解され、その機能が地域のさまざまな施設、場所、人などに分散されたようなものだと考えると、イメージしやすいかも知れない。

在宅医療は、入院医療に準じるものとされている。自宅に居ながらにして入院生活を送る人々の生活を、地域の医療者やケアスタッフ、施設などが支援しているのである。

I. セルフ・メディスンとしての在宅医療

「在宅医療」という言葉に対して抱くイメージは、在宅医療に実際に取り組んでいる医師、病院に勤務している医師、患者、市民など、それぞれの立場によって違っている。

一般には、「医師が患者の自宅を訪問し、そこで行うのが在宅医療である」と捉えられることが多い。しかし、実際に在宅医療を行っている立場から考えると、医師が訪問して行う医療行為は、患者が受けている医療、あるいは患者とその家族が管理している医療のごく一部に過ぎない。

医師が週に1回、30分の訪問診療を行っているとすれば、それ以外の6日と23時間30分は、患者自身と家族が必要な療法を実施し、管理し、時々起こ

るちょっとしたトラブルに対応していることになる。病状に合わせたケアを実践しながら、環境整備にも気を配っている。在宅医療は、患者と家族の絶え間ない努力によって成り立っているのであり、医師はそのごく一部を提供し、療養生活を手伝っているに過ぎない。

こうした視点でみてみると、在宅医療とはセルフ・メディスン（自ら行う医療）の要素がかなり強い医療であるということができる。また、その要素が強いだけに、患者の社会的・経済的状況、介護状況に合わせた医療を構築しなければならない。病状以外の患者の個別の状況に合わせた医療を行うことが求められるのは、在宅医療の大きな特徴である。

インフォームド・コンセント、インフォームド・チョイスといった言葉がある。医師の説明や情報提供をもとに、患者が同意、もしくは選択するという意味である。これらはある意味で、医師と患者との関係を表している。この場合、患者はあくまでも医療を受ける立場にある。

これに対し在宅医療では、医師の説明や情報提供をもとに、患者に自らの医療を担って頂くという視点が必要になる。すなわち、医師からのインフォメーションは、自らの医療を担う医療者を育成するためのものでなければならない。この意味で、医療機関で行われているインフォームド・コンセント、インフォームド・チョイスといったこととは一線を画している。

医療者が指導し、管理しがちな入院医療、外来医療から、患者自らが、あるいは家族をはじめとした介護者が担える在宅医療に切り替えていくことは、在宅医療の重要なプロセスである。

II. 個体的生命力、社会的生命力

虚弱高齢者は日常生活維持もしくは在宅療法管理において自立できている場合は非常に少ない。つまり個体だけでは生活維持力が保てない状態である。しかし家族介護、介護保険などによる公的サービス、友人やボランティアの手助け、自費サービスなどを組み合わせながら、これらサービスや介護が総体的に組み合わさり、総体的に自立していると捉えることができる。つまり在宅医療を行う医療者の視点に、虚弱高齢者を個体のみ捉えるのみならず、家族介護者、公的サービスなどを含めた総体として捉える視点が大切になってくる。たとえ個体的生命維持力が低下しても、家族の介護力が強く十分総体的生命維持が可能な場合もあれば、極端には個体的死の後にも、家族の悲嘆が強い場合など総体的生命維持がなされていると捉えざるを得ない場合でさえある。一方

で、比較的自立できており、それほど多くの社会的サポートが必要なくとも維持できる高齢者が、非常に介護力が乏しいために予想以上に虚弱化の進行が著しくなる場合もある。私たち在宅医療者の務めとして、個体としての患者のみを診る視点ではなく、総体的に診ていく視点が必要な所以である。つまり、在宅医療は社会的生命力を適切に伸ばしながら、個体的生命力の改善を図るという目的もあるといえる。

III. 療養生活に不可欠な3つの要素

　病気や障害をもっている人が療養生活を送るとき、不可欠な要素が3つある。まず第一は「医療」である。病気や障害がある以上、医療を欠かすことはできない。第二に「ケア」が挙げられる。病気や障害の状態に合わせて、食事や排泄など日常生活の介助を適切に行うことが必要である。第三の要素は「環境」だ。例えば、気管支炎や肺炎を患っている人の場合は、温度や湿度を管理できる環境が必要になる。病状や障害の程度に応じた環境が整備されることが重要である。

　これらの三要素は、それぞれが独立して存在しているわけではない。むしろお互いに強く影響し合っている。

　医師が提供できるのは、この三要素のうちの「医療」の部分であるが、当然のことながら、「医療」は「ケア」、「環境」といった他の要素に色濃く規定されることになる。つまり、医療を行い、医療についての情報提供をしつつ、ケアの指導や環境整備に関するアドバイスもせざるを得ないのである。これはひとえに、ケア的な要素や環境的な要素が療養生活を送る人にとって不可欠だからである。ケアや環境が劣悪な場合、どんなに優秀な医療者が訪問しても、そこでいい在宅医療を行うことはできない。逆にいえば、いい在宅医療を行うためには、医師はケアや環境といった要素にもすべからく関与せざるを得ないのである。

　在宅医療を取り巻く環境は、地域によって大きく違っている。訪問看護や通所介護などのサービスを行う事業所が充実しており、患者がそれらを利用しやすい状況にある地域もあれば、事業所の数が少なく、交通の便も悪いなど、利用が困難な地域もある。

　十分なサービスが提供されない地域では、医師が医療、ケア、環境の三要素をすべて担わなければならない場合もある。そのため、在宅医療に取り組む医療機関の中には、介護サービス事業所を併設したり、介護施設を運営している

ところも少なくない。医師がそうしなければ、必要な三要素を満たすことができない地域がまだまだあるということである。在宅医療に取り組む診療所などが事業の多角化を余儀なくされている背景には、こうした地域の特性が少なからず関係している。

医療、ケア、環境の3つは、実は入院医療にはもともと備わっている要素である。入院医療は、充実した医療はもちろんのこと、看護師などによるケアが常に提供できる状況にある。時間ごとに体位交換、おむつ交換などが行われ、必要に応じて食事も提供される。また、血液がたれてもすぐにきれいにできるリノリウムという素材でできた床、手すりの完備や段差のない床などバリアフリーの環境も整っている。

ただ、入院医療のサービスは、あくまでもマスを対象にしていることを忘れてはならない。療養に必要な三要素が整っているからといって、在宅の患者をむやみに入院させると、却って症状を悪化させることになりかねない。

例えば、認知能力の衰えがみられる患者は、大きな環境の変化には適応できないので入院をきっかけに病気が悪化するケースが少なくない。また、狭い自宅の中を這って移動する生活に順応していた人が病院に入院すると、移動手段は車いす以外になくなってしまい、身体の機能は急速に衰えていく。

ケアについても、その患者のことをよく知っている家族は、顔色ひとつで要求を理解するなど、その人に合ったケアをタイミングよく行うことができる。一方、たくさんの患者を相手にしている病院の看護師が、個別のケアを行うのは難しい。医療もまた然りで、医療機関で個別の医療を提供することは困難なのが実状だ。

在宅療養をしている患者の中には、複数の病気や障害を抱えていたり、社会的、経済的問題を抱えている人が少なくない。こうした患者には、個別の事情に配慮した対応が必要である。個のための医療、個のためのケア、個のための環境というものを追求できるのは在宅医療ならではである。医療、ケア、環境の三要素が、患者の状況にぴったりと適合された形で提供されたとき、治療成績は入院のそれをはるかに凌ぐこともある。これから在宅医療に取り組む医師は、この三要素を常に検証しながら、医療の質を高めていく必要がある。

おわりに、この三要素を整えることの目的について触れたい。それは、患者の生き方、人生そのものということができる。患者がどのように生きたいのか、その人らしい生活とは何か。それを見極め、そこに向かって医療、ケア、環境を提供していくことが、在宅医療にかかわる者の使命なのである。

（英　裕雄）

2. 多職種協働とケアマネジメントの方法論

はじめに

近年の在宅医療の環境における最も画期的な変化は、介護保険制度の導入と、それによって法制化されたケアマネジメントによるサービス提供という方法論の導入であったといっても過言ではない。

その背景には予想を上回るスピードでスウェーデンを抜き去り、世界一の高齢国家となった現実の大きな課題がある。また、医療費抑制策として急性期病院における平均在院日数の短縮化の政策があり、同時進行していて、多くの高齢障害者を在宅で長期にわたりフォローアップすることが必要となった。

また、厚生労働省は2003年6月の高齢者介護研究会報告書(以下、報告書と略す)において、施設、在宅の二元論を廃し、「地域」という統合概念を打ち出した。このことは、在宅医療・ケアの領域が「地域」における長期的フォローアップにおいて、中心的役割を果たさねばならないという明確な位置づけを示したといえる(図1)。

さらに報告書は、地域における包括的なシステムが構築される必要性を重要課題として掲げているが、高齢者医療と高齢者介護を総合的なサービス提供としてシステム化することを可能にするツールはケアマネジメントであり、地域ケアから新・地域ケアへの進化が必要となる。つまり、利用者(患者)の住み慣れた地域、すなわち在宅生活を重視することが明確になり、医療と介護を含んだ多職種協働が地域一体型のシステムとして機能することが求められる。本稿では、在宅医療の実践における視点を疾病管理から、患者への総合的支援に拡大する必要に迫られることにより、必然的に発生する多職種協働(multidisciplinary、図7参照)の実践と、そこから進化する「機能する地域」のシステム構築への方法論としてのケアマネジメントを整理する(図1)。

筆者は卒後10年間、東京および近郊で勤務医を経験した後、尾道に戻り20年が経過した。当地の高齢化率は約25%となり、地域での診療所における在宅医療は内容や環境において大きく変貌を遂げたが、地域の主治医機能支援システムの長期フォローアップ手法として考案した尾道市医師会長期支援ケアマネジメントプログラム(The OMA method on long-term care management

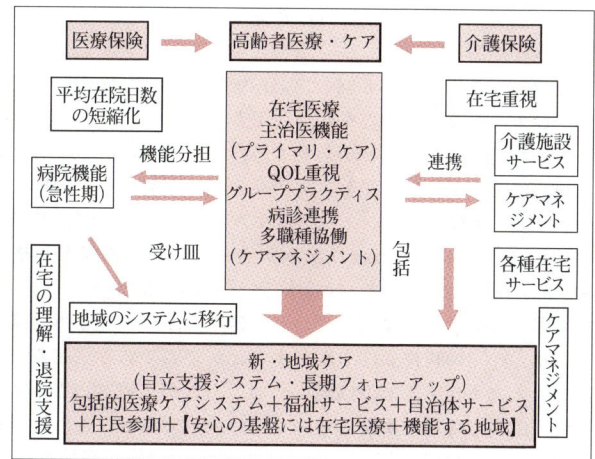

図 1　在宅医療の位置づけと高齢者医療と介護のシステム
ケアマネジメントを地域ケアのツールとした「新・地域ケア」の位置づけ。
(Katayama H：Onomichi Medical Association. 2003 による)

programs、**図 7** 参照)についても実践例として触れる。

このプログラムの理論は高齢者総合評価 CGA(後述)であり、その実践としての Progressive Geriatric Care であるが、現場理論はケアマネジメントであり、実際に利用者(患者)にみえる形態は多職種協働である。

I. 介護保険とケアマネジメントの導入

2000 年に導入された介護保険は社会保険方式で地域自治体を保険者に設定した地域単位の地域保険ともいうべきものであり、50% の租税投入とその地域の被保険者(1・2 号)の保険料で賄う仕組みであるので、地域のサービス給付総量により介護保険料が異なるわけである。当然、大規模施設(介護老人福祉施設、介護老人保健施設、療養型医療施設など)が多い地域は、介護保険以前であれば施設整備の行き届いた手厚い地域といわれていたが、膨大な額の介護給付費の支出が固定するので、介護保険になったことで大規模施設の増加は全国的に抑制された。在宅重視の国民的志向のデータが裏づけするが如く、論

理的帰結として在宅サービスへの給付は介護保険制度のしかけとともに大きく伸張してきたわけである。

しかし、施設のように24時間体制で専任のサービス職種が配備されていない在宅では、さまざまな生活障害をもつ利用者(患者)に対して、必要なサービスが過不足なく系統的に届くことが必要であり、介護保険がこの部分に導入したサービス提供に至るプロセスがケアマネジメント理論である。もちろん、施設介護においてもケアマネジメントは同様に導入されているが、在宅ケアにおける多職種協働(multidisciplinary)というサービス空間の実現こそ、わが国の介護保険が適正給付されているバロメーターといえる。

また、介護保険によりケアマネジメント業務を行うための専門職種がケアマネジャーであり、一定の資格要件を満たすことが必要である。在宅医療・ケアを行ううえでケアマネジャーとの協働は必須であるが、基本的認識は利用者本意、自立支援、個人の尊厳の重視、という高い設定であること、長期フォローアップ(long-term care)というフィールドで多職種協働が高いレベルで成立することがゴールといえる。

■ ケアマネジメントの定義と理論

介護保険創設期の老人保健福祉審議会の定義によれば、ケアマネジメントの定義は「ケアを必要とする人が、常にそのニーズに合致したサービスを受けられる一連の活動」ということになる。筆者は、2002年に尾道市医師会のケアマネジメントシステム管理の概念として「生活障害をもつ利用者へ総合的なサービスが的確に提供されることにより、QOLの向上が実現できるための方法論」と定義している。

ケアマネジメントの実践論は、1930年代英国のマージョリー・ウォーレンが提唱し、全世界に大きな影響を与えた老年医学の源流(CGA：図2、3参照)にその歴史があり、手法、概念ともに基本的には高度な学際的な学問領域であるが、高齢者医療と介護の融合を理解するには最適の理論であり目標であるともいえる。

1) 高齢者総合評価(CGA)

高齢者総合評価(Comprehensive Geriatric Assessment；CGA)の基本概念は伝統的な医学的問診や診察方法に、リハビリテーション医学の機能的評価や治療理論、ソーシャルワーカーの社会学的・心理的評価理論を結合させた学際

I-2. 多職種協働とケアマネジメントの方法論

> ①より正確な診断
> ②適正な医学的治療・ケア
> ③適切な生活の質の向上
> ④適切な生活の場の選定
> ⑤長期間の正確なフォローアップ評価
> ⑥長期間のケアマネジメント体制を整える
> ⑦適切なサービス選択(不必要なサービス利用を減らす)

図2　CGA の主な目標

米国で1980年代にナーシングホームのケアの質の低下が社会問題化し、質的向上を狙って連邦政府が開発した。90年代に米国のケア・ミニマムとして連邦政府のナーシングホームのサービスの質の管理として制度的に導入され、1995年6月より義務化された。日本の介護保険導入のケアプランの原型。MDS-RAPs とは MDS(Minimum data set) と RAPs (Resident assessment protocols)を組み合わせたもので、CGA に基づく簡易実践版で最少データによる高齢者の心身機能総合評価、一人ひとりの「生活」に応じた心や身体の機能障害をヘルパーや看護師、医師らがチームで評価する手法であり、ケアの質と量を底上げしたケア・ミニマムともいうべきもの。
(Katayama H：Onomichi Medical Association. 1999 による)

的評価手法により、障害高齢者のニーズを抽出して「生活の質」を重視した「全人的ケアマネジメント」を体系化、標準化することである。

CGA の主な目標は、①より正確な診断、②適正な医学的治療・ケア、③適切な生活の質の向上、④適切な生活の場の選定、⑤長期間の正確なフォローアップ評価、⑥長期間のケアマネジメント体制を変える、⑦適切なサービス利用で不要なサービス利用を減らす、ことで、まさに生活障害を見据えた長期フォローアップの理論であることは、介護保険における適正給付のための方法論ともいえる。

また CGA の優れた特色としては、①評価の主眼を疾病治療だけでなく、機能的状況や「生活の質」に重点をおく、②標準的な医学診断に機能評価手法を多角的に組み合わせる、③標準化した(できるだけ定量的な)評価手法を多用する、④総合的な各分野の専門家を統合したチームアプローチを重視する、⑤長期的なフォローアップを重視する、⑥リハビリテーションの潜在的可能性を抽出する、ことである。

総合評価が Comprehensive(包括的)に行われ、個人の課題分析は一定のアセスメント手法により客観評価され、個別のケア内容はニーズに基づいて、専

> ①評価の主眼を疾病治療だけでなく、機能的状況や「生活の質」に重点をおく
> ②標準的な医学診断に機能評価手法を多角的に組み合わせる
> ③標準化した(できるだけ定量的な)評価手法を多用する
> ④総合的な各分野の専門家を統合したチームアプローチを重視する
> ⑤長期的なフォローアップを重視する
> ⑥リハビリテーションの潜在的な可能性を抽出する

図3 CGA の特色
(Katayama H : Katayama Onomichi Medical Association. 1999 による)

門家のチームにより的確に選別されるわけである。これは、まさに高齢社会を背景とした高齢者介護と高齢者医療の統合理論というべき内容であるので、介護保険にケアマネジメントを法制化した根拠は理論的に正しき選択であった[注1]。

2) Progressive geriatric care(CGA の展開論)

もともと入院のきっかけとなった疾病の治療を急性期病棟で終えたあとも、最終的に適切な生活の場に落ち着くまで体系的なサービス資源の流れをシステム的に整備してケアマネジメントすべきという老年医学の考え方であり、急性期以後も継続的なフォローアップをシステム化して行うべきである。つまり、高齢者医療・ケアは、急性期病棟、評価病棟、ディ・ホスピタル、リハビリテーション病棟、長期療養病棟、在宅復帰、長期介護施設といった流れに沿って、システム的に展開すべきとしている。

医療資源だけではなく、低下した全身の「機能」評価を軸に社会福祉サービスと協働して安定した生活の場に落ち着くまでケアマネジメントにかかわるべきで、視点を「疾患の治療」から重点を「機能障害」へというリハビリテーションの広い領域を示している。これは、わが国の介護保険の自立支援の概念として盛り込まれている。実践的には多職種が協働(multidisciplinary)してケアの流れを進めていく(progressive)ことが必要となる。CGA の概念を導入し

注1) 高齢者総合評価(CGA)から 60 年後の MDS-RAPs。

て多様な障害をもつ高齢障害者への長期フォローアップを継続することは、適切な医療・ケアサービスが過不足なく提供される根拠となるわけであるが、その優れた手法は常に「機能評価」ありきの「マネジメント」である点である。

3）高齢者評価とマネジメントプログラム

イタリアでは、1992年に高齢者評価とマネジメントプログラム(Geriatric Evaluation and Management programs；GEMs)病棟の設置が法制化されている。英国では1990年からGPは年1回、往診でCGAを自分の受け持ち患者に行うことが義務づけられている。デンマークでは以前よりCGAを病棟、外来、在宅ケアプログラムに標準化されている。

2 ケアマネジメントにおけるケアカンファレンスの位置づけ

在宅医療・ケアに携わるものが必ず標準的手法として行わねばならない業務は、ケアカンファレンスである。介護保険が導入したサービス提供の理論がケアマネジメントであることは前に触れたが、ケアマネジャーの業務をケアマネジメントに規定した最大の仕事は「介護支援計画(ケアプラン)」の作成、ケアプランに基づくサービス管理である(図4)。

ケアプランは在宅の例で述べるならば、過不足なきケアが計画的に総合的に提供されるためのパッケージとして、利用者が「購入する」サービスの必要性を説明し、契約する「見積書」であり、フォローアップの作戦計画書である(図5参照)。また、ケアカンファレンスにおいて合議を行うメンバーが、利用者の支援のために編成された1つのチームとして成立することになる。

利用者の多くは高齢障害者であり、あらゆる状態変化や合併症を起こす可能性をもっているハイリスクの人が多いが、ケアカンファレンスにおいては主治医として起こりうる状態変化の「予測」を関係する多職種に情報提供することにより、「回避」することが必要である。これにより利用者の課題分析から抽出したニーズがケアプランに反映され、サービス担当者は訪問看護、訪問介護、通所リハビリなど、あらゆるケア場面での観察の濃淡を共通認識でき、異常の早期発見が可能になる。

また、職種ごとの機能分担が成立し、必要な情報提供がスピーディーに双方向に行われるので、主治医も多くの利用者情報を入手できるのである。このチ

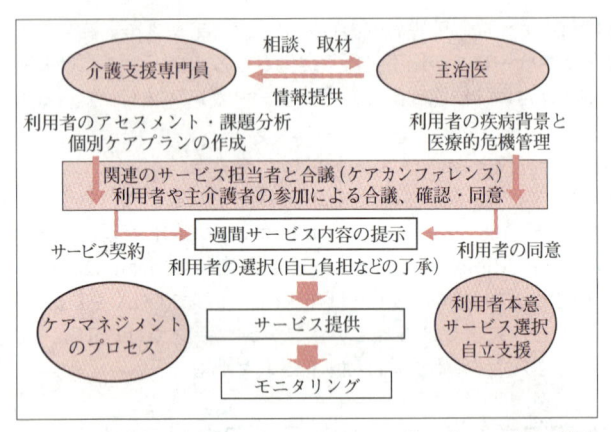

```
┌─────────────────────────────────────────────────────────┐
│              相談、取材                                  │
│   介護支援専門員  ⇄  主治医                              │
│              情報提供                                    │
│  利用者のアセスメント・課題分析     利用者の疾病背景と     │
│  個別ケアプランの作成              医療的危機管理         │
│     ↓                                  ↓                │
│   関連のサービス担当者と合議(ケアカンファレンス)          │
│   利用者や主介護者の参加による合議、確認・同意            │
│              ↓                                          │
│           週間サービス内容の提示                          │
│  サービス契約  利用者の選択(自己負担などの了承) 利用者の同意│
│                                                         │
│  ケアマネジメント  →  サービス提供   利用者本意          │
│  のプロセス            ↓            サービス選択        │
│                     モニタリング    自立支援             │
└─────────────────────────────────────────────────────────┘

図4 **要介護認定からケアマネジメントへの一連のプロセス(要介護度区分に基づくケアプランの作成とケアカンファレンスの位置づけ)**
(Katayama H：Onomichi Medical Association. 2000 による)

┌─────────────────────────────────────────────────────────┐
│          「ケアカンファレンス」なしの「ケアマネジメント」はない │
│  (1) 適切なアセスメントに基づくケアプランにより実現するもの     │
│      ・利用者・介護者に説明可能な課題分析・ニーズの抽出        │
│      ・ケアプランは多職種協働のためのシナリオ(脚本)            │
│  (2) 利用者の意向の尊重(個人の尊厳)と自立支援                  │
│      ・QOL向上・生活歴・利用者意向を重視した個別のケアプラン   │
│      ・長期フォローアップ・長期支援へのチームアプローチを前提と │
│       したケアプラン                                          │
│  (3) ケアカンファレンスにて検討・危機管理を含んだ共通認識の醸成 │
│      ・ケアマネジメントの基本プロセスで利用者側との共同製作(説明│
│       責任)                                                  │
│      ・各職種(サービス担当者)は自分の「分担部分」と基本のシナリ │
│       オを確認                                                │
│      ・お互いの専門性を認め合うことで達成できる機能分担        │
│      ・方法論として：追加すべき領域の発生→あらゆる専門性を適切に│
│       追加できる                                              │
│  (4) 自分の担当分野ではベストを尽くす→多職種間の信頼関係       │
│  (5) 実践的研修機会と捉える→周辺知識として他の専門職種より学ぶ │
└─────────────────────────────────────────────────────────┘

図5 **多職種協働(multidisciplinary)の本質とケアカンファレンスの重要性**
(Katayama H：Onomichi Medical Association. 2000 による)
```

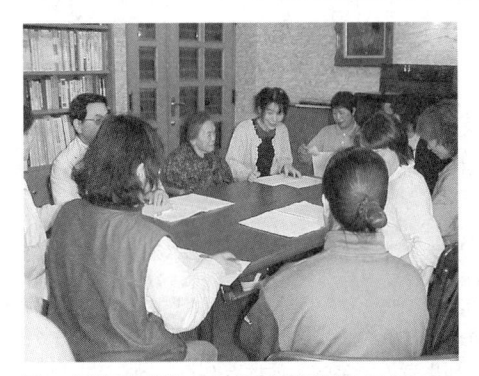

I-2. 多職種協働とケアマネジメントの方法論

図6 尾道市医師会方式主治医医療機関ケアカンファレンス風景
回復期で在宅に移行した利用者のモニタリングケアカンファレンス。利用者、介護者、主治医、ケアマネジャー、訪問看護、24時間訪問介護、通所介護、在宅介護支援センター、通所リハビリテーション理学療法士、看護学生、医院師長が参加、15分で集約。

ームにおける合意事項に利用者意向を反映し、ケアプランのパッケージにまとめて、1つの介護支援の計画に仕上げる能力がケアマネジャーの技量といえるが、医学的管理のポイントとして主治医の意見が大きく反映されたものにならなければならない。また、何よりもケアカンファレンスは利用者、介護者の同席のもとに行うことで、利用者意向の確認、費用対効果の問題、個別の事情などをじかに聴くことと、サービス提供者側の説明責任を果たすことが重要である。

ケアマネジメントにおける主治医としての医学的背景情報の提供や危機管理は、利用者側の最も求めるものであり、サービス提供側のスタッフにおいても共通認識が必要な部分であるので、利用者の安全確保のためにケアカンファレンスは必須の業務である(**図6**)。

II. 長期フォローアップとケアカンファレンス

介護保険導入期のよく用いられた long-term care という空間設定は、高齢障害者への介護保険サービス提供はケアマネジメントに基づいた長期フォローアップを、必要な資源を投入することで過不足なく行っていくという目的を含

んでいる。
　ここがまさに地域医療連携と多職種協働の領域であり、ケアマネジメントは高齢者医療と介護サービスの一元化をもたらす現場の理論といえる。ここでは、ケアマネジメントは継続的な業務である点を理解すれば、ケアプランに則り効率的な多職種協働が行われるためにはケアマネジャーと在宅主治医の連携は必須である。

1) 主治医とケアマネジャーの連携は必須条件

　つまり、ケアマネジャーとの機能分担により、必要な専門職種のサービスを在宅医療の空間に配置することで多職種協働が成立するので、長期フォローアップの視点より利用者の医学的管理はもちろんのこと、QOLの向上、自立支援の達成が在宅主治医には求められる。この点で、ケアマネジャーとの連携のために必須のプロセスはケアカンファレンスであるが、2001年6月のある県のケアマネジャー協議会の調査によれば、ケアマネジメントで最も苦労することの1位はケアカンファレンスであり、主治医との連携の難しさが2位となっている。
　介護保険制度が利用者への支援サービスとして機能するためには、関係者の緊密な協働が必須であり、その中心として主治医とケアマネジャーの連携のレベルが利用者の「利益」を規定するので、主治医は利用者のためにケアマネジャーと日常的にケアカンファレンスを行うことが必要である。

■ 多職種協働(multidisciplinary)とケアカンファレンス

　医療においては診断なしに治療手段を講じることはないわけであるが、介護領域においてもアセスメントありきのケアプラン(医療でいえば治療計画)であり、客観性を重視したケアマネジメントのプロセスの実践にほかならない。この一連のアセスメント〜ケアプラン作成の流れこそが、ケアカンファレンスの必須業務としての位置づけを体系づけることとなり、現場における多職種協働の方法論の根拠となる。

1) マイホームの新築に例えたケアマネジメントのプロセス

　筆者は数年前に家を新築したが、住宅会社の契約から完成引渡しまでの一連の流れは、かなり高いレベルでシステム化されていて、施主側意向の傾聴、プ

I-2. 多職種協働とケアマネジメントの方法論

ラン提示、説明、同意のプロセスが完全に標準化されているが、可能な限り関係者を集めて分担部分の確認を繰り返し行う点は今日的なマネジメント姿勢といえる。

新築を決めてから完成引渡までのプロセスをケアマネジメントの流れに置き換えて考えてみると、まず施主(利用者)が希望する「家」(サービス空間)のイメージと建築環境・地盤・建築面積・制限(要介護度)を踏まえて、意向を重視して取材する段階がアセスメント、ケアプランは住宅の設計図＋見積もり書、設計者はケアマネジャー、関係各業者は多職種で、建設現場はサービス現場ということになる。ケアカンファレンスは設計図がほぼ完成して、建築関係者が一堂に会して行う施工前の打ち合わせ会議と設定してみる。この会議の必須の出席者は施主側(利用者・介護者)であり、「住宅アドバイザー」は利用者側の事情・意向などを熟知して、アドボカシー機能を発揮できる建築の専門家(主治医)ということになる。この現場会議では各レベルで関係者が一堂に会することにより、基本設計・条件の検討と受け持ち部分(専門分野)への意見を述べることで、業者(サービス提供者)にとっては自分の分担する領域をきっちりと確認する場である。

＊ケアプランは見積書

施主側としては、設計・建築計画(ケアプラン)を各施工業者が共通認識のもとに的確にその専門性を発揮して効率的に建設作業が進捗することが希望であり、現場監督(ケアマネジャー)の力量に大きく左右される。特に重要な段階は、設計・施工方法の説明と見積もり書の提示・説明部分であるが、当然、予算内において最良の建築物(サービス空間)が施主の第一の希望であるので、現場会議(ケアカンファレンス)は不可欠であり、提示する設計図・見積もり書の完成度にかかっている。

＊ケアカンファレンスは利用者の意向とサービス担当者の機能分担を確認する場

一軒の家を建てるためには、設計、基礎工事、建築、水道、ガス、電気、電話、内装、外構などの業者のかかわりは不可欠であるが、各職種が機能分担のもとに専門性を発揮して一元的に工程が流れること(多職種協働)が効率性の高い仕事として評価される。また、独立した業者(会社)が複数社参加することにより、談合(密室性)の排除が可能となり意見交換の中によいアイデアが生まれてくることも筆者の経験で明らかである。ここでは、多職種にもケアマネジャーにもそれぞれの立場においての「説明責任」が求められ、各段階での利用者の納得を得る必要がる。

はたして、設計図・見積もり書の説明をきっちりと受ける機会なしに、納得して家を建てる施主がいるであろうか。各業者(サービス事業者)の都合や利益優先で「家」は建つわけではないのである。この点からもケアカンファレンスというプロセスは、適正給付を担保する効果があり介護保険制度の運営の質がかかっているといっても過言ではない。利用者が求める効率的なサービスは、一貫性と連続性があり、かかわる多職種のスタッフすべてが共通認識をもち、的確な機能分担の前提のもとに品質のよいサービスを適正な費用負担で享受できるということであるが、「契約関係」の前提のもとにケアマネジメントという双方向のルールとして、支援を受ける利用者側にも取り決めた内容を遵守することが求められる。ケアカンファレンスの実践はケアマネジャーにとっても主治医にとっても、介護保険空間のケアマネジメント手法における「多職種協働の心地よさ」「機能分担の効率性」を体感できるチームづくりの方法論を内包しているので、医療者にとっても在宅医療はチームケアである点を考慮すれば、利用者(患者)本意のチーム運営における戦略的プロセスとして重要である。

　また、日常、高齢者は脳血管障害や循環器疾患、感染症、骨折など、あらゆる場面で急性の変化を起こすハイリスクグループといえるので、在宅主治医をはじめ、ケアに関与している多職種は日常よりの危機管理として、発生しうる状態変化を可能性の高いものから予測して、共通認識のもとに利用者のケアにあたらねばならない。

　近年、介護事故という用語が登場して介護現場に「損害賠償保険」が標準化されたわけであるが、利用者の精神身体機能を含んだ日常のケアマネジメントがしっかりと実践されていれば回避できた事例が多いようである。ここで重要なことは、ケアマネジメントのプロセスとしてケアカンファレンスを的確に行うことが、リスクマネジメントにつながっている事実である(実際の裁判事例:転倒骨折、誤嚥、転落など)。つまり、的確なケアマネジメントは多職種協働において、観察のポイント、危機管理が関係職種間に徹底しているということであるが、これはまさにリスクマネジメントにほかならないという点に留意すべきである。

[参考]
尾道市医師会方式ケアカンファレンス

　94年より連続的にシステム整備を進めてきた尾道市医師会包括的医療ケアシステムを、ケアマネジメント理論で稼働させるために98年に考案した「医療機関ケアカンファレンス」で、主治医の医療機関に利用者、介護者、ケアマ

ネジャー、サービス担当者が集合し、15分で集約し、ケアプランの最終確認、利用者の同意、確認を行う。99年尾道市医師会ケアマネジメントセンター主催で9月、11月の2回、6時間研修を行い、地域のスタッフを対象に延べ220名以上のケアカンファレンス研修を行った。延べ70名近い医師の参加もあり、2000年5月の集計（N＝422）で96.7％のケアカンファレンス実施率（2000年4月までに）であった。

2 急性期から回復期、病院から在宅への連続性、包括的支援の重要性と情報の共有

　図7は尾道市医師会長期支援ケアマネジメントプログラム（The OMA method on long-term care management programs）であるが、高齢化率の高い医療圏において、高齢で生活障害をもつ利用者の在宅療養を長期にわたりフォローアップを継続するプログラムであり、2001年の尾道市医師会サービス評価機構委員会で提示し、以後、尾道市医師会医療圏において継続している。在宅療養を行っている高齢障害者は、急な脳卒中や肺炎、骨折、腸閉塞などで、救急レベルで急性期病院に入院することが多い。急性期以後、残存した機能障害で回復期へと移行するわけであるが、その都度、最適の医療・介護が適切な場所（施設、在宅）で行われなければならない。

　利用者のあらゆる変化・場面に対応するためには、在宅主治医の継続的なかかわりと、ケアマネジャーのフォローアップ業務（単発でなく継続的なかかわりが本来業務）が不可欠であり、どの場面でも同一のケアマネジャーの責任においてケアプランを作成し、ケアカンファレンスを行う。また、ケアカンファレンスを必要な時点で開催することで、急性期病院から在宅、あるいは回復期の施設を経由して在宅に復帰するプログラム（介護老人保健施設の在宅復帰プログラム）と連動し、各時点での利用者の情報を集約して、介護領域を含んだエビデンスの導入を試みている。サービス評価のツールとして、ケアマネジメントが適切に行われたかを、各段階のケアカンファレンスの内容を通して、利用者の疾病背景、機能障害などを追検証することができる。

1）在宅と急性期病院をケアマネジメントでつなぐ退院前ケアカンファレンス

　図7と前項で示したように、急性期病院と在宅は長期フォローアップの時間空間においては、利用者（高齢障害者）は何回でもこのサイクルを往復するわけ

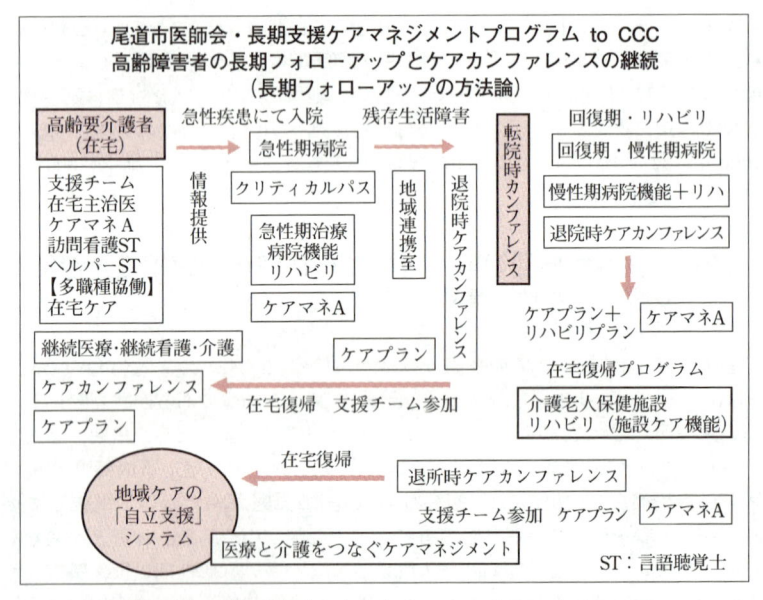

図7 The OMA method on long-term care management programs
(Katayama H：Onomichi Medical Association. 2000 による)

であり、そのときの利用者の状態により介護保険と医療保険との給付は一体的に行われる。残存した機能障害をもつ利用者には、場面の変わる「退院時期」は最も不安要素の多い時期であるので、急性期と回復期の機能分担を明確にして、十分な情報とともに適切な急性期以後の回復期の医療・看護へ責任をもってバトンタッチをすることが必要である。

① 生活障害と QOL
② 在宅療養とケアマネジメント
③ 患者本位の退院支援

この3点は、平均在院日数の短縮化を迫られている急性期病院において医師や看護師が多忙を理由とすることなく、患者の退院支援を優先する習慣の中に個人の尊厳を重視する品性を兼ね備えることで、この3点はおのずと理解が進むはずである。同様に、個々の利用者(患者)としては急性期疾患で麻痺などの身体機能障害を残したまま、治療環境の異なるリハビリテーション病院や在宅

I-2. 多職種協働とケアマネジメントの方法論

に移行することは最も不安な場面といえるので、適切な情報提供と利用者側との合議は説明責任のうえからも在宅主治医の参加による退院前ケアカンファレンスは不可欠といえる。

2）急性期病院における退院前ケアカンファレンスはケアマネジメントのポイント

したがって、この場面において利用者本位の集約的なイベントが、患者の退院支援として継続医療、継続看護を軸として、受け皿である在宅の主治医、ケアマネジャーや在宅サービス資源が一堂に会する、退院前ケアカンファレンスといえる（図8）。本来、医療・ケアは基本的にシステムとして提供されるべきである、という理念が筆者の持論であるが、このシステムは患者のQOLを重視した医療・看護をも包含した、多職種協働がケアマネジメントをツールとして適正に機能することが必要である。

従来、ケアマネジャー業務は1場面のケアプラン作成ではなく、利用者の状態に応じた長期フォローアップ業務であるので、急性期病院への入院や退院においては、2つの場面の連続性をコーディネートしなければならない。したがって、ケアマネジャーは急性期疾患での入院においては、病院の看護スタッフなどへ在宅時のケアプランや必要な病前情報を伝達すべきであるが、この時点で重要な連携は、在宅主治医と病院主治医の連携、訪問看護と病院の看護の連携である。

ここで、急性期病院からの受け皿（地域包括ケアシステム）という観点を整理すれば、これは地域医療を含んだ「地域ケア」がシステム的に一定の効率性をもって、ケアマネジメントのルールで的確に稼働することが必要である。したがって、地域ケアのシステムが構築されている地域の急性期病院においては、地域連携室は在宅サービス資源への接続端子のピンジャックであり、接続の確認場面として、在宅移行後のケアプランへの検討・合議が退院前ケアカンファレンスの開催である。

院内と院外のスタッフの協働が成立することで、利用者は自分への周囲の支援環境に継続性と共通認識を確認し、適切なケア体制に「安心」を体感するわけである。尾道市医師会圏域での在宅の主治医医療機関におけるケアカンファレンスはほぼ標準化されてきたが、平均在院日数の短縮化政策の中で急速に普及してきたのが急性期病院における退院前ケアカンファレンスであり、特に、脳神経外科、内科、整形外科の領域で自治体病院を中心に拡大している（図9）。これは、尾道市医師会長期支援ケアマネジメントプログラムの一環であ

19

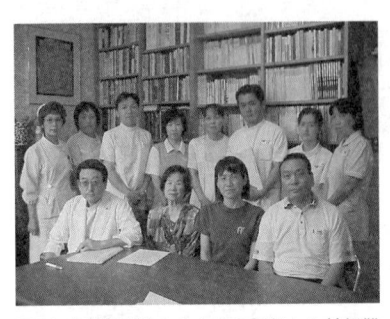

図8 急性期病院から在宅に移行した神経難病の利用者の初回ケアカンファレンス

主治医の医療機関におけるケアカンファレンス終了後。前列右より家族・介護者・主治医、後列左に医院師長、ケアマネ、歯科主治医、訪問看護師、24時間訪問介護、老健通所リハ看護師、老健理学療法士、在宅介護支援センターが参加、チーム編成。

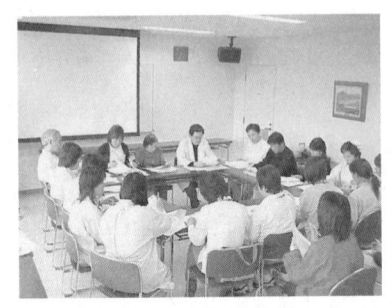

図9 図8と同じ利用者の急性期病院・4回目の退院前病棟ケアカンファレンス風景(2004.4)

利用者(人工呼吸器、気管切開・胃瘻)右から、病棟師長、病院主治医(神経内科)、ケアマネジャー、介護者(妻)、在宅主治医(内科)、歯科医、在宅耳鼻科医(気管切開部)病棟看護師、地域連携室長、24時間ヘルパースタッフ3名、2つの訪問看護ステーションスタッフ4名(24時間体制)、医院看護師が参加。

り、在宅における多職種協働において主治医とケアマネジャーのフォローアップ業務と利用者の急性疾患などの状態変化に即応する地域医療のシステム化でもある。

おわりに

　世界一の高齢国家における高齢者介護と高齢者医療はケアマネジメントの理論により、利用者(患者)には総合的な支援サービスとして適切に給付されるべきものであり、医療者には多職種協働というチーム空間において最善の努力をすることが求められる。また、ケアカンファレンスはチーム編成からの地域づくりの手法であり、尾道市医師会方式といわれ医師会主導ではあったが、できあがったシステムは社医民連協の如く、医師会と社会福祉協議会、民生委員協議会の合体による「機能する地域」の創設に進化した事実である。

　システムは人と人のつながり、ケアカンファレンスは共通認識を醸成し、チームを編成する「場」であり、プロセスといえる。

(片山　壽)

I-2.多職種協働とケアマネジメントの方法論

参考文献

1) 岡本祐三:高齢者医療福祉の新しい方法論.医学書院,東京,1998.
2) 香取照幸:介護保険と医療サービス.尾道市医師会出版,尾道,1998.
3) 片山 壽:介護保険下の地域医師会のシステムづくり.メディカル朝日,朝日新聞社,東京,1998.
4) 片山 壽:連載「新時代・介護保険」.臨床雑誌 内科 7:10,2003.
5) 片山 壽:在宅医療とは からだの科学.在宅医療特集号 7(9):12-16,2003.
6) 片山 壽:退院支援と院外ネットワークつくり.看護学雑誌 67(9):882-885,2003.
7) 片山 壽:高齢者の尊厳を支える介護.老人保健福祉法制研究会(編),2003.

3. 地域連携における在宅医療

I. 地域連携とは

　医療における地域連携とはいうまでもなく、医療機関同士の連携のみを指しているのではない。さまざまな医療サービス、福祉サービス、介護サービス、行政による保健事業などの総合的な連携を意味する。これらが有効に組み合わさって、その地域の住民が健やかに生活できる基盤をつくることが、地域連携の目指すところである。

　地域連携という場合、われわれはどうしても医療を提供する側としての連携を考えがちである。しかし、提供される側である患者の療養の最適解を探す方向としての連携を考えなければならない。一般論だが、患者のおかれた状況を考慮しないパターナリズムによる連携は避けるべきである。

　患者の療養は、1つの織物に例えることができる。縦糸と横糸を1本1本つむぎ、美しい模様ができあがるように、さまざまなサービスが組み合わさって、患者一人ひとりに適した療養を形づくっていく必要がある。それには長期にわたる努力が不可欠である。

　高齢化社会を迎えた今、疾病や障害をもつ多くの人々の社会生活をどのようにして維持するか、また、既に社会生活を維持できなくなっている人々をどのように救済し、復権させるかが問われている。この問いに答えるのが、地域医療全体に課せられた使命である。地域医療は今、病気や障害をもつ人々の生活を支えるための変革を求められているのである。

　こうした中で、中核的な役割を果たすのが在宅医療・ケアである。以前のように1機関内で医療やケアを完結させるのではなく、サービスを受ける利用者の自宅を中心に、すべての医療機関、施設、サービスが連携し、継続的な医療が提供されるような体制整備が進んでいる。

　在宅医療に取り組む医師は、連携の中で、ニーズに合った医療を提供する努力を続ける必要がある。また主治医は、連携の中核として、さまざまなサービスの調整役としての機能も果たさなければならない。

II. 在宅医療からみた地域連携のマクロな視点

1 第一期在宅医療

かつてわが国では医療は医療機関中心、福祉は施設中心、保健は行政中心というように、医療・福祉・保健サービスが分断された形で提供されていた。提供者側はそれぞれ独自の論理をもち、その論理に沿って独立したサービスを提供していた。しかし、そうした体制ではカバーし切れない人々が増え、そこを補う何かが必要になった。そこで、それぞれのサービスの隙き間を埋める如くスタートしたのが在宅医療であるといえる。

在宅医療は、あるときは病院を退院した患者の受け皿となり、あるときは入院までの待機期間の診療を受け持った。医療の中心はあくまでも病院であり、その病院医療からもれた患者を救い上げるのが在宅医療であった。この時代の在宅医療は、社会的な救貧活動に近かったといえる。

当時中心だった一機関完結型の医療は、やがて病院や施設間の連携の時代を迎えた。患者の受け入れについてみると、例えば「病院から老人保健施設(中間施設)を経て、在宅へ帰るもしくは特別養護老人ホームに入所する」、「病院から中間施設に移り、中間施設を何軒か経由しているうちにまた病院に戻る」、「急性期病院から療養型の病院へ転院する」など、施設同士の連携によって利用者の状態に合った医療やケアが提供されるようになった。

病院や施設間の連携が盛んになった時代に在宅医療を利用していたのは、自宅で療養することを強く希望する人、病院や施設にはどうしても馴染めない人などであった。病気や障害をもつ人の多くは病院や施設で、一部は自宅で過ごす。地域で暮らすのは主として元気な人というように、完全に分かれていた。

機関同士の連携があるなしにかかわらず、在宅医療がもっぱら病院や施設のサービスからもれた人をすくい上げる役割を果たしていた時代を、私は在宅医療の第一期と考えている。この第一期のような特徴を、現在も引きずらざるを得ない状況がまだ続いている。

2 第二期在宅医療

本格的に高齢化社会を迎え、介護保険制度がスタートしたのが2000年である。この年を境に、在宅医療を取り巻く状況は著しく変化した。現在は、さま

ざまな地域でかかりつけ医機能や福祉サービスが充実してきている。病気や障害をもった人が住み慣れた地域で社会生活を継続するためのサービスが増えている。

病院や施設も、地域医療の一翼を担うものとして存在し、利用者の社会生活に主眼をおいたサービスを提供するようになってきた。医療の最終目的を病院内や施設内におくのではなく、利用者が自宅に戻り、社会生活を営むことを目的に医療を提供するという考え方が育ってきた。

それに伴い、病気や障害をもつ人の自宅が、1つの医療の場として重要であると広く認知されるようになった。医師や看護師などの医療関係者、ヘルパーなどの福祉サービス関係者が必要に応じて利用者の自宅を訪れるのが一般的になっている。自宅用に医療機器も続々と開発され、利用されている。地域全体の医療提供体制は、利用者の自宅も含めて整いつつある。

病院や施設を中心としていた過去の地域医療から、現在は利用者の生活を中心に考える地域医療が定着してきている。在宅医療も、病院や施設からもれた人を救い上げる医療から利用者の生活を支える地域医療の中核を担う医療へと変化した。現在、在宅医療は第二期にあるといえるだろう。

ただ、現在、在宅医療を受けている人たちは比較的状態が安定しており、介護的対応が中心である場合が多い。言い方を換えれば、療養支援型在宅医療と福祉サービスが提供されれば社会生活が営める程度の病気、障害をもつ人を対象としているのが現在の在宅医療ということである。

現在、地域での社会生活を続けている病気や障害をもつ人は少なくない。しかし、それはあくまで軽医療・軽ケアの人たちに限られるか、もしくはよほど介護力・医療担当能力のある介護者に恵まれた重傷者であるといえる。

3 第三期在宅医療

在宅医療は将来、初期治療(一次医療)から中等度の医療(二次医療)まで、幅広く担うようになると思われる。これに伴って病院や施設の役割は限定化していくだろう。例えば病院は、ICUやCCUとして存在し、その他の医療は家庭でかかりつけ医などによって行われる。施設も、特に手厚い介護が必要な場合のみ利用する場所という位置づけとなる。

一方、地域には、病気や障害をもちながらも利用できるさまざまな拠点が生まれる。さらに社会生活を営みながら、できる限り家庭で病気や障害を軽減していくという発想が一般化するだろう。重医療・重ケアの人たちも、地域で暮

らすのが当たりまえの時代である。

　そのためには高度な知識・技術をもつ専門医によるチーム医療、福祉の専門家による高度なチームケアが具現化する必要がある。いわば、地域全体が1つの高度な病院として機能するようなイメージだ。手術前や術後管理を代表とする急性期医療のプレ医療・アフター医療としての在宅医療の発展である。既に入院前治療や検査を在宅で行ったり、急性心筋梗塞発症後数日での帰宅やデイサージェリー後のフォローを行うなど、在宅医療でカバーする領域は急速に広がりつつある。介護的在宅医療から離れてより医療的在宅医療への伸展。そのベースとなる連携とは、病院・地域のシームレスな医療提供体制となる。

　軽医療・軽ケアの人たちを対象としていた在宅医療は、重医療・重ケアの人までも対象とするようになり、医療の大部分を在宅医療が担う時代は、10年以内に訪れると予測されている。こうなったとき、在宅医療は第三期を迎え、2025年頃、高齢化の進展が行き着いたあとまで在宅医療が進展する役割を担うであろう。

III. 在宅医療からみた地域連携のミクロな視点

1 個々の在宅医療ケースにおける連携意義

　次に個々のケアを通じた連携をみてみる。在宅で療養する患者やその介護者にとって医療だけでは安心して生活できないのは明らかである。療養生活を送るうえでは、排泄や食事、更衣の仕方などのケア的問題やベッドや手すりなどの環境整備的問題解決が不可欠となる。そのために多くのサービスやスタッフとの連携をして対応する必要がある。通常1人の患者の在宅療養を支えるだけでも医師・看護師・理学療法士・作業療法士・薬剤師など医療スタッフ、ケアマネジャー・ヘルパー・医療機器や福祉機器プロバイダーや住宅改修の専門家、通所系のサービスやショートステイなど、実に幅広いサービスとの連携が不可欠になっている。さらに直接在宅療養にはタッチしないが、いざというときの入院先や入所先との連携など実に多職種・他機関のバックアップが不可欠になるのである。これらが効率的に組み合わさって初めて個々のケアが成り立つのが現在の在宅ケアである。

　介護保険制度施行後数年を経過して、地域には実にたくさんのケアサービスが生まれることになった。そのこと自体は利用者に選択の可能性を広げ、ケア

サービス同士の競争が働くことから、質の向上につながるという大変な利点がある。しかし一元的サービス提供を行うためには欠点でもある。

その中でこれら多種のケアスタッフが集まり開催されるケースカンファレンスはケアプラン作成のみならず、ケアにかかわるさまざまなスタッフの意見調整や情報交換さらに多角的検討の機会として実に重要である。しかしその地域の事業体が増えれば増えるほど個々の利用者ごとで利用サービスが異なるためにケースカンファレンス開催は困難になる。

そこで今後重視されるのが、ITなどを利用した情報の共有化および連携の強化である。しかし個人情報保護が重視される現代、医療情報がスタッフに無作為に提示されていくことは大変な危険を伴う。在宅ケアにおける個人情報の取り扱いには非常な注意を要するところである。情報の共有化が先行するのではなく、その前にケアの理念や意義の共有化が必要になる。そして目指すべき地域ケアを行うためにどういう情報の共有化が必要なのかの吟味が必要になるのである。そのために個々の在宅医療実施医療機関は定期的勉強会や意見交換会などの会合を積極的に開催・参加することが必要となろう。

2 個々の医療機関における連携意義

連携はこのように患者の在宅療養を円滑に支えるためという意義のほかに、在宅医療実施医療機関にとって新患の紹介や新規の医療ニーズを開拓するうえでも大変重要なものである。在宅医療を行う医療機関にとって、質量ともに在宅医療を充実させるためには、最も大切な業務は連携であるといっても過言ではない。そのためにはまず自ら提供する在宅医療の在り方や目的を明確にし、連携諸機関に理解して頂くように心がける必要がある。連携とは、単に集まり助け合うということではなく、自らの立場を明確にしつつ、積極的に地域社会との接点を構築するクリエイティブな作業であるといえる。

(英　裕雄)

第 II 章
家族との協力の取り方

1. 病院から在宅医療への導入

はじめに

　入院に際して、病状が治癒または安定するか、入院していないと受けることができない治療が必要なくなった場合、自宅への退院が可能になる。一般に退院後は通院しながら治療を継続する。ところが、高齢であったり身体機能障害のために通院が困難であったり、さまざまな医療機器を用いたり、リハビリテーションを続けながら自宅で療養する場合、あるいは終末期を自宅で過ごす場合には、訪問診療、訪問看護、訪問リハビリテーションなどの医療支援や介護支援を受けながら在宅療養を行うことができる。

　在宅医療を始める際には、病状の理解、在宅療養に必要な治療法の習得、社会資源を利用するための調整が必要になる(表1)。しかし入院中は病態治療が中心であり、退院後の治療、ケアについての配慮は不十分なことが多い。また病院スタッフは、多くの場合在宅医療に関する経験がないことから、退院後の状況を的確に思い描いて指導できない場合が多く、退院支援を行う際から退院後のケアを担当するスタッフと共同で退院調整を行うことが望ましい。

I. 在宅医療を始める際に必要なこと

　退院時には、まず在宅医療を希望しているかどうかを確認する。療養者・家族が希望して在宅医療を始める際には、病状以外にも療養者、家族介護者、サ

表1　在宅医療を始める際に必要なこと

1. 病状の理解 　病名および病態、治療内容(治療計画、生活上の留意点、薬剤処方、必要な医療機器・介護用品の種類および扱い方)、予後の見通しについて理解する。 2. 在宅療養に必要な治療、ケア方法の習得 　①患者、家族がすること、できることを明らかにする。 　②医療、介護スタッフがすること、患者・家族に指導することを明らかにする。 　③治療、ケアの方法を習得する。また、発生する可能性があるトラブルとその際の対処方法について確認し、連絡方法を明らかにしておく。 3. 社会資源を利用するための調整

II-1. 病院から在宅医療への導入

表2 在宅医療において考慮する要素

1. 療養者
   ①病状：疾患、身体機能
   ②療養環境：セルフケア能力、居住環境、家族形態および家族との関係、経済状態、制度利用の可否など
   ③生育・教育・職業・生活歴、宗教、食生活、社会とのかかわり、医療・介護サービスに対する期待および希望
2. 家族介護者
   ①主介護者および精神的・経済的支援者、療養を支援する力
   ②介護者の生育・教育・職業・宗教など、医療・介護サービスに対する期待および希望
   ③家族の生活状況および歴史、家族間の関係
3. サービス提供者
   ①医療支援体制：訪問診療および往診の体制、訪問看護の体制、入院できる医療機関との連携、対応できる医療支援の内容、訪問看護の体制、緊急時の対応方法
   ②介護支援体制：訪問サービス、通所サービス、短期入所サービスなど、対応できる介護支援の内容
   ③社会資源の整備状況とサービスの内容
   ④ケアマネジャー、ソーシャルワーカー：地域社会資源との結びつき
   ⑤療養者・家族との関係(相性)

ービス提供者ごとにさまざまな要素について考慮して対応することが望ましい(**表2**)。治療を目的に入院する病院とは異なり、自宅は生活の場であり、在宅療養するうえでは療養者自身の生活スタイルを最大限尊重しなければならないが、そこではセルフケアが基本となる。したがって病状以外に、療養者に関しては治療に対応していく力、居住環境、家族の形態および家族との関係、経済状態、制度を利用できるかどうかについても考慮する。家族介護者についても、主介護者は誰か、そのほかに介護支援者がいるかどうか、精神的あるいは経済的に支援する者がいるかどうかなどを確認する。さらに療養者、家族の歴史、生活歴、宗教ならびに医療、介護サービスに対して期待、希望することも確認しておきたい。サービス提供者について確認しておくこととして、訪問診療往診ならびに訪問看護の体制、入院できる医療機関との連携、対応できる医療支援の内容、緊急時の対応方法などの医療体制と、訪問サービス、通所サービス、短期入所サービスなどで対応できる介護支援の内容などが挙げられる。さらに地域における社会資源の整備状況とサービスの内容、ケアマネジャーやソーシャルワーカーとそれら社会資源との結びつきの程度についても把握しておきたい。

II. 病状の理解

　退院後に外来通院する場合と同様、在宅療養を開始する際には、まず自らの疾患、病態について理解する必要がある。医療者は客観的な病状を把握することに加え、療養者、家族が疾患やおかれている状況をどのように理解しているかについても確認する必要がある。さらには予測される合併症や予後についての説明も行う。この際、病態把握がどの程度正しく行われているかを確認するだけではなく、希望や思いを交えて病状をどのように解釈しているかについても捉えるようにしたい。このことは在宅療養の場面で生活習慣の改善、日常生活動作(activities of daily living；ADL)の遂行、治療行為やリハビリテーションを行う必要性を理解し、治療やケアの動機づけを高めるためにも大切である。疾患や病状について十分な理解が得られていない場合には、繰り返しわかりやすく病状を説明していく。但しすべてを最初に説明するのではなく、優先度の高い事項から始め、療養者・家族との関係性を構築しながら理解度を確認し、繰り返し説明するように努める。

III. 在宅療養に必要な治療法の習得

　病状理解、治療方針の確認が行われたら、次に継続を必要とする治療およびケアの方法、注意事項、起こり得る合併症や緊急時の対処方法について理解し、自らできるように準備する。厚生労働省の在宅医療の推進に関する検討会の報告書の中で、在宅医療は看護や介護が中心の在宅医療、患者自ら医療技術を用いる在宅医療および在宅末期医療の3類型に分類されている。

　看護や介護が中心の在宅医療においては、日常生活で必要になる基本的ADLに関するケアや褥瘡などの処置の方法について学ぶほか、虚弱高齢者における廃用性変化の予防および老年症候群への適切な対応を行うため、リハビリテーションを継続できるように努めることが大切である。患者自ら医療技術を用いる在宅医療に関して、今日では医療技術の進歩に伴い在宅療養しながらさまざまな治療を継続することができるようになっている。栄養に関する治療法として在宅経腸栄養療法(胃瘻造設など)、在宅中心静脈栄養療法、呼吸に関する治療法として在宅酸素療法、在宅人工呼吸療法、さらにインスリンの在宅自己注射、在宅自己腹膜灌流、在宅血液透析などが保険診療上評価されているが、これら以外にも在宅療養をしながらさまざまな治療を継続していくことが可能である。これらの治療法のうち、例えば在宅中心静脈栄養療法を継続する

際には、治療の仕組み、薬剤や必要物品の入手方法、セルフケアの手順、注意事項、予想される合併症および対処方法、緊急時の連絡方法について理解を得る必要がある。このような場合には、薬剤師や企業の営業担当者およびコーディネーターなどと連携することが多いが、在宅医療は医療機関だけで完結するものではなく、地域のさまざまなサービス提供者と連携して行うものであり、専門分野からの積極的な関与が好ましい。なお、十分な理解が得られない場合やセルフケア能力が不十分な場合には、最低限の事項に限っては自ら行い、その他は訪問サービスにより補ったり、徐々にできる事項を増やしていく場合もある。このように在宅療養の支援を行う際には療養者、家族に合わせて柔軟に対応していくことが肝要である。在宅末期医療は悪性腫瘍患者だけではなく、非がん疾患患者に対しても必要なケアであり、疼痛管理などの症状緩和、精神的・霊的ケアが求められる。

なおこれらの説明、指導においては、在宅医療で行うことが多い治療方法、ケア方法ならびに在宅医療に関するサービスの種類と利用方法、費用などについて、わかりやすい資料をあらかじめ準備して利用することが有用である。

IV. 社会資源を利用するための調整

在宅療養するうえで必要な治療法およびケア方法のうち、確認や見守りが必要であったり、自ら対応できない内容についてはなんらかの支援が必要になる。できる限り本人のライフスタイルを尊重しながら、身体状況ならびにセルフケア能力、家族の介護力、経済状態などを考慮し、自宅での生活をイメージしながら必要な支援の内容を明らかにしていく。同時に、利用することができる支援の種類、およびそれぞれのサービスを提供する事業所、担当者、対応内容、費用負担について情報を収集し、サービス利用の手続きを行う(**表3**)。

在宅療養する場合には日常生活の援助を必要とすることも多く、医療サービ

表3 社会資源を利用するための調整

1. 受けたい医療・介護支援の内容を明らかにする
2. 利用できる支援の種類を知る ①インフォーマルサポート：家族、友人、ボランティアなど ②フォーマルサポート：医療および介護それぞれについて訪問サービス・通所サービス、ショートステイ、福祉用具の貸与および購入、住宅改修など
3. サービスを提供する事業所、担当者、対応内容、費用負担について知る
4. サービス利用の手続きを行う

スに加え訪問介護、巡回入浴サービスや通所介護などの介護サービスを必要とすることが少なくない。また、移乗、移動動作が不安定になったり困難になった場合などには福祉用具の貸与や住宅改修が必要になる場合もある。通院が困難になってもインフォーマルサポートに加え、医療保険や介護保険を利用してさまざまな支援を受けることにより、自宅で適切な医療を継続し、病態や日常生活機能のさらなる悪化の予防を図ることができる。なお、介護保険のサービスを利用するためには要介護申請が必要であり、身体障害者手帳の取得が可能である場合や特定疾患に該当する場合などにはそれらの申請を行う。その際、療養者、家族は利用できる制度や支援の種類、費用、手続きの方法などについてわからない場合が多い。そのため医療ソーシャルワーカーや訪問看護師あるいはケアマネジャーがこれらについて説明し、サービスを選択し利用する際の支援を行う。さらに、在宅医療を継続していくうちに家族の介護負担が増大したり、健康状態が悪化することがあるため、家族介護者の健康状態についても配慮し、訪問介護、通所介護、ショートステイなどの利用を促すようにしたい。

入院中は病態治療が中心になるため、退院後の治療、ケアについての配慮は不十分なことが多く、病院スタッフは多くの場合在宅医療に関する経験がないことから、退院後の状況を的確に想像できない場合が多い。できれば病院内に医療・介護サービス提供機関と連携する窓口を設け、退院後のケアを担当するスタッフと共同で退院調整を行うことが望ましい。日頃からかかりつけ医がいる場合にはその医師を交えて、また退院後新たな医師に診療を依頼する場合や訪問看護などを利用する場合にはそれらの担当者とともに退院に向けた準備を進めるようにしたい。病院内の医師、看護師と比べ、在宅サービスの提供者は療養者の生活スタイル、療養環境、家族関係、地域の社会資源などに精通している場合が多く、退院後にケアを担当する当事者でもあることから、より円滑に退院後の療養支援につながるものと思われる。

在宅医療はチーム医療であり、医師、看護師、ケアマネジャー、ホームヘルパーなどとの共同作業である。したがって在宅医療を開始する際の説明はそれぞれの立場から行われる場合が多いが、それぞれのスタッフが異なる視点から異なることを述べてしまうと療養者、介護者の混乱をきたす。それぞれのスタッフが役割分担して専門分野について説明する際には、互いに十分なコミュニケーションを図り、一人ひとりが全体からみる視点をもってかかわる必要性を認識しておきたい。

V. 在宅医療の質を向上させるために

在宅医療のように単に疾患の治療を行うだけではなく、生活まで視野に入れた対応を行う場合に患者中心の医療(Patient centered medicine)と老年医学的総合機能評価(高齢者総合評価、Comprehensive Geriatric Assessment；CGA)(8頁参照)という考え方、方法論が有効である。患者中心の医療を進めるためには疾患の主観的、客観的側面を捉え、患者の全体像を把握することにより、患者および医師がそれぞれ問題点、役割、目標を明らかにし、共通の基盤のうえで対応する[1]。まず病歴、身体所見、検査結果を通して疾患の客観的側面と患者の思い、期待、感情、身体機能への影響など疾患の主観的側面を把握し、文脈の中で理解することにより患者の全人的理解に努める。そのうえで患者、医師それぞれが問題点、目標、役割を明らかにすることにより、共通の基盤を見い出し、治療、療養内容について共に決定する[1]。患者、家族の思いや生活環境、社会的状況などを含め、医師と患者、家族の共同作業により、療養している状況下で最も望ましいケアを探っていく必要がある。在宅医療は生活の場で成立するものであり、このような考え方は特に重要である。またCGA は単に疾患および検査の異常を是正するだけではなく、生活機能も包括的に評価して、QOL を改善する手法である[2]。CGA においては生活機能について身体的、精神的、社会的、それぞれの領域からアセスメントを行う。この方法は死亡率よりも入院回数の減少、入院日数短縮、QOL 向上などの面で効果があるとされており[2]、在宅療養への応用が好ましいと考えられる。またリハビリテーションを進めるうえでも有用である。本評価法について理解したうえで、在宅医療を開始する際には、病態に関すること、ADL に関すること、家庭状況を含めた社会的活動に関することの3つについて確認し、疾患治療だけではなく生活面の改善、QOL 改善を実現していくようにしたい。

(山中 崇)

文献
1) Moira S, Brown JB, Wayne WW, et al：Patient-centered medicine；Transforming the clinical method. SAGE Publications, Thousand Oaks, 1995.
2) 小澤利男：老年医学テキスト．老年者の生活機能障害の総合評価 概説．日本老年医学会(編), pp 92-94, メジカルビュー社．東京, 1997.

2. 介護者としての家族のストレスとその支援

はじめに

　少子高齢化、介護保険制度の導入、医療制度改革に伴い、さまざまなニーズが増えている現在、介護も大きく変わろうとしている。それは介護保険制度をはじめとする社会福祉医療の各制度が病院や施設よりも在宅生活へとシフトしてきていることだ。

　在宅での生活をよりよく送るためには、療養者に対してより質の高いケアを提供することは当然だが、側にいる家族を1単位として援助していくことが重要であると実感している。鈴木氏らは「家族が本来もっている健康に対するセルフケア機能を中心に捉え、しかも現代社会における家族の概念や形態の多様性を反映させ、枠にとらわれずに援助者の目の前に現れた、あるがままの家族を受け入れたうえで健康問題における重要な集団として捉えている」と述べている[1]。

　要介護者が在宅での快適な生活を過ごすためには介護者の存在が不可欠だが、さまざまな制度改革が今後も続くことが予想される中で家族が抱える問題も大きくなることが考えられる。さらに、病院の在院日数の短縮で十分な準備ができない状況でダイレクトに自宅退院を余儀なくされ、介護を始めなければならないケースが増加する傾向にある。また、少子高齢・核家族による介護負担はさらに拡大されるため、多様なケースに求められる家族をも含めた支援について、どのような考え方の転換で否定的介護から肯定的介護に変化していけるのか支援を考えていく。

I. 家族のニーズ

　家族の多くは療養者に対して支援を望むことは大前提であるが、家族が抱えているストレスや介護のいきづまり、家族間の問題、地域における悩みなど家族全体の健康を阻害していることを少しでも聞いてもらいたいとか、心の拠りどころを求めていることが多く見受けられる。

　介護期間も比較的長くなり、いつ終わるともわからない不安が大きくのしか

かってくることもあると思う。

II. 家族のストレス

事例①

Kさん(72歳、女性)。パーキンソン病内服コントロール中であるが薬の効果が切れると身体がピタリと動かなくなり、オン・オフ現象が激しい状況であった。長男夫婦と同居しているが介護協力は望めず、主たる介護者は75歳の夫。少し前まで歩行できていたのに突然身動きできない妻に叱咤激励し、時には暴力的になる。夜間の頻尿に対しての排尿介助も増えた。

妻の疾患に対する認識はあるが、自分の目の前で動けなくなるたびに「嘘をついている」「さぼっている」「依存が強い」などと受け止め、理解が十分できていないことがわかる。また、他人に頼りたくないという夫の意思により社会資源の活用もなく、自分の気づかぬうちに大きなストレスになっている。生活歴から妻への自責の念がうかがえることから自分が介護すべきだと背負い込み、さらに療養者にも不安やストレスが生じている。

事例②

Yさん(39歳、女性)難病。父は2年前に病死、60歳の母と36歳の弟の3人暮らし。

2年前からほぼ寝たきり状態。昨年、呼吸不全を起こし気管切開、夜間のみ人工呼吸器を装着している。母は1人で介護に専念し人工呼吸器装着後は今まで以上に母の時間はYさんに拘束され、長時間の外出もできない。「悔いのないよう介護をしたい」と思っているが、母も体調を崩したりすると、今後老いていく自分が娘の面倒をどのように看ていったらいいのか不安に思っている。

医療依存度の高いYさんを受け入れてくれる施設はほとんどなく、また訪問看護師のマンパワー不足から現状での在宅レスパイト(長時間滞在し家族の一時休養を目的とする)も困難である。介護を継続したい母の気持ちは肉体的要因とのバランスがとれずストレスになっている。完璧な介護が母を苦しめ、人生を娘に捧げたいというくらいの強い思いと、反面自分がただの介護の資源に過ぎないかも知れないという思いが混在し虚無感が湧いてくる。「私が〜すべき」という思いの強いタイプで、ストレスが極限に達すると介護を放棄してしまいかねない。

事例③

Uさん(85歳、女性)。糖尿病と心不全で入退院を繰り返す。夫は他界し近

所に住む62歳の長女が介護に通っている。軽い認知症があり家族以外の介護者を拒否。入院中は医療者を拒否し不穏状態になり、長女は泊まって介護にあたる。介護のために仕事を辞め、自分の時間や自分の家族の生活まで犠牲にして頑張っているうちにストレスが生じた。家庭と介護の両立で大きなストレスになっているにもかかわらず、あくまでも在宅を強く望んでいる。

事例④

Iさん(56歳、女性)脳腫瘍。発症から1年腫瘍摘出。セカンドオピニオンを求めG大学病院受診したが治療への不信感と苦痛のため在宅を選ぶ。主たる介護者は三男の嫁。長男夫婦、三男夫婦と孫たちの8人家族。元気な頃から3男の嫁は義母に可愛いがってもらい、介護することで少しでもお返ししようと思うが、キーマンは長男夫婦で介護の協力が得られないうえに決定権も長男。思うようにならない介護に葛藤の日々を送る。育児から家族全員の食事づくり、さらに自分の職場復帰が近づいていることなど多くのストレスを抱えている。

事例⑤

Tさん(86歳、男性)。咽頭癌で気管切開しポーテックス使用、胃瘻造設。妻71歳は大学病院ICUに15年クラークとして勤務した経験から在宅で看ていこうと決意した。自宅に戻ったことで肉体的負担は軽減したが(入院中は朝晩お見舞いに通っていた)、思ったよりはるかに大変な介護スケジュールをこなしていくうちに膝を痛め苛立ちがみられるようになる。夫は健康時から単独行動が多く、妻も仕事をもっていたため一緒に過ごすことが少なかったため、あまり側にいると煩わしいと肩に力を入れて語る。長期戦になりうる介護によってペースが乱れたり、感謝されることのない介護労働に影響を受け各事例のようにストレスを生じている。単に療養者だけの問題ではなく、家族全体に及ぼす影響要因を含めた視点が必要になってくる。家族関係や家族の生活歴、介護量、価値観などが重要な点で事例のように基本属性からみていくとよく理解できる。加藤・高砂氏らは在宅療養のよさを生かした効果的な支援、あるいはその生活の有様に沿った支援者と述べられ、私ども訪問看護師は支援者として療養者やご家族とともに成長していくものだと考える[3]。

III. 援助内容

療養者やその家族から求められることとはどのようなことだろうか。

I 療養者および家族のアセスメント

アセスメントはその家族が何を求めているか、家族のニーズを的確に捉え家族に対する理解をすることが大切である。重要なデータの収集に加え援助者との関係も大切で信頼関係の構築なくしてよい援助はできない。家族の特性を考えたとき、どのように家族という単位を捉えたら援助しやすくなるのか観点がずれないようアセスメントを行う必要がある。

〈内容〉
1. 療養者の健康問題によって家族が受ける影響や課題の大きさ
2. 家族の対応能力はどのくらいあるか
   [家族の適応状況]
   ・職業・家族の健康上の変化がないか
   ・家族の生活のリズムに変化がないか
   ・健康に対する理解力はどうか・経済状態・住環境・地域環境・介護の期間
3. 家族間の人間関係に変化がないか
   ・コミュニケーション・価値観・役割の分担
   ・過去の家族生活の危機的経験
4. 実際に家族はどのように対応しているか
5. 対応の結果、家族は適応状態か不適応状態になってきているか

鈴木氏らは家族の日常生活に著しい歪みが生じていないかを「家族の生活リズム」「家族の生活の質」の2つの視点でアセスメントを行い支援することを述べている[1]。それらを踏まえたうえで以下の介護負担に関する対処方法をまとめてみた。

①主観的介護負担感、要介護者の状況：社会的資源の活用・ソーシャルサポートの介入程度を知り、さらに介護に必要な知識や技術の習得に対して支援する

②介護に関する家庭内のコミュニケーションを図る：病状や介護方法を共有するための努力・相談・感謝やねぎらい

③情緒的なサポートと励まし合い、不満や不安の受け止め：介護をなぜしているのか、その意味のフィードバック

④介護とそれ以外の生活とのバランス保持（介護者ではない自分をもつ余裕）

⑤役割分担をして1人で介護を背負い込まない

⑥ソーシャルサポートの導入と活用

⑦積極的にプロのサービスを活用する
⑧在宅医療の推進：在院日数の短縮に伴う在宅医療へのシフトにより高度医療を必要とする医療機器など使用している療養者への安全な療養生活の支援
⑨レスパイトの活用

IV. 在宅医療の推進

今までの在宅介護は「最期を看取る介護」といったイメージであったが、在宅医療の推進向上によって、逆に寝たきり期間が3年以上という人が50%近くという長期にわたる介護は高齢化社会の新しい問題となっている。家族だけでは支えられない介護に追い詰められた結果として、「虐待」という形でつらさや限界を示している。在宅にかかわる専門職によってそれらを未然に防ぎ、チーム医療で療養者とその家族のQOLの向上に努めたいものである。

V. 急性期医療側からの在宅介護支援

退院がゴールであるかの如く治療の終了を告げ、早期退院への説明をしていくが、それは決して在宅に向けての安全や安心を与えてくれる支援の説明ではないと思う。
①満足な納得のいく自己決定ができているか
②退院後の生活について具体的なイメージがもてているか
③困ったときに支援が求められるルートが確実に開かれているか
④退院に関する家族の意思決定を促す援助ができているか

在宅生活を安心して円滑に送れるか否か見極めて頂き、不安を抱いたままの退院は避けてもらいたいものである。

おわりに

私自身、病院から在宅への看護のシフトに病院看護の中で、これまでしみこんだ治療優先の場の自分の看護価値観にぶちあたった時期がある。退院がゴールであると思っていた自分がおり、自身の看護に自負し療養者および家族がどのように暮らしたいのか、それをどのように支援していくことが最もその人らしく生きることなのか考えることはあまりなかったといえる。

在宅において療養者および家族の方々からその多くを学ばせて頂いた。

介護保険が導入され、多くの調整機能はケアマネジャーが代替する機会が増

えてきている中で、単なる生活上の不便さを充足するだけではなく、家族をも含めた介護支援が必要であること、家族の犠牲と負担のうえに成立する在宅のケアは決して望ましい姿ではないことを実感している。事例に示したように、基本属性からみて介護者の立場により異なった支援が必要になるため個々の状況に合わせてさまざまなメニューを用意して支援させて頂くことを願ってやまない。

(鈴木初美)

文献

1) 鈴木和子, 渡辺裕子：家族看護学. 理論と実践. 第2版. p13・20・76, 日本看護協会出版会, 東京, 1999.
2) 鎌田ケイ子：老人看護論. p160〜, 全国老人ケア研究会, 東京, 1993.
3) 加藤基子, 高砂裕子：訪問看護をささえる心と技術. p16. p276-297, 中央法規出版, 東京, 2003.

3. 信頼関係の構築

はじめに

　在宅医療を始めるにあたって医療者側が最初に最も心を砕かなければならないことは、利用者本人および家族との信頼関係を築くことである。なぜならば、利用者がこちらに出向いてくることで始められる施設内の医療と違い、医療者側が本人や家族の生活している場に出向いて行う在宅医療では、まず利用者との信頼関係をつくることがその後の在宅医療の質や継続に大きな影響を及ぼすからである。しかも在宅医療では、本人だけではなく家族との信頼関係が大きな意味をもつため、複数の人間関係をつくることが必要となり、それらの人々との信頼関係が在宅医療の質の向上や継続のために重要な決め手となる。

　それでは、在宅医療での信頼関係とは、いったいどのようにしてつくられるのだろうか。利用者側との人間関係を築くための基本的な方法は以下のようになる。

I. 自己紹介を十分に行う

　まず誰しも初対面では、自分はいったい何者であるのかを相手にわかってもらうことから始めるだろう。医療者の場合には、それに自分の専門性、すなわち医療の中で自分が担っている役割は何かを一般の人々にもわかりやすく平易な言葉で表す。例えば、「私は看護師の○○です。これからお宅での療養について看護の面から、お手伝いさせて頂く者です」というように、まずおおまかな役割を示しながら自分を知ってもらうのである。特に医師や看護職のような一般にも馴染みのある職種ではない場合には、専門職の名称だけではなく、どういうことを専門としているのか仕事の内容をわかりやすく知らせることが必要である。また、そのとき自分の名前を覚えてもらうための工夫や性格の特徴などをもつけ加えて印象づけることも親密感をもってもらえる秘訣である。

II. 療養者と介護者の関係を知る

　療養者には必ず名前の呼び方を確認して、終始、固有名詞で声をかけるのは当然だが、そこに介護者が同席している場合には、その介護者と療養者との続柄を確認する。このようなことは最初に聞くことが肝心で、あとになるとむしろ聞きにくくなることがある。

　特に最近では介護をしている人が必ずしも血縁のある家族ではない場合もあるので、いわゆる重要な他者である場合にも、それがきちんと把握されていることが在宅医療では重要なことである。つまり、家族の捉え方も、法的なことや血縁関係からではなく、療養者が最も頼りにしている存在がどの人であるのかなど、相手側にとっての立場を理解することが重要となる。また、その場には居合わせない同居家族や一緒に住んでいなくても近くに住む親戚がいるのかを確かめることも早いうちの方が聞きやすく、また、在宅医療を進めるための貴重な情報となる。

III. 利用者側の不安や気がかりに耳を傾ける

　在宅医療を始めるにあたって、療養者や家族は不安がいっぱいであると考えても過言ではない。まずは不安に思っていること、解決してほしいと思っていることに十分耳を傾けることが重要である。それは、利用者側のニーズがはじめこちらで想定していたものと必ずしも一致しているとは限らないからである。そこで、まず家族が求めているものはいったいどういうケア内容なのかも知ることが必要であり、何より利用者の在宅ケアを始めるにあたって抱えている不安の内容を知ることが必要である。それらの不安や気がかりに十分に耳を傾けることによって、初めて利用者は安心して医療者にケアを任せてくれるようになる。

IV. 医療者ができることは何かを明らかに示す

　しかし、利用者の潜在的なニーズや望んでいるケアがわかっても、必ずしも利用者が望んでいることのすべてに医療者が応えられるとは限らない。それは担当するケア提供者の役割ではない場合もあるし、システム上、困難な場合もある。何もかも利用者の要求に応えるのではなく、むしろそのケア提供者にできることは何か、どこまでの範囲であるかをきちんと説明することも必要であ

る。むしろ、できないことを曖昧にしたまま期待させるだけに終わることは、信頼関係を傷つけることになる。その場合、システム上困難である理由などの説明を加えて理解してもらうことや、他の適切なケア提供者を紹介することが必要になる。

V. 今後の療養や介護の方針を家族とともに考える

　在宅医療では、施設内医療と異なって利用者が主体となり療養や介護が成り立っているものである。そのため、利用者とケア提供者は、療養や介護の方針をともに考える姿勢が必要になる。また、利用者側の主体性を引き出すためにもじっくりと時間をかけて、本人や家族がどうしたいのかを聞き出し、その実現のために医療者が支えるというくらいの姿勢が必要である。つまり、医療者が先導するのではなく、利用者の意向に沿って両者の協力関係をつくっていくのである。

　また、家族内で介護方針などについて意見の食い違いが起こった場合にも、家族が時間をかけて最もよい決定ができるように、焦らずに情報を提供し、医療者は見守る姿勢が必要である。あくまでも最終決定は、家族内で決められるように、納得がいくまで待つこと、そしていったん利用者側が決めたことには、それになるべく沿っていく姿勢を示すことが信頼関係を維持するためには重要である。

VI. 適時、適正な情報を提供する

　在宅医療では、家族が介護の中心となり主体的に進めることが求められるが、そのためには療養者の状態や今後の見通しなどを適時、知ることが必要であるし、家族側も正しい情報を得ることを望んでいるものである。そのとき、医療者にはなんでもない医学用語が、素人の家族介護者には理解できないことがよくあることからも、わかりやすい用語を使うことが必要である。また、療養者がターミナルにさしかかっている場合などは、家族は非常に傷つきやすくなっているため、慎重に言葉を選んで説明することが必要である。しかし、あまりに慎重になって、曖昧な情報ばかりだとむしろ家族の不安を増す結果になることもあるので、あくまでも相手の理解力に合わせながら、正しい情報を提供することが信頼関係を損なわないために重要である。

VII. 利用者とのパートナーシップを樹立する

　これまで述べてきたような利用者と医療者の関係は、これまでの医療者主導のパターナリズムとは異なるパートナーシップという関係であり、それには、これまでの医療者にとっては大きな発想の転換が必要になる。また、本人や家族にとっても、これまでの日本人に一般的な医療に対する「お任せ」という慣習を脱していかなければならないわけで、在宅医療が医療そのものの在り方を変えるきっかけともなる可能性をはらんでいるとも考えられる。しかし、これは家族の住んでいる地域やそれまでの暮らしの歴史などの個別性があるため、すぐにそのような関係が定着するわけでもないと考えられる。したがって、却って無理にパートナーシップを押しつけることは危険であり、その家族の医療に対する依存性や期待などの在り方を見極めて、それに合わせた方法をとることが大切である。

VIII. 在宅医療提供者間でケア方針を統一し、窓口となる職種を決めておく

　在宅医療では、1つのケースにさまざまな職種が同時にかかわることが多いものだが、利用者にとっては専門が異なっても職種間で十分連携がとられ、ケアの方針が統一されていることを強く期待しているのは当然のことである。そのためには、利用者側の意向や介護方針だけではなく、ケア提供者側の方針について多職種者間で常に情報交換を行い、連携を強めていくことが利用者との信頼関係を維持するために重要であることはいうまでもない。

　また、そのような連携を円滑に行うためには、ある程度の職種間の情報のネットワークシステムをつくることが必要だが、特に、その中でケア方針について利用者との窓口となる職種をあらかじめ決めておき、利用者がその職種を通じて情報を伝達できるようにしておくことが重要である。このことで利用者がいろいろな情報で混乱することなく、安心してケアを任せることができるようになり、信頼関係が維持されるわけである。

IX. 情報の守秘義務を徹底する

　しかし、専門職種間とはいえ、このような情報のやりとりを行うにあたっては、情報の守秘義務を徹底するという原則を忘れてはならない。また、療養者

や家族の情報を聴取する際には、ケアに役立てるために必要であるということを十分に確認し、そのことを利用者に説明することが必要である。そのうえで、それらの情報を専門職種間だけで共有し、その他の外部には決して漏らさないことを約束することが求められる。これらのことは常識の範囲と考えられるが、得てして日本人は守秘義務に関してルーズになりやすいため、十分に肝に銘ずることが利用者の信頼感を失わないためにも必要である。

X. 家族の相談にのり、家族関係における中立性を保つ

　在宅医療では、療養者だけではなく、その家族とのかかわりが不可欠となる。特に、信頼関係が深まってくると同時に、いろいろな立場の家族と接する機会が増えたり、家族からの相談にのることも多くなる。そのとき、当然、複雑な家族関係の中での葛藤が相談の内容になってくることも多く、そのような場合の対応に苦慮することも起こる。そのような場合に最も大切なことは、相談にのるということは、自分がそのことに巻き込まれたり、その葛藤に対して判定を下したり仲裁することではなく、相手の気持ちを理解して、共感することにより相手が自分の気持ちを発散したり、整理できるように手助けをすることであるということを忘れないことである。

　ここで注意したいことは、中立性を保つということが誰の話にも耳を傾けないこととか、誰に対しても公平に接するためにということで自分を誰からも切り離すことであるという誤解から、そういう場面から遠ざかることが起こりがちだが、それでは信頼関係は育たないし、いったんできた信頼関係さえも崩れてしまうことにもなりかねない。医療者は、ある意味で相談者としての役割を担っていると考えると、療養者や家族の人間関係の葛藤にも相談に応じることは必要であり、それによって家族関係の改善という間接的なケアもできる立場にある。そのときの目的は、あくまでも相談する側がよりよい解決をみつけられるように手助けすることである。

　例えば、立場の違う家族、嫁と姑といった関係の2人から、それぞれ異なる意見や相手に対する批判的な言葉を聞かされても、決して、それに対して仲裁する必要はなく、家族側で解決の糸口をみつけられるように、それぞれの家族の気持ちや訴えを十分に聞くことである。そのとき、1人の家族から聞いたことを他の家族に話したり、忠告するというようなことをしないのが中立性を保つということの本当の意味である。このような態度で家族と接し続けることに

より、在宅医療での信頼関係を築き、また長くよい関係を保つことができるのである。

おわりに

 以上、在宅医療において信頼関係を築くための基本的な態度や考え方について述べてきた。最後に、人が信頼関係をつくる場合に忘れてはならないことを2つ挙げよう。

 まず、人から信頼を得ようとするときには多くの危険を覚悟しなければならないということである。というのは、本当の意味での信頼関係は、人と人の相互作用によってしか生まれないものであり、相手から信頼感を得るためには、まず自分の方から自己開示をしていくという勇気をもつことである。誰しも自分のありのままの姿をみせる勇気をもって接したとき、初めて相手は心を開いてくるという経験をもったことがあると思うが、それが在宅医療の場合にもいえることなのである。しかし、自分のありのままを相手にみせるというのは専門職という鎧をはずすことでもあり、しかも、それで相手の信頼を得られるかどうかの保証はないという危険をも伴うという覚悟が必要である。

 もう1つは、どうしても専門職である医療者は一般の人々と生活感覚が異なっていることが多いが、人は生活感覚が違い過ぎるとなかなか心を通じ合うことができないものである。したがって、常日頃から自分の生活しているところだけではなく、他の地域や担当地区で生活している人々の暮らしに関心をもち、一般の人々の生活感覚を理解したり、その土地の言葉づかいを身につけるなどの努力をすることが必要だろう。

 これらのことは、いずれも常識的なことであるが、やはり最後は人と人との信頼関係は人間性や人柄に依存するところが大きい。そういう意味で在宅医療では、専門職の人間性や対人関係の技量が大きく問われているといえる。

（鈴木和子）

4. 家族の心身の健康
挫折としての介護でなく、成長としての介護に向けて

はじめに

順繰りとしての人生

最初私は、親にとっての子どもだった
そして、私は子どもの親になった
そして今度は、私は自分の親に対する、親となった
ついに私は、子どもたちにとっての、子どもになってしまった

　私たちヒトは、生物としてはこの地球上で最も弱い存在として誕生する。普通、親が責任をもって、その子を守り育てる。親と子の間に、生存がかかったドラマが展開される。他者との間にはみられないような、深い絆が創造される。

　そして、親は老いる。人間としての人生を全うするためには、他者の助けが不可欠となる。普通、子がその役回りを担当する。自然な感情から、社会の圧力によって、そして法的な規制によって……。この役回りを、遂行することはしばしば容易ではない。

　子は、時に老親の介護のためとはいえ、自分の人生を大きく制限される。燃え尽きて、健康を害することもある。このような順繰りとしての親と子の助け合いを、社会や国家の責任として支援するための制度がやっとできつつある。

　本稿では、介護を担当する家族の健康管理について、身体面のみでなく、心理面、社会面を含めた健康管理について述べる。

I. 誰が家族の健康管理を行うか？　なぜ、かかりつけ医なのか？

　介護を担当する家族の健康管理を行うのに最もふさわしい医師は、在宅医療のかかりつけ医である。かかりつけ医は、介護という役割が家族に及ぼす影響について、よく観察できる立場にある。その家族の健康状態の変化をいち早く

捉えることができる。家族にとってもかかりつけ医は、心身の不調について遠慮なく相談できる医師であるはずである。このかかりつけ医とは、在宅医療以外の健康課題においても、地域の人々に対するさまざまな支援を行っている医師である。すなわち、大学病院や大病院における各科の専門医ではない。

日本のかかりつけ医は最近プライマリ・ケア医と自称し、またそう呼ばれるようになった。アメリカをはじめ、海外ではプライマリ・ケア医が1つの専門医として公認され、その活動が制度化されていることが多い。そして、これらのプライマリ・ケア医は、特に継続性(continuity)、近接性(accessibility)、包括性(comprehensiveness)、協調性(coordination)、責任性(accountability)という5つの特徴をもつ医療を実践している。

II. かかりつけ医はどのようにして、家族の健康管理を行うか？

介護を担当する家族には、自由な時間が少ない。趣味や娯楽を楽しむどころか、買い物や必要な行事や会合に参加することもままならないことが多い。したがって、健診を受けたり、医療機関を受診することも我慢してしまうことになる。

かかりつけ医は、このような介護者の健康管理に対して、次のような方法で支援を行うことができる。

①老人保健法に基づく市町村の検診への参加の有無について話し合う。

②それまで参加していた定期的人間ドックへの参加の有無について話し合う。

③介護者の健康状態について把握しておく(在宅医療開始時、在宅医療開始後)。介護者の健康上の訴えに対して適切に対処するのみならず、常に「体調はいかがですか？　介護疲れはありませんか？」というように、心身の不調をチェックするための質問を欠かさないようにするとよい。もともとの健康状態や既往歴についての情報を得ておくことは、必須である。

III. 介護者にとって適切な環境が確保されているか？

在宅患者を介護するにあたっては、適切な介護環境が必要であることはいうまでもない。このことは、在宅患者にとってはもちろん介護者にとっても重要

なことである。すなわち、介護者の健康管理を行うに際しては、介護者そのもののみならず、これを取り巻く介護環境を評価するための視点をもたねばならないのである。

ありうるべき介護環境の詳細については別項や他の著作に譲るが、ここでは、かかりつけ医が介護環境に関してチェックすべき点検項目を列挙する。介護環境を整備するにあたっては、患者の病状、障害度、要介護度などが関与することはいうまでもない。

①在宅介護支援センター、市町村や福祉事務所の高齢者担当窓口で在宅医療全般に関する相談（介護環境も含めて）を行う。

以下の項目に関しても、この機関が相談の窓口になる。そして在宅介護支援センターや福祉施設などに所属するケアマネジャー（介護支援専門員）が、要介護度認定をもとに患者および家族の希望により、ケアプラン（介護サービス計画）を策定する。

②介護機器を整備する。
③住居に関する介護環境を整備する。
④介護や家事を支援する（ホームヘルプサービス、給食サービス）。
⑤看護、リハビリテーションなどの医療サービス（訪問看護ステーション、医療機関）——かかりつけ医の指示のもとに医療として行われる。
⑥患者宅外での介護サービス（ショートステイ、デイサービスなど）。

IV. 生活上の出来事（ライフイベント）としての在宅医療開始——介護者に与える影響

ある家族に在宅医療が必要な患者が発生するということは、多かれ少なかれ、その家族の構成員全員になんらかの影響を及ぼす。共稼ぎ家庭に同居する高齢者家族が"寝たきり状態"になった、あるいは手のかかる小さな子どもを抱える家庭の祖母が在宅患者になった、そのような状況を考えればその後の変化がどれだけ大きなものか容易に想像できる。すなわち、その家族はそれまでの"ホメオスターシス"を捨て、新しいそれを形成することになる。家族構成員の役割や責任も変わる。

これらの変化は、1つのストレスとなってこの家族を揺さぶる。この揺さぶりの中で、家族間の人間関係が改善もしくは悪化する、そして家族は崩壊あるいは成長する。これらの経過の中で、その構成員の心身の健康状態も大きな影響を受ける。また、極端ではあるが、介護殺人、無理心中などといった社会的

II-4.家族の心身の健康

V. 主たる介護者の心身の健康

1 国内の動向

1990年(平成2年)の厚生省の保健福祉動向調査によれば、寝たきり高齢者の主たる介護者は、子の配偶者33.4%、配偶者27.9%、子20.6%、その他となっている。すなわち、嫁、そして妻、娘が介護を行っている。

彼らの介護上の問題点は図1に示されているとおりであるが、このうち健康問題としては、①ストレスや精神的負担が大きい、②十分な睡眠がとれない、などが挙げられている。

これらの問題の多くはこの調査のあと、福祉システムが急速に改革されつつあるので、今後大幅に改善されていると思われる。したがって介護者の心身の

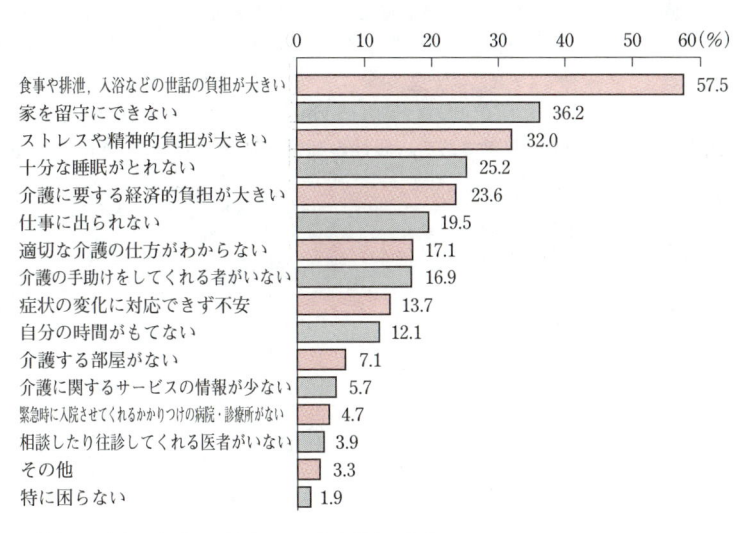

問題点	%
食事や排泄,入浴などの世話の負担が大きい	57.5
家を留守にできない	36.2
ストレスや精神的負担が大きい	32.0
十分な睡眠がとれない	25.2
介護に要する経済的負担が大きい	23.6
仕事に出られない	19.5
適切な介護の仕方がわからない	17.1
介護の手助けをしてくれる者がいない	16.9
症状の変化に対応できず不安	13.7
自分の時間がもてない	12.1
介護する部屋がない	7.1
介護に関するサービスの情報が少ない	5.7
緊急時に入院させてくれるかかりつけの病院・診療所がない	4.7
相談したり往診してくれる医者がいない	3.9
その他	3.3
特に困らない	1.9

(注) 1. 家庭で介護した経験のある者を対象に調査
2. 重複回答

図1 家庭で介護するときの問題点
(資料:厚生省大臣官房統計情報部「平成2年保健福祉動向調査」)

健康状態も過去に比べて、より良好なものになるものと期待される。

2 著者の八丈島での体験

著者は、1996年から3年間、八丈島での地域医療を経験した。この間に、町立八丈病院において在宅医療システムを立ち上げることができた。在宅医療の対象者は77名であり、このうち38名を自宅で看取った。このうち21名(55%)が悪性腫瘍末期患者であった。

これらの在宅医療のケースのうち、1996年5月〜1998年4月までの2年間に経験した31例について、主たる介護者の精神面への影響を調べてみた。図2はSDS(うつ状態自己評価尺度)を用いてうつ状態を、また図3はMAS(不安尺度)を用いて不安状態を4週間追跡してみた。その結果、在宅医療開始時に比べて、4週目と8週目に有意にうつ状態のスコアが高かった(Wilcoxon signed-rank法、$p<0.01$)。また、不安状態のスコアも開始時に比べて、4週目に有意に高かった($p<0.01$)。この結果により、在宅開始後の4〜8週目には家族の精神的なストレスが高まるということがわかった。すなわち、在宅医療開始直後の1〜2ヵ月は、介護者のストレスについて十分に配慮する必要がある。

また、表1はこれら31例の在宅医療ケースの中で、5人(16%)の介護者に発生した心身の健康問題である。悪性の腫瘍に罹患した50〜60代の若い患者

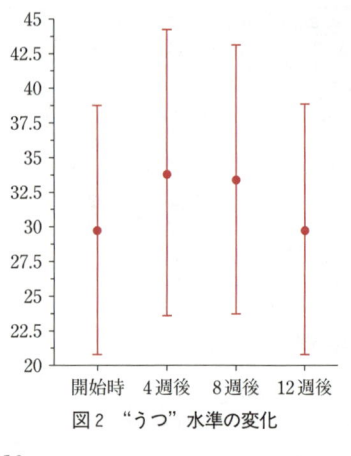

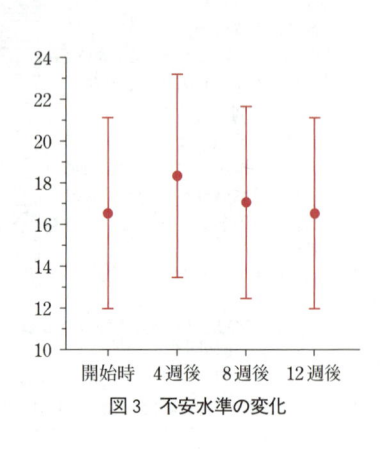

図2 "うつ"水準の変化

図3 不安水準の変化

表1　介護者にみる精神的問題、心身相関が観察された身体的問題
在宅患者31名の主たる介護者(1996年5月〜1998年4月)

患者	介護者の年齢	患者との関係	精神的問題	出来事	身体的問題	時期
大腸癌	62	妻	"見捨てられたよう" "一緒に死んでくれ"			2ヵ月目 死亡前1ヵ月
脳腫瘍	59	夫	"殺害念慮"	親類の非難	喘息発作	死亡前2ヵ月
肺癌	58	妻		財産問題	高血圧	4ヵ月目
大腸癌	60	妻	"見捨てられたよう"		蕁麻疹	2ヵ月目
脳梗塞	46	娘		患者の苦痛(膀胱カテーテル)	片頭痛	1ヵ月目

の在宅医療のケースがほとんどであるのが特徴である。また、これらの問題も在宅医療開始後の1〜2ヵ月目、あるいは患者が死亡する2ヵ月前に集中している。31例と数少ない在宅医療例の中で、比較的深刻な精神的問題、あるいは心身症が発生していることに注目すべきである。しかも、在宅医療開始後の1〜2ヵ月と、患者の死亡前の1〜2ヵ月の時期には、主たる介護者の心身の健康問題の有無について特に配慮する必要がある。

VI. 長期にわたる介護を成し遂げた人の場合
——解放とは限らない

1 十数年にわたって、"旧いタイプの介護"を終えた妻

　そのお宅を訪問するたびに、介護者である妻は医師に愚痴をこぼすのが常だった。「夫が倒れてから、私は一度も旅行に行ったことがない。長男が会社から帰ってくるのは、夜の11時近い。共稼ぎの嫁も小学2年生の子を頭に3人の子どもにかかりっきりだ。この人は今でこそ惚けて寝たきりだが、真面目に働いた人だ。尽くすのが務め。しかし、あまりにも長過ぎる。早く、介護から解放されたいと思う。介護が終わったらやりたいと思っていることが、たくさんある」。

医師は、ショートステイやデイサービスの活用を勧めた。しかし、彼女のモラルがこれを拒否し続けた。そしてついに、介護が始まってから13年目に、夫はあの世へと旅立った。医師は、"臨終"を告げながら、心の中でこう思った。「奥さん、ご苦労様。これからは、あなたの新しい人生が始まりますよ。好きな旅行をして下さい。地域の皆さんとの交流を存分に楽しんで下さい」。

2 旧い生活の終焉、新しい生活という"巨大な山"を前にして

夫の死から3ヵ月が経った頃、沈み切った妻が医師の外来にやってきた。髪や服装も乱れていた。うつ病だった。回復のために2年かかった。

彼女は、夫を失っただけではなかった。同時に"夫を介護する生活"を失った。さらにまた、倒れた夫に尽くしているのだという自尊心、そしてこの献身に対する家人や世間の賞賛を失った。もはや、新しい生活を組み立て、そこで新しい自尊心と他者の評価を獲得しなければならなかった。

VII. 看取りのプロセス、家族にとっては喪失のプロセス

1 予期的悲嘆(anticipatory grief)

長い介護が終わろうとしている。在宅医療の安定期が過ぎた。患者は経口摂取ができなくなった。褥瘡が大きくなってきている。対話の量が減り、顔色も悪くなり、じっとしていることが多くなった。患者宅に、子どもたちや親類がしばしば訪れるようになった。遠方に嫁いだ娘が来るたびに涙を流すようになった。そして、こんな気持ちをもって、自分の母の食事の介助をし、また下の世話をするのだった。

「お母さんには苦労をかけたわね。最初の結婚に失敗し、子どもを抱えて途方に暮れたときに、経済的にも労力的にも、そして精神的にも助けてくれましたね！ 感謝しています。お母さんは、私の人生の証人、私の試行錯誤の証人です。親孝行したい。食べたいもの買ってきてあげたい。痛むところをさすってあげたい」。

愛する人との別れの時期が近づいてきたということを予感すると、きたるべ

き喪失、すなわち死を予感して、折をみて悲しみの感情を言葉として表現する。また涙して直接に発散する。そのようにして、喪失の痛みは前もって軽減される。無理なくお別れすることができるようになる。

2 病的悲嘆(pathological grief)

死別体験のあと2ヵ月が経過しても、悲嘆に暮れており、不眠や食欲不振などのうつ状態を示す人がいる。このような場合にはうつ病を疑う必要がある。特に、自殺念慮や自分への罪業感が強い場合には、医学的治療の必要性を検討すべきである。

1周忌という行事がある。愛する人との辛い別れを体験した人でも、この頃には感情の整理がつき、新しい生活を開始する。ところが、中には気分が優れず、家にひきこもり、意欲的な社会活動を行えない人がいる。彼らはなんらかの理由で、この死別体験から立ち直っていないのである。彼らもまた、医学的支援を要することが多い。

3 記念日反応(anniversary reaction)

死別後、命日になると検査では原因を解明できない身体症状を訴える患者がいる。多くは、愛する者の死別に対して自然な悲嘆反応を経験していない人に多い。すなわち、当然激しく嘆き悲しんでもよいはずの人が、取り乱さず、冷静に行動している。あるいは、喪主の役割をせざるを得ないために、あるいは亡き人に代わってビジネスを担当しなければならない立場におかれるなど、社会的、物理的な理由によって悲嘆を許されない場合である。また、心理的な必要から、"故人をまだ生かしておかねばならない"という否認(denial)という心的防衛機制を用いなければならない場合がある。彼らに対しても、医学的支援が必要となる。

(飯島克巳)

参考文献

1) 飯島克巳(編著)：この一冊で在宅医療の主治医になれる．南山堂，東京，1996．
2) Taylor RB：家庭医療学．中尾喜久，玉田太朗(監訳)，シュプリンガー・フェアラーク東京，東京，1991．
3) 飯島克巳：プライマリ・ケアの歩み，最近の動向，専門性の模索．日プライマリ・ケア会誌 16(3)：171-179，1993．
4) 飯島克巳：プライマリ・ケアからみた心身医学．日本醫事新報 3662：46-51，1994．
5) 飯島克巳：家族の成員としての患者へのケア；2者関係としての医師患者関係の幻想．治療 75(12)：111-119，1993．
6) Saultz JW：Textbook of Family Medicine. McGraw Hill, 1999.
7) 上田慶二，ほか(編)：公的保険と高齢者医療．日本医師会雑誌 生涯教育シリーズ 44，1997．

第 **III** 章
在宅医療・介護で必要な基本手技

1. 全身状態のみ方とバイタルサイン

はじめに

在宅医療の現場において、患者の全身状態を的確に把握するためのポイントを表1に列挙する。在宅で全身状態を把握するにあたっては、問診や理学所見、そして機器を用いた診療情報収集だけでは十分とはいえない。重要なポイントの多くが急性期病態を生じる前にあるといえよう。

本稿では、看護師、ヘルパー、ケアマネジャーなど、医師以外の職種が患者の全身状態をいかに正確に把握するかを想定する。「基本手技」について系統的に述べるのではなく、「在宅医療・介護で必要な基本手技」に焦点をあてて論じたい。

1. 生命と生活を支える

急性期病態において入院治療を受ける場合、「生命」を救うために「生活」と切り離された環境下で集中的に医療を提供しなければ、安全を確保できないという側面がある。しかし、感染症など完治する疾患を除き、慢性疾患の患者は退院後も疾患を抱えつつ「生活」することになる。このことは生活習慣病に限らず、外傷や精神疾患でも同様である。また、がん終末期にあったとしても最期まで濃厚な入院治療がふさわしいとは限らない。しかし、急に死に至るわけではなく、生きている限り「生活」は厳然と存在する。

すなわち、職業歴や家族構成、家屋構造などの生活全体を把握したうえで、その人なりの人生観、価値観、さらには経済状況、家庭の事情、地域性をも配

表1 在宅で全身状態を把握するためのポイント

生命と生活を支える視点
全身状態を把握するために日頃から留意すべきこと
全身状態把握のためのルーチンワークとバイタルサイン
全身状態を把握するために有用な指標と"Not Doing Well"
在宅における診断の限界と臨床決断の実際
頻度の高い急性期病態

慮しつつ、医療やケアに携わることが重要である。このように「生命」と「生活」を支えることこそ、在宅医療の醍醐味であるということができる。

生命と生活を支える6つの視点

それでは、生活を支えるということは具体的にはどういうことであろうか。生活を支えるために重要な6つの視点を**表2**に示す。

援助を要する患者が安定した生活を継続するにあたって、食事、排泄、睡眠の3つの要素が最も重要であるということは論を俟たない。加えて、移動、清潔、喜びなど、生活の質に深くかかわる要素を重視し、在宅での療養生活を支援したい。

1) 食事

栄養摂取について大別すると経口摂取、経管栄養、中心静脈栄養に分けられる。まず、経口摂取の場合には、介助が必要かどうか、食品形態上の工夫、摂取量や食事に要する時間、栄養面からの評価、誤嚥の危険性などを把握する。経管栄養や中心静脈栄養を実施している場合には、栄養療法の主な実施者や実施手順、投与する栄養剤の内容などを把握し、起こりうるトラブルやその対処法を指導する。

2) 排泄

排尿と排便については、その排泄方法(自力排尿、おむつ内排尿、間欠導尿、尿道カテーテル留置、自力排便、おむつ内排便、摘便、浣腸、人工肛門)、排泄場所(トイレ、ポータブルトイレ、採尿器使用)、尿便失禁の有無などを把握する。

3) 睡眠

しっかりと睡眠を確保できているかどうかは、当然のことながら生活の質に影響を与える。中途覚醒や昼夜逆転の有無など睡眠覚醒リズムについて、また睡眠薬や向精神薬などの中枢神経系に作用する薬剤使用の有無を把握する。意識障害を有する患者の場合、日中の覚醒レベル

表2 生命と生活を支える6つの視点

| 食 欲 |
| 排 泄 |
| 睡 眠 |
| 移 動 |
| 清 潔 |
| 喜 び |

やその変動も知っておく。

4）移動

患者がどの程度の空間的広がりをもって生活しているかを知ることが重要である。具体的には、屋外に出ることが可能かどうか、自宅内における行動範囲（ベッドとトイレ、リビング、風呂などへの移動）について、杖や車いす、電動ベッド使用の有無、そしてどのような介助を必要とするかなどである。寝たきりの患者においては、端座位や寝返りが可能かどうかを把握する。

5）清潔

清潔は要介護者の尊厳にかかわる重要なテーマである。入浴については、その方法（監視下、ヘルパー介助下、看護師介助下、デイサービスなど施設での介助下、巡回入浴）や自宅の浴室改修の必要性を吟味する。また、口腔ケアやフットケアは、セルフケアが困難な寝たきり患者の場合おろそかになりがちである。介護者の介護力を推し量る指標ともなる。

6）喜び

上記の5項目に加え、生活の質を高めるための「喜び」に注目したい。テレビやラジオ、新聞に目を通すなど、社会への関心を保っているかどうか、外出の機会や来訪者、行事への参加など、患者が喜びを感じることについて把握する。

以上、援助を要する患者の生活基盤を構成する6つの要素について手短に述べた。このような視点を通して、患者が生活していくうえで現在どのような困難を有しており、どのような援助を必要としているのか、そして援助の導入や治療により生活上の困難を軽減し、生活の質を向上できる可能性を追求したい。

II. 全身状態を把握するために日頃から留意すべきこと

■「点」のかかわりを重ねる中での情報共有

在宅医療は、入院医療と異なり訪問型のサービスが基本となる。訪問診療や

訪問看護、訪問介護という「点」のかかわりを積み重ねる中で、刻々と変化しうる全身状態を把握しなければならない。この制約を乗り越えるためには、患者にかかわるすべてのスタッフが周到に情報を共有し、チーム一丸となって治療やケアにあたる必要がある。チーム、さらには地域ネットワークにおける情報共有の重要性を忘れてはならない。

2 介護者からの情報が手がかりとなる

在宅においては、医学知識を持ち合わせていない患者や介護者、またはホームヘルパーからの報告を手がかりにして患者の病態変化を察知しなければならない。だからこそ、どんな病態変化や合併症、事故が起こりうるのか、そしてどんな場合に医療者に報告するべきかを、患者や介護者に日頃から指導しておくことが極めて重要である。

特に重要となるのは、対応を急ぐかどうかの判断である。夜間や週末だからという遠慮から第一報が遅くなってしまった場合など、既に重大な病態に陥ってしまっている恐れもあるため、「迷ったらとりあえず連絡」するように指導しておくことが肝要である。相談しやすい関係を構築することも医師・看護師の力量だということを意識したい。

当院では、在宅導入後初めての問い合わせに対しては、軽微な変化であってもひとまず診療に赴いたうえで緊急性はないことを確認するよう心がけている。患者、家族にそのような経験を重ねてもらうことによって、在宅における24時間対応の実際への理解が深まると考えている。

3 療養環境の評価

患者の病態以外に把握すべきこととして、患者を取り巻く療養環境、そして患者・家族のニーズが挙げられる。まず、患者を取り巻く療養環境については、在宅導入にあたって家屋構造や家族の理解力、介護力、そしてケアプラン、貧困などの経済状況などについて、一定の情報を収集しておくことが望ましい。

4 患者の真のニーズを追求する

次に、患者・家族のニーズを把握することが極めて重要である。しかしなが

ら、単に患者や家族の言葉に耳を傾けるだけでは不十分である。患者はしばしば意欲障害や認知機能の低下を有しており、患者の口から発せられる言葉が真のニーズたり得るのかをよく吟味する必要がある。「(デイサービスのような交流の場は)人見知りするので好きではない」と言っていた患者が、カラオケをきっかけに喜んでデイサービスに参加するようになった、などという例は枚挙にいとまがない。

もう1つ注意しなければならないのが、患者と家族の利害の対立である。患者が自宅で療養生活を続けたいと考えるのはごく自然な欲求かも知れないが、その希望は家族にとって肉体的にも、精神的にも、そして金銭的にも深刻な負担となる恐れもある。そこに家族間の感情の軋轢や虐待が存在する場合もある。

治療方針を決定するにあたっては、上記のような周囲の状況をも踏まえつつ、患者の真のニーズをいかに引き出し、実現することができるかを追求することを忘れてはならない。

5 在宅において頻度の高い基礎疾患

在宅医療を受けている患者に多くみられる基礎疾患を表3に示す。

脳血管障害、整形外科疾患、認知症が最も多い基礎疾患であり、それらが併存している場合もしばしばである。さまざまな内科疾患を合併している場合も多い。中でも、糖尿病のように生活に密接にかかわる疾患や、心不全、気管支喘息のように労作によって増悪するため日常生活動作(ADL)に悪影響を及ぼす疾患もある。

さらに、疾患のみならず疼痛や体力低下、社会性の欠如などを背景として、廃用性の筋萎縮や関節拘縮に陥る場合も多い。うつ病や統合失調症などの頻度の高い精神疾患や認知症を背景に意欲障害に陥っているケースも少なからず存在する。このように、複数の基礎疾患が折り重なって要介護者の困難な臨床像を形成している。

裏返せば、的確な援助によって意欲を引き出すこと、心不全や気管支喘息、うつ病や統合失調症などの治療可能な疾患に適切な介入を行うことによ

表3 在宅において頻度の高い基礎疾患

| 脳血管障害 |
| 整形外科疾患 |
| 認知症(痴呆症) |
| 神経難病 |
| その他の内科疾患 |
| 廃用症候群 |
| 悪性腫瘍 |
| 精神疾患 |

III. 全身状態把握のためのルーチンワークとバイタルサイン

1 全身状態把握のためのルーチンワーク

1) 身体診察

　ここでは、在宅医療の現場で患者の全身状態を把握するために有用と思われる診察上のポイントを簡潔に述べる。

　診察を開始するにあたっては、介助が必要であったとしても座位をとらせる労を惜しまない。そうすることによって、身のこなしを観察することができるとともに、寝たきり患者にとって重要な背部の聴診も容易となる。一般的な血圧測定や胸部の聴診に加え、パルスオキシメータを用いて経皮的動脈血酸素飽和度（SpO_2）を確認する。

　また、要介護者がトラブルを生じやすい皮膚（全身）や口腔内、爪、四肢（特に足部）などの観察を習慣づける。浮腫や末梢循環不全、湿疹や白癬、褥瘡、陥入爪、蜂窩織炎などを見逃さない。

　立位や歩行が可能な患者には、実際に立ち、歩いてもらうことが望ましい。このとき、可能なら体重測定を行う。経時的に測定された酸素飽和度や体重の値は、後に生じうる肺炎や心不全、栄養状態の変化に際して重要な判断材料となる。正常所見や陰性所見を含む正確なカルテ記載を心がけることが重要なのはいうまでもない。

2) 問診

　問診に際しては、「ごはんはおいしいですか？」、「お通じはきちんと出ていますか？」、「夜はよく眠れていますか？」など、上述した生命と生活を支える6つの視点に関連した質問を投げかけるよう習慣づけたい。その時々の気候や直近のニュースなどを話題に取りあげるのも一法である。これらの問いには、できる限り患者自らの言葉で答えてもらう。その問いの目的は必ずしも答えそのものにあるのではない。むしろ、それらのやりとりの中で患者の生活実態や、知的活動性、意欲、周囲への関心、家族のかかわりや心情をうかがい知ることにある。身体所見に加え、このような会話を通じて、患者、家族との信頼

関係を構築するとともに、患者の全体像とその変遷についての感触をつかむことが重要である。

2 バイタルサイン

1) 在宅医療・介護におけるバイタルサイン

体温、呼吸、脈拍、血圧などのバイタルサインは、医療者にとって患者の全身状態を把握するための共通言語に相当する。病棟や外来などの医療施設内においては、必要に応じてバイタルサインを測定することによって、患者の状態把握に努めている。

しかしながら、在宅医療・介護という非医療的現場においてはそう単純ではない。患者が全身状態の変化をきたした際に、それに気づき報告するのは医療職ではない家族やホームヘルパーだということが病院と決定的に異なる。

そもそも療養環境や患者・介護者の理解力にかなりのばらつきがあること、さらには遅滞なく報告されるかどうか、報告された内容が正確であるかどうかなど、患者ごとにさまざまな事情がありうる。

いずれにしても、在宅医療・介護においては患者の病態に変化が生じてから、それを医師・看護師が正確に把握するまでに、いくつものハードルが存在するということを忘れてはならない。ここでは、在宅医療・介護におけるバイタルサインの位置づけについて簡潔に述べる。

2) 体温

バイタルサインの中で患者や介護者が最も慣れ親しんでいるのが体温であろう。人間は体温を恒常的に保つメカニズムをもっているが、通常でも1日の中で1℃以内の生理的変動が存在する(朝より夕の方が高い)。測定部位としては腋窩、口腔、直腸などがあるが、直腸>口腔>腋窩の順に高い傾向がある。

体温計の種類には、水銀体温計と電子体温計がある(図1)。まず、水銀体温計は上昇した水銀が容易に下がらないための留点と呼ばれる構造を有している。留点とは、体温によって膨張し毛細管内を上昇した水銀が水銀槽に戻ることを妨げるように工夫されたものである。測定に先立って、水銀槽が遠位側となるように手指でしっかりと保持し、遠心力を加えることによって、水銀柱を最低目盛り以下に降ろす。測定には少なくとも5分以上の時間を要する。

最近は電子体温計が頻用されるようになった。その方式には直示式と予測式

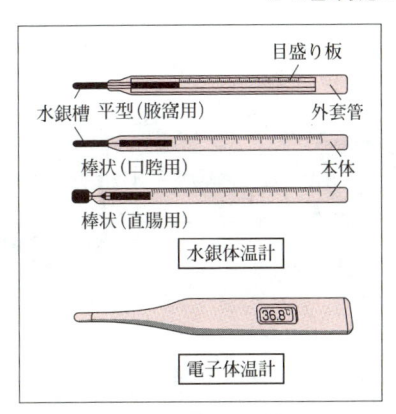

図1 体温計の種類
(江川幸二：バイタルサインと全身状態のみかた.
必携 在宅・介護基本手技マニュアル, 第1版,
p81より)

とがある。直示式は水銀体温計と同様に5分以上測定し、そのときにセンサーが感知した温度を表示するものである。一方、予測式はマイクロコンピュータが温度上昇カーブを解析し、平衡温を予測してデジタル表示するものである。

どの機器を用いるにしても、その特徴や性能を踏まえ、測定条件を整えて使用することが大切である。

3）呼吸と酸素飽和度

呼吸数は胸郭や腹壁、鼻翼、下顎、肩などの動きを1分間観察してカウントする。異常呼吸の分類やその病的意義づけ、胸部の聴診所見などについては本稿で詳細に論じる余裕はないため、成書を参照されたい。

ここで強調しておきたいのは、SpO_2 を簡便に測定することができるパルスオキシメータの意義である（図2）。酸素飽和度は呼吸不全の患者はもちろんのこと、すべての患者の診察に際し収集するバイタルサインの1つと位置づけ、血圧計や聴診器同様常に携帯するべきである。酸素飽和度が平常時よりも5%以上低下している場合(特に90%以下に低下している場合)、重大な変化を生じている可能性が高く、心不全や重症肺炎などの診断の端緒として有力な武器となる（図3）。

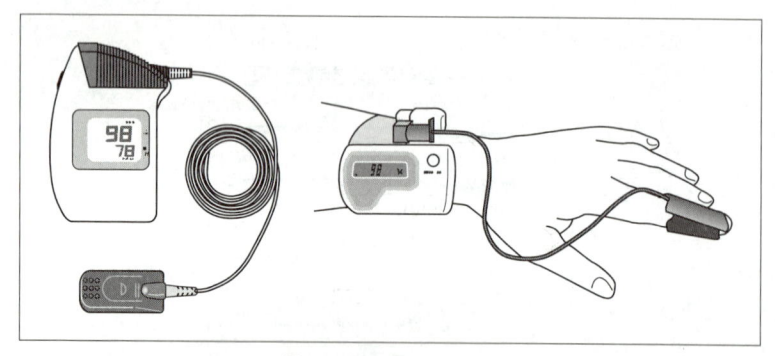

図2 パルスオキシメータ

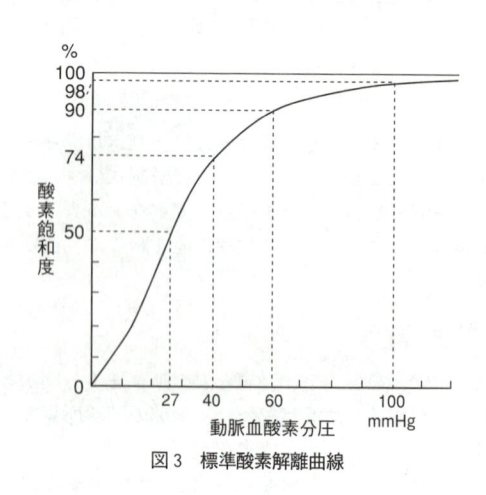

図3 標準酸素解離曲線

4）脈拍

体表面を走行する動脈直上を指で触診することによって感じる拍動が脈拍である。一般に橈骨動脈が最もよく用いられる。示指・中指・環指をそろえて、動脈に対し直角に接触させる。この3指のいずれかに拍動が伝わる程度の力で圧迫し、1分間の脈拍数、リズム、緊張度などを観察する。強く押さえ過ぎると触知しづらくなることに注意する。

なお、前述のパルスオキシメータを用いれば、脈拍数をも容易に把握することができる。その表示する脈拍数が頻繁に変動するようなら不整脈の存在が疑われる。

5) 血圧

血圧測定については、水銀血圧計と自動血圧計がある。水銀血圧計が最も正確に血圧を測定できるのはいうまでもない。一方、自動血圧計はマンシェットによる動脈の圧迫を解除するときに生じる振動や発生音を捉え、収縮期血圧と拡張期血圧を測定するものである。各家庭の自動血圧計を用いて介護者が測定した値を参考にする場合には、一度は両者の血圧計を用いて連続測定し、どの程度の較差が存在するかを把握しておくことが望ましい。

IV. 急性期病態のみ方

1 全身状態の把握に有用な指標と "Not Doing Well"

1) 全身状態を最も反映する指標としての「食欲」

全身状態を見極めるにあたって有用な指標を**表4**に掲げる。これら5項目はいずれも重要だが、中でも全身状態を見極めるうえで最も大切な指標を1つ挙げるとしたら「食欲」であろう。例えば、同じように咳と痰を呈していても、「38.5℃の発熱があるものの、3食食べることができている患者」と「37℃前半の微熱だが、食欲がなく食べられない患者」では、後者の方が重篤な病態である可能性が高い。このように、急な病態変化を呈する患者には、「食事や水分を摂れているか？」、「次の食事を食べたいと思うか？」を問うことが全身状態を把握するための大きな鍵となる。

2)「意識の状態」と「身のこなし」

次に重要なのが「意識の状態」や「身のこなし」である。日頃意識清明の患者がぼんやりとしているならそれは看過できないし、日頃は軽介助で車いすに移乗できる患者が、下

表4　在宅で全身状態の把握に有用な指標

食欲
意識の状態
身のこなし
体温
呼吸の仕方

半身に力が入らず移乗できないとしたら、その事実は重く受け止めるべきである。

3)「体温」と「呼吸の仕方」

バイタルサインが全身状態把握に有益な情報であることはもちろんだが、在宅においては医学知識を持ち合わせていない患者や介護者、ホームヘルパーからの報告をもとに判断する以上、話はそう単純ではない。そもそも、バイタルサインを測定しようにも患者宅に測定機器がなければ不可能である。介護者の力量にもよるが、血圧や脈拍を正確に測定し報告してもらえることは少ない。

体温については、測定の部位や方法が不適切であったり、測定時間が短か過ぎたり、予測式の電子体温計を不適切に用いた場合などには、実際よりも低い値が出てしまう恐れがある。そのことを承知のうえで、実際の体温が報告してもらった数値より低いことはないだろうという予想のもと、判断材料の1つとすることは可能である。

一方、呼吸数のカウントも、慣れていない介護者には困難である。あくまでも介護者、ヘルパーの主観をもとに、「苦しそうな呼吸かどうか？」を報告してもらうのが現実的であろう。

4）療養指導のポイント

裏を返せば、全身状態のバランスを維持するために、表4に掲げた項目についての的確な指導を日頃から行っておくことが肝要である。食事を摂れない場合、2食までは許容範囲だが、3食続けて食べられない場合には、原因によらず輸液などの医療的介入が必要などと具体的にアドバイスする。水分摂取については、特に高齢者は脱水に陥りやすいことから、日頃から飲水を励行することが望ましい。1日に摂取すべき水分量は体格の差はあれ、おおよそ1,000 mlであるということを指導しておきたい。これに関連して、コップ1杯の水はおおよそ200 ml、吸い飲み1杯は150 mlであることを知っておくとよい。

排泄については、1日尿量は必要飲水量と同様に1日1,000 ml以上が望ましい。正確な尿量については、尿道カテーテルを留置している患者以外は把握困難だが、おむつの重みや排尿回数、尿の濃さなどから、いつもどおりの尿量が保たれているかどうかを推測するとよい。いずれの項目も日頃の状態と比較することの重要性を強調しておきたい。

5)「なんとなくおかしい、元気がない」"Not Doing Well"

高齢者は一般に症状に乏しく、あったとしても非特異的な症状を呈することが多い。だからこそ、全身状態を把握するために日頃から情報蓄積を怠らないこと、そして介護者やホームヘルパーを含めたチームがいつもと異なる状態変化を見逃さないような戦略が重要である。

問診は不可能であり、身体所見をとるにあたってもかなりの困難を伴う新生児科の医師が、救急で運ばれてきた児にどこまで侵襲的な精査を行うかを判断する際に最も重視するのが"Not Doing Well"と称する直感であるという。在宅医が高齢者や要介護者の全身状態を把握するにあたっても、まったく同様のことがいえる。表4の「食欲」、「意識の状態」、「身のこなし」、「体温」、「呼吸の仕方」の5つの指標のような情報を総合して在宅医が感じる「なんとなくおかしい、元気がない」という直感こそ、"Not Doing Well"に相当する。そのような直感力を磨くべく、臨床経験を積み重ねる必要がある。

6) 時間軸を重視した病態把握

これまで、全身状態の把握に有用な指標として表4に掲げた5つの指標を挙げ、日頃からこれらがどのような状態にあるかについて把握に努めること、病態の変化に際しては経験に裏づけられた「なんとなくおかしい、元気がない」という直感を最重視することを強調した。

これにもう1つポイントを付け加えるとすれば、「時間軸」の視点である。症状に乏しく、非特異的な所見しか認められない要介護者の重症度を判断しかねる場合も少なからずある。その場合、6時間後、12時間後、そして24時間後の状態変化に着目する。この間に時間を追って徐々に状態が悪化するようなら、当然のことながら重篤な病態だということを察知できる。逆に24時間後、48時間後にも大きな変化を認めなかったり、次第に改善をみるようなら、重篤な病態ではなかったということが判明することになる。このような時間軸を重視した病態把握が重要だということを付け加えておきたい。

2 在宅における診断の限界と臨床決断の実際

1) 在宅における診断能力の限界

在宅において、携帯型のX線装置や超音波検査なども実施可能となってき

ているものの、CTスキャンなどの大型機器を要する患者検査を実施することはできない。検体検査については、地域により条件の違いはあるものの外注する形で概ね可能であるが、アンモニアのように迅速な運搬や検体処理を要する項目は実施できない。また、患者の協力なしに採取することが難しい喀痰などの検査を実施するにあたっては困難を伴う場合もある。

このため、問診や理学所見という基本的臨床技能が病院における診療場面以上に重要となる。しかし、要介護高齢者の過半数に認知症が存在するという現実、さらに失語症はもちろんのこと、意識障害を有する患者などでは、問診すら困難な場合も多い。

このように在宅医療においては、新たに生じた病態を的確に診断することには限界があると言わざるを得ない。

2）病院を受診することの困難さ

身体障害を有する患者が病院を受診するのは容易なことではない。電車やバスでの通院はもはや困難であり、タクシーや自家用車を用いたり、家族が休暇をとって通院に同伴しなければならないなど、多くの困難を伴う。特に、要介護5に該当するような重度の身体障害を有する患者を受診させるためには、寝台車などの特殊車両を用いて搬送しなければならず、相当の労力や費用を要する。

入院治療が妥当だと判断された場合には、病院への搬送手段を確保すればよいが、定期の外来受診や患者検査目的の受診の場合には、往復の搬送を要することになる。頻回に受診することには無理があることから、臨床経過のどの時点で受診させるのが最も得策かを念頭に、現実を踏まえ判断する必要がある。

3）生活環境を変化させるリスク

入院による弊害も見過ごせない。高齢者一般に共通するが、認知症を有する患者はことさら環境の変化に適応できず、入院当日の夜からせん妄に陥ることもしばしばある。また、慣れ親しんだ環境ならかろうじてトイレ歩行できていたものが、入院後はつたって歩く要領もつかめず、たちまち臥床がちとなる、おむつ内排泄もしくは尿道カテーテル留置となる、はては認知症の進行や褥瘡形成、転倒して骨折を生じるなどの重大な事態を生じてしまう悲劇も少なからず経験する。

このように生活環境を変えることにより生じうるリスクをも勘案したうえで、入院治療に移行するべきかどうかを判断する必要がある。

4) 臨床決断の重要性—診断は困難だが決断は可能—

既に、在宅では正確な診断は困難なことも多いことを述べたが、だからといって治療自体が不能であるとは限らない。例えば、38℃の発熱、咳、痰を呈する患者の場合、気道感染症が疑われることは自明であろう。しかし、在宅という医療現場においては、診断が肺炎かどうかが最も重要な判断基準とは限らない。たとえ肺炎を生じていたとしても、全身状態が保たれており条件に恵まれれば、在宅で治療が可能な場合も多い。逆に、当初は咽頭炎や上気道炎などの医学的には軽度の病態であったとしても、それを契機に急速に全身状態の悪化や合併症の併発を生じる場合もしばしば経験する。重要なのは、その気道感染症が生命や生活を支えるにあたってどの程度支障をきたすかということにある。

5) 方針決定のプロセス

さらには病態の重篤度、病態変化の速さだけを判断材料とすればよいということでもない。悪性腫瘍の終末期にあり自宅で最期を迎えたいという目的のもと療養生活を送っている患者の場合など、どんなに重篤な状態に陥ったとしてもその病態の重篤度だけで入院を判断することはない。

逆に、日頃から半ば介護放棄に近い劣悪な条件で生活している患者がなんらかの病態変化を生じた場合には、病態そのものは軽微であっても、これを機に入院やショートステイなどのサービスを利用し局面を打開するなどの戦略もあり得る。

以上、診断はもちろんのこと、病院を受診することの困難さや入院により生活環境を変化させるリスク、そして患者の真のニーズを追求し、患者にとって最も有益で現実的な臨床決断を下す必要がある。

V. 在宅で頻度の高い急性期病態（総論）

ここでは表5に掲げる在宅で特に頻度の高い病態について総論的に述べる。

■ 感染症

感染症は在宅で遭遇する急性期病態の中で最も頻度の高いものである。当院では「具合の悪くなった要介護高齢者をみたら感染症を疑え」との教訓のも

表5 在宅で頻度の高い急性期病態(総論)

> 感染症
> 脱水
> 精神症状
> 医療機器に関連したトラブルや事故

と、感染症の徴候を見逃さないための的確な観察や、必要に応じその裏づけや起因菌検索のための検体採取、採血による評価を行っている。状況によっては、発熱の有無にかかわらず可及的速やかな抗生剤の投与を心がけている。CRPなどの炎症所見は、感染症発発当初には異常値を呈さないこともしばしばあるため、惑わされないよう注意する。状況が許せば、発症当日(第1病日)ではなく、翌日(第2病日)以降に検体を採取することによって、白血球数やCRPなどが臨床上の指標となりうる。

 抗生剤選択にあたって、抗菌スペクトラムを考慮するのはもちろんだが、そのほかに極めて重要となるのが薬剤の血中半減期である。入院治療と異なり、在宅医療においては頻回の薬剤投与に際し地理的困難を伴うため、ロセフィン®のように半減期の長い薬剤を選択する意義が大きい。

2 脱水

 脱水は感染症についで頻度の高い急性期病態であり、他の病態に併存する形で生じていることが多い(感染症による全身状態の悪化を誘因として、飲水量が減少してしまった場合など)。患者に飲水を促したり、介護者に適切な飲水量や飲ませ方を指導することが基本となるが、必要に応じて輸液を行う。この場合、細胞外液の不足を補うことが目的となるため、ラクテック®やソルラクト®などの細胞外液補充液を選択することが多い。

 なお、輸液の1日投与量やその継続期間については、入院医療での常識を単純に在宅医療の現場に持ち込むことは避けたい。実際に、1日500 mlの輸液を1~3日間実施しただけで見違えるように全身状態が改善することをしばしば経験する。逆に500~1,000 mlの輸液を1週間以上継続しても改善がみられない場合(大量の体液喪失をきたしているような病態を除き)、脱水の要素は相対的に小さいと考えられる。末梢の浮腫、さらには肺水腫を引き起こさないためにも、輸液を漫然と継続しないことが重要である。

 但し、いったん開始すると家族が輸液の中止を情緒的に受け入れ難い場面も

時に経験する。開始するにあたって、末梢輸液の効用は水分や電解質の補充に限られ、栄養の補充としてはまったく不十分であること、長期間継続することにより起こりうる弊害をあらかじめ説明し、納得を得ておくことが望ましい。

末梢静脈路の確保・維持が困難な場合、輸液の投与経路として持続皮下注射が注目されていることも付け加えておく。

3 精神症状

要介護者、特に認知症を有する患者は精神症状をきたしやすい。ここでは、精神症状を生じた場合には、その原因を見い出す努力をするべきだということを強調しておきたい。

一般に、高齢者は複数の疾患を背景に多数の薬剤を服用していることも多く、薬剤が原因で精神症状を生じている可能性をまず除外する必要がある。それ以外にも、感染症の合併や脱水、電解質異常の存在、療養環境の変化や家庭内に生じたストレスなどが誘因となっている可能性を常に念頭におくべきである。また、慢性硬膜下血腫や正常圧水頭症、甲状腺機能低下症などの治療可能な認知症(treatable dementia)を決して見逃さないよう注意が必要である。

4 医療機器に関連したトラブルや事故

在宅医療において生じる問題は疾病だけではない。医療器具に関連したトラブルや転倒事故などもQOLや生命予後に決定的な影響を与えることもあるため、極めて重要である。

医療器具に関連したトラブルとしては、使用している尿道留置カテーテルや胃瘻などの経管栄養用チューブ、中心静脈栄養用カテーテル、人工呼吸器などに関連したトラブルである。忘れてはならないことは、これらの医療機器に関連したトラブルの多くは予見可能だということである。つまり、患者、家族には起こりうるトラブルを説明し、応急の対処方法を指導しておくこと、緊急時に必要な物品を患者宅にあらかじめ常備しておくことなどが肝要である。

また、転倒をはじめとした事故については、予防に勝る対策はないということはいうまでもない。

おわりに

在宅における全身状態のみ方について、**表1**に掲げたポイントに沿って論じた。在宅の現場においては、医療とケアが渾然一体となっている。患者中心の医療やケアを展開するために、各職種の垣根を取り払い、チーム一丸となって取り組むべきである。本稿がその一助となれば幸いである。

(川越正平)

2. 入浴介助

はじめに

身体を清潔にするための方法には、入浴、シャワー浴、全身清拭、部分清拭、部分浴など状況に応じた方法がある。入浴は単に身体を清潔にするだけでなく、1日の疲れを癒したり、爽快感を味わう、また気分転換のためにも日常生活の中で活用されている。

入浴するための動作は浴室へ移動し、衣服を脱ぎ、浴室内を移動し、立ち上がり、しゃがみこみ、浴槽への出入り、身体を拭くなどの一連の行動から成り立っている。これらの動作は、日常生活動作(ADL)が自立している人であれば問題となることはない。しかし、身体機能の低下や麻痺があったりする場合には風呂に入る際に介護が必要になる。特に在宅医療の場合には、住宅事情や、介護者の労力の問題が生じてくる。

また、入浴は温熱や水圧の刺激によって、呼吸や循環に負担がかかるために呼吸や血圧に変動をきたしたり、転倒などの事故が起こりやすいので特に注意が必要である。心疾患や呼吸器疾患などのある患者では入浴前後の血圧や、一般状態の観察が重要である。

I. 入浴が及ぼす心身への影響

1. 身体を清潔にして、体温調節や汗の蒸発がスムーズに行われるようになり、皮膚の生理作用を高める。このため、さっぱりとした爽快感を得ることができる。
2. 温熱による刺激で皮膚の毛細血管が開き血液循環が促進されることによって、筋肉中に蓄積している乳酸やその他の代謝産物が取り去られ、疲れや痛みが軽減し、入眠を誘う。
3. 浴槽に身体を入れると、水圧によって血管やリンパ管が圧縮されることにより心臓の働きが活発になる。
4. 入浴すると浮力作用という現象が伴う。これは、水中では浮力が働くために空気中での重さの1/10となるものである。したがって、麻痺があるため

に手や足が動かしにくい、あるいは関節に痛みがあり動かせないという人には非常に都合がよいことで、入浴中は手足の機能回復訓練に利用できる。
5．衣類を脱いで裸になり心地よい温度の湯につかることにより、心身ともにゆったりくつろげる。
6．日常生活における楽しみとなったり、生活のリズムをつけることができる。

以上のように入浴は、心身にさまざまな影響を及ぼす。このため入浴介助に際しては、入浴する人の健康状態や身体の状況を判断して実施することが必要になる。

II. 入浴の介助をするうえでの留意事項

入浴介助をするうえでは、入浴する人が入浴できるかどうかの判断と、入浴する人の ADL の状態を観察して、浴室の準備をすることが必要である。

■ 入浴する人の身体の状態

①発熱している：入浴により、呼吸・循環代謝が促進するため状態が悪化することがあるので、発熱している場合は入浴を中止する。

②バイタルサイン（「全身状態のみ方とバイタルサイン」56 頁参照）の大きな変動がないこと。入浴直前に血圧が 200 mmHg 以上ある場合などは入浴を中止した方がよい（入浴を中止する血圧の値には個人差があるので、主治医に確認しておくとよい）。

③入浴は食前 1 時間と食後 1 時間以上過ぎてからがよい。これは入浴により全身の血液循環が促進するために、消化・吸収のために使用する血液が減少するためである。

④ 1 回の入浴時間は 15〜20 分程度とする。長時間の入浴は、疲労したり湯あたりを起こすことがある。

⑤降圧剤を飲んでいる人の場合には、服用直後に入浴すると血圧の低下をきたすことがあるため服用直後の入浴は控えるようにする。

⑥褥瘡のある場合でも、発熱などの全身状態が悪くなければ入浴やシャワーにより、治癒が促進されるので入浴を勧めるようにする。入浴後には、消毒や薬の塗布などを確実に実施する。

⑦できるだけ自分でできるように援助する。このためには、入浴する人がど

んなことができるのか、また、どんなことを手伝えばよいのかを観察しておく必要がある。

2 浴室の準備

①浴室・更衣室の温度は22～24℃に調整しておく。急激な温度変化は血圧の変動をきたす。浴室にはあらかじめ湯を張っておく。また洗い場などが冷たい場合にはシャワーで湯を流しておくとよいが、浴室に入るときに転倒しないように注意する必要がある。入浴時間帯としてはできれば、日中の暖かいときの方が体温の保持もしやすい。

②湯の温度を調整する。一般的に血圧の高めの人はぬるめの湯(37～39℃)といわれているが、湯の温度の好みは個人差があるので、基本的には入浴する人の好みに調整する方がよい。熱めの湯(42℃程度)を使用しても介護者が十分に観察することで快適に入浴ができる。

③浴室は滑りやすいので、裏に吸盤のついた滑り止めマット(**図1**)を洗い場や浴槽内に敷いて利用する。

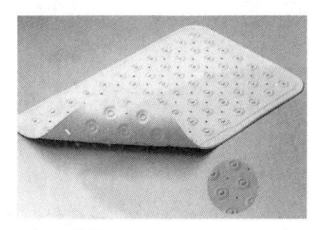

図1　滑べり止めマット
吸盤があるので浴槽内に敷き滑り止めにする。

III. 入浴介助の実際

入浴する人ができるだけ自分でできるように援助する。

1 衣服の着脱

衣服の着脱ができても、何かにつかまらないと立っていられないような場合には、いすに腰かけて着脱すると安心して行える。

また、麻痺や障害のある場合には健側(麻痺や障害のない方)から着ているものを脱ぐようにすると脱ぎやすく、衣服を着るときには、患側(麻痺や障害のある方)から着ると着やすい。

2 浴室・浴槽の出入り

　一般の家庭では、ほとんどの場合更衣室と浴室の間に段差のあることが多い。入浴の介助が必要な人にはこの段差が問題となるが、浴室の入り口に手すりをつけると移動が楽にできることがある(図2)。

　座位は保持できるが、歩行が困難な場合には、キャスター付きのシャワーチェア(図3)を使用するとよい。この場合には、段差の部分にスロープをつけるなどの若干の改造が必要になるかも知れないが、着替え・移動・シャワーの一連の動作がいすに腰かけたままできる。

　浴槽内は濡れているし、足もとがふらついて、転倒が起こりやすい状況にある。このため浴室内と浴槽に滑り止めやすのこ、手すりをつけるなどの工夫が必要になる(図4)。

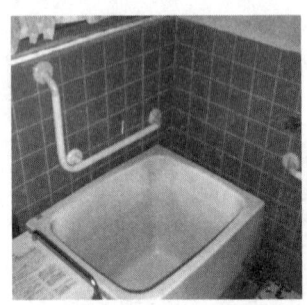

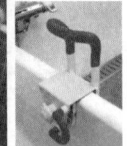

図2　手すり
動作を安定させ、不安を軽減できる。

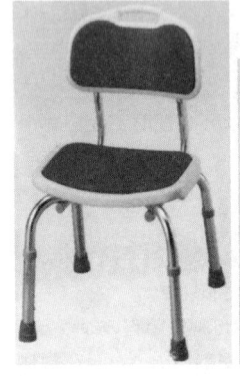

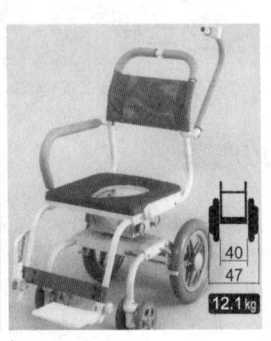

図3　シャワーチェア
座ったまま臀部が洗える(a)。キャスターがついているものは、移動に便利(b)。
座面が回転するシャワーキャリー。

III-2. 入浴介助

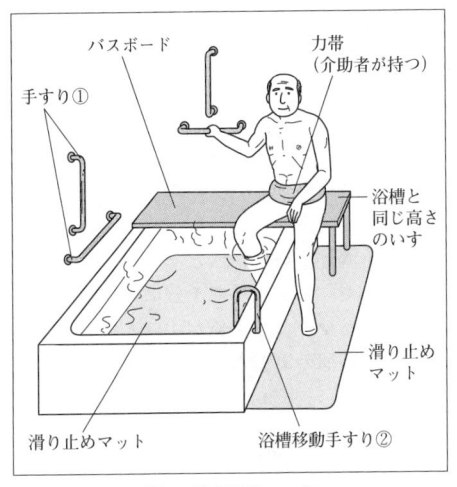

図4 浴室設備の一例
バスボード：浴槽に渡した時固定できる回転式のものもある浴槽をまたげない人に便利。
手すり：手すりは動かしやすい方の手で持てるような場所に設置する。住宅改修で据付タイプの手すり①と取り外しのできる福祉用具として購入できるタイプ②がある。
すのこ：浴室の床は滑らないようにすのこやマットを利用するとよい。これにより、脱衣室や高い浴槽との段差を解消することができる。

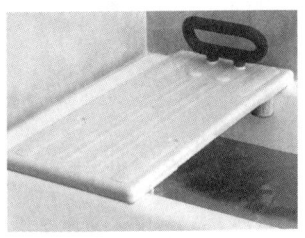

図5 バスボード
浴槽をまたぐことに不安のある方に。座って入る。

　浴槽内の出入りについては、麻痺などがある場合は麻痺側が浮力のため浮いてしまい身体が不安定になったり、浴槽から出る際には重力がかかるので立ち上がるのが困難になる。このため手すりがあると動作が楽になるが、手すりがなくても介助者が援助すればよい場合もある。
　また、浴槽に板(バスボード)を渡して固定することで浴槽の出入りが楽になる(図5)。

3 身体を洗う

　身体を洗う動作のうち、できない動作を介助するようにする。身体が冷えないようにシャワーをかけながら行うのもよい。身体を洗う順番には特にこだわ

らなくてもよいが、本人の希望を確認しながら実施する。身体を洗う際にはシャワーチェアを利用したり、バスボードに腰かけて行うと安定した姿勢を保つことができる。また、羞恥心への配慮も忘れずに、できるだけ正面に立たないようにしたり、前にタオルをかけたりする方がよい。

4 身体を拭く

脱衣室に移動して身体を拭く。身体の水滴がついているとその水分が蒸発する際に体温を奪い、湯冷めをするので乾いたバスタオルで十分に拭き取る必要がある。また、頭髪については必要時ドライヤーで髪を乾かす。人によって、身体の拭く部位によりタオルを使い分ける習慣のある人もいるので、確認しながら行う。

IV. その他

1 水分の補給

入浴すると、軽い運動をした程度の発汗をする。このため血液の粘稠度が増加するので、入浴前後にお茶など水分補給することが必要である。

2 更衣の仕方

更衣の動作のできないところを援助する。麻痺などのある場合には、患側から着るようにするとよい。また、ズボンなどは両足をあらかじめたぐっておくとはきやすい。

3 入浴後の手入れ

入浴後に手・足の爪を切ると爪が軟らかくなるため切りやすい。また、耳や鼻も清潔に保てるように、綿棒などを使用してきれいにするとよい。

4 入浴中に気分が悪くなった場合

洗い場や脱衣室にバスタオルを敷いて身体もバスタオルで覆って静かに休ませる。冷水で絞ったタオルで顔を拭く。うがいができるようであれば、冷水でうがいをさせる。脈拍を確かめて、落ち着いたら寝衣を着せて部屋へ移動する。

浴槽の中で気分が悪くなり移動ができなくなった場合には、直ちに浴槽の湯を抜く。

5 入浴を拒否された場合

入浴を拒否する理由・原因を把握する。人によっては汚れた下着を見られるのがいやだ、他人に裸を見られたくない、人の手を煩わしてまで風呂に入りたくない、風呂に入っている間に物が取られるなどさまざまである。入浴を拒否するのは認知症老人に多くみられることがあるが、はっきりした理由・原因のない場合もある。

いずれの場合にも決められた日や時間に入浴しなければいけないことはないが、夏季などは汗をかきやすいために臭いが生じることもある。

入浴の目的には、皮膚の整理機能を高めて感染の予防をするという目的があるため、主体性を尊重しつつ状況に応じて入浴を勧めることが必要である。

6 自宅の浴槽で入浴できない場合

①訪問入浴サービスを利用する：自宅に寝たままで入れる浴槽を持ち込み、入浴できるサービスである。専門の看護師、介護職員が入浴の介助をする。

②施設での入浴を利用する：通所介護や、通所リハビリの施設で定期的に入浴することができる。身体状況に応じ、家庭の浴槽のような一般浴から、特殊ないすに座って入る機械浴、寝たまま入れる特殊な機械浴と施設によりさまざまな対応ができる。

（塚田桂子、有田清子）

3. 清拭

はじめに

　身体を清潔にする行為として、前項で入浴について述べたが、身体機能の低下や、病気のため入浴できない場合、タオルや熱いお湯を使って身体を拭いて清潔を保つ"清拭"を行う。したがって清拭はできる限り入浴に近い効果が得られるように行うことが大切である。

　清拭は、全身を観察するよい機会であり異常の発見につながることもあるし、介護者の手が直接肌に触れるため、コミュニケーションやスキンシップのよい機会となる。しかし、介護されている人にとっては、自分の肌を人に見せたり身体の不自由な部分を露出することになるので、羞恥心を伴うことになる。このため介護者は、プライバシーに十分配慮し、羞恥心を軽減できるよう、援助を行う必要がある。

I. 清拭の効果

　清拭には以下のような効果がある。
　①汗や汚れを除去することで皮膚からの感染を予防し、皮膚の生理機能を高められる。
　②熱いタオルで全身を擦ることにより、血液の循環が促進される。このため適度な疲労感や爽快感をもたらし、食欲の増進や夜間の入眠を誘うことになる。
　③褥瘡など、皮膚の異常の早期発見や予防ができる。
　④清拭を行う際には、四肢を動かしたり体位変換を行うので関節の拘縮が予防できる。
　⑤腹部の清拭は、便通を整えるためのマッサージ効果がある。
　⑥生活のリズムをつけることができる。
　⑦スキンシップやコミュニケーションのよい機会になる。
　⑧身体が清潔になることで毎日を快適に過ごすことができる。

II. 清拭の援助

　清拭の方法には、全身を一度に清拭する全身清拭と、身体の衰弱の程度に応じ、身体の一部分のみを清拭する部分清拭がある。身体の汚れが目立つ場合は石鹸を用いて清拭したり、部分的に洗ったりすることもある。

1 清拭を行うための準備

　①体調の確認：発熱や悪寒、嘔気や嘔吐、疲労感など。また血圧の変動や呼吸状態の変化。もしこれらの異常があれば、清拭の時間を変更するか中止する。
　②室温の調整：22～25℃あればよい。すきま風が入らないように注意する。寒い季節は事前に部屋を暖めておくようにする。
　③排泄を済ませておく。
　④清拭に必要な物品を準備し、途中離れることのないようにしておく。

2 物品の準備（図1）

　清拭の方法によって異なるため、①一般に家庭で手軽にできる電子レンジを使ったタオル清拭、②バケツの湯を使うタオル清拭、③汚れのひどいときの石鹸清拭、④ベッド上で行う手足浴、⑤陰部洗浄、に分けて説明する。

1. **電子レンジを使ったタオル清拭**：タオル4～5本

　タオル4～5本を濡らして絞り、ビニール袋に入れて電子レンジに2～3分かける。タオルが冷めにくいので（保温性が高い）長時間胸や背部、膝など温めることができるため入浴に近い効果があり大変気持ちがよい。蒸しタオルの上からバスタオルや大きなビニールなどで覆うとさらに保温効果も高まる。途中湯の補充をする必要がないので患者のそばを離れずに済む。

2. **バケツの湯を使うタオル清拭**：バケツ2個、タオル2～3本、バスタオル1本、お湯

　バケツ2個（お湯用と汚水用）を準備する。お湯は60℃くらいが適当であるが、冷めたタオルを入れるとすぐに温度が下がってしまうため、ポットややかんに熱湯に近い湯も準備しておき、適宜追加し温度を一定に保てるようにする。

3. **石鹸清拭**：バケツ2個、タオル2～3本、バスタオル1本、お湯、石鹸

図1 物品の準備

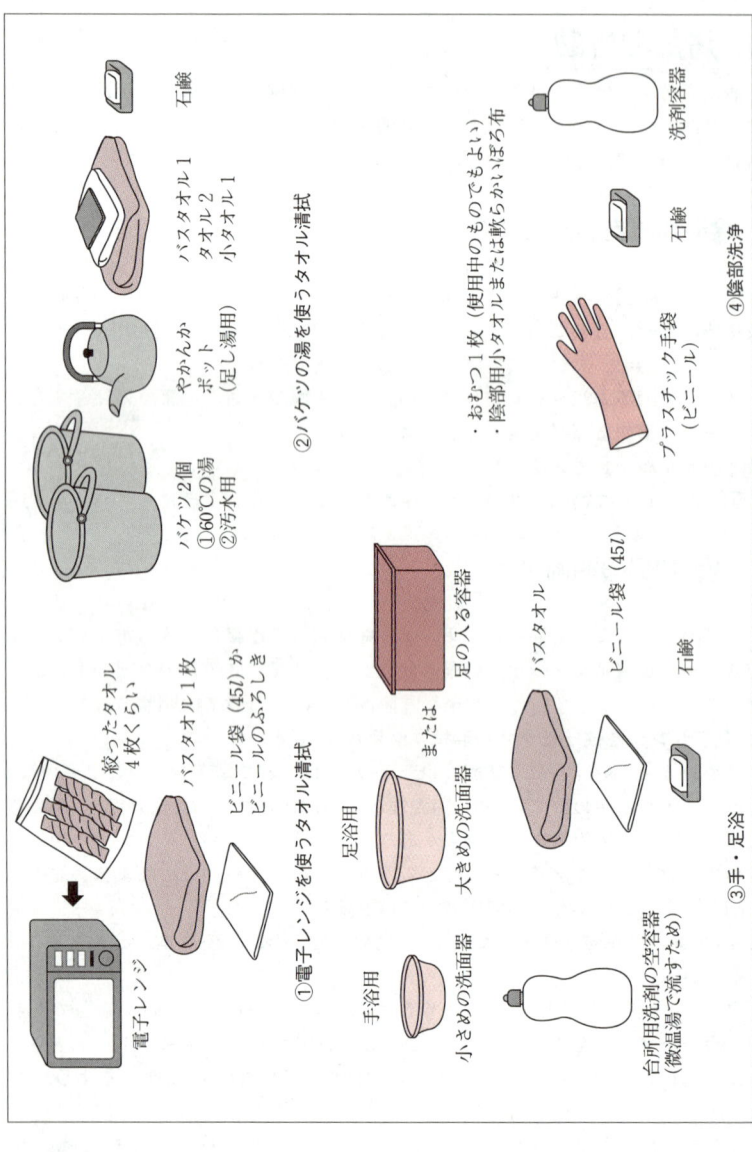

最初、お湯で濡らしたタオルで軽く清拭する。その後、固く絞った小タオルに石鹸をつけて拭き、最後に石鹸を落とすように2～3回石鹸のついていないタオルで拭く。何度も擦るため、汚れを取ると同時に、血行を促進するのに効果的で浮腫のある患者などの改善にも役立つ。
4．**ベッド上で行う手足浴**：ビニールシート、バスタオル、洗面器（足用は大容器、手用は小容器）、またはペットボトルの空容器、石鹸、40℃くらいの湯
5．**陰部洗浄**：陰部洗浄用専用ボトル、または台所用洗剤の空き容器（微温湯を入れるのに使う）、紙おむつまたはビニール袋とぼろ布、小さめの専用タオルまたはぼろ布、プラスチック手袋またはゴム手袋

3 清拭をするうえでの留意点

　①自分でできるところは自分で拭いてもらう。上肢を動かすことで関節の拘縮予防になる。また、自分でできるという気持ちをもつこともできる。
　②食前・食後の1時間は避ける：清拭により血液循環が促進され、皮膚や筋肉に集まり、消化・吸収のための血液が十分でなくなるからである。
　③全身状態を観察しながら行う：褥瘡、外傷、運動障害などの状態を観察する。
　④必要以上に身体を動かさないようにする。
　⑤保温に注意する。気化熱を奪われないように、乾いたタオルで素早く水分を拭き取る。
　⑥皮膚の不必要な露出を避けるようにする。
　⑦皮膚を傷つけないように均等な圧をかけながら清拭する。
　⑧上下肢は末梢から中枢へ向けての筋肉の走行に沿って静脈血やリンパを押し戻すように清拭する。
　⑨清拭終了後は休養させる。
　⑩衰弱の程度によっては一部分ずつ清拭し、疲労させないように注意する。
　⑪適度に声かけをしながら、緊張させないよう、また力の強さなど確認しながら行う。

4 清拭の方法

　清拭をするときは着ているものを全部脱いで行うこともあるが、清拭部位ごとに脱ぎながら行ってもよい。

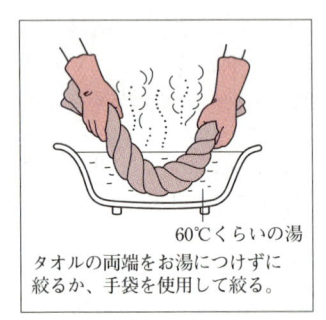

60℃くらいの湯
タオルの両端をお湯につけずに絞るか、手袋を使用して絞る。

図2 タオルの絞り方
(有田清子：清拭のしかた, 必携 在宅・介護基本手技マニュアル, 第1版, p113より一部改変)

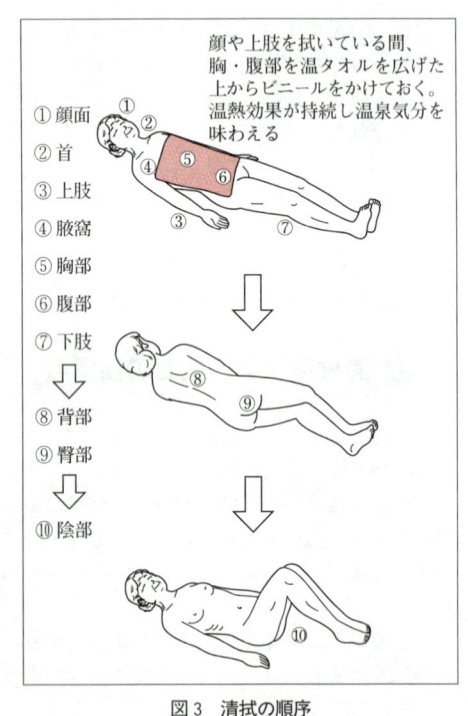

① 顔面
② 首
③ 上肢
④ 腋窩
⑤ 胸部
⑥ 腹部
⑦ 下肢
↓
⑧ 背部
⑨ 臀部
↓
⑩ 陰部

顔や上肢を拭いている間、胸・腹部を温タオルを広げた上からビニールをかけておく。温熱効果が持続し温泉気分を味わえる

図3 清拭の順序
(有田清子：清拭のしかた, 必携在宅・介護基本手技マニュアル, 第1版, p114より一部改変)

①タオルを湯につけて固く絞り、小さく畳んで握るようにする。タオルの端が身体に触れて不快な思いをさせないためである。また、こうすることでタオルの面積が平らで広くなり、平均した圧で拭くことができる。60℃程度の湯を使うので、炊事用の手袋を使って絞るか、タオルの両端(手に持つところ)を湯につけずに絞ってもよい(図2)。

②身体を拭く順序は図3を参照。決まった順番はないが、なるべく少ない負担で行うことを考えると、顔面から始めて上から下へ、前面から後面へと清拭するとよい。

③寝衣交換しない場合は、特に清拭タオルで寝衣を濡らさぬよう寝衣と肌の間にバスタオルを挟んでおき、拭き終わったらこのバスタオルで肌を覆い、水分を吸い取ると同時に露出しない配慮が必要である。

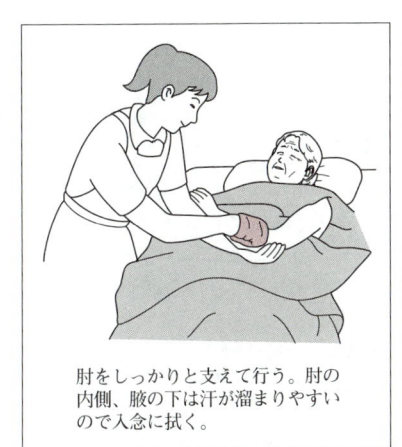

図4 上肢の拭き方
肘をしっかりと支えて行う。肘の内側、腋の下は汗が溜まりやすいので入念に拭く。
(有田清子：清拭のしかた, 必携在宅・介護基本手技マニュアル, 第1版, p113 より)

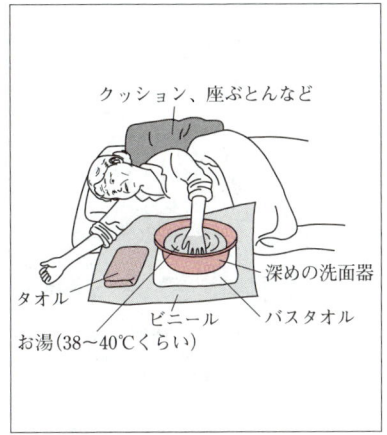

図5 手浴の方法
(有田清子：清拭のしかた, 必携在宅・介護基本手技マニュアル, 第1版, p115 より一部改変)

④石鹸を使って清拭する場合は、皮膚が乾燥し痒みが悪化することもあるので、皮膚の保護作用のある清拭材を使うか、十分に拭き取ったあとローションを塗るなどして油分を補うとよい。

5 各部の清拭

1) 顔面

自分で拭ける場合は自分で拭いてもらい、介護者が行う場合は、はじめに目頭から目尻に向かって拭く。目やにがある場合は少し蒸らしてから取るようにし、無理に擦らない。次に額、頬、小鼻、口の周囲、耳を拭く。顔のしわや凹みに沿って拭くと、汚れが残りにくい。耳介の後ろは皮膚が接していて汚れの溜まりやすい部位なので丁寧に拭く。このあと外耳道の入り口まで指先にタオルを巻き付け丁寧に拭くが、さらに清拭終了後、綿棒で汚れを取るとよい。

2) 上肢（図4）

肘関節をしっかり支えて手首から腋窩に向かって拭く。末梢から中枢に向かって拭くことで血行が促進される。腋窩、肘の内側、指や手のひらは皮膚の接

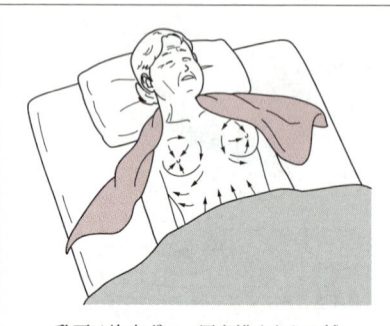

乳房は片方ずつ、円を描くように拭く。皮膚をよく伸展させて側胸部から腋の下にかけて、丁寧に拭く。

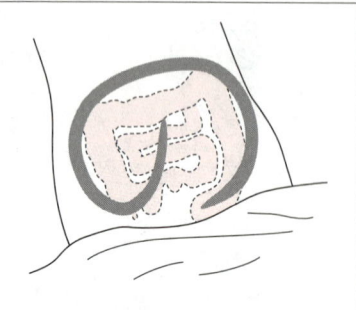

腹部は大腸の走行に沿って「の」の字を描くように拭く。

図6　胸・腹の拭き方
（有田清子：清拭のしかた, 必携在宅・介護基本手技マニュアル, 第1版, p116による）

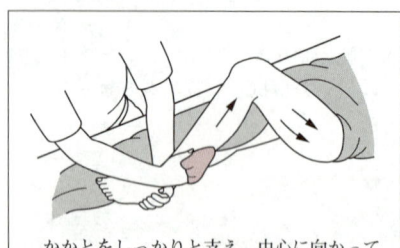

かかとをしっかりと支え、中心に向かって拭く。保温に注意する。

図7　下肢の拭き方
（有田清子：清拭のしかた, 必携在宅・介護基本手技マニュアル, 第1版, p116による）

触するところで汗をかきやすく、汚れやすいので丁寧に拭く。できれば手は洗面器を用いて洗う手浴（図5）が望ましく、爪も切りやすくなってさっぱりする。

3）胸部、腹部

胸腹部の軟らかい皮膚は、円を描くように拭く（図6）。腹部は腸の走行に沿って「の」の字を書くように拭くことで、腹部のマッサージになり、便通の調整がつきやすくなって便秘の予防になる。

女性の場合は、乳房は優しく拭き、特に胸の大きな人は乳房下部は皮膚が接触するので汚れやすいため、忘れずに拭く。

4）下肢（図7）

膝を立てて足首から大腿の付け根に向かって少し力を入れて拭くようにする。足の裏や指の間も丁寧に拭く。足を洗面器に入れて洗う足浴（図8）をする

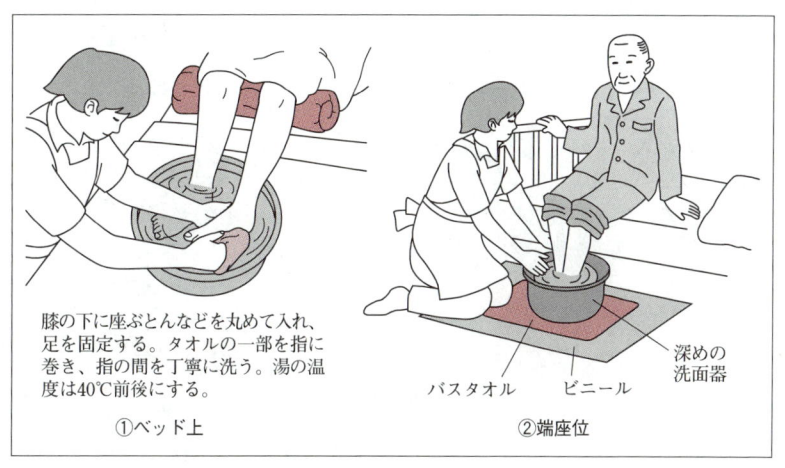

Ⅲ-3.清拭

膝の下に座ぶとんなどを丸めて入れ、足を固定する。タオルの一部を指に巻き、指の間を丁寧に洗う。湯の温度は40℃前後にする。

①ベッド上

バスタオル　ビニール　深めの洗面器

②端座位

図8　足浴の仕方
(有田清子：清拭のしかた, 必携在宅・介護基本手技マニュアル, 第1版, p116より一部改変)

とさらにさっぱりし、足の爪も切りやすくなる。かかとは褥瘡のできやすい部位でもあるため必ず観察をする。

5) 背部、臀部

背部を拭く場合には側臥位にする。背部は皮膚の他の部分と比較すると寒冷の刺激に敏感なため、寒気を感じないように保温に注意する(**図9**)。背部は臀部から脊柱に沿って上に向かって拭いていき、臀部は円を描くように拭く。この部分は常に圧迫を受け、褥瘡のできやすい部分であるため、丁寧に観察しながらマッサージをして血行をよくし、スキントラブルの予防に努める必要がある。

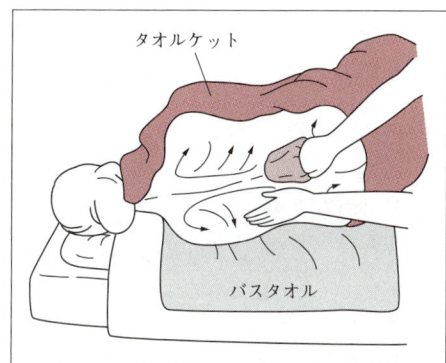

タオルケット

バスタオル

タオルケットなどをかけて、必要以上に肌を露出させないようにする。背部は常に圧迫を受けているため、血行をよくするよう強めの力で拭く。

図9　背部の拭き方
(有田清子：清拭のしかた, 必携在宅・介護基本手技マニュアル, 第1版, p117による)

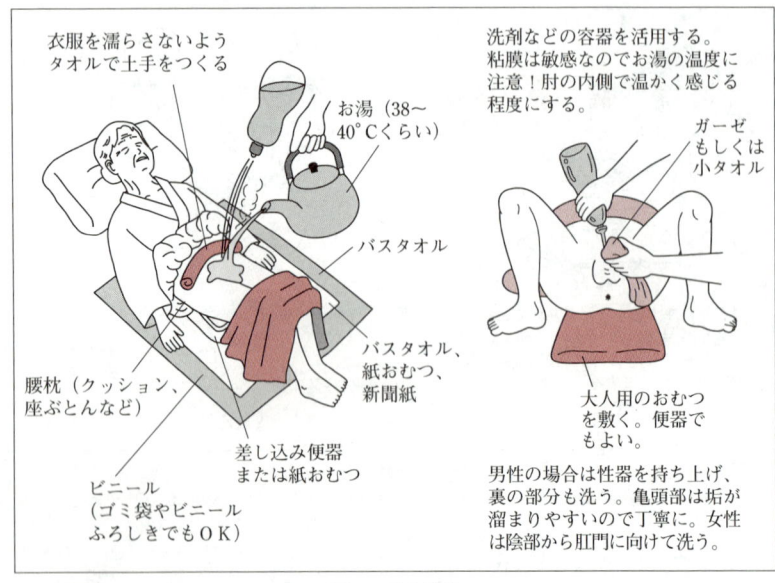

図10 陰部洗浄
(有田清子:清拭のしかた,必携在宅・介護基本手技マニュアル,第1版,p118より一部改変)

6) 陰部（図10）

　陰部は常に湿っており温かいため細菌が繁殖し尿路感染を起こしやすい。また排泄物で特有の臭気をもち、患者自身および介護者にとっても不快になる。陰部を清拭する場合は身体を清拭するものと別の小タオルを準備するか、その場で捨てられる軟らかいぼろ布などを準備してもらうとよい。

　陰部は粘膜なので、強い力で拭くと粘膜を傷つけ感染の原因になるため、力の加減に注意が必要である。拭くよりも、むしろそのたびに洗う（陰部洗浄）方が清潔で粘膜への刺激も少なくて済む。

　女性の場合は、尿道口が短く、かつ肛門のすぐ近くにあるため、膀胱炎になりやすいので拭き方にも注意が必要である。肛門周囲の雑菌が尿道口や腟につかないように、恥骨部から肛門に向かって拭き、最後に肛門を清拭するようにする。

Ⅲ-3.清拭

　男性の場合は亀頭部・陰茎や陰嚢の皺の部分に垢が溜まりやすいため丁寧に拭くか、洗うようにする。

　陰部の清潔は患者の羞恥心と介護者の抵抗感もあって難しい面もあるが、お互いがその必要性を十分理解したうえでプライバシーをできるだけ守るようにして、毎日のケアに組み込まれるように指導援助していくことが大切である。

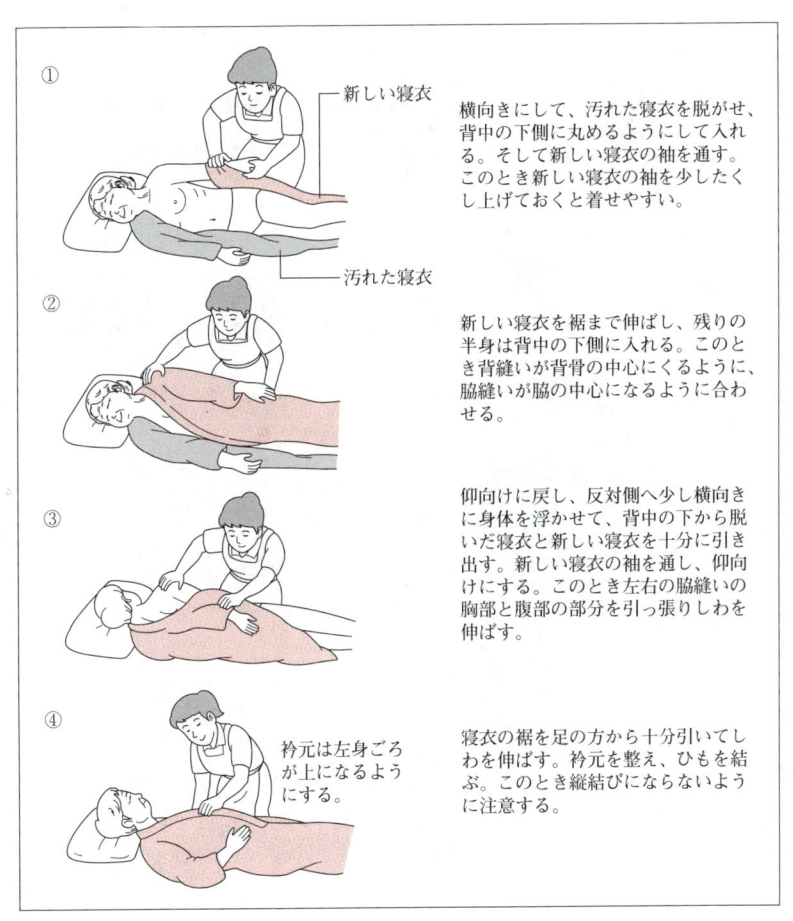

① ——新しい寝衣／汚れた寝衣

横向きにして、汚れた寝衣を脱がせ、背中の下側に丸めるようにして入れる。そして新しい寝衣の袖を通す。このとき新しい寝衣の袖を少したくし上げておくと着せやすい。

②

新しい寝衣を裾まで伸ばし、残りの半身は背中の下側に入れる。このとき背縫いが背骨の中心にくるように、脇縫いが脇の中心になるように合わせる。

③

仰向けに戻し、反対側へ少し横向きに身体を浮かせて、背中の下から脱いだ寝衣と新しい寝衣を十分に引き出す。新しい寝衣の袖を通し、仰向けにする。このとき左右の脇縫いの胸部と腹部の部分を引っ張りしわを伸ばす。

④ 衿元は左身ごろが上になるようにする。

寝衣の裾を足の方から十分引いてしわを伸ばす。衿元を整え、ひもを結ぶ。このとき縦結びにならないように注意する。

図11　寝衣の交換

(有田清子：清拭のしかた, 必携在宅・介護基本手技マニュアル, 第1版, p 119による)

① 上着の胴回り部分を、患者の胸部までたくし上げる（ボタンのついていないものの場合）。

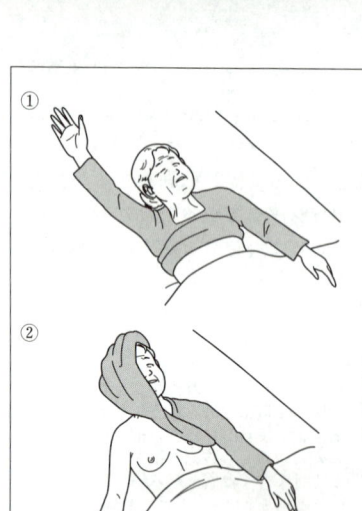

② 健側の上肢部分を脱がせる。
両側とも正常に動かせる場合は、同時に脱がせる。
頸・頭を脱がせる。
患側上肢を支え、肩から順に手首方向へと脱がせる（このとき上着は脱いでいる）。

③ 新しい上着の患側の袖口をたくし上げて介助者の腕に通し、患者の腕を誘導しながら患側上肢を先に着せる。
頭・頸を通し、同時に健側上肢を通す。
胸から腹部へと、胴回りを体幹に沿って着せ、形を整える
ズボンを交換する。

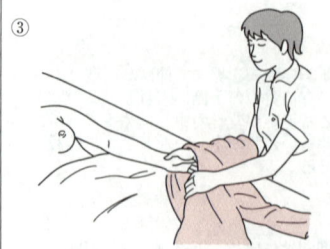

④ 下肢からズボンを取り除く。

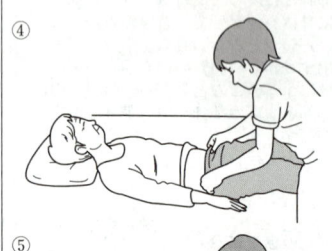

⑤ 清潔なズボンの脚部をたくし上げ、介助者の腕を通して持ち、足首を支えて膝まで通す（両足）。
大腿部まで引き上げる。合図をして腰を浮かせた瞬間にズボンを引き上げる。

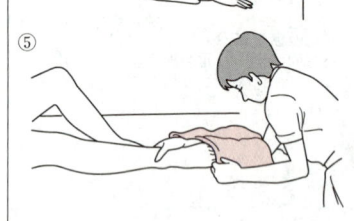

図12　パジャマの交換
(有田清子：清拭のしかた, 必携在宅・介護基本手技マニュアル, 第1版, p120 による)

6 更衣の仕方

浴衣の場合でも、パジャマやトレーナーなどの場合でも、健側から脱いで患側から着るようにするとよい。健側は無理ができるが患側は可動制限があるため、患側を曲げたり、伸ばしたりすることなく楽に着替えることができるからである。両側に障害がある場合は障害の軽い方から脱がせるとよい(**図 11、12**)。

(塚田桂子、有田清子)

4. 失禁リハビリと排泄援助

I. 尿失禁の定義

　国際尿禁制学会(International Continence Society, 1976)は、尿失禁を、「無意識あるいは不随意な尿の漏れが、衛生的または社会的に問題になったもので、それが他覚的にも認められる状態」と定義している。高齢者の中には「おむつの世話にだけはなりたくない」という人も多いが、このような言葉の背景には、人々の失禁に対する困惑や羞恥心などの感情がある。失禁は、自己の人間としての尊厳を脅かすもの、人間の価値の低下につながるものとして受け止められていることが多い。また、共に生活する家族にとっても、失禁は衛生面において、掃除や洗濯などの介護の手間の面において、不快なもの・大変なものとして受け止められることが多く、在宅ケアの開始や維持に大きく影響する。人生の最後の場所ともなりうる生活の場を住み慣れた自宅にするか、施設とするか、失禁はその決定にも影響を及ぼすことがある。このように失禁は、単なる「意図しない尿の漏れ」ではなく、社会的、衛生的にさまざまな問題を引き起こす可能性があり、在宅ケアにおいてはそれらの問題に適切に対処していくことが望まれる。

II. 尿失禁の病因と分類

　尿失禁にはさまざまな分類方法がある。主に腹圧性尿失禁(stress incontinence)、切迫性尿失禁(urge incontinence)、機能性尿失禁(functional incontinence)、混合型尿失禁(mixed urinary incontinence)、溢流性尿失禁(overflow incontinence)、反射性尿失禁(refrex incontinence)などである。

1 腹圧性尿失禁

　腹圧性尿失禁は、咳、くしゃみ、荷物の持ち上げ、跳躍などによる急激な腹圧の上昇が膀胱内圧を上昇させ、これに対応する尿道抵抗が不十分なために起こる尿失禁である。排尿筋の収縮は伴わない。

III-4.失禁リハビリと排泄援助

　この主な病因としては、①腹圧の尿道への伝導率を低下させる膀胱頸部の過剰移動、②腹圧負荷時に尿道内腔を絞扼できない脆弱な尿道括約筋、③内尿道括約筋としての機能を喪失した膀胱頸部の閉鎖不全、がある[1]。腹圧性尿失禁は女性に多いが、その本態は①の膀胱頸部の過剰移動（膀胱底の下降）とされている。女性の膀胱は肛門挙筋などの骨盤隔膜と、基靱帯、恥骨頸部筋膜、仙骨子宮靱帯などにより正常位置に支持されているが、これらの筋が出産時の過伸展のために障害を受けたり、閉経によるエストロゲンの枯渇や加齢のために弾力性の低下や弛緩が生じると、膀胱は支持を失う。そのために、図1、2[2]のように腹圧が加わると膀胱は下降し、後部尿道膀胱角が開大し、腹圧の尿道への伝達を障害するために尿道の圧縮が不十分となり、腹圧上昇時に失禁が生じる。Green[3]の分類では、尿道を支持する組織の弛緩が軽度で後部尿道膀胱角のみが開大し、上部尿道傾斜角は正常なtype I、弛緩が高度で後部尿道膀胱角に加えて上部尿道傾斜角も開大したtype IIがある（図3）。

2 切迫性尿失禁[2,4]

　膀胱が不随意に収縮するため、急激な強い尿意が生じトイレまで我慢でき

> 正常では、咳などで腹圧が上昇した場合でも、後尿道膀胱角↑は鋭角で、膀胱底※も下降がみられない。これに対し、腹圧性尿失禁患者では、腹圧上昇時には後尿道膀胱角↑の開大と、膀胱底※の下降がみられる。一般に、腹圧性尿失禁のある患者でも、臥位では正常の位置関係が成立しているため、臥位での失禁がみられないことが多い。

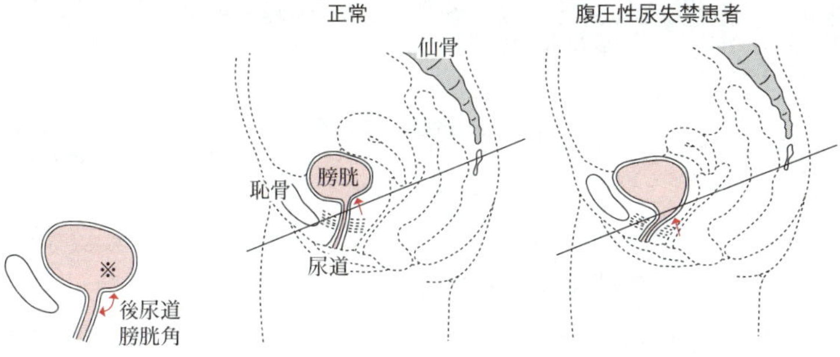

図1　正常と腹圧性尿失禁患者の尿道と膀胱の関係（側面図）

（鈴木泰之：尿失禁の原因と分類. 別冊エキスパートナース 失禁ケア・ガイド, 福井準之助（編）, pp 12-21, 照林社, 東京, 1996による）

a. 安静時

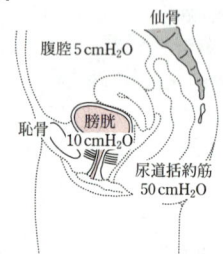

膀胱内の尿の受ける圧力（膀胱内圧）は、排尿筋（膀胱平滑筋）圧（5cmH₂O）と腹腔内圧（5cmH₂O）の和（10cmH₂O）である。
　膀胱内圧＝腹腔内圧＋排尿筋圧
一方、尿道括約筋の緊張（尿道内圧）は約50cmH₂Oあり、尿道内圧＞膀胱内圧が成り立ち、膀胱内の尿は尿道より出ることはない。
なお、この説明図いずれの場面でも排尿筋圧は5cmH₂Oである。

b. 急激な腹圧の上昇時（咳、くしゃみをしたとき）

(1) 正常（後尿道膀胱角が鋭角）

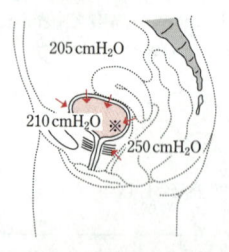

咳、くしゃみにより腹腔内圧が200cmH₂O上昇し、205cmH₂Oとなり、これが膀胱内圧を210cmH₂Oに押し上げる。
後尿道膀胱角が鋭角である場合には、腹腔内圧の上昇が尿道に伝達※され、尿道内圧も200cmH₂O上昇して250cmH₂Oとなり、尿道内圧＞膀胱内圧が保たれる。なお、尿道内圧の上昇には、尿道括約筋の反射性の収縮も含まれる。

(2) 腹圧性尿失禁患者（後尿道膀胱角が鈍角）

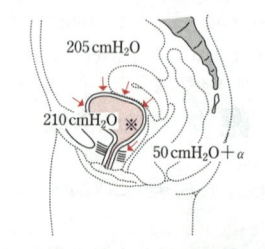

咳、くしゃみにより、膀胱内圧が210cmH₂Oに上昇する。後尿道膀胱角が鈍角であると、腹腔内圧の上昇は尿道に伝達されず※、尿道内圧の上昇はわずかであり、結果的に、膀胱内圧が尿道内圧を上回り、膀胱内の尿が尿道を通り、排泄される（尿失禁）。

図2　腹圧性尿失禁の病態
（鈴木泰之：尿失禁の原因と分類. 別冊エキスパートナース 失禁ケア・ガイド，福井準之助（編），pp 12-21, 照林社, 東京, 1996 による）

ず、尿を漏らしてしまう状態をいう。「逼迫性尿失禁」の別名がある。切迫性尿失禁は運動性と知覚性に2分類される。

1）運動性切迫性尿失禁

運動性切迫性尿失禁は、大脳皮質排尿中枢による橋排尿中枢の抑制が障害され、膀胱の不随意の収縮（無抑制収縮）で急激に膀胱内圧が上昇するために生じ

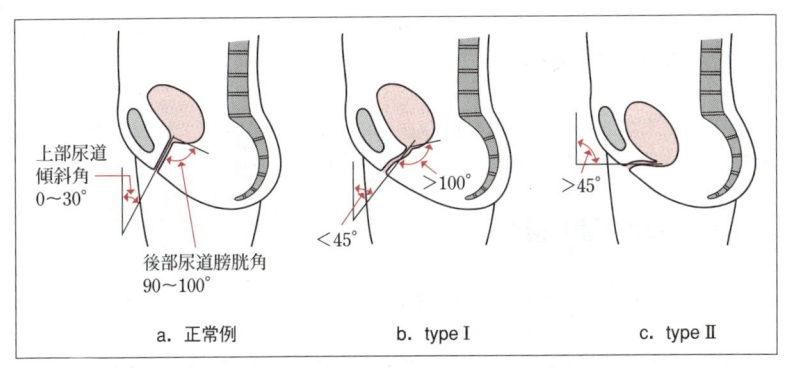

図3 Greenの分類(1962)

(近藤厚生：尿失禁とウロダイナミックス；手術と理学療法. p9, 医学書院, 東京, 1996による)

る。原因としては、脳血管障害、脳腫瘍、脳梗塞などの脳内の器質性病変によるものが多い。

2) 知覚性切迫性尿失禁

知覚性切迫性尿失禁は、尿路感染症や尿道閉塞などによる膀胱への強い刺激が原因で生じた尿意を、大脳皮質排尿中枢が抑制し切れずに膀胱の収縮が引き起こされて生じる。中枢神経の異常がなくても起こりうる。原因としては、膀胱炎、尿道炎、前立腺肥大症などの刺激性病変がある場合に生じる。膀胱違和感や頻尿を伴う。

3 機能性尿失禁[1]

機能性尿失禁は、「身体運動障害、精神錯乱、せん妄、認知症などによる尿失禁」と定義されている。高齢者に特徴的な尿失禁であり、一般的に尿道・膀胱の器質的病変はなく、あっても軽微である。尿禁制を維持するためには、①中枢神経系とその経路、②下部尿路とその周囲の組織、結合組織、③意識、見当識、知能などの精神状態、④上肢と下肢の運動機能、⑤その他(視力など)、が正常であることが必要とされる。しかし機能性尿失禁をもつ高齢者は、これらの条件も障害されている場合が多い[2]。このように機能性尿失禁には、ADL(日常生活動作)、知能、住居環境、衣服の種類の関与などさまざまな要因の関与が指摘されている。

4 混合型尿失禁[1]

腹圧性尿失禁と切迫性尿失禁が混在するもの。西欧諸国では30〜50%と高率であるが日本では低率である。

5 溢流性尿失禁[1)4]

残尿が多く膀胱容量を超えたときに、持続的に少しずつ尿が漏れ出る状況をいう。男性の前立腺肥大症に多い。尿意はあることもないこともある。直腸・子宮のがんの手術や糖尿病による末梢神経障害、脊髄損傷急性期・核下型脊髄損傷などによる神経因性膀胱や、膀胱頸部の腫瘍・尿道狭窄・尿道腫瘍などの閉塞性疾患が原因となる。

6 反射性尿失禁[2)4]

一般に尿意を伴わず、ある程度尿が溜まると反射的に膀胱が収縮し、尿を排出してしまう状況をいう。ほとんどは仙髄排尿中枢より上位の脊髄の損傷によって生じる。反射性尿失禁は、脳幹部の橋排尿中枢の制御がきかないため、排尿が開始されても尿道括約筋の弛緩が起きない。その結果、膀胱排尿筋と尿道括約筋の両方が同時に収縮する病態である排尿筋-括約筋協調不全(detrusor sphincter dyssynergia；DSD)を伴いやすい。

III. 尿失禁リハビリテーション

尿失禁の治療としては、行動療法、薬物療法、手術療法があるが、ここでは在宅ケアに適用しやすい行動療法について述べる。

1 骨盤底筋訓練(pelvic floor muscle training)

骨盤底筋訓練は、腹圧性尿失禁に対する保存的治療法の中心となっており、Kegel(1948)[5]によって提唱された。患者自身が骨盤底筋の収縮・弛緩を繰り返すことで、脆弱化し弛緩した骨盤底筋を強化する方法であるが、尿道の支持と閉鎖に効果的であるため、尿失禁の治療に役立つ。骨盤底筋は、恥骨尾骨な

III-4. 失禁リハビリと排泄援助

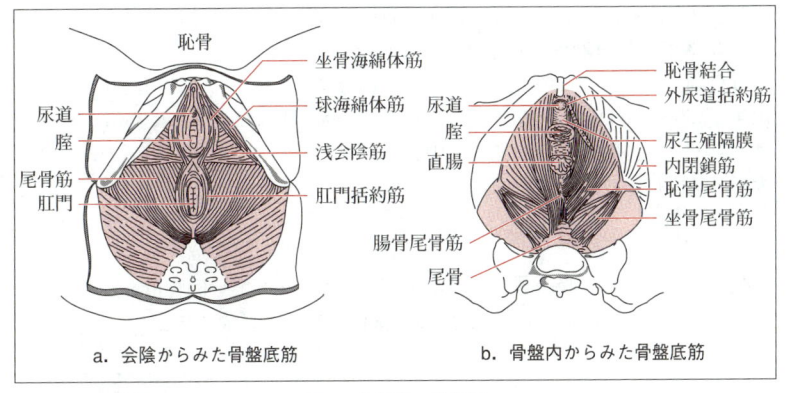

図4 骨盤底の構成筋
(福井準之助：高齢者の尿失禁に対する非手術療法. 泌尿器科 Mook, pp 160-171, 金原出版, 東京, 1992による)

どの肛門挙筋、外尿道括約筋などの尿生殖隔膜、球海綿体筋などの浅会陰筋群、肛門括約筋など、骨盤底を構成する筋の総称である(図4)[6]。

この訓練の目的は、①骨盤底筋の収縮感覚の自覚を促す、②骨盤底筋を選択的、意識的に繰り返し収縮させ、骨盤底筋の収縮力を高める、③骨盤底筋訓練の生活における習慣化を促し、継続的な骨盤底筋の収縮力の維持・強化を行う、ことにある[7]。

訓練の効果について、Kegel は毎日3回、20分の練習を3ヵ月続けた結果、84%に効果があったことを報告している。

1) 指導要領

a. 骨盤底筋群の位置、訓練の意義の説明と患者の理解

患者に骨盤底筋群の位置と役割、尿失禁が生じる理由や訓練の必要性を、理解・納得してもらい、訓練に対する動機づけを行う。イラスト、パンフレット、ビデオを用いるのも効果的である。

b. 骨盤底筋群の収縮感覚の把握

骨盤底筋の収縮・弛緩の感覚がつかめないと、腹筋や臀筋を収縮させてしまうこともある。筋肉の収縮は、「お小水を途中で止めて、そのままの状態を保つような感じです」「お尻の穴をギューッとすぼめて、肛門をお腹の中の方に引き上げるように締めてみましょう」「腟を締めるような感じです」と具体的

に説明する。内診によって骨盤底筋の収縮を確認する方法もある。

　c. 骨盤底筋群訓練の継続性

　毎日訓練を行うことの重要性を説明し、患者に見合った到達可能な目標を設定する(50〜100回/日、10分/日)。1回の収縮時間はなるべく長く(5〜6秒)行う。訓練は入浴時、台所、電車の中、トイレの中といった日常生活のあらゆる場所・時間に組み入れて習慣化する。

2) 訓練法の実際(図5)[8]

臥位で膝を曲げ、膝の部分に拳が1つ入るぐらいの軽い開脚位をとる。
①深呼吸を2〜3回行う(腹式呼吸)。身体をリラックスさせる。

①仰臥位でリラックスする　深呼吸を2〜3回行う

②肛門を締める

③肛門、腟、尿道を締める

④吸気とともに収縮した骨盤底筋を内側上方へ引き上げる

⑤最大吸気時の状態で、4〜5秒保つ

⑥呼気とともに、骨盤底筋をゆっくりと緩め、全身をリラックスさせる。再び①に戻る

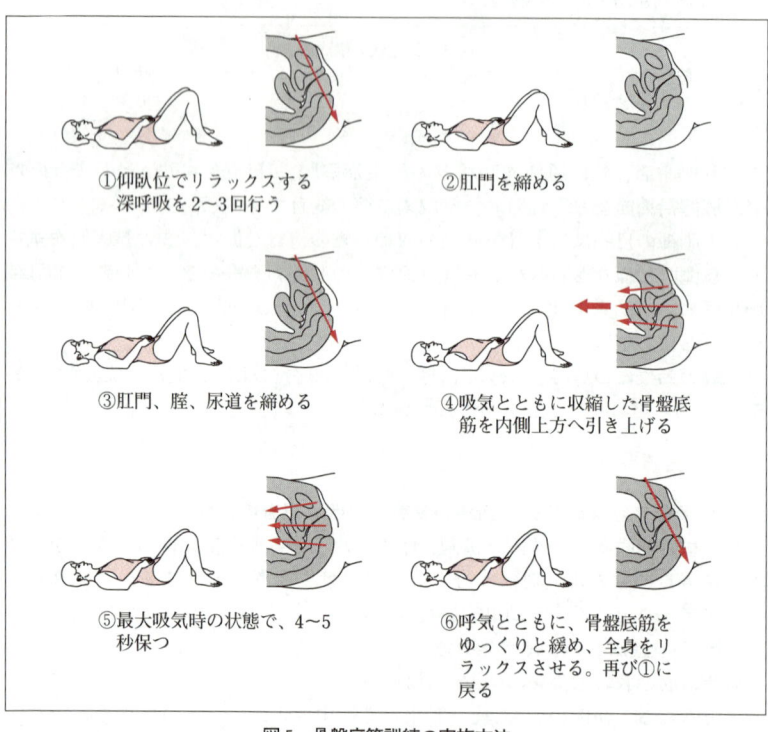

図5　骨盤底筋訓練の実施方法

(甲斐なる美:女性の尿失禁ケア. 別冊エキスパートナース　失禁ケア・ガイド, 福井準之助(編), pp 140-151, 照林社, 東京, 1996による)

②肛門を締める。
③肛門を締めた状態で、腟・尿道を締める（骨盤底筋の収縮）。
④呼気に合わせて、締めた骨盤底筋を内側上方（胃の方向）へ引き上げる。
⑤最大吸気時の状態で、ゆっくり5つ数える。
⑥呼気とともに、骨盤底筋をゆっくりと緩める。
⑦5～6秒休んでから、再度同じ動作を繰り返す。

3）膀胱訓練[9]

膀胱訓練は腹圧性尿失禁、切迫性尿失禁に効果的である。この訓練は、膀胱機能に対する中枢制御機能の確立や回復が主な目的で、排尿間隔を次第に拡大し、患者がそれに適応できるようにする。

訓練は、まず排尿時間、1回の排尿量、失禁の有無などを記録した排尿日誌より、尿失禁と排尿状態を知る。これに基づき、最短の排尿間隔や我慢できる程度の時間を把握し、その時間よりやや早めに排尿時間を設定する。1週間でこれができるようになったら、計画的に排尿間隔を10～15分ずつ漸次延長する。最終的には3～4時間の排尿間隔に達することが望ましい。但し時間がくるまでは排尿を我慢しなければならないため、リラクゼーション技法の修得も必要である。ゆっくりと深呼吸したり、数を数えたり、立位や座位で動かずにじっとしていることもよい。下肢の交叉や骨盤底筋の収縮もよい。焦りや緊張で尿意切迫を助長しないようにする。

IV. 在宅高齢者の尿失禁ケア

在宅介護老人の尿失禁に対する調査[10]では、調査対象者484名中53%に尿失禁が認められている。そのうち終日の尿失禁は82%みられている。このように在宅ケアにおいては、尿失禁は介護老人の多くに認められており、本人の精神的苦痛のみならず、介護者にも著しい介護負担をもたらしやすい。したがって、これらの尿失禁にいかに対処するかは在宅ケアの重要な課題でもある。

1 高齢者の尿失禁の原因

高齢者の尿失禁の原因は単一ではなく、さまざまな要因が複合的に関与したものと考えられる。その原因[11,12]としては以下のものがある。

①老化による膀胱尿道機能の低下：膀胱尿道括約筋の弱化、骨盤底筋の弛緩、膀胱壁の伸展性の減少、初発尿意発現の遅延。

②脳・神経障害：四肢の機能障害によるADL低下、失語症などの意思伝達機能の低下。

③知的障害、感情障害：老人性認知症、脳卒中後遺症、環境の変化、不満。

④薬剤：降圧薬(メチルドパ、レセルピン)、精神安定剤(ジアゼパム、クロルジアゼポキサイド)、中枢興奮強心薬(カフェイン)、強心配糖体薬(ジギタリス)。

⑤併せ持つ疾患の部分症状。

2 在宅高齢者の尿失禁の看護

在宅における尿失禁への看護は、患者の排尿コントロールの回復や改善を目的とするだけでなく、患者の精神的・身体的苦痛を理解し、患者が人間としての自信を取り戻し積極的な社会参加ができるよう、生活や人生の質を高めるための援助が必要とされる。また失禁がある場合には清潔の保持に努め、尿路感染や褥瘡などの二次感染の予防も必要である。また失禁に対する介護は、在宅ケアの維持を左右するほどの介護負担をもたらしやすい。そのために介護負担の軽減も視野に入れた支援を行う必要がある。したがって、患者のもっている障害はどのようなものか(尿失禁の型、その原因・誘因)、その障害から患者や家族にはどのような問題が生じているのかを十分に把握し、問題に応じた適切な援助を行う必要がある。

1) アセスメント

①失禁の状態

尿意の有無、失禁の有無とタイプ、尿漏れの程度(量)、失禁の頻度(排尿間隔)、失禁の時間帯(昼、夜、終日)、排尿時の随伴症状(残尿感、排尿時痛、尿意切迫感)。**表1**[13]のように尿失禁の型を判別するための失禁アセスメント表の作成も試みられている。

②身体的状態

基礎疾患、病状、脱水・食欲などの全身状態、意識レベル、ADL(寝たきり度、上下肢の機能障害の有無と程度)、膀胱機能(障害の有無と程度)、服薬の種類。

③心理的状態

III-4. 失禁リハビリと排泄援助

表 I　失禁アセスメント表(東京都老人医療センター・東京都老人総合研究所作成)

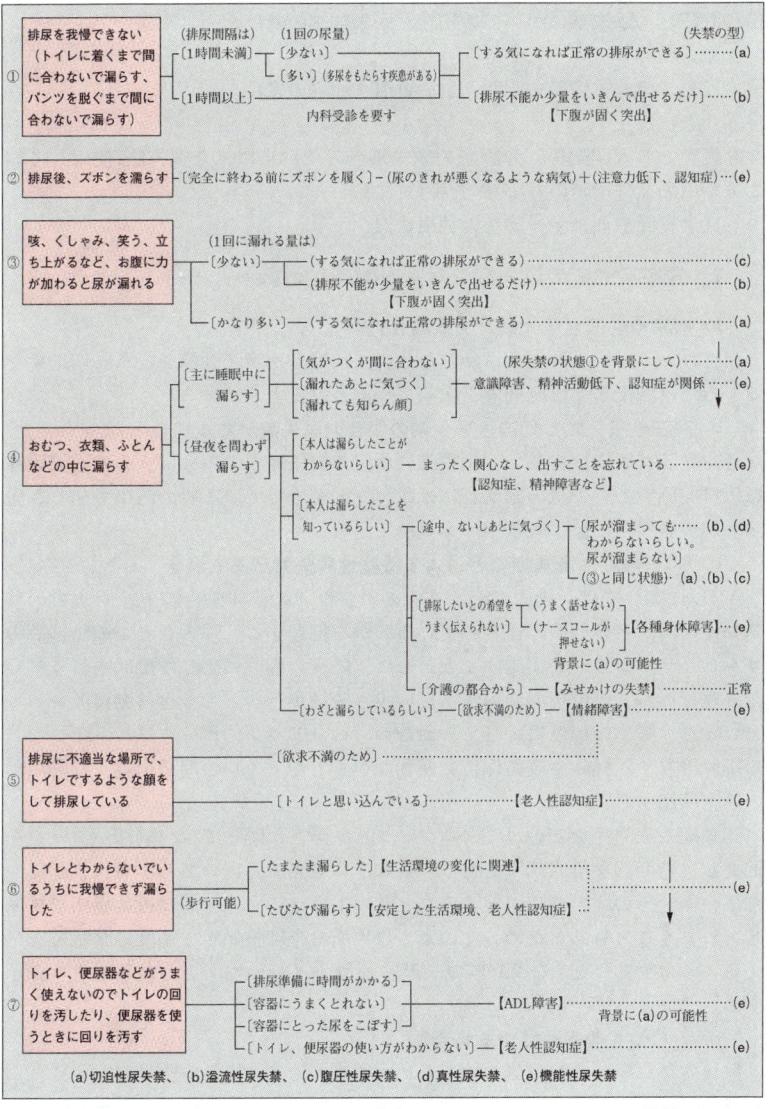

```
排尿を我慢できない       (排尿間隔は)   (1回の尿量)                              (失禁の型)
(トイレに着くまで間      ┌[1時間未満]─┬[少ない]──────┬[する気になれば正常の排尿ができる]………(a)
①に合わないで漏らす、   │           └[多い](多尿をもたらす疾患がある)
  パンツを脱ぐまで間に   └[1時間以上]                                └[排尿不能か少量をいきんで出せるだけ]……(b)
  合わないで漏らす)                  内科受診を要す                 【下腹が固く突出】

② 排尿後、ズボンを濡らす─[完全に終わる前にズボンを履く]─[尿のきれが悪くなるような病気]＋(注意力低下、認知症)…(e)

  咳、くしゃみ、笑う、立       (1回に漏れる量は)
③ ち上がるなど、お腹に力 ┌[少ない]─────┬(する気になれば正常の排尿ができる)…………(c)
  が加わると尿が漏れる   │              └(排尿不能か少量をいきんで出せるだけ)………(b)
                         │                【下腹が固く突出】
                         └[かなり多い]───(する気になれば正常の排尿ができる)………(a)

                         ┌[主に睡眠中に ┌[気がつくまに合わない]    (尿失禁の状態①を背景にして)………│(a)
                         │ 漏らす]     ┤[漏れたあとに気づく]
                         │             └[漏れても知らん顔]  ─意識障害、精神活動低下、認知症が関係……(e)
                         │                                                                            ↓
  おむつ、衣類、ふとん   ┤[昼夜を問わず ┌[本人は漏らしたことが
④ などの中に漏らす       │ 漏らす]     │ わからないらしい]─ まったく関心なし、出すことを忘れている………(e)
                         │             │                   【認知症、精神障害など】
                         │             │[本人は漏らしたことを
                         │             │ 知っているらしい]─[途中、ないしあとに気づく]┬[尿が溜まっても……(b)、(d)
                         │             │                                              │ わからないらしい。
                         │             │                                              │ 尿が溜まらない]
                         │             │                                              └(③と同じ状態)…(a)、(b)、(c)
                         │             │                    ┌[排尿したいとの希望を ┌(うまく話せない)
                         │             │                    │ うまく伝えられない]─┤                   ┐【各種身体障害】…(e)
                         │             │                    │                     └(ナースコールが    │
                         │             │                    │                       押せない)         │背景に(a)の可能性
                         │             │                    ├[介護の都合から]──[みせかけの失禁]………正常
                         │             └[わざと漏らしているらしい]─[欲求不満のため]─【情緒障害】……(e)

  排尿に不適当な場所で、  ┌[欲求不満のため]
⑤ トイレでするような顔を ┤
  して排尿している        └[トイレと思い込んでいる]………………【老人性認知症】……………………(e)

  トイレとわからないでい  ┌[たまたま漏らした]【生活環境の変化に関連】                              │
⑥ るうちに我慢できず漏ら ┤(歩行可能)                                                              │(e)
  した                    └[たびたび漏らす]【安定した生活環境、老人性認知症】                    ↓

  トイレ、便尿器などがうま ┌[排尿準備に時間がかかる]
⑦ く使えないのでトイレの回 ├[容器にうまくとれない]  ──【ADL障害】………………………………(e)
  りを汚したり、便尿器を使 ├[容器にとった尿をこぼす]           背景に(a)の可能性
  うときに回りを汚す       └[トイレ、便尿器の使い方がわからない]──【老人性認知症】……………(e)

  (a)切迫性尿失禁、(b)溢流性尿失禁、(c)腹圧性尿失禁、(d)真性尿失禁、(e)機能性尿失禁
```

(文献13)による)

知的・認知能力(老人性認知症、見当識障害、コミュニケーション障害)、性格(神経質)、尿失禁についての知識、尿失禁への受け止め、不満。

④療養環境

トイレの構造・機能・照明、生活習慣、環境の変化。

⑤介護状況

介護者との人間関係、介護者の尿失禁への受け止め、介護方法(使用している失禁用品、失禁時の対応)、介護負担感。

⑥社会資源や福祉サービスの利用状況

2) 在宅高齢者の尿失禁に対するケアの実際

a. 頻尿や切迫性尿失禁がある場合

膀胱コントロールを向上させるために、前述した膀胱訓練を行う。切迫感をできるだけ我慢して排尿間隔を次第に長くとれるようにする。

b. 腹圧性尿失禁と切迫性尿失禁の混合型尿失禁がある場合

骨盤底筋、尿道括約筋の弱化や弛緩による腹圧性尿失禁には、骨盤底筋訓練を毎日実施する。少量の尿漏れには尿パッドを当てて、下着の汚染を防ぐ。尿漏れが多い場合には、失禁用パンツを用いる。

c. ADL障害や認知症などによる機能性尿失禁がある場合

ADLに関しては、排尿姿勢、衣服の着脱などの排尿動作、トイレまでの移動動作の何がどの程度障害されているのかを把握する。障害された運動機能のリハビリテーションを実施するとともに、障害の程度に応じた援助を行う。寝たきりレベル、座位可能レベル、伝い歩きや杖歩行などで歩行移動可能レベルといった、障害の程度に応じて、おむつ、ベッドパン、ポータブルトイレなどの排泄用具や、移動や姿勢保持に便利なベッドやトイレの周辺用具、移動用具を適宜使用する[14]。

認知症や失語症などのコミュニケーション障害に関しては、排尿パターンを把握し、時間的な排尿誘導を行う。認知症や見当識障害のある患者は、部屋や廊下の隅、床の間、薄暗いところなど昔のトイレのイメージに近い場所で排尿してしまうこともあるため、そのような場所は整理整頓して適度の緊張感を与えるようにすることも効果的である[15]。またトイレの場所をわかりやすく表示する。

d. おむつを着用している場合

尿は空気に触れると臭気が出るため、濡れたおむつは適宜交換し、すぐにポリ袋や蓋付きバケツに入れる。臀部、陰部、鼠径部は温かい蒸しタオルで清拭

III-4.失禁リハビリと排泄援助

をする。おむつ交換のたびにタオルでの清拭が困難であれば、使い捨てのベビー用お尻拭きも便利である。1日に1回は陰部洗浄を行う。コミュニケーション障害がある場合は、排泄パターンの把握とともに、落ち着かなくなるなどの排泄サインを見逃さないようにし、濡れたおむつで長時間の我慢をさせないようにする。またパッドにも多くの種類があるため、失禁の頻度・量に応じた適切なパッドを使用する。

e. 装具を使用している場合

コンドーム式収尿器を使用する場合は、皮膚の清潔と保護を十分に行い、感染予防に留意する。また循環障害に注意する。できるだけADLにも支障が少ないものを用いる。

(深谷安子)

文献

1) 近藤厚生:尿失禁とウロダイナミックス;手術と理学療法.p123,医学書院,東京,1996.
2) 鈴木泰之:尿失禁の原因と分類.別冊エキスパートナース 失禁ケア・ガイド,福井準之助(編),pp12-21,照林社,東京,1996.
3) Green TH: The probrem of urinary stress incontinence in the female; An appraisal of its current status. Obstet Gynecol Survey 23: 603-634, 1968.
4) 山田拓己:尿失禁の分類.臨床婦人科産科 49(9):1230-1233,1995.
5) Kegel AH: Progressive resistance exercise in the functional restoration of the perineal muscles. Am J Obstet Gynecol 56: 238, 1948.
6) 福井準之助:高齢者の尿失禁に対する非手術療法.泌尿器科 MOOK,pp160-171,金原出版,東京,1992.
7) 小松浩子:尿失禁を持つ人々への行動科学的アプローチ.看護研究 29(5):3-13,1996.
8) 甲斐なる美:女性の尿失禁ケア.別冊エキスパートナース 失禁ケア・ガイド,福井準之助(編),pp140-151,照林社,東京,1996.
9) 下浦久芳,上田京子:行動療法.別冊エキスパートナース 失禁ケア・ガイド,福井準之助(編),pp35-43,照林社,東京,1996.
10) 福井準之助:尿失禁の疫学.尿失禁のアプローチ,日野原重明(編),pp37-53,医薬ジャーナル社,大阪,1991.
11) 小松浩子:尿失禁管理.臨牀看護 22(4):505-512,1996.
12) 上床益代:老人の尿失禁ケア.別冊エキスパートナース 失禁ケア・ガイド,福井準之助(編),pp152-157,照林社,東京,1996.
13) 鎌田ケイコ:科学的なケアのためのアセスメントに向けて.Continence 3:1990.
14) 石井賢俊:排泄用具とその適用について.訪問看護と介護 3(6):429-445,1998.
15) 小島操子,小松浩子:老年期痴呆患者の尿失禁に対する看護.尿失禁へのアプローチ,日野原重明(編),pp69-70,医薬ジャーナル社,大阪,1991.

5. 褥瘡の予防と処置

はじめに

　褥瘡の発生により、褥瘡部位の痛みや処置時の身体的苦痛と精神的苦痛、処置に伴う介護負担と介護者の精神的ストレス、衛生材料などの経済的な負担を強いられることとなる。在宅療養におけるケア提供者は、いかなる職種であっても、褥瘡予防の知識をもってかかわる必要がある。そして、より効果的に褥瘡予防のための介護用品や在宅ケアサービスをコーディネートする能力が求められる。また、在宅ケアサービス患者本人・家族への教育的なかかわりと在宅療養にかかわる多職種との協調・連携により、予防ケアの計画的な実施が求められている。

I. 褥瘡発生のメカニズム

　褥瘡とは、身体の局所に圧迫が持続的に加わり、血行が阻害されることにより、皮膚や皮下組織に虚血性変化、壊死、潰瘍などが生じる状態をいう。

　褥瘡の発生には、局所の持続的圧迫のみでなく、全身状態や皮膚の状態、それからケア提供者の褥瘡予防に対する興味や知識不足など多くの要因が関係している。基礎疾患の悪化、栄養状態の悪化、日常生活動作(ADL)のさらなる低下により、驚くほどの速さで褥瘡は発生し、その治癒には時間がかかる(図1)。

1 褥瘡発生の原因

　褥瘡発生の原因は、局所の持続的圧迫と組織耐久性の低下にある(図2)。圧迫の要因としては、可動性(自力で体位を変えたり、整えたりできる能力)の減少や活動性(行動の範囲)の低下や知覚認知(圧迫の不快感に対して適切に反応できる能力)の障害である。

　組織耐久性の低下を招く要因として、内的因子では栄養状態の悪化、加齢、血圧の低下などであり、外的因子では湿潤、摩擦、ズレが挙げられる。また、

圧迫・摩擦・ズレにより生じる応力（せん断応力・圧縮応力・引っ張り応力）によって組織は、引っ張られ、血管はねじれた状態になり、組織に虚血が起こることも忘れてはならない。

2 褥瘡の好発部位

体位により褥瘡の発生部位が異なる（図3）。仰臥位で一番多い部位は、仙骨部である。仙骨部の褥瘡は、失禁により汚染することが多く感染に注意が必要である。またポケットを生じやすい。背中の曲がった高齢者は、脊椎の突起部に褥瘡発生が多い。尾骨部の褥瘡は、ベッドでのギャッジアップや、座位の際に身体がずり落ちることにより生じる。肛門に近いため汚染しやすく、ガーゼやドレッシング剤の固定が難しい部位である。坐骨結節部の褥瘡は、車いすでの生活時間が長い場合に生じる。

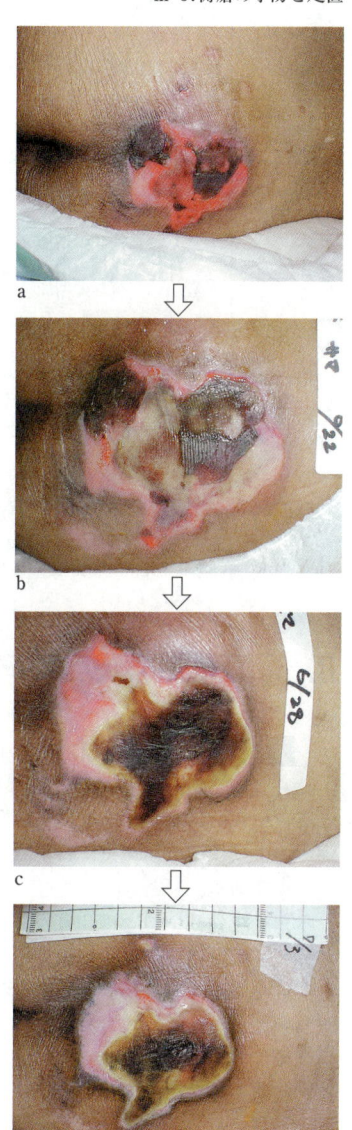

図I　仙骨部褥瘡

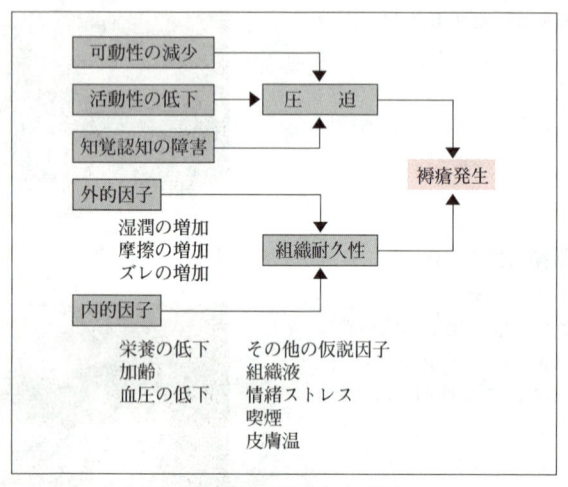

図2 褥瘡発生要因の概念図

(厚生省老人保健福祉局老人保健課(監修):褥瘡の予防・治療ガイドライン．p9, 照林社, 東京, 1998による)

II. 褥瘡発生危険度のアセスメント

1 ブレーデンスケール(表1)

ブレーデンスケールとは、褥瘡発生を予測するための尺度として、真田らが翻訳および使用許可を得て日本語に翻訳した、米国で使用され信頼性が高いスケールである。

スケールの6項目とは知覚の認知、湿潤、活動性、可動性、栄養状態、摩擦とズレであり、摩擦とズレの項目は1～3点で採点し、それ以外の項目は1～4点で採点する。つまり、合計6～23点の範囲で点数が低いほど褥瘡発生の危険が高い。

在宅における褥瘡発生の危険点は17点で、危険点以下であればケアが必要と判断する。ケアは、スケール得点の低い項目順に行う。

III-5. 褥瘡の予防と処置

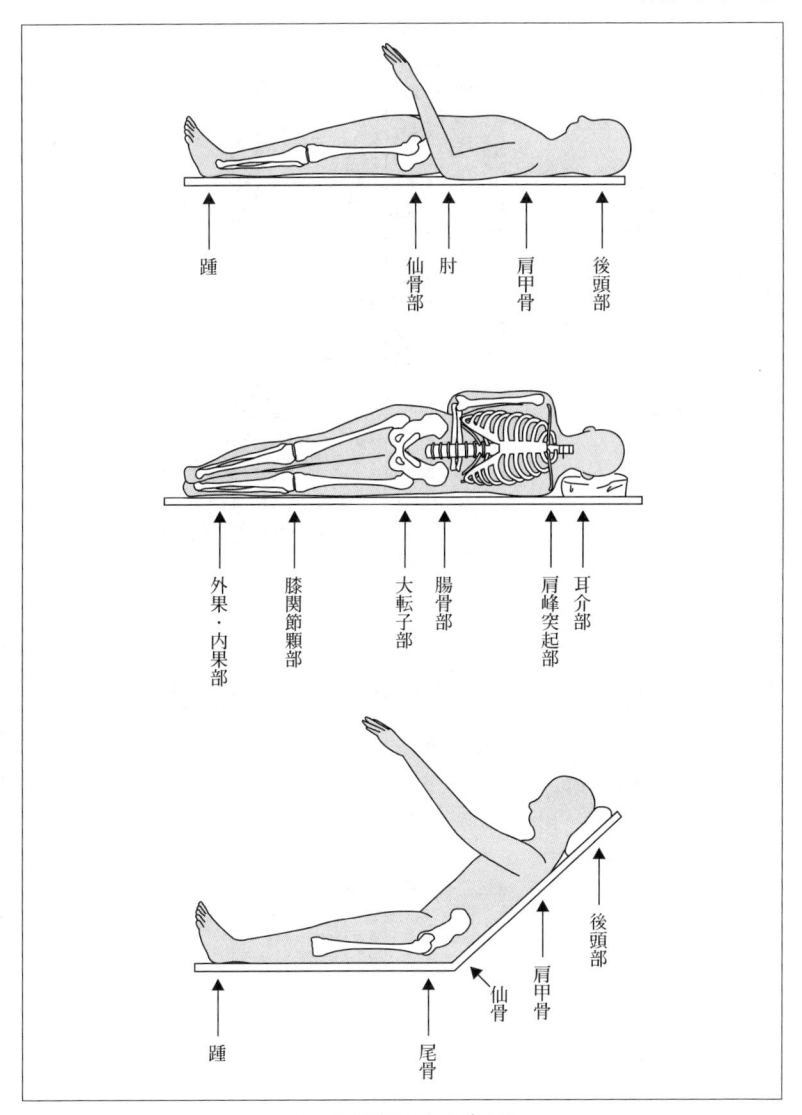

図3 深達度による褥瘡分類
(厚生省老人保健福祉局老人保健課(監修):褥瘡の予防・治療ガイドライン. p59, 照林社, 東京, 1998による)

表1 褥瘡発生危険度を予測するためのブレーデンスケール

患者氏名：		評価者氏名：		評価年月日		
知覚の認知 圧迫による不快感に対して適切に反応できる能力	1. まったく知覚なし 痛みに対する反応（うめく、避ける、つかむなど）なし。この反応は、意識レベルの低下や鎮静による。あるいは身体のおおよそ全体にわたり痛覚の障害がある。	2. 重度の障害あり 痛みにのみ反応する。不快感を伝えるときには、うめくことや身のおき場なく動くことしかできない。あるいは、知覚障害があり、体の1/2以上にわたり痛みや不快感の感じ方が完全ではない。	3. 軽度の障害あり 呼びかけに反応する。しかし、不快感や体位変換のニーズを伝えることが、いつもできるとは限らない。あるいは、いくぶん知覚障害があり、四肢の1、2本において痛みや不快感の感じ方が完全ではない部分がある。	4. 障害なし 呼びかけに反応する。知覚欠損はなく、痛みや不快感を訴えることができる。		
湿潤 皮膚が湿潤にさらされる程度	1. 常に湿っている 皮膚は汗や尿などのために、ほとんどいつも湿っている。患者を移動したり、体位変換するごとに湿気が認められる。	2. 大抵湿っている 皮膚はいつもではないがしばしば湿っている。各勤務時間中に少なくとも1回は寝衣寝具を交換しなければならない。	3. 時々湿っている 皮膚は時々湿っている。定期的な交換以外に、1日1回程度、寝衣寝具を追加して交換する必要がある。	4. めったに湿っていない 皮膚は通常乾燥している。定期的に寝衣寝具を交換すればよい。		
活動性 行動の範囲	1. 臥床 寝たきりの状態である。	2. 座位可能 ほとんど、またはまったく歩けない。自力で体重を支えられなかったり、いすや車いすに座るときは、介助が必要であったりする。	3. 時々歩行可能 介助の有無にかかわらず、日中時々歩くが、非常に短い距離に限られる。各勤務時間中にほとんどの時間を床上で過ごす。	4. 歩行可能 起きている間は少なくとも1日2回は部屋の外を歩く。そして少なくとも2時間に1回は室内を歩く。		
可動性 体位を変えたり整えたりできる能力	1. まったく体動なし 介助なしでは、体幹または四肢を少しも動かさない。	2. 非常に限られる 時々体幹または四肢を少し動かす。しかし、しばしば自力で動かしたり、または有効な（圧迫を除去するような）体動はしない。	3. やや限られる 少しの動きではあるが、しばしば自力で体幹または四肢を動かす。	4. 自由に体動する 介助なしで頻回にかつ適切な（体位を変えるような）体動をする。		
栄養状態 普段の食事摂取状況	1. 不良 決して全量摂取しない。めったに出された食事の1/3以上を食べない。蛋白質・乳製品は1日2皿（カップ）分以下の摂取である。水分摂取が不足している。消化態栄養剤（半消化態、経腸栄養剤）の補充はない。あるいは、絶食であったり、透明な流動食（お茶、ジュースなど）なら摂取したりする。または、末梢点滴を5日間以上続けている。	2. やや不良 めったに全量摂取しない。普段は出された食事の約1/2しか食べない。蛋白質・乳製品は1日3皿（カップ）分の摂取である。時々消化態栄養剤（半消化態、経腸栄養剤）を摂取することもある。あるいは、流動食や経管栄養を受けているが、その量は1日必要摂取量以下である。	3. 良好 大抵は1日3回以上食事をし、1食につき半分以上は食べる。蛋白質・乳製品を1日4皿（カップ）分摂取する。時々食事を拒否することもあるが、勧められれば通常補食する。あるいは、栄養的におおよそ整った経管栄養や高カロリー輸液を受けている。	4. 非常に良好 毎日おおよそ食べる。通常は、蛋白質・乳製品を1日4皿（カップ）分以上摂取する。時々間食（おやつ）を食べる。補食する必要はない。		
摩擦とズレ	1. 問題あり 移動のためには、中等度から最大限の介助を要する。シーツでこすれずに身体を移動することは不可能である。しばしば床上やいすの上でずり落ち、全面介助で何度ももとの位置に戻すことが必要となる。痙攣、拘縮、振戦は持続的に摩擦を引き起こす。	2. 潜在的に問題あり 弱々しく動く。または最小限の介助が必要である。移動時、皮膚はある程度シーツやいす、抑制帯、補助具などにこすれている可能性がある。たいがいの時間は、いすや床上で比較的よい体位を保つことができる。	3. 問題なし 自力でいすや床上を動き、移動中十分に身体を支える筋力を備えている。いつでも、いすや床上でよい体位を保つことができる。			

(Barbara B, Nancy B：1988. 真田弘美、大岡みち子（訳）)   Total

2 ブレーデンスケールの項目

①知覚の認知：圧迫による不快感に対して適切に反応できるかどうかをみる項目である。意識レベルと知覚の2つの要素に差があるときには、低い点を選ぶ。

②湿潤：皮膚が湿っている頻度をみる項目である。失禁のみでなく、発汗やドレーンからの排液による湿潤も含む。寝衣寝具の表現の中には、おむつも含んでいる。

③活動性：活動の範囲を示し、実際の行動で判断する。圧迫が取り除かれている時間をみるだけでなく、動けることにより血流の回復を図ることをみる項目。

④可動性：自分で体位を変える能力を示し、介助者が体位変換することは除く。

⑤栄養状態：普段の食事の摂取状態をカロリーと蛋白の摂取量でみる項目である。約1週間の継続した状態をみて判断する。経口的に食事を摂取することと、経管栄養や高カロリー輸液などで摂ることに分けている。

⑥摩擦とズレ：摩擦とは皮膚が寝具寝衣に擦れることを示し、ズレとは筋肉が骨から強い外力で引き伸ばされることをいう。摩擦とズレは、原因を区別しにくいので、1つの項目として取り扱う。

3 ブレーデンスケール使用時の注意事項

①採点者は、同一者が望ましい。
②採点開始の時期は、日中のほとんどをベッドで過ごすようになったとき。
③採点頻度は、状態に変化があったときの1ヵ月間は毎週1回。それ以外は、3ヵ月に1回。

III. ケアプランの策定

褥瘡予防のために、患者の安楽と家族の安心を優先し、患者の自立を促するケアプランを立案する。

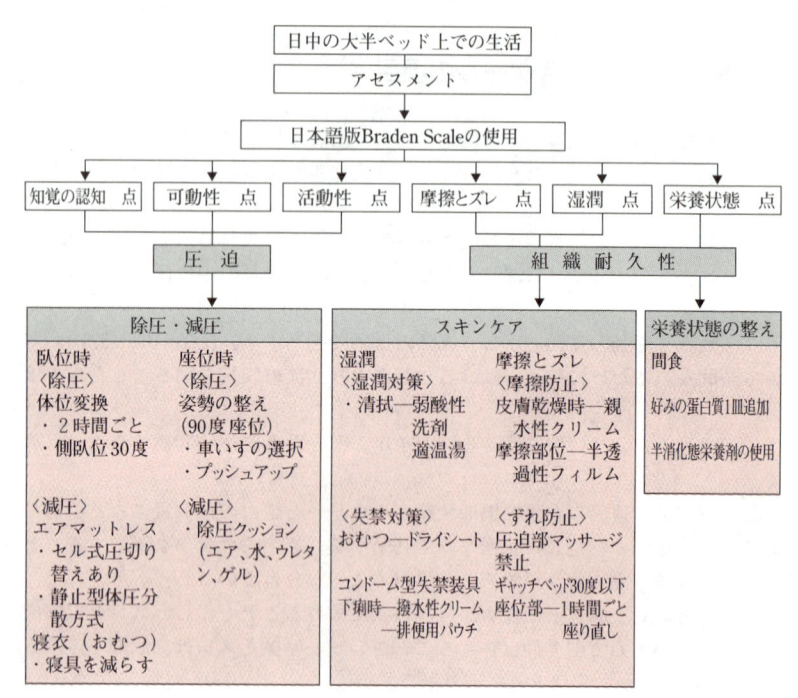

```
                    ┌─────────────────────────┐
                    │ 日中の大半ベッド上での生活 │
                    └─────────────────────────┘
                              │
                    ┌─────────────────┐
                    │  アセスメント    │
                    └─────────────────┘
                              │
                    ┌─────────────────────┐
                    │ 日本語版Braden Scaleの使用 │
                    └─────────────────────┘
```

| 知覚の認知 点 | 可動性 点 | 活動性 点 | 摩擦とズレ 点 | 湿潤 点 | 栄養状態 点 |

圧 迫　　　　　　　　　　組 織 耐 久 性

除圧・減圧	スキンケア	栄養状態の整え
臥位時　　　　　座位時 〈除圧〉　　　　〈除圧〉 体位変換　　　　姿勢の整え ・2時間ごと　　　（90度座位） ・側臥位30度　　・車いすの選択 　　　　　　　　・プッシュアップ 〈減圧〉　　　　〈減圧〉 エアマットレス　・除圧クッション ・セル式圧切り　　（エア、水、ウレタ 　替えあり　　　　ン、ゲル） ・静止型体圧分 　散方式 寝衣（おむつ） ・寝具を減らす	湿潤　　　　　　摩擦とズレ 〈湿潤対策〉　　〈摩擦防止〉 ・清拭―弱酸性　皮膚乾燥時―親 　洗剤　　　　　　水性クリーム 　適温湯　　　　摩擦部位―半透 　　　　　　　　　過性フィルム 〈失禁対策〉　　〈ずれ防止〉 おむつ―ドライシート　圧迫部マッサージ 　　　　　　　　　禁止 コンドーム型失禁装具　ギャッチベッド30度以下 下痢時―撥水性クリーム　座位部―1時間ごと 　―排便用パウチ　　　　座り直し	間食 好みの蛋白質1皿追加 半消化態栄養剤の使用

図4　褥瘡ケア基準
（真田弘美：褥瘡ケア　アップデイト．照林社，東京，1999による）

アルゴリズムを使用したケアプラン策定

①ブレーデンスケールの採点結果を褥瘡ケア基準（図4）に記入する。スケール得点の低い順にケアの優先順位をつけ、具体的なケアプランを立案。

②活動性2点以下の場合には、臥位時の除圧・減圧ケア基準（図5）を参考に具体的なケアプランを立案。

③車いすやいすの利用時のケアプランについては、座位時の除圧・減圧ケア基準（図6）を参考に立案する。

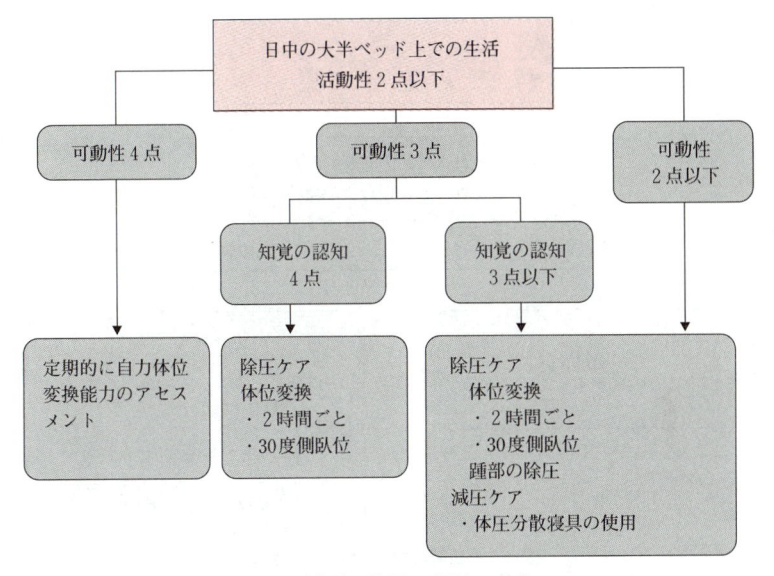

図5 臥位時の除圧・減圧ケア基準
(日本看護協会,認定看護師制度委員会,創傷ケア基準検討会(編著):褥瘡ケアガイダンス.日本看護協会出版会,東京,1999による)

2 注意すること

①患者・家族の思いを尊重し、一緒にケアプランを立案する。

②介護者の状況、家族事情、経済事情、住宅事情、活用できる社会資源などについて十分配慮する。

③日常生活の環境整備、介護用品・ケアサービスの活用について専門家の意見を聞き、アドバイスは積極的に取り入れる。

④患者の基礎疾患や全身状態については、主治医との連携により無理のないプランを立案する。

⑤それぞれの専門性を生かし役割分担できるケアチームを構築することが望ましい。

⑥現状のみでなく、今後の病状の変化や家族の生活設計についても予測しな

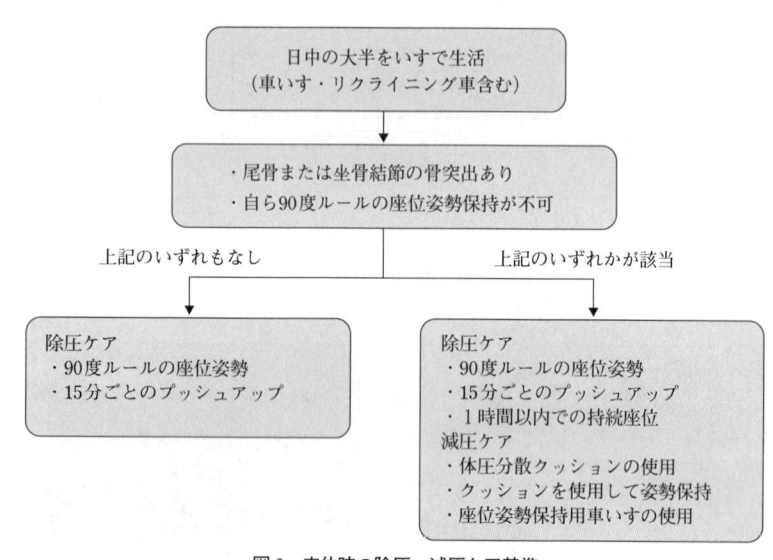

```
                    日中の大半をいすで生活
                   （車いす・リクライニング車含む）
                              │
                              ▼
                   ・尾骨または坐骨結節の骨突出あり
                   ・自ら90度ルールの座位姿勢保持が不可
        上記のいずれもなし            上記のいずれかが該当
              ▼                              ▼
   ┌──────────────────┐      ┌──────────────────┐
   │ 除圧ケア          │      │ 除圧ケア          │
   │ ・90度ルールの座位姿勢 │      │ ・90度ルールの座位姿勢 │
   │ ・15分ごとのプッシュアップ│      │ ・15分ごとのプッシュアップ│
   │                  │      │ ・1時間以内での持続座位│
   │                  │      │ 減圧ケア          │
   │                  │      │ ・体圧分散クッションの使用│
   │                  │      │ ・クッションを使用して姿勢保持│
   │                  │      │ ・座位姿勢保持用車いすの使用│
   └──────────────────┘      └──────────────────┘
```

図6　座位時の除圧・減圧ケア基準

がらアセスメントする必要がある。

IV. 褥瘡予防のための介入

■ 臥位時：体位変換

①目的：褥瘡発生を予防する。残された機能を最大限に生かし、体位交換が自分でできるように支援する。

②準備するもの：クッション、体位変換枕。

③基本手技

・基本は30度側臥位。

・90度側臥位では、仙骨部の除圧はできるが、大転子部や腸骨に褥瘡発生の原因となる場合がある。

・原則として2時間に1度は、体位交換を行う。具体的にタイムスケジュールを作成し、継続できる無理のない計画を立てる。腹臥位やシムス位を取り入

れることも大切である。
④体位変換時の注意
- 身体を擦らないように2人で体位変換を行う。
- ベッド上において、バスタオルを身体の下に敷かない。
- 円座は使用しない。
- 寝衣・寝具を勢いよく引っ張らない。
- スライドマットを利用する。

2 臥位時：ギャッジアップ

①目的：褥瘡発生を予防する。気分転換。
②準備するもの：クッション、体位変換枕。
③基本手技
- 原則としてギャッジアップは、30度まで。
- ギャッジアップ30度以上では、角度に合わせて、仙骨下から尾骨にかけての圧力が増加する。
- ベッドをギャッジアップする際には、必ず足側の挙上から行う。
- 目的の角度までギャッジアップできたら、必ず「背抜き」を行い臀部からズレ力を開放する。
- 高齢者は、臀部皮膚が弛んでいることがあり、30度ギャッジアップは実施せずいす・車いすを使用し座位の方がよい場合がある。

④体位変換時の注意
- 30度以上のギャッジアップは避ける。

3 臥位時：体圧分散寝具の活用

①目的：褥瘡発生の予防。本人の状態に合った分散用具を選択する。本人にとって快適なものを選択する。
②基本手技：優れた体圧分散寝具が開発され、在宅においても利用可能となっている。在宅では、介護者の介護負担を考え、褥瘡予防のために、積極的に利用することを勧めたい。
- 自力体位変換ができる場合には、ウレタンフォームマットレスを利用する。
- 自分で体位変換ができない場合には、エアマットをお勧めする。

端座位ができる場合やベッドサイドで立ち上がりが自力でできる場合には、

エアマットより安定感のある「マキシフロート」などのポリウレタンフォームマットレスの方が安定してよい。

③注意点
- 本人の意見を尊重して決める必要がある。
- 年々体圧分散寝具は改良が重ねられ、新製品が出回っている。在宅ケアサービスを提供するスタッフとして、最新の知識をもち対応したい。

4 座位時：姿勢保持と除圧（車いす・いす）

①目的：尾骨のズレを予防し、正しい座位姿勢を保つ。
②準備するもの：身体に合った車いす、体圧分散の座布団、クッション、テーブル。
③基本手技（図7）

a. 身体にあった車いすを選択する。座位能力が低下している場合には、座位保持装置（リクライニング機能など）の利用を検討する。

b. 座位時間は1時間以内。1時間おきにベッドに戻る。自力体位変換ができる場合には、除圧感覚は、15分おきに実施することを指導する。

除圧方法　ⅰ）臀部を垂直に上げるプッシュアップ：左右のアームレストを利用して、上体を持ち上げる。または、介護者が後ろから持ち上げる。

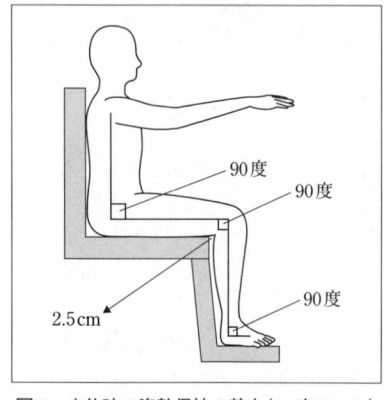

図7　座位時の姿勢保持の基本（90度ルール）　　図8　上体を前方に倒し尾骨部を除圧する

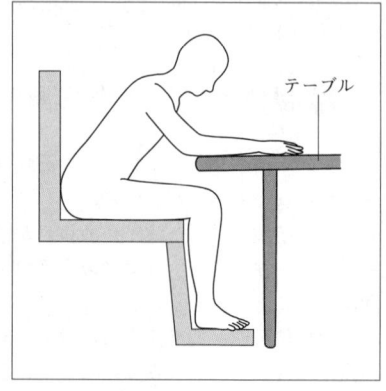

III-5.褥瘡の予防と処置

ⅱ）左右へ上体を倒す方法：上体を倒した反対側の臀部を浮かせて除圧を図る。

ⅲ）上体を前方に倒す方法(**図 8**)：股関節や脊椎に問題がなければ、上体を前方に倒す方法は、臀部・特に仙骨部や尾骨を除圧するのによい方法である。

ⅳ）リクライニングチェアの場合など、背もたれを倒すと除圧できる。

c. 車いす用除圧クッションを使用する：除圧行動が自力で行える人の除圧クッションは、厚さ 5 cm。褥瘡の発生リスクがあり、不良姿勢・ベッドと車いすの移乗動作が困難な人は、厚さ 10 cm のものがよい。

d. 車いすを検討する際には、理学療法士や作業療法士の専門的アドバイスを頂きたい。

④問題の姿勢

・仙骨座り(**図 9**)は、尾骨部の応力を発生させ褥瘡形成する。また、車いす・いすから滑り落ちる危険性がある。

原因としては、車いすが身体に合っていない。股関節や背に可動域の制限がある。車いす自操時、足で操作している場合。臀部の不快感や痛みを避けるために、ズレている場合などがある。

・背の曲がったお年寄りの体位、車いすが大きい場合には、クッションなどを利用して体位を整える必要がある(**図 10**)。

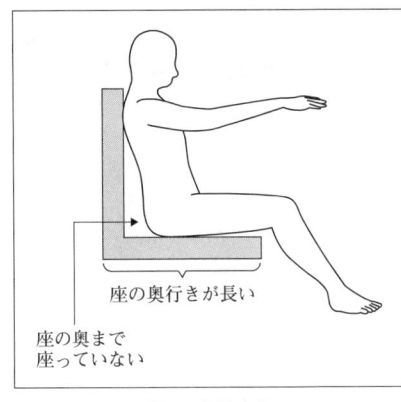

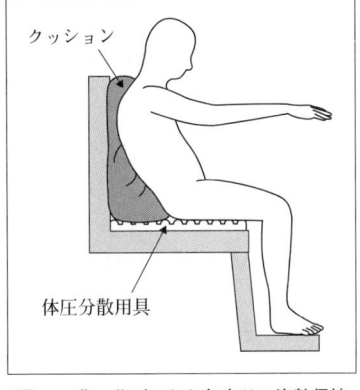

図 9　仙骨座り　　　図 10　背の曲がったお年寄りの姿勢保持

5 湿潤を防ぐ

①目的：皮膚を清潔で乾燥した状態に保つ。

②基本手技：清潔のケア（入浴・シャワー浴・清拭）を積極的に行う。同時に全身の皮膚の状態を観察できるよい機会となる。家族だけで実施するのは負担が大きいため、訪問入浴サービスや通所施設での入浴、医療機器装着時には、訪問看護師による入浴を実施する。皮膚の乾燥や浮腫がある場合には、保湿クリームをつける。

失禁ケアを積極的に実施する。必要時、主治医とコンタクトを取りながらフォーリーカテーテルの留置や陰茎固定型収尿器も検討する。失禁によるスキントラブルの危険性が高い場合には、周囲の皮膚を保護する目的で、撥水性クリームを塗っておく。

③注意点：もし、発赤部位をみつけたら、マッサージを行うと細胞を傷つけるので、行わないようにする。

6 栄養状態の改善

①目的：できる限り経口摂取を勧める。口から食物を食べることは人が生きる目的の1つであるから、できる限り経口摂取を勧めるかかわりが必要である。

②基本手技
  a. 口腔ケアをしっかりと行う：虫歯や歯槽膿漏などで痛みはないか、義歯は、合っているか、などを観察し、必要時は歯科医院を受診する必要がある。
  b. 食事形態の工夫
  c. 食事体位・姿勢の工夫
  d. 栄養士のアドバイスを求める
  e. 自分で調理できない場合には、ヘルパーサービスでの調理や配色サービスを頼むことができる

③注意点：褥瘡発生との相関関係から血清アルブミン値 $3.0 g/dl$、ヘモグロビン値 $11 g/dl$ 以上の確保が予防の目安とされている。

V. 褥瘡の重症度

褥瘡の重症度分類には多くの分類があるが、ここでは、NPUAP と AHCPR による「褥瘡段階分離基準」を紹介する（**表2**）。

①注意点：褥瘡の重症度分類は、発見したときのアセスメントとして使うもので、創傷治癒過程を示すものではない。壊死組織があるときには、除去してから判定する。

褥瘡の創傷治癒過程について経過を追って評価するために、「DESIGN」を用いる。「DESIGN」は、2002年日本褥瘡学会学術委員会によって開発された（**表3**）。

重症度分類用6項目を軽度はアルファベットの小文字、重症はアルファベットの大文字で表している。褥瘡経過評価用は6項目を0～6点で採点する。0～28点となり、点数が高いほど褥瘡の状態は、悪いことを示す。評価の頻度は1週間に1回、あるいは、変化のあったときに採点する。

表2 褥瘡の深達度分類

	Shea分類（1975）	IAET分類（1988）	NPUAP分類（1989）
Stage I	表皮に限局した部分潰瘍	圧迫を除いて30分経っても消褪しない紅斑	圧迫しても白くならない紅斑：皮膚潰瘍の前駆病変
Stage II	真皮と皮下脂肪の境界までの全層潰瘍	真皮までに留まる皮膚部分欠損、水疱	表皮、真皮を含む皮膚部分欠損
Stage III	筋膜までの潰瘍	真皮を越え、皮下組織まで及ぶ組織欠損	筋膜までの皮膚全層欠損
Stage IV	筋膜を越えて感染症の壊死変化	筋膜、筋、関節、骨に及ぶ組織破壊	筋、骨、支持組織に及ぶ皮膚全層欠損

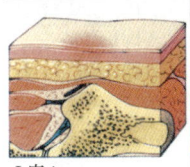

I度：
圧迫を除いても消褪しない発赤、紅斑

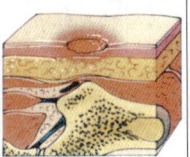

II度：
真皮までに留まる皮膚傷害、すなわち水疱やびらん、浅い潰瘍

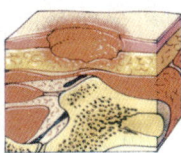

III度：
傷害が真皮を越え、皮下脂肪層にまで及ぶ褥瘡

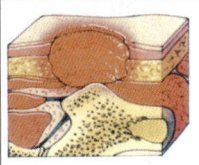

IV度：
傷害が筋肉や腱、関節包、骨にまで及ぶ褥瘡

（厚生省老人保健福祉局老人保健課（監修）：褥瘡の予防・治療ガイドライン. p 59, 照林社, 東京, 1998による）

表3 DESIGN (褥瘡経過評価用)　カルテ番号（　　）
患者氏名（　　）

				日時						

Depth 深さ　創内の一番深い部分で評価し、改善に伴い創底が浅くなった場合、これと相応の深さとして評価する

d	0 皮膚損傷・発赤なし		D	3 皮下組織までの損傷
	1 持続する発赤			4 皮下組織を越える損傷
	2 真皮までの損傷			5 関節腔、体腔に至る損傷または、深さ判定が不能の場合

Exudate 滲出液

e	0 なし		E	3 多量：1日2回以上のドレッシング交換を要する
	1 少量：毎日のドレッシング交換を要しない			
	2 中等量：1日1回のドレッシング交換を要する			

Size 大きさ　皮膚損傷範囲を測定：[長径 (cm) ×長径と直交する最大径 (cm)]

s	0 皮膚損傷なし		S	6 100以上
	1 4未満			
	2 4以上、16未満			
	3 16以上、36未満			
	4 36以上、64未満			
	5 64以上、100未満			

Inflammation/Infection 炎症/感染

i	0 局所の炎症徴候なし		I	2 局所の明らかな感染徴候あり（炎症徴候、膿・悪臭など）
	1 局所の炎症徴候あり（創周囲の発赤、腫脹、熱感、疼痛）			3 全身的影響あり（発熱など）

Granulation 肉芽形成

g	0 治癒あるいは創が浅いため肉芽形成の評価ができない		G	3 良性肉芽が、創面の10%以上50%未満を占める
	1 良性肉芽が、創面の90%以上を占める			4 良性肉芽が、創面の10%未満を占める
	2 良性肉芽が、創面の50%以上90%未満を占める			5 良性肉芽がまったく形成されていない

Necrotic tissue 壊死組織　混在している場合は全体的に多い病態をもって評価する

n	0 壊死組織なし		N	1 柔らかい壊死組織あり
				2 硬く厚い密着した壊死組織あり

Pocket ポケット　毎回同じ体位で、ポケット全周（潰瘍面も含め）[長径 (cm) ×短径 (cm)] から潰瘍の大きさを差し引いたもの

なし	記載せず		−P	1 4未満
				2 4以上、16未満
				3 16以上、36未満
				4 36以上

				合計						

VI. 褥瘡の処置

　褥瘡が発生した場合、ケアの目的は、褥瘡部を管理して治癒の促進を図ることにある。

1 ステージⅠ：皮膚に創傷はないが脱色しない紅斑がある

　①目標：皮膚損傷を起こさないで治癒する。
　③介入：除圧に関して再検討。1回/日発赤部の観察、皮膚の保護の目的でフィルムドレッシング剤を貼る(図11)。褥瘡部を圧迫する体位は避ける。やむを得ず褥瘡部を圧迫する体位をとる場合には、体圧分散効果の高い寝具(厚み15cm以上のエアマット)を選択し、圧迫の持続時間を短くする。

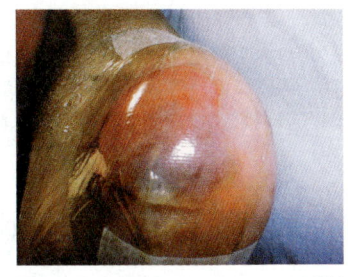

図11　水疱をフィルムドレッシング剤で保護

2 ステージⅡ：水疱・真皮に至る部分層損傷

1) 水疱

　①目標：水疱が破れない。
　②介入：水疱が破れないように皮膚の保護の目的でフィルムドレッシング剤を貼る。

2) 真皮に至る部分層損傷・炎症期

　①目標：感染の予防。
　②介入：感染予防のために、壊死組織の除去、炎症に伴う滲出液を促す。滲出液が多い時期である。滲出液の貯留によって起こる、感染・周囲皮膚のびらんを予防する。そのため、吸収力の高いドレッシング剤を使用する。また、感染が疑われる場合には、抗生剤を投与する。

　①目的：感染コントロール

②介入：部分層損傷の場合には、全身の感染はほとんどみられないが、抗生剤の投与については主治医の指示に従う。褥瘡部に感染がある場合には、ポビドンヨード、カデキソマーヨウ素。滲出液が少ない場合には、スルファジアジン銀を使用する。

3）真皮に至る部分層損傷・表皮形成期

　①目標：表皮の再生を促すために、適切な湿潤環境を保てる閉鎖環境を整える。
　②介入：滲出液の量により、ドレッシング剤、薬剤を選択する。滲出液が少ない場合には、薄いドレッシング剤や表皮形成を促す薬剤を使用する。滲出液が多い場合には、吸収量が多く、創を浸軟させないドレッシング剤を使用する。

3 ステージⅢ・Ⅳ：脂肪層あるいは筋・骨に至る全層創傷

1）炎症期

①目標：感染の予防。
②介入：感染予防のために、壊死組織の除去、炎症に伴う滲出液を促す。
・黒色壊死組織がある場合：医師による外科的デブリードマンが必要。
・黄色壊死組織があり、創面が乾燥している場合：蛋白分解酵素の使用により化学的デブリードマンを実施する。
・黄色壊死組織があり、創面が湿潤している場合：デキストラノマーやポビドンヨードを選択する。

①目的：感染コントロール
②介入：ステージⅡに準ずる。

2）肉芽増殖期

　①目標：繊維芽細胞を増殖させるために細胞遊走ができる湿潤環境を整える。
　②介入：肉芽増殖を促す薬剤を使用する。

3）表皮形成期

①目標：創の周囲の皮膚からの表皮細胞の遊走を助けるように、周囲の皮膚を滲軟させないように湿潤環境を整える。
②介入：ステージ II に準ずる。

4 ポケットのある褥瘡

①目標：全身の感染を起こさず、治癒する。
②介入：ガーゼ交換時には、ポケット内の薬剤を十分に洗い流す。ポケットの中は、生理食塩水または微温湯で洗浄する。

（清田光子）

6. 摂食・嚥下リハビリテーションと食事介助

はじめに

　人間にとって口から食べるという行為は、生命活動における栄養面だけでなく、幸福感、満足感などを得るための生産的で主体的な行為である。このことは、疾病や障害がある場合の健康回復、維持、増進において欠くことのできない日常生活行為であり、人間らしく社会生活を営んでいくために重要な実質的QOLの要素である。なんらかの疾病罹患によりいったん口から食べることが困難になったとしても、早期の摂食・嚥下リハビリテーションにより再び口から食べることが可能となる。そのためには脳機能を最大限に活用し、口腔内の衛生状態を良好にしたうえで適切な食物を選択し、咀嚼・嚥下力を高めていくことが肝要である。加えて、消化・吸収や排泄機能も良好であること、自分で美味しく食べるというセルフケアの拡大やQOLを高めることも必要である。さらに、高齢者や障害者は誤嚥性肺炎や低栄養などの生命に直結した問題も多く、医学的見地に基づいたリスク管理も必須となる。ここでは、人間の健康生活にとっての口から食べる意義を再確認し、対象者の可能性を最大限に生かせるような摂食・嚥下リハビリテーションの展開方法について紹介する。

I. 摂食・嚥下リハビリテーションの概要

1 口から食べることの意義

　食べることは、「本能」として生まれつきプログラムされているが、「人間らしく食べる」ということは、単なる本能ではなく、社会的学習によって形成された高次なプログラムである。表1には口から食べる意義、図1には、全身活動における経口摂取と経管栄養との相違点を示した。口から食べることは口腔・咽頭・食道などの身体機能がより生理的に活動する。呼吸・脳機能・運動機能への刺激や、生活者としてのコミュニケーションの充実につながる。一方、経管栄養では全身運動の要素が脆弱化する。

III-6. 摂食・嚥下リハビリテーションと食事介助

表1　人間にとって「口から食べる」意義

- 生命活動に必要なエネルギーの供給
- 本能に基づく行動から社会的活動への発展
- 口腔の自浄作用
- 口腔・顔面周囲筋群・関節など機能低下予防と増強
- 呼吸運動の改善
- 脳への刺激
- 目・口・手・呼吸などの協調運動
- 全身運動しての体力や気力のパワーアップ
- 疾病・身体機能の改善
- 日常生活行為の拡大と拡充
- コミュニケーションの拡充
- 食べる楽しみ→精神活動の向上→満足感→実質的QOLの向上
- その他

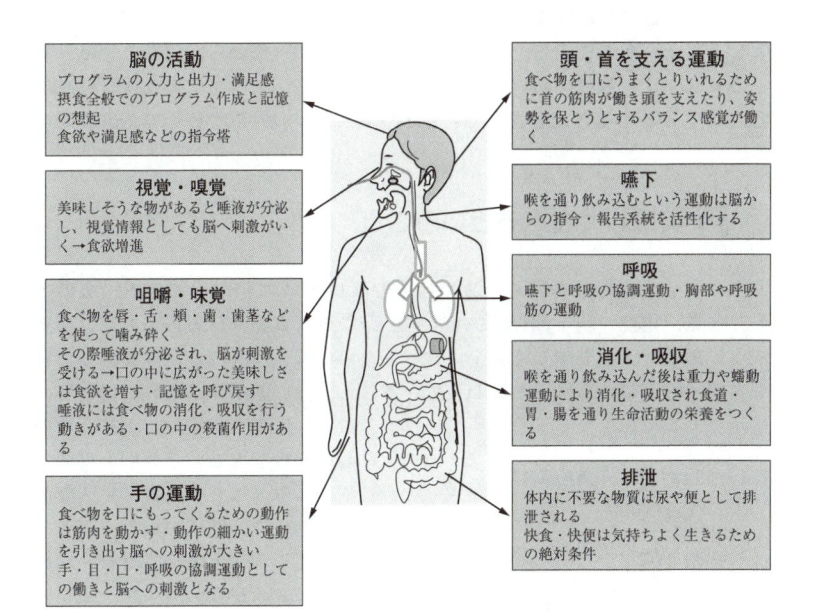

脳の活動
プログラムの入力と出力・満足感
摂食全般でのプログラム作成と記憶の想起
食欲や満足感などの指令塔

視覚・嗅覚
美味しそうな物があると唾液が分泌し、視覚情報としても脳へ刺激がいく→食欲増進

咀嚼・味覚
食べ物を唇・舌・頬・歯・歯茎などを使って噛み砕く
その際唾液が分泌され、脳が刺激を受ける→口の中に広がった美味しさは食欲を増す・記憶を呼び戻す
唾液には食べ物の消化・吸収を行う動きがある・口の中の殺菌作用がある

手の運動
食べ物を口にもってくるための動作は筋肉を動かす・動作の細かい運動を引き出す脳への刺激が大きい
手・目・口・呼吸の協調運動としての働きと脳への刺激となる

頭・首を支える運動
食べ物を口にうまくとりいれるために首の筋肉が働き頭を支えたり、姿勢を保とうとするバランス感覚が働く

嚥下
喉を通り飲み込むという運動は脳からの指令・報告系統を活性化する

呼吸
嚥下と呼吸の協調運動・胸部や呼吸筋の運動

消化・吸収
喉を通り飲み込んだ後は重力や蠕動運動により消化・吸収され食道・胃・腸を通り生命活動の栄養をつくる

排泄
体内に不要な物質は尿や便として排泄される
快食・快便は気持ちよく生きるための絶対条件

図1　口から食べることと全身運動との関係
(小山珠美：口から食べるための口腔ケア. 歯界展望 105(1)：165, 2005 より一部改変)

123

2 摂食・嚥下障害リハビリテーションの必要性

リハビリテーションの基本はその機能を使うことにある。過度の刺激は逆効果であるが、適切に機能させれば筋力・関節の可動性・可動域などが向上し、運動性が高まる。摂食・嚥下機能も同様で、対象者がもち備えている良好な機能や能力を引き出し、そこにアプローチしていくことで、ADL・QOL の向上へとつながる。

摂食・嚥下障害がある人にとって、長期的な経管栄養は食べる楽しみを失い、さらには認知機能や、咀嚼・嚥下機能を低下させることにもなりかねない。必要な時期はやむを得ないにしても、早期に摂食・嚥下リハビリテーションを開始しなければ廃用症候群をきたし、もち備えている良好な機能さえも低下してしまいがちである。そのためには、急性期医療から回復期、地域リハビリテーション全過程において廃用症候群を予防し、セルフケア拡大(自立支援)と人間らしさの追及を目標とした摂食・嚥下リハビリテーションが必要である。

3 美味しく食べるということ

食に対する満足感を得られるための要素は多岐にわたっている。その中でも、味覚、物性、科学性(温度や固さなど)などは食生活にとって非常に重要な視点である。より美味しく安全に食べるためには、口腔内が清潔であり、食物を咀嚼・嚥下できる機能が備わっていること、食形態や味が嗜好に合っていること、適度な空腹感、精神面での安心や安定などといった面も重要な要素である。また、生育・生活環境、審美的要素、健康の指標、さらには地域性や食文化というグローバルでバリアンスが広いパーソナルな側面もあるため、個別性に応じた援助が必要となる。安易なミキサー食、キザミ食の提供は、食塊形成が不良となり却って誤嚥を引き起こしやすく、美味しさや食欲も低減しがちで

表2 食生活における満足感の要素
- 良好な身体状態
- 良好な排泄
- 適度な空腹感
- 良好な摂食・嚥下機能
- 食品のテクスチャーや科学的要素
- 嗜好に合った味、香り、形態など
- 心理面での安心や安定
- 安楽でリラックスした食環境
- 生育・生活環境
- 審美的要素
- 文化的要素など

あることを援助者は念頭におかなければならない。人間にとっての食は、**表2**に示すような美味しさを満たすための多くの要素が連動して成り立っている。

4 摂食・嚥下のプロセス

一般的には摂食・嚥下のプロセスは先行期・準備期・口腔期・咽頭期・食道期の5段階といわれているが、人間らしく口から食べるためには、**図2**に示すように、食欲や動機が必要であり、加えて食後の満足感をも一連のプロセスとして網羅したうえでのトータルなアプローチが必要である。

1) 動機・食欲

お腹が空いていなければ、食べたいという欲求は湧いてこない。食欲という動機は不可欠な食の要素である。適度な生体での消費エネルギーが少な過ぎてもこの空腹感は得られないし、「食欲不振」という状態には、心理的ストレスが多大に影響してくる。そのためにも、対象者の嗜好や日常性、心理面などを配慮したかかわりが大切である。

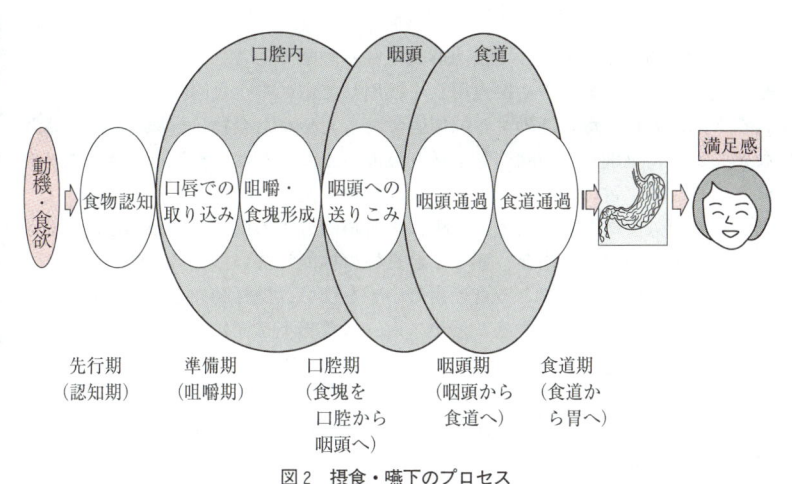

図2 摂食・嚥下のプロセス
(小山珠美：口から食べるための口腔ケア. 歯界展望 105(1)：165, 2005 より一部改変)

2）先行期（認知期）（図3）

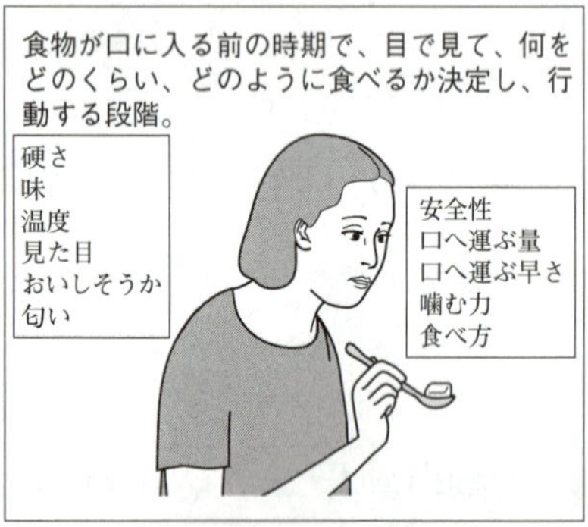

食べ物を口に入れる前に、何をどのように、どれくらい、どのような方法で、どれくらいのスピードで食べるかという意思決定をする段階である。美味しそう？ いい匂い？ 熱い？ 冷たい？ 硬い？ 一口量は？ どうやって食べよう？ などについて視覚や嗅覚情報を総動員して瞬時に判断する。その際、視床下部の空腹中枢だけでなく、視覚・嗅覚・記憶などの中枢神経系や自律神経系統などが機能して、身体各部の感覚器、運動器、消化器全般が準備を始める。そのためにも、見た目、臭い、記憶での手がかりが十分得られるような働きかけが重要となる。

図3　先行(認知)期
(才藤栄一, ほか：摂食・嚥下リハビリテーションマニュアル. JJN スペシャル No. 52, p 18, 医歯薬出版, 東京, 1996 を一部改変)

3）準備期（咀嚼期）（図4）

食べ物を捕食し、咀嚼して食塊形成される段階である。先行期での認知が良好に機能することで、手や摂食用具を使用して口の中へ食べ物を取り入れるという準備期の行為へと連動する。口唇でとらえられた食物は形態、硬さ、温度などを瞬時に選別し、咀嚼運動や送り込みへとつながる。食塊形成するためには、口唇閉鎖、舌の巧みな上下・前後・左右・廻旋の動き、頬などの協調した動きが不可欠である。加えて、咀嚼による唾液分泌の促進、味わいながら食塊形成できるための歯、歯茎、顎などが良好に機能しているということも必須の条件となる。そして、できるだけ自分の手を使い、摂食動作と連動した食物の食塊形成ができるようにすることがスムーズな嚥下誘発につながる。

4）口腔期（図5）

食塊形成されたものを口腔から咽頭まで送り込む段階である。ここでも、口唇閉鎖や、舌が良好に機能できる状態でなければ口腔内圧を上昇させることが困難となり、嚥下反射を誘発しにくくなる。また、軟口蓋が咽頭後壁に密着

III-6. 摂食・嚥下リハビリテーションと食事介助

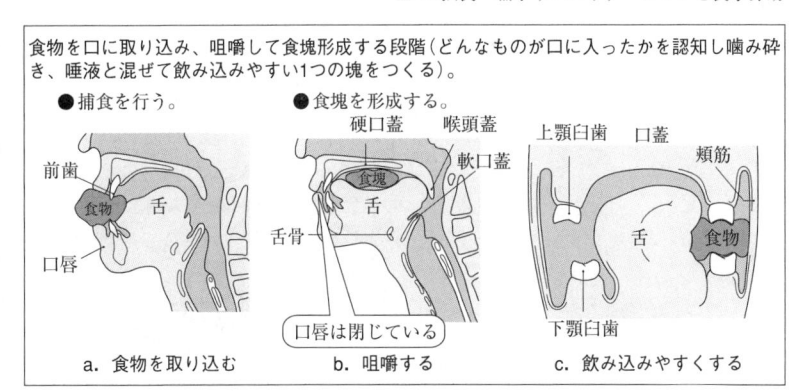

食物を口に取り込み、咀嚼して食塊形成する段階(どんなものが口に入ったかを認知し噛み砕き、唾液と混ぜて飲み込みやすい1つの塊をつくる)。

● 捕食を行う。　　● 食塊を形成する。

a. 食物を取り込む　　b. 咀嚼する　　c. 飲み込みやすくする

図4　準備(咀嚼)期

(才藤栄一, ほか:摂食・嚥下リハビリテーションマニュアル. JJNスペシャル No.52, p19, 医歯薬出版, 東京, 1996を一部改変)

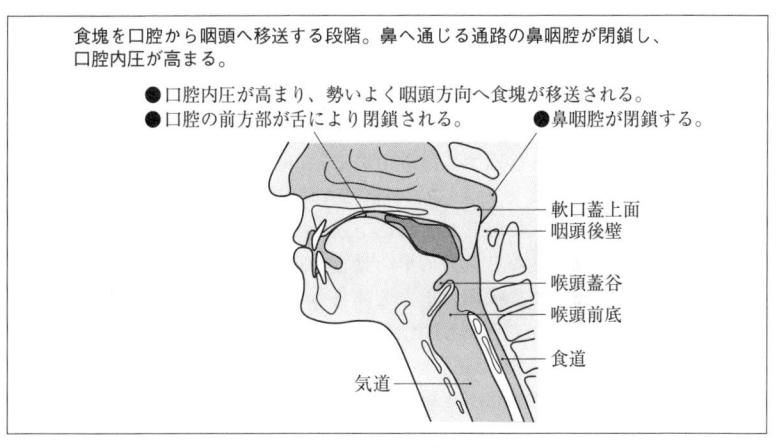

食塊を口腔から咽頭へ移送する段階。鼻へ通じる通路の鼻咽腔が閉鎖し、口腔内圧が高まる。

● 口腔内圧が高まり、勢いよく咽頭方向へ食塊が移送される。
● 口腔の前方部が舌により閉鎖される。　　● 鼻咽腔が閉鎖する。

図5　口腔期

(才藤栄一, ほか:摂食・嚥下リハビリテーションマニュアル. JJNスペシャル No.52, p20, 医歯薬出版, 東京, 1996を一部改変)

し、鼻咽腔が閉鎖することも不可欠な要素であり、この鼻咽腔の閉鎖が不完全だと食塊の一部が鼻腔へ流入してしまい、鼻水が出たり、むせなどがみられる。そのため、嚥下機能だけでなく、併せて呼吸との協調運動や機能改善を図っていくことが重要である。

反射運動により食塊を咽頭から食道へ移送する段階。
- 喉頭蓋が喉頭をふさぐように下がり、そのために喉頭蓋谷としての空間が確保される。この空間に食塊が下降してくる。

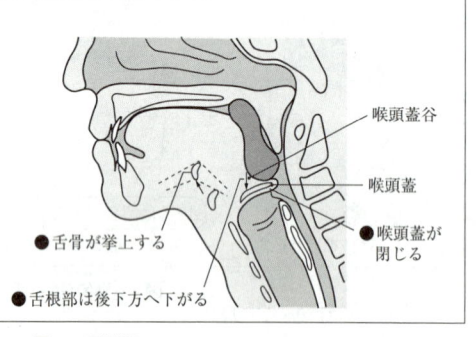

- 喉頭蓋谷
- 喉頭蓋
- 舌骨が挙上する
- 喉頭蓋が閉じる
- 舌根部は後下方へ下がる

図6　咽頭期

(才藤栄一, ほか：摂食・嚥下リハビリテーションマニュアル. JJN スペシャル No. 52, p 21, 医歯薬出版, 東京, 1996 を一部改変)

5) 咽頭期(図6)

　食塊を咽頭から食道へ移送する段階である。口腔期と咽頭期は非常に短い時間で処理され、合わせても約1〜1.5秒程度である。ここでは、咽頭・喉頭などの器官が主に関与し、反射としての嚥下運動であるため、自分の意思でコントロールすることはできない。舌の早い動きで鼻咽腔が閉鎖し、食塊を下咽頭へ押しやることによって、喉頭は上方と前方へと舌骨に引き上げられるように移動し、喉頭蓋が閉まり、声門も閉鎖し、呼吸が止まる(嚥下性無呼吸)。これらの一連の協調運動が食塊の気管への流入や、肺への吸い込みを防いでいる。そのため、ここでも口腔期に引き続き呼吸機能の改善を図っていくことが必要である。

6) 食道期(図7)

　食道入口部にある輪状咽頭筋の弛緩と開大に伴って、食塊が食道に流れ込んで胃まで送り込まれていく段階である。食塊自身のもつ圧力、重力運動、そして、神経系統による食道筋の蠕動運動とともに胃へ送り込まれる。より生理的な食物の消化・吸収において重要なプロセスである。

蠕動運動により食塊を食道から胃へ移送する段階。
● 食塊が嚥下反射誘発部位刺激 ⇒ 上喉頭神経と舌咽神経への伝達 ⇒ 脳幹網様体にある嚥下中枢命令 ⇒ 不随意運動としての嚥下反射

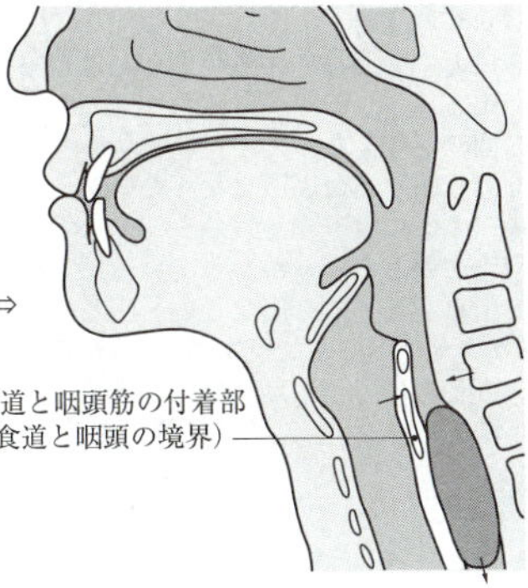

食塊が食道入口へ送り込まれる ⇒
食道の入り口の輪状咽頭筋が収縮 ⇒
食塊が逆流しないように閉鎖する

食道と咽頭筋の付着部
（食道と咽頭の境界）

図7　食道期
(才藤栄一, ほか：摂食・嚥下リハビリテーションマニュアル. JJN スペシャル No. 52, p 22, 医歯薬出版, 東京, 1996 を一部改変)

7）満足感

　食に対する満足感を得られるための要素は多岐にわたっており、個々にとって美味しく食べることが、生命活動の栄養としての質を左右する要件となる。嗜好を勘案したうえで、満足感や安定感が得られるような食の提供に留意することは、摂食・嚥下リハビリテーションを進めていくうえで欠くことのできない要素である。

II. 段階的・包括的な摂食・嚥下リハビリテーションの進め方

■ 摂食・嚥下障害出現の危険信号

　摂食・嚥下障害は疾病罹患だけでなく、廃用症候群、加齢、薬剤との関係、不適切な食事内容、精神面、関係者の観察や技術不足などが複合して影響を及ぼす。**表3**に示すような症状や状態をきたしたら早期に対応する。また、そう

表3 摂食・嚥下障害出現の症状

- 好きな物が食べられなくなった
- 食べる量が減った(残す量が増えた)
- 箸やスプーンを持つ手がぎこちない
- 食べこぼしが増えた
- 食べ物を口の中に溜めている時間が長くなった
- よだれが出る
- ろれつの回りが悪くなった
- よくむせたり咳き込むようになった
- 食べた後口の中に食べ物が残る
- 食べ物や薬がのどにひっかかっている感じが残る
- 咳をして出そうとしても出せない・出しにくくなった
- うがい(ガラガラペー・ブクブクペー)が難しくなった
- 夜寝ているときにしゃっくりや咳が出る
- 痰の量が増えた
- 微熱が続く

ならないための予防策を実行しておくことも大切である。このような危険信号に本人や周囲の関係者が早期に気がつき、適切な対応をすることによって悪化を防ぐだけでなく、機能的改善を図ることが可能な場合も少なくない。脳血管障害などの器質的変化をきたしているのか？ 加齢のみの影響か？ 歯科・口腔的な問題か？ 内科疾患によるものなのか？ 薬剤の影響か？ 食形態や栄養の問題か？ 心理・社会的に食欲の変化をきたしているのか？ 身体的な運動機能低下によるものなのか？ など多岐にわたる原因や誘因の検索と、改善へ向けての対応が必要である。何事も早期発見・早期治療・早期リハビリテーションが基本である。

2 経管栄養から経口摂取へのステップアップ

急性期の段階から全身状態の改善を図り、覚醒レベル、口腔機能、呼吸機能、高次脳機能、セルフケア拡大などの構築をアセスメントし、そのうえで、徐々に経管栄養から経口摂取への拡大をステップアップしていく。図8に、摂食・嚥下障害に対する評価とアプローチのステップアップ、表4に直接訓練(食物摂取)開始基準を示した。なお、この経管栄養からの離脱方法は、相当な医学的管理を必要とする。安易な経口摂取の拡大は生命の危機的状況をきたすことになりかねないため、医師や看護師と綿密な検討をしたうえで、段階的なアプローチのプログラムを立てていくことが重要である。本稿では紙面の制約

III-6. 摂食・嚥下リハビリテーションと食事介助

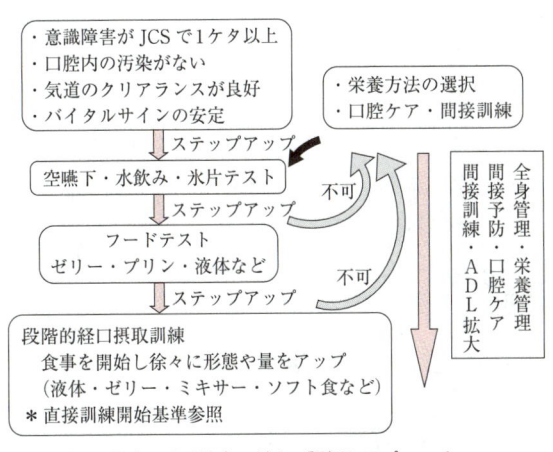

```
・意識障害が JCS で1ケタ以上
・口腔内の汚染がない                  ・栄養方法の選択
・気道のクリアランスが良好            ・口腔ケア・間接訓練
・バイタルサインの安定
        ↓ ステップアップ
  空嚥下・水飲み・氷片テスト    ← 不可
        ↓ ステップアップ                    全間間
  フードテスト                                身接接
  ゼリー・プリン・液体など    ← 不可       管予訓
        ↓ ステップアップ                    理防練
  段階的経口摂取訓練                        ・・・
    食事を開始し徐々に形態や量をアップ      栄口A
    (液体・ゼリー・ミキサー・ソフト食など)  養腔D
  ＊直接訓練開始基準参照                    管ケL
                                            理アラ
                                                大
```

図8　摂食・嚥下障害に対する評価とアプローチ
(小山珠美(監):脳損傷による摂食・嚥下障害経口摂取標準化ガイド.
p 325, 日総研出版, 名古屋, 2005による)

表4　経口摂取の開始基準	表5　食事に関連した援助のポイント
・意識が覚醒する時間帯がある(JCS 1桁かクリア) ・バイタルサインが安定している ・重篤な誤嚥を示す徴候がない ・嚥下反射が起こる ・口腔内衛生が保てる ・気道のクリアランスが良好である ・安定した姿勢が保持できる ・本人・家族が経口摂取への意思をもっている ・リスクについて説明が医師よりなされている	・環境調整(食欲が増す環境、安全な人的環境) ・脳機能の活性化をはかる ・口腔を清潔にして食べる準備運動をする ・呼吸状態を良好にする ・栄養状態を良好にする ・安定した姿勢や体位を工夫する ・食事内容を安全で適切なものにする ・摂食用具を工夫する ・自分で食べられる工夫をする ・食後の口腔や体位を良好にする ・意欲の支持をする

上、開始に際しての概要のみとした。

3 食事の援助

　食事の援助を必要としている人々は、その背景に摂食・嚥下障害だけでなく、運動麻痺・感覚障害・高次脳機能障害・呼吸障害・消化器障害など多岐にわたる障害の合併をもっていることが多い。そのため、他の日常生活動作や健康問題などをアセスメントしたうえで、援助を行っていかなければならない。

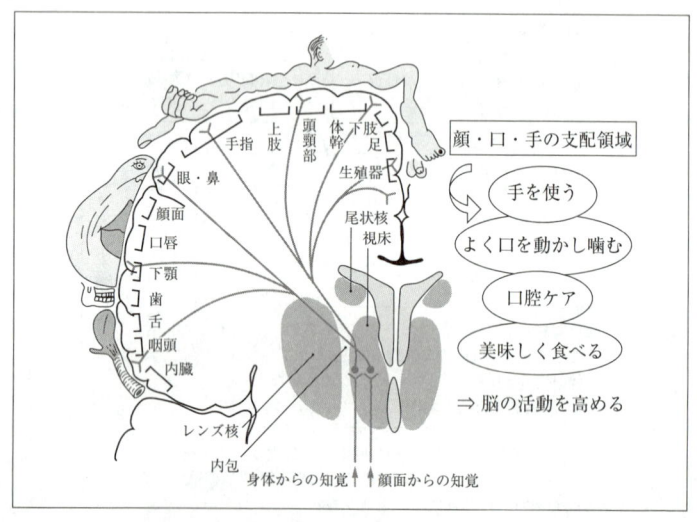

図9 食べること脳との関係
(馬場元毅：絵でみる脳と神経. p 114, 医学書院, 東京, 1991 より一部改変)

食事に関連した援助のポイントを**表5**に示す。

1) 環境調整（食欲が増す環境、安全な人的環境）

物理的環境として、姿勢、いす、テーブル、摂食用具などが挙げられる。美味しく安全に食べるためには、どこで、誰と、どのような姿勢で、何を使って、どんな食べ物を、どのような方法で食べるのか、という摂食に関係する環境的要素を整えていくことが大切である。加えて、この食環境においては、援助者としての人的環境の影響が大きいことも念頭に入れておかなければならない。関係者の知識・技術の未熟さが、対象者の症状を悪化させ、回復過程を遅延させてしまうこともある（「食事介助」の項で後述）。

2) 脳機能の活性化を図る

食べる動作は随意的な運動を引き起こすことのできる脳への最たる刺激伝達系である。そのためには、**図9**に示すように、脳への刺激が広範囲に及ぶような口腔ケア、食物の咀嚼、手の使用、美味しいという満足感をもてるような段階的アプローチが重要となる。舌や軟口蓋には、味を感じる『味覚』といった

Ⅲ-6.摂食・嚥下リハビリテーションと食事介助

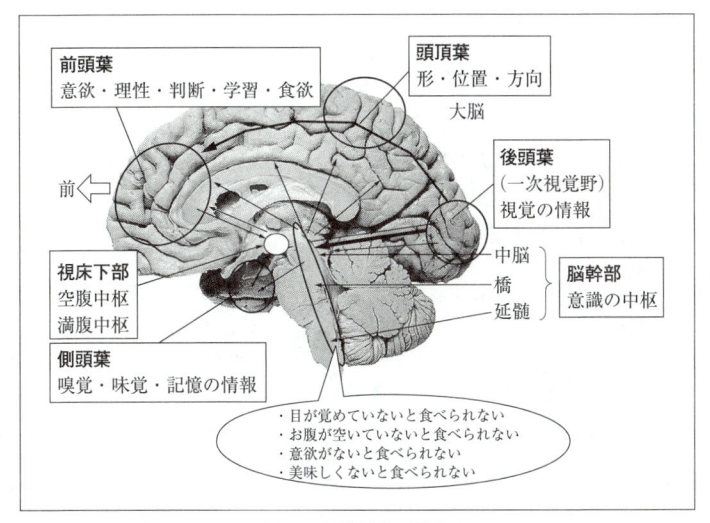

前頭葉
意欲・理性・判断・学習・食欲

頭頂葉
形・位置・方向

大脳

後頭葉
(一次視覚野)
視覚の情報

中脳
橋
延髄

脳幹部
意識の中枢

視床下部
空腹中枢
満腹中枢

側頭葉
嗅覚・味覚・記憶の情報

・目が覚めていないと食べられない
・お腹が空いていないと食べられない
・意欲がないと食べられない
・美味しくないと食べられない

図10 摂食機能の調整

特殊な感覚もあり、その感度や精度は高く、皮膚の比ではない。口腔内刺激は有力な脳の賦活系の要素である。**図10**は、飲食物による視覚、嗅覚、味覚情報などが大脳皮質や、脳幹の上行性網様体賦活系に伝わり、複雑に整理・統合されるという関連図である。**図11**には、食物の咀嚼によって、口腔内にある味蕾細胞を活性化し、その情報が大脳皮質や脳幹部へ伝わり、さまざまな認知機能への刺激を誘導し、統合された情報のもとに食欲を増していく過程を示した。目・口・手・呼吸・姿勢のバランスを良好に統合し、脳機能を高めるような援助を心がける。

3) 口腔を清潔にして食べる準備運動をする

口腔ケアで重要な点は、分泌物を除去したうえでの機械的清掃や粘膜ケアと、爽快感を得て食欲が出るような口へと変化させていくということである。加えて、口腔ケアに口腔リハビリという視点をセットメニューにした間接訓練を十分に行い、生活者としての嚥下機能を高め経口摂取が可能になるような口腔内をつくり出すことが、摂食・嚥下リハビリテーションにおいては重要である。**図12**のように、摂食前の準備運動としてリラクゼーションを図りながら行う嚥下体操を取り入れることが望ましい。

133

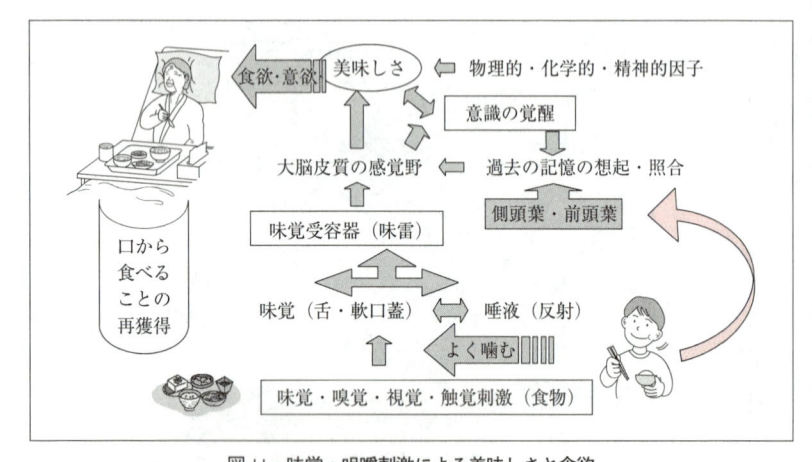

図11 味覚・咀嚼刺激による美味しさと食欲
(小山珠美(監):脳損傷による摂食・嚥下障害経口摂取標準化ガイド. p37, 日総研出版, 名古屋, 2005による)

摂食前の口腔ケアで重要な点は、口腔内の汚染を除去すること、唾液の分泌を良好にすること、口腔周囲筋群の動きの準備運動をすることである。そのうえで姿勢を整え、これから食べるという認知面での準備が整わなければ安全に食べられない。この際の口腔内感覚への刺激は、唾液分泌を促し、食塊形成を助けることにつながる。

なお、口腔ケアの際に特に注意したいことは、頸部が後屈(頸が上を向く)しないよう、前屈姿勢で行うということである。ケア時の汚水が咽頭に浸入し、嚥下反射を誘発しやすくなり、誤嚥を引き起こす原因にもなる。

また、覚醒が不良で認知機能が低下しているような場合は、口腔や顔面のリハビリによる感覚刺激が大脳皮質への刺激となる。これは、覚醒レベルを上げるだけでなく、記憶情報を想起できることで摂食動作の再獲得に有効となる。**図13**は口腔、舌、顔面のマッサージ・ストレッチである。

4) 呼吸状態を良好にする

食事摂取時には、食べることに対しての緊張が増し、呼吸も浅く、速くなりやすい。そのため、途中で呼吸状態を確認し、呼吸リズムが変化したら少し休憩する。また、頸部や胸郭の緊張が増した場合には、深呼吸や胸郭を拡げる動きが必要になる。さらに摂食・嚥下障害者は、口腔・咽頭の感覚障害があり、

Ⅲ-6.摂食・嚥下リハビリテーションと食事介助

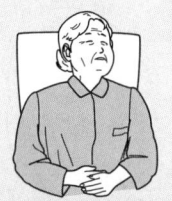

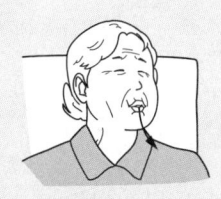

①ゆったりと腰を掛けて深呼吸をする。まず鼻から息を吸い込んで口からゆっくり吐く。手をお腹に当てておき、吸うときはお腹が膨らむようにし、吐くときにお腹がへこむようにする。また吐くときは口を少しすぼめてローソクの火を消すようにする(口すぼめ呼吸)。ゆっくり深呼吸を数回繰り返したら次に移る。

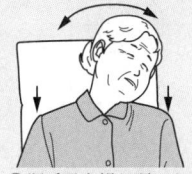

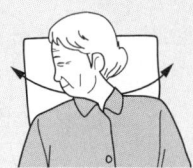

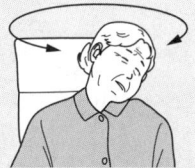

②深呼吸を繰り返しながら、ゆっくりと首の運動をする。まず首を左右に傾ける。次に横に向く。そして大きく回す。

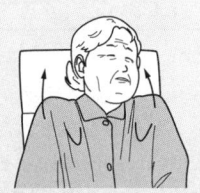

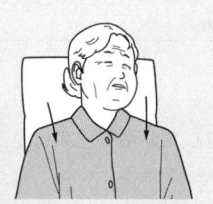

③肩の運動。両肩をすぼめるようにしてから、すっと力を抜く。

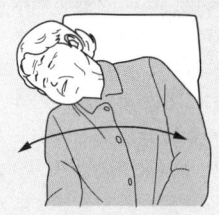

④力を抜いて、上体をゆっくり左右に倒す。

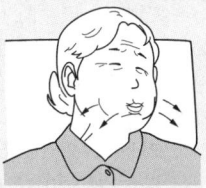

⑤口を閉じたままほっぺたを膨らましたりゆるめたりする(2〜3回)。

図12 嚥下体操

(藤島一郎:口から食べる嚥下障害Q & A. p 174-176. 中央法規出版, 東京, 1998 より一部改変)

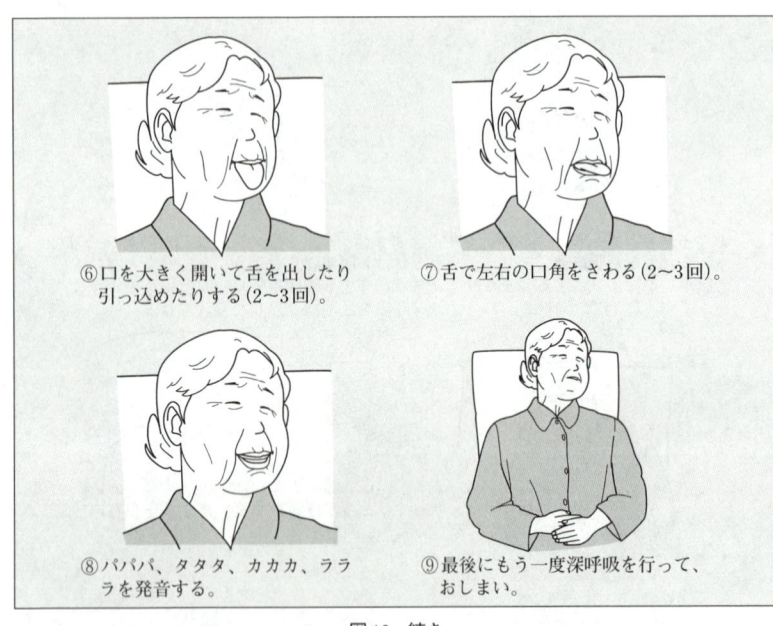

⑥口を大きく開いて舌を出したり引っ込めたりする(2〜3回)。

⑦舌で左右の口角をさわる(2〜3回)。

⑧パパパ、タタタ、カカカ、ラララを発音する。

⑨最後にもう一度深呼吸を行って、おしまい。

図12 続き

飲食物が残留していても違和感を訴えないことがある。そのため、咽頭の食物残留による誤嚥防止のために、食事摂取後には口腔内清掃とともに咳を誘発する必要がある。自力での咳が弱い場合には呼気アシスト(息を吐く)によって咳嗽反射を強化する。可能であれば、**図14**のような経皮的動脈血酸素飽和度測定(サチュレーションモニター)を実施し、摂食前・摂食中・摂食後の値の変化を観察する。なお、経口摂取の量が徐々に増えていくに従い、味覚刺激や咀嚼運動による分泌機能への刺激が高まり唾液の量も増えてくるため、当然だが、気管からの分泌物も一時的には増加する。必要に応じて適宜分泌物を吸引したり、自力喀出を促し、深呼吸などで呼吸状態を整えるなどの気道のクリアランスにも留意しなければならない。摂食中の活動と休息のバランスをとりながら、くれぐれも無理をしないことが肝要である。

5) 安定した姿勢や体位を工夫する

ベッド上では、リクライニングの角度が高くなればなるほど安定した姿勢保

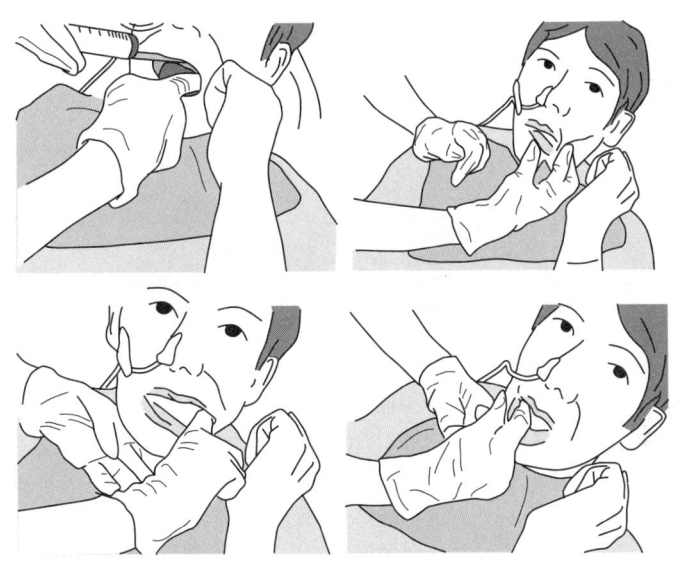

III-6. 摂食・嚥下リハビリテーションと食事介助

図13 口腔・顔面、舌、口腔周囲筋群へのマッサージとストレッチ

持が困難になる。これを少しでも防ぐためには、①ベッドの曲がる位置に骨盤を合わせて座ること、②下肢は伸ばしたままでなく、膝下に枕などを入れて軽く膝を曲げること、③足底部の安定、などが必要である。車いす乗車の場合は座面に深く座ることが重要である。特に、臀部(骨盤)が背もたれに隙き間なく接するようにする。座り方が浅いと前方へ滑る(ずっこける)原因になる。上半身の座

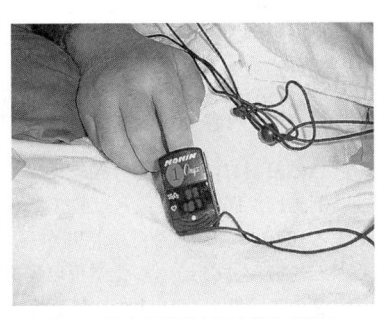

図14 経皮的動脈血酸素飽和度測定

位バランスが不良で、前方へ滑り落ちてしまいがちな場合は、背部や臀部に滑り止めのシートを敷いたり、バスタオルなどで空間をつくらないような工夫が大切である。また、車いすは後方(背部)に背もたれがあるために、不安定な動

137

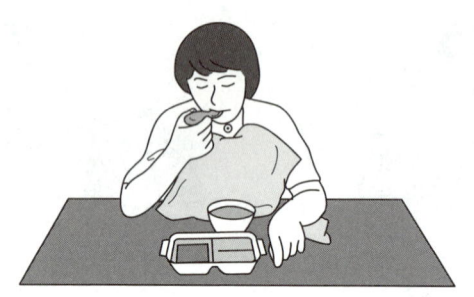

図15 摂食動作のアシストと安定したテーブルの設置

きは前方になる。運動麻痺や、脊椎・頸椎に障害がある人にとっては安定した座位を保持することが、特に身体の前面で問題となりがちである。体幹が前方へ倒れることを防止するために、テーブルの使用（図15）やベルトの固定が必要な場合もある。加えて、頸部の支持性が不良な場合は、頸部が伸展し、気道が開いた状態となり、誤嚥を引き起こしやすくなる。そのため、必ず頸部前屈位を厳守する。頸部の安定を図るためには、肩・頸部・頭部全体に空間をつくらないクッション性があり、なおかつ安定した固定ができるような枕やバスタオルなどを利用したポジショニングが大切である（図16-a～c）。

食物の咀嚼・嚥下にかかわる諸筋肉がスムーズに働くためには、全身の安定した姿勢が重要である。

6）食事内容を安全で適切なものにする

食品の材料による形態の相違や、食事中の時間的変化にも注意が必要である。例えば、同じペーストの形態でも材料の水分含有量などによって固さが変化する（図17）。お粥も食事時間が長くなると、唾液中のアミラーゼが粥のでんぷんを分解するという化学反応を起こして水分が多くなる（図18）。ゼリーも室温に長時間おかれたままだと解けてしまう。水分でむせるために食形態を調整しているにもかかわらず、援助者の知識不足によりこのような変化をきたしてしまうことで、対象者の食べる能力を低下させてしまうことにもなりかねないので、細心の注意が必要である。さらに、食品の調理方法も重要事項で、対象者の摂食・嚥下能力を加味したうえで、さらなる咀嚼力を高めていけるような調理方法に留意したい。特に、口腔内の乾燥や義歯の不適合により、咀嚼・嚥下能力が低下している場合の安易なキザミ食は誤嚥や窒息を引き起こし

III-6.摂食・嚥下リハビリテーションと食事介助

頸部前屈位
膝の屈曲
骨盤の安定

図16-a　ベッド上でのリクライニング姿勢

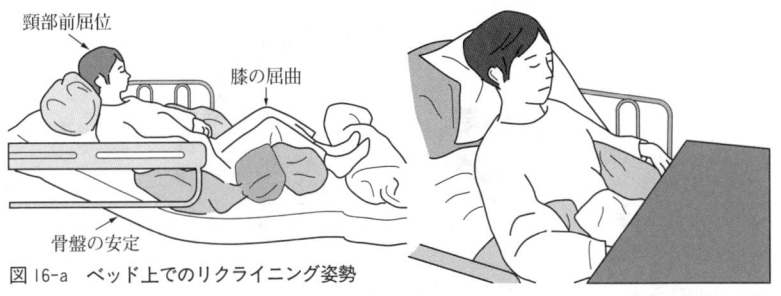

図16-b　ベッド上での上肢の安定を図る姿勢

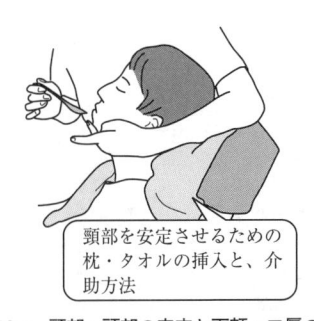

頸部を安定させるための枕・タオルの挿入と、介助方法

図16-c　頸部・頭部の安定と下顎・口唇のアシスト

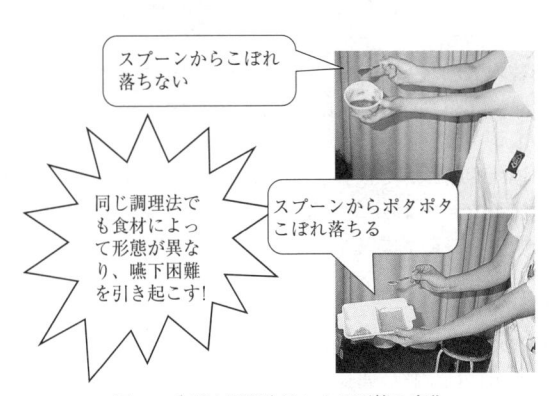

スプーンからこぼれ落ちない

同じ調理法でも食材によって形態が異なり、嚥下困難を引き起こす！

スプーンからポタポタこぼれ落ちる

図17　食材や調理方法による形態の変化
(小山珠美(監)：脳損傷による摂食・嚥下障害経口摂取標準化ガイド. p148, 日総研出版, 名古屋, 2005による)

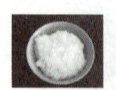

30分後

全粥の経時変化

小分けの皿

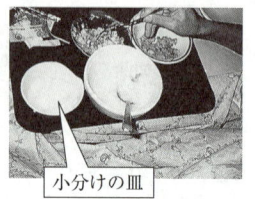

粥を小分けの皿に移し、全体が水様化するのを防ぐ

図18　不適切な食形態や内容
食事時間が長くなると唾液中のアミラーゼが粥の澱粉を分解し水分が多くなる(ゼリー・粥は要注意⇒むせ)

やすいため要注意である。

7) 摂食用具を工夫する

　安全で自立した摂食動作を拡大していくためには、摂食用具、容器などの障害に応じた個別的調整が必要となる。状況に応じた箸、スプーン、フォーク、コップ、皿、滑り止めマットなどである。また、安定した上肢の機能を発揮できるためには、肘関節がゆったりと接地できるような適度なテーブルも欠かせない。テーブルの大きさに余裕がないと、肘関節の安定が不良となり食品の選択が自由にできず、食べこぼしや誤嚥、摂取時間の延長、摂取量の低下などの原因になることもある。

　なお、脳血管障害などの片麻痺により、利き手交換が必要な場合でも、箸・スプーン・フォークなど食形態に応じた使用がバラエティーにできるよう用具の導入を図るトレーニングをし、麻痺側の上肢もテーブルの上に乗せ、茶碗を支えるなどの補助的動作ができるようにする。麻痺が不完全であれば、その機能を最大限に使用できるように肘関節や手関節のみを支えてアシストし、できるだけ両手を使用するように働きかける(図15・19)。

8) 自分で食べられる工夫をする

　首・肩・胸部・腹部などの抗重力筋を使用し、安全で安定した姿勢を保ち、運動を続けるためには、脳の運動野で立てられたプランが小脳で臨機応変に修正を繰り返されることが必要である。また、脳の神経細胞は、酸素やブドウ糖などの栄養素だけでなく、手足の筋肉の運動による活動電位による刺激が与え

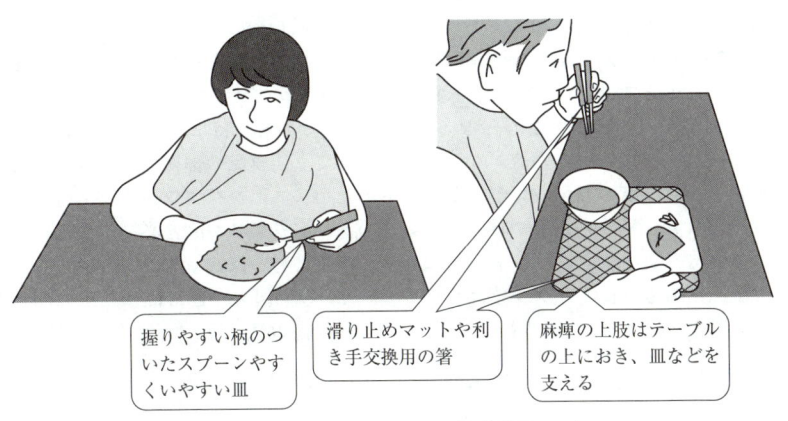

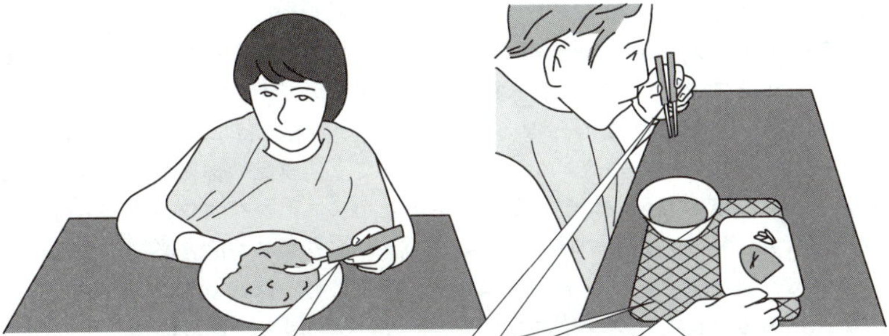

Ⅲ-6.摂食・嚥下リハビリテーションと食事介助

- 握りやすい柄のついたスプーンやすくいやすい皿
- 滑り止めマットや利き手交換用の箸
- 麻痺の上肢はテーブルの上におき、皿などを支える

図19　セルフケア拡大のための摂食用具の工夫

られて十分に機能する。脳が刺激を受けるためには、安定した姿勢を保持しながら、自分で食べる動作ができるように援助していくことが肝要である。できるだけ食べこぼしが少なくなるような用具や食器の検討と併行して、摂食・嚥下機能や摂食動作の改善が図れるためのアプローチを行う。流涎、食べこぼしによるエプロンの使用、咀嚼や送り込みの機能が低下していることに関連した摂食時間の延長などがある場合は、舌・口唇・頬などのマッサージやストレッチによる抵抗運動や筋力の強化を図る。また、深呼吸や胸郭を拡げる肩関節の運動、ブローイング(コップに入った水をストローでブクブクと吹く)などで呼吸と嚥下のバランスをとるなどの基礎訓練を併行して行うことも重要である。そのことで、人間としての自尊感情を高め、食に関連したQOL向上へと発展できる。食べこぼしがなく、いろいろな食事を美味しく食べられるようになることは、外出時に家族や友人と楽しく食事できるような主体的活動や社会参加の拡大につながる。

9) 食後の口腔や体位を良好にする

　口腔ケアが自立できているようにみえても、口の中を観察すると食物残渣が歯や歯茎に付着していたり、義歯の手入れが不良だったりすることがよくある。本人自身はそのことに気づかなかったり、面倒なこととしか捉えられていない場合もある。しかし、このことは摂食後や臥床後の咽頭残留物による喉頭

侵入により誤嚥を引き起こすトリガーとなる。摂食後のケアで重要な点は、目で観察しにくい頬と歯茎の間、硬口蓋、咽頭、奥舌などの粘膜から食物残渣を除去することである。加えて、義歯の洗浄が不十分であることも、口腔内汚染から感染を引き起こす原因となるので要注意である。特に、脳損傷者の場合は、一見、直接の食物残渣がないようにみえても、食品の細かな残渣や唾液と混合した粘稠度の高い成分が残留しがちのため、スポンジブラシなどで確実に軟口蓋（のどの奥の方）まで除去し、気道のクリアランスを図る必要がある。そのうえで、食後すぐにベッドへ臥床せず、座位姿勢を保持しておく。やむを得ず臥床する場合は、リクライニングを30～45°以上保ち、さらに頸部が前屈した姿勢を1～2時間は保持しておくようにする（図20）。

10）意欲の支持をする

食事のときの過度な介助は、自分のペースで美味しく食べる楽しみを低下させてしまうことにもなる。また、施設で療養している場合は、集団給食による個人的嗜好についての配慮が難しい場合もあるが、嫌いなもの、苦手なもの、美味しくないものを無理強いしないことが重要である。人間が食するということは自尊心を伴う。加えて、摂食機能の拡大を図るプロセスでは、本人や家族の努力に対するねぎらいの態度を行動に示し、頑張っていることの感動を分かち合うことも、対象者・関係者双方のモチベーションを高めることにつなが

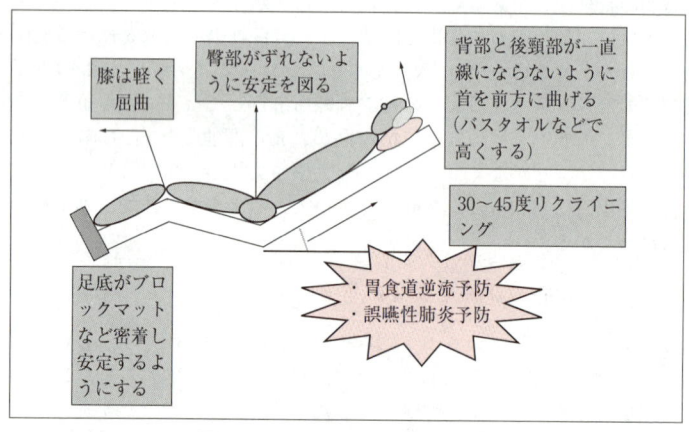

図20 リクライニング姿勢の注意点

る。さらに、嗜好や精神面などを支持したうえで、食品の種類、量、形態などを本人と一緒に選別できる環境を提供することも有効である。選択メニューなどを提示して、自分の意思で選ぶことができると、自己決定に添った食欲増進となる。

III. 食事介助

食事介助は対象者の摂食・嚥下障害、高次脳機能障害、運動機能障害などのセルフケア能力に応じた方法で援助する。その際、留意しなければいけないことは全面的な介助に留まらず、より安全で自立度を高めていく方法を吟味することである。**表6**は不適切と思われる対応である。安全と自立の双方の視点から食事介助は進めていくようにしたい。

以下に主な介助方法について紹介する。

1 リラックスできる食環境の準備

安心してリラックスできる物理的人的環境を設定する。前述したように、リラクゼーションを図ったうえで覚醒、口腔ケア、気道のクリアランス、安定した姿勢、摂食用具の準備を丁寧に行う。また、このとき大切なことは介助する人もゆっくりとした対応ができる時間帯や、疲れない姿勢で援助することである。

表6 不適切な人的食事環境

- 口腔内や覚醒が不良なままの食事提供
- 気道のクリアランスが不良なままの食事開始
- 頸部が後屈しているのに食べさせ続けて疲労させる・むせさせる
- 疲労が強く姿勢の保持ができなくても食べさせ続ける
- むせや窒息による呼吸が不安定なときに水を与える
- 全粥がお茶漬け状態になっているのに"むせる"と評価する
- 水分が少なく、パサパサした食事を提供しているのに"むせる"と評価する
- 口腔内に食物があり、嚥下しようとしているときに話しかける
- 内服薬の散薬を"ふりかけ"のように食物全体にかけてしまう
- 錠剤を一度に口の中に入れ、頸部が後屈した状態で水を飲ませてむせさせる
- 内服のあと十分な水分を与えず、咽頭内に薬剤が残留していることに気づかない
- 食後(経管栄養終了後)すぐに仰臥位でベッド臥床させてしまう

2 認知機能を高める

食物を目でみて、匂いを嗅いで、どんな食材でできているのか？ どのように順序立てて食べていくのか？ など、双方が認識し合って食事を進めていく。摂食前に簡単な会話を取り入れることで、食事場面での良好なコミュニケーションの発展やリラックスとなる。食事途中でも、次に食べるものを言語や指で示し、自分の意思を表出できるような安心した環境を提供する。特に、ベッド臥床で摂食している場合は、視線が壁や天井を向きがちとなり、視覚情報が入っていかない。突然食べものが介助者によって口元へ運ばれてくることになるため、お膳の内容がわかるような視覚・嗅覚・触覚・聴覚情報を提供できるような姿勢やコミュニケーションに留意することが大切である。

3 自分で選択できる

自分の意思で食物を選択して摂取できるよう配慮する。食材や調理方法についても、できる限りニーズにあった方法を取り入れていくと食欲増進となり、美味しさが増す要素になる。通常の米飯が、目先を変えてちょっとしたおにぎりになったり、一口大のお寿司に変身したりすることで、食欲が増し楽しい食事になることもある。

4 誤嚥や窒息を予防する

誤嚥は咽頭期のみの問題だけでなく、認知期(先行期)、準備期、口腔期の障害でも容易に起こる。また、姿勢や呼吸とも密接に関係し、何よりも不適切な食事形態や介助によって誘発される。詳細は後述のリスク管理で述べる。

5 摂食機能を高める

1) 食べ物を口まで運ぶことが困難な場合(図15)

上肢機能の障害により皿から食べ物をすくい、口元までスムーズにもっていけない場合は、食べこぼしや流涎が増える。そして、口へ運ぶ動作を補うために姿勢も前屈位となり、送り込みが一層不良で疲労が増すといった悪循環の原

因となる。そのため、食器が滑らないように配置された食器の下に滑り止めマットを敷く、食器を深いものから浅いものへ変更する。皿のすくう側面の縁を鋭角にやや深くしたものを利用するという方法が有効である。また、上肢の安定を図るためにも、肘関節が安定し、前腕と手の動きがスムーズにいくような広いテーブルを設置することが望ましい。そのことで、手の回内・回外運動がスムーズとなり、摂食動作の拡大につながる。加えて、徐々に食品の形態によって介助する側も箸・スプーン・フォークなどの摂食用具を柔軟に変更する。最初は全面的な介助から始め、徐々に対象者の肩・肘・手をアシストして関節の動きがスムーズにいくように一部介助へと変更していく。当然のことながら、疲労度を勘案して、適度な時間での摂取ができるような介助の配分も考慮する。

2) 食物の捕食が不良な場合（図21）

口唇閉鎖が不良で食物の取り込みが不十分な場合は、介助者の手を上下口唇に軽く当て、食べ物を取り込めるように補助する。その際スプーンは、小さめのもの（ティースプーンなどでスプーンホールが浅いもの）を使用する。1口量が多過ぎることで、口角からこぼれ落ちる原因になる。また、嚥下困難な場合は、1回で嚥下できる量が限られているため、1口量が多過ぎることで咽頭に残留した食物が喉頭に侵入したり、鼻咽腔へ流入し誤嚥を引き起こすことになる。食事中の鼻水は要注意である。また、捕食時は、食べ物を舌の中央（もしくは非麻酔側）にのせ、スプーンやフォークを上口唇で滑らせるようにしてゆっくりとやや上に向けて引き出すようにする。

3) 送り込みが不良な場合（図21）

口唇閉鎖や舌の動きが重度に障害されている場合は、嚥下反射を誘発するために、より咽頭近くの奥舌に食物をのせるようにする。リクライニングによる頸部をやや後屈した姿勢をとり、重力を利用したうえで、舌の上を咽頭に向かって滑り込ませる方法である。ここで注意しなければいけないことは、「ごっくん」という飲み込みの瞬間には、頸部を後屈させたままではなく、即座に前傾した姿勢をとれるよう後頭部と顎を援助者の両手で位置を変えることである（頷き嚥下の指導）。また、左右どちらかの舌に運動麻痺がある場合は（通常は身体の麻痺側と同側に舌下神経麻痺が生じる）、麻痺のない方に食べ物をのせて送り込みを助ける。いずれも、口唇の閉鎖や舌の動きが不良であるため、他動的に閉鎖したり、舌をスプーンなどで押すといった感覚刺激や運動刺激を加

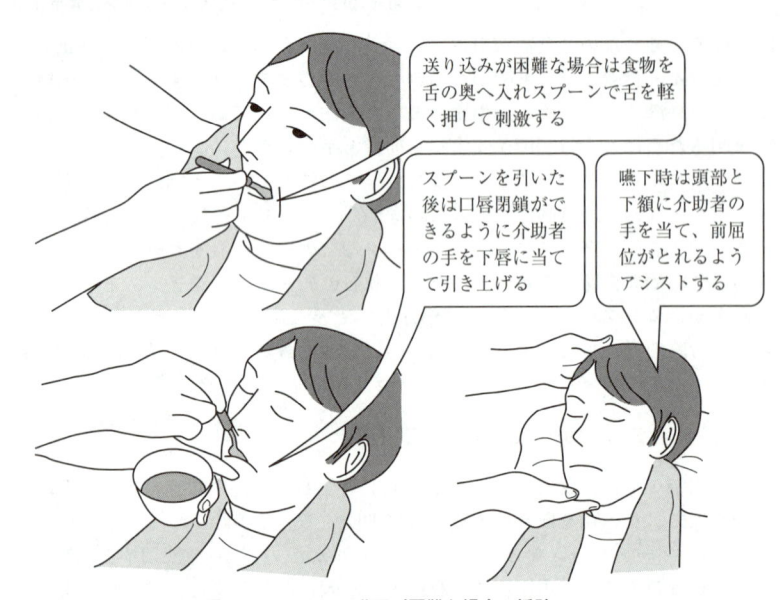

図21　送り込み・嚥下が困難な場合の援助

えながら、対象者自身のもち備えている随意運動能力を引き出すようなアシストが必要である。

4）むせがある場合

　嚥下の意識化を誘導する。「これから飲み込む！」という意識を高めることによって注意の集中が増すためである。その際、唇をしっかり閉じること、唇を閉じてよく噛むということも合わせて指導する。また、送り込みがやさしい食物と、難しいものを交互に入れるなどの工夫も必要である。特に、水分の少ないパサパサしたものは、むせを誘発するので注意が必要である。なお、トロミをつけたからといって決して安心はできない。トロミ剤はでんぷんが主原料のものが多く、口腔内では唾液に解け、すぐに液状化し食物より先に嚥下してしまう。つまり、口の中に残ったものは水分の少ないパサパサした食品であるということを認識しておく必要がある。加えて、細かく刻んだキザミ食は、口腔内への取り込みの際に、こぼれやすく食べこぼしの原因ともなる。また、食

塊形成を困難にするため、むせや誤嚥を誘発しやすいという側面をもっている。そのため、その人の摂食・嚥下機能に応じたうえで、さらなる能力を引き出せるよう調理方法を工夫していくことが大切である。むせているときには、呼吸が整うまで、決して次の飲食物を口に入れないように注意する。

6 摂食中の会話は慎重にする

　口の中に食べ物が入っているときに話しかけることは、誤嚥を引き起こす要因になるので注意したい。話すということは、呼吸では呼気（息を吐く）の連続である。この呼気を行うためには、吸気（息を吸う）により、一定の量の空気が肺の中にあることが必要である。呼吸と嚥下は咽頭で同時に処理されている。食べ物を飲み込もうとしたときに、相手の問いかけに応えようとして声を出すということは、食べ物が呼吸経路としての喉頭内に侵入してしまいやすく、むせを引き起こし、誤嚥を誘発する原因ともなる。口の中に食物が入っているときに会話をしてはいけない。

7 援助者の位置関係や姿勢に注意する

　開始時に対象者の姿勢を整え、頸部が前屈していたとしても、いざ食べようとして口を開けたときに、援助者を見上げなければいけないとしたらどのような姿勢へと変化するだろうか？　安定した姿勢で食べられるよう、介助を受ける側と、する側双方の動作、姿勢、位置関係も注意しなければならない。
　表7、8に食事援助時の注意点、食後の注意点を列挙した。

8 内服時のむせや誤嚥に注意する

　疾病の重複により、多くの要介護者は多数の薬を服用している。中には、食後服用する薬が10種類以上もあり、そこに散薬と錠剤が合わさっていることは稀ではない。この内服により食欲低下をきたしやすく、不適切な服用により誤嚥を引き起こすことにもなる。そのため、与薬方法を関係者と検討し、重複している薬剤を整理したうえで、最低限に必要なものに絞り込むようにしなければならない。表9に服薬の援助方法を示した。

表7 食事援助時の注意点

- 摂食前に必要時、全身のリラクゼーション、マッサージ、ストレッチなどを行う
- 摂食・嚥下障害の種類と程度に応じた間接訓練を行う
- 口腔内が清潔であるかを確認し、分泌物の貯留や残渣物があれば口腔ケアを行う
- 安定した姿勢へと整える
- 頭部、頸部、腰部、臀部のみならず、上肢の肘関節や足底の位置が安定できるよう椅子、テーブル、枕などを必要時利用する
- 対象者の摂食・嚥下能力に合致した食形態や量であるか確認する
- 適切な摂食用具を選別する
- 介助を受ける側と、する側の姿勢や位置関係が良好であるか確認する(介助者を見上げない位置)
- ゆっくりと落ち着いた雰囲気でリラックスして食事ができるような環境設定をする
- 食品を視覚で確認してもらい、食べにくいものや食べられないものがないか確認する
- 口腔内が乾燥している場合は、適度な水分で潤す
- 本人と何から食べるか確認して、一方的な介助にならないようにする
- できるだけ咀嚼・嚥下しやすいものから開始する
- 対象者に応じた一口量を厳守する(必要時一口ずつ手を添える)
- 口唇閉鎖が不十分な場合は、介助者の手を軽く下唇に当て、口を閉じて補食・咀嚼ができるようアシストする
- 飲み込んだことを確認してから次の一口を入れる
- できるだけ口に入る食品を視覚で確認してもらう(困難な場合は口頭で伝える)
- 飲み込みやすいものと飲み込みにくいものを交互に食べられるよう配分する(交互嚥下)
- 食塊形成が困難なパサパサした食品の場合は、とろみをつけたり、他の食品と混ぜるなどの工夫をする
- 途中で水分補給をする
- 咀嚼を促す
- 途中疲労で頸部が後屈しないように注意する(必要時姿勢を調整する)
- 食品の化学反応や形態の変化に注意する(粥が唾液と混合し、水分が多くなりむせやすくなる)
- ペーシング障害(詰め込み)がある場合は、一口量や動作に留意して手を添えた動作訓練を繰り返し行う
- 摂食動作ができるようなアシスト(本人の力を発揮できるような援助)に留意する
- 可能な限り自分で食べられるように手を添えたり、食物をすくったりしながらできない部分を介助していく
- 摂食中の疲労感や姿勢の変化に注意しながら介助したり、姿勢を正すようにする
- 会話は口の中に食べ物が入っていないときに行う
- 徐々にできる部分を増やしていくようなセルフケアの拡大を留意する

IV. リスク管理

　加齢による摂食・嚥下機能の低下や、脳機能障害などの合併症が重度な場合は、誤嚥性肺炎や窒息につながることが予測される。図22には摂食・嚥下障害における全身状態悪化の悪循環を示した。この障害は外からみえにくく、窒

Ⅲ-6. 摂食・嚥下リハビリテーションと食事介助

表8 食後の注意点

- 口の中に食べ物や薬が残らないように最後はお茶などで十分きれいにする
- お茶でむせる場合は少量のとろみをつける
- 食後歯や歯茎にはさまった食べ物は、頬を膨らましながら、舌を使って取り除いたり、お茶を含んで口をゆすいだりするよう指導する(特に部分義歯は要注意!)
- 食後の歯磨きを丁寧に行う(歯・舌・歯茎など歯ブラシだけでなく、舌ブラシ・スポンジブラシ・クルリーナブラシ・デンタルフロスなどを利用するとよい)
- ベッド臥床している人もできるだけ座位で口腔ケアを行う
- 座って口腔ケアができない場合は、頭を前屈位、顔を横向きとしスポンジブラシや軟らかいガーゼで確実に取り出す(麻痺側の口の中は特に残りやすいので注意する!)
- 食事中にむせたり咳が出る人は口腔ケアの前後にもう一度(エヘーン!)咳をする(喉に残っている感覚がなくても残っている場合がある)
- 食べた後すぐにベッド臥床しない
- やむを得ず臥床する場合は、最低1〜2時間は頸部(頭部)が伸展しないよう前屈姿勢をとり、リクライニングは30°程度上げた姿勢を維持しておく
- むせやすい人や胃食道逆流のリスクが高い人は夜間の睡眠時もリクライニングを30°程度は上げた状態を維持する(不顕性誤嚥が怖い!)

表9 内服時の注意点!

- 薬を飲むとき、粉や錠剤がのどに残らないような工夫をする
- 粉薬をご飯やおかずにふりかけない(粉がむせを引き起こす!)
- ヨーグルト・ゼリー・とろみ・少量のお茶などを利用する
- 錠剤を一度に何錠も飲ませない(窒息やむせを引き起こす!)
- できれば食事の途中で服用する(薬の粉が食後残っていることがあるため注意!)
- 粉薬と錠剤を一緒に飲まない(むせを引き起こす)
- 上を向いたままで薬と液体(水など)を一度に入れない(誤嚥を引き起こす)
- 飲み込みにくい薬の形態や量については医師・薬剤師に相談する

息・肺炎・低栄養・脱水などの生命にかかわるようなリスクを抱えながら援助を進める場合も少なくない。しかし、危険があるから経口摂取へのアプローチを諦めるのではなく、危険を知ってどのようにすれば安全に援助できるかを考えることが大切である。また、何か起きたときにどう対処するのかを予測し計画を立てておくことが、起こった事態を最小限に食い止めることにつながる。

1 むせ

摂食・嚥下障害では「むせ」を重要な指標にしているが、必ずしも誤嚥しているわけではない。「むせ」とは、飲食物一部が喉頭に侵入しようとした際に起こる生体の防御反応である。呼吸と嚥下のタイミングの不良、嚥下運動の機

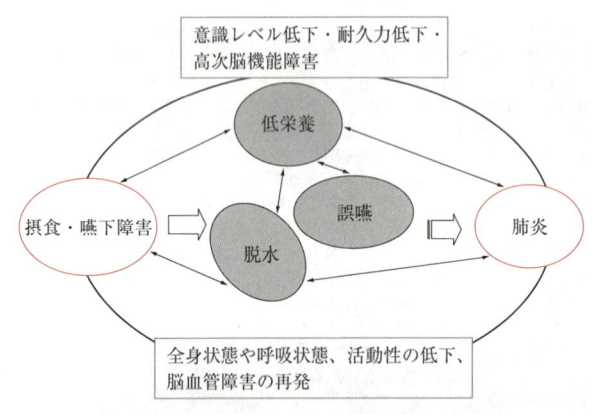

図22 摂食・嚥下障害における全身状態悪化の悪循環
(小山珠美(監):脳損傷による摂食嚥下障害経口摂取標準化ガイド. p130, 日総研出版, 名古屋, 2005による)

能低下、食物の咽頭付着などによって出現する。これは機能的な障害だけでなく、不快なものが口に入ったり、姿勢が悪かったり、介助をする人の技術が未熟だったりとさまざまな要因で発生する。むせるということは"飲み込みに注意しなさい！"というサインを送っていることでもある。一方、高齢者や中枢神経損傷の程度によっては、このむせの感度が鈍くなっている人もいる。むせがないとつい安心し、誤嚥を招いている場合でもそのことに気づくのが遅れてしまいがちである。これは、不顕性誤嚥(サイレントアスピレーション)といって、外観からも非常にわかりにくく、むせない誤嚥としての怖い病態である。そのため、摂食時の姿勢、呼吸の変化(特に夜間の咳)などを綿密に観察したうえで、口腔・咽頭などに食物が残留しないような口腔ケアに留意する。また、食後すぐにベッド臥床しない。やむを得ず臥床する場合や夜間の体位は、上半身をやや上げて顎を引いた頸部前屈姿勢でのリクライニング姿勢を保持するなどの注意が必要である。**表10**はむせや咳が出現した場合の注意点である。

III-6.摂食・嚥下リハビリテーションと食事介助

表10　むせや咳が出たときの注意点

- むせかけたら上を向かないでできるだけ下を向く(気管に入りかかっている食べ物が入口が広がることで入りやすくなってしまうため)
- 空気を吸わず、息を大きく強く吐く
- 前かがみの姿勢で大きな咳をする
- 咳がおさまり呼吸が安定するまで口の中には何も入れない
- 咳がおさまったら深呼吸を3〜5回くらいして呼吸を整える
- 咳がおさまったら水分を多く含んだものを少量ゆっくりよく噛んで食べる
- 気管に入りかかった食物がなかなかでないときは、前かがみになってもらい息を吐くタイミングに合わせて介助者が背中を4〜5回たたく(手はこぶしにしない)
- 喉に詰まって呼吸が苦しいときは口を大きく開け介助者の手でかき出す
- いざというときのために吸引器を準備しておく

2 胃・食道逆流

胃・食道逆流とは、胃の噴門部の収縮機能が低下していることによって胃内容物が食道へ逆流してしまう状態のことである。胃液と食物が混合し酸化された胃内容物が咽頭から喉頭へ侵入して誤嚥を引き起こすと、非常に危険な誤嚥性肺炎になる。特に表11のような状況下では胃・食道逆流を引き起こしやすくなるため、十分な注意が必要である。最も注意しなけ

表11　胃・食道逆流を引き起こしやすい状況

- 嘔吐や嘔気
- 治療よる副作用
- 治療や活動制限によるストレス
- 気道からの分泌物
- 咳き込み
- 吃逆(しゃっくり)
- てんかん発作
- 全身の筋緊張
- 便秘や下痢
- 胃切除の既往
- 臥床時の水平位や頸部後屈位

ればいけないのは嘔吐・嘔気(吐き気)である。この症状がある場合は、嘔吐反射により胃の内圧が高くなっているため容易に逆流が起こり、誤嚥を引き起こしやすくなる。

また、気道からの分泌物が多く、咳き込みが多い場合や、吃逆(しゃっくり)、下痢、てんかん発作、全身の筋緊張なども誘因となる。このような場合は、腹圧がかかりやすく、容易に食道への逆流をきたしてしまいがちである。さらに胃切除の既往がある場合も要注意である。胃内容の許容量が少ないうえに、幽門部の機能低下や腸蠕動運動の低下と相俟って、内容物の逆流が生じやすくなる。経管栄養剤の注入時はもちろんのこと、夜間の睡眠時も頸部が後屈

しないようなリクライニング姿勢や、気道のクリアランスが大切である。

3 誤嚥

　誤嚥とは、食物や唾液、逆流してきた胃液などの消化管内容物が声門を越え気管に流入することをいう。誤嚥には、むせや咳嗽を伴う顕性誤嚥と、咳嗽を伴わない不顕性誤嚥がある。顕性誤嚥による肺炎は、嘔吐のあとや食事のときに咳き込んだあとに高熱を出し発症する。不顕性誤嚥による肺炎は、汚染された唾液やわずかな口腔・咽頭の分泌物、消化管の内容物などが不顕性に繰り返し誤嚥することで発症する。

　嚥下は呼吸との協調運動で成り立っている。誤嚥は咽頭期の障害によって起こることが多いが、食べ物を詰め込んだり、口腔内での食べ物の保持が不良で一部が咽頭に流入して起こすこともある。そのため、食事場面の観察が重要になる。食べ方や食べる速さ、姿勢なども影響してくる。おしゃべりをしながら集中できずに食べていたり、咀嚼や嚥下が十分でなくてもどんどん食べ物を口に運び詰め込んでしまうことで、誤嚥につながる。誤嚥はそのときだけの問題ではなく、その後に起こる肺炎や窒息によって生命を脅かし、さらにリスク回避のために食べることへの道を閉ざすきっかけになりやすいため、援助する者としては細心の注意を払うべきである。誤嚥が苦痛や不安の因子となり、本人の食べる意欲を削いだり、援助する者との信頼関係を損なうことのないよう、関係者は必要な知識と技術を身につけなければならない。**表 12** は誤嚥性肺炎の主な予防対策である。

4 窒息

　窒息は気道閉塞による急性の高炭素症と、低酸素症が同時に起こることをいう。生命を脅かす一刻を争う事態である。呼吸は荒々しい努力呼吸で血圧と心拍数は急激に上昇し、pH は下がる。徐々に呼吸数が減少し、ついには呼吸が止まり、血圧低下に伴い心拍数も減少する。異物を取り出し、人工呼吸を施さない限りは 5 分前後で心停止という事態に陥るといわれている。そのため、起こってしまったら、まずは早急に異物を取り出すことが先決である。窒息は、脳損傷による先行期の問題がトリガーになって引き起こされることが多い。そのため、何よりも本人へ改善を求める指導をすると同時に、リスクとなっている周囲の環境的な因子を取り除いていくこと、いざというときの対処方法につ

表12　誤嚥性肺炎の予防対策

①嘔吐を予防する
・便秘に気をつけ腸の蠕動運動を正常に保つ
・急速な胃内へ注入は避ける
・経管栄養の場合、チューブを伝わっての胃食道逆流の危険があるため、食後1〜2時間は水平臥位にしない(夜間も15〜30度くらいのリクライニング頸部前屈位とする)
②感染の予防
・口腔ケア
③誤嚥しやすい食品の摂取を避ける
・水分が少ない食品、細かく刻んだ食品の摂取を避ける
・嗜好に合わないもの、酸味の強いものなどもむせを誘発し、誤嚥を引き起こしやすいため注意する
④咀嚼力をつける
・咀嚼力を良好にすることで食塊形成が良好となり、咽頭通過時のトラブルが少なくなる
⑤誤嚥時の喀出力をつける
・呼吸訓練を行う：腹式の呼吸と深呼吸を練習し、同時に腹筋を鍛える。誤嚥したときの吐き出す力をつけ、意識的に咳をし、喀出の練習をする。
・手をお腹の上に置き意識をして深呼吸の練習をする
・発声練習
・吐き出す力を鍛えるために咳の練習
・臥床時に頭を持ち上げ自分の臍を見るようにして腹筋を鍛える、など
⑥誤嚥しにくい姿勢や代償的方法の活用
・頸部は軽度の前屈姿勢をとり、顎を上げたような気道を展開した姿勢にならない
・送り込みの弱い人は、リクライニング姿勢で食べ物が重力を利用し咽頭へ落ちていくように送り込みを助ける
・嚥下状態に応じた一口量を厳守する(1回に多量の飲食物を口に入れない)
・スプーンを小さくするなどの工夫をする

いて、関係者でシミュレーションをしたり、家族指導をしておくなどの安全教育と管理が重要である。**表13**は窒息に対する主な対策の概要である。

5 低栄養

　摂食・嚥下障害が明らかな人や、高齢者は摂取量が少なく、活動性が低下していることと相俟って食欲低下による低栄養や脱水を引き起こしやすくなる。また、経管栄養による低栄養も要注意である。食べ物を認識し咀嚼し飲み込むという一連の流れを経ていないため、唾液の分泌は減少しており消化酵素も十分に分泌されていない。そのために綿密な観察を行い低栄養に注意する。身長・体重・活動性・障害などに応じた必要栄養量を算出したうえでの栄養管理を行うことが疾病罹患を予防し、健康の保持・増進を行うためには欠かせない

表13 窒息への対策

①食事に集中できる環境設定
- 人の出入りが多く気が散ってしまったり、テレビに気をとられるような環境にしない

②食べるスピードや一口量の調整
- 口腔内に詰め込みがないかの確認をして、食べ方に注意を払う
- 一口量が少なくなるような小さなスプーンや小皿の使用

③食事の工夫
- 窒息につながりやすい餅、パン、海苔巻きのなどは水分が少なく粘膜にくっつきやすいので注意する
- あまり噛まずに食べたり、食事に集中できないような人は、バナナやリンゴなどの果物でも窒息を起こす
- ちくわや薩摩揚げなどの練り製品や、コンニャクなど弾力性があり簡単に口腔内で押しつぶすことのできない食品も危険
- 食べやすいようにと刻んだ野菜や練り製品は、逆に咀嚼しにくく咽頭粘膜にへばりつき、むせを引き起こす

④摂食用具の工夫
- スプーンを小さくして一口量を少なくする
- 小分けの皿で食品を分ける

⑤観察・見守り・声をかける

⑥ペーシング指導（手を添える）

表14 低栄養早期発見のための観察のポイント

- 摂取量と摂取内容
- 水分の出納バランス（食事以外に 1,000 ml 程度）
- 尿や便の量と性状
- 口渇、唾液の粘稠度、口臭、皮膚の乾燥状況、口唇の乾燥やひび割れ、浮腫
- 顔色皮膚の色と眼瞼結膜の色などで貧血のチェック
- 疲労感、表情
- 体重の変化、BMI、皮下脂肪圧
- 臨床検査データ

要素である。**表14**は低栄養早期発見のための観察のポイントの概要である。

おわりに

なんらかの疾病罹患によりいったん口から食べることが困難になったとしても、多くの場合は早期の摂食・嚥下リハビリテーションにより再び口から食べることが可能となる。このプロセスの影響因子は、**図23**のように個人的因子と、環境的因子に大別できる。前者は、対象者の摂食・嚥下機能、年齢、全身状態、合併症、口腔・歯科機能、食に対する精神的・社会的因子などが含まれる。一方、後者の環境要因は、主に関係者の人的環境として医療現場での早

III-6.摂食・嚥下リハビリテーションと食事介助

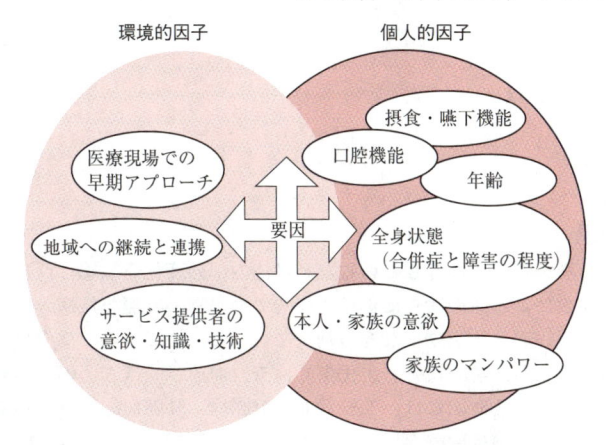

図 23　摂食・嚥下リハビリテーション影響の因子
(小山珠美(監):脳損傷による摂食嚥下障害経口摂取標準化ガイド．日総研出版, 名古屋, 2005, p 66 より一部改変)

期アプローチ、有効な地域へのバトンタッチ、サービス提供者の知識・技術・意識などである。どんなに重度の障害があっても、その人らしく口から食べられるということは、本人・御家族の実質的QOLの向上はもとより、援助者にとっても喜びをもたらしてくれる。関係者の良好なチームワークで、最良の人的環境を提供できるようにしたいものである。

(小山珠美)

参考文献

1) 小山珠美(監):脳損傷による摂食嚥下障害経口摂取標準化ガイド．日総研出版, 東京, 2005.
2) 山田好秋:よくわかる摂食嚥下のしくみ．医歯薬出版, 東京, 1999.

7. 採血

はじめに

血液は全身を隈なく循環しているため身体内部の変化を敏感に反映する。そのため、採血による血液検査によって体内での異常の有無、疾病の診断・疾病の程度や疾病経過、治療効果などの判定を行うことができる。採血による血液検査の種類には血液学的検査、生化学的検査、血清学的検査、細菌学的検査がある。また採血する血液には、毛細管血、静脈血、動脈血、臍帯血があるが、通常看護師が行うのは静脈血採血である。ここでは採血の基本手技の中でも静脈血採血について述べる。

I. 目的

採血を行う目的は血液の性状を知るためである。

II. ディスポーザブルの注射筒(シリンジ)を用いて採血する場合

1 準備するもの

①検査伝票
②滅菌注射器(図1)
- 採血する血液総量に応じて注射器を選択する。注射器には 1 ml、2 ml、3 ml、5 ml、10 ml、20 ml、30 ml、50 ml、100 ml 容量のものがある。
- 注射器使用時の確認:使用期限内であるか、袋が破れていないか。

③滅菌注射針(図2)
- 対象の血管の太さに応じた注射針を選択する。一般的には 21〜22 G を用いる。針管の太さはゲージ(gauge;G)で表され 18〜27 G まである。ゲージの数字が小さいほど針管は太くなる。

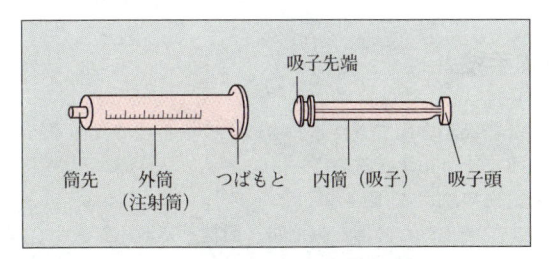

図1 ディスポーザブル注射器の構造

- 針の長さは一般的に1 1/4(32 mm)、1 1/2(38 mm)を用いる。針の長さはインチ(inch)で表され、1/2(13 mm)、5/8(16 mm)、3/4(19 mm)、1(25 mm)、1 1/4(32 mm)、1 1/2(38 mm)のものがある。

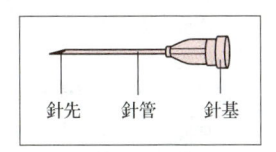

図2 注射針の構造

- 針はSB針を用いる。針先の形状(刃形)にはRB(regular bevel)とSB(short bevel)がある。ディスポーザブルの針の場合は、RBは12°、SBは18°である。角度の小さい針先ほど鋭角で刃面が長い(図3)。
- 注射針使用時の確認：使用期限内であるか、包装が破れていないか、包装が濡れていないか。
- 1回の刺入で血管に入らない場合を想定し、2本の針を準備する。

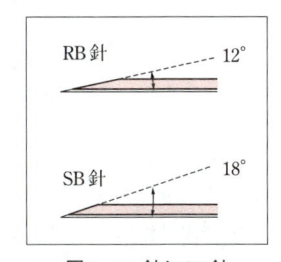

図3 RB針とSB針

④試験管
- 検査の種類に応じて抗凝固剤、解糖阻止剤、血清分離剤などが入っている試験管を準備する。
- 患者の氏名を記したラベルを試験管に貼る。

　⑤アルコール綿
　⑥駆血帯
　⑦肘枕(在宅の場合はタオルをロール状にして小枕をつくってもよい)。
　⑧処置用シーツ(在宅の場合はビニール製のシートを用いてもよい)。
　⑨トレイ
　⑩膿盆

2 基本手技

採血に必要な物品が準備できたら、次のような手技で採血を行う。
①石鹸と流水で十分に手を洗う。
②注射器と針を接続する(図4)。
③アルコール綿を入れた容器、駆血帯、肘枕、処置用シーツ、試験管などを入れたトレイと膿盆を持って患者のところへ行く。
④患者に採血することを再度説明する。
・採血に伴う緊張を和らげるために、これ以前にあらかじめ採血することを伝えておく。
⑤患者を安楽な体位(仰臥位、座位)にする。
⑥衣服の袖を上腕上部まで上げ、駆血帯を締めて採血部位を決定する。
・採血する静脈が決まっていないときは、左右の肘関節より10 cm ぐらい上方(中枢側)を駆血帯で締め、母指を中に入れた形で手を握ってもらい(図5)、採血に適した静脈を選択する(選択の目安は、表在性・太い・弾力性がある・注射器が固定しやすいことである)。このときに針先を留置する部位の目安をつけ(毛根や瘢痕、皮疹のない部位を選ぶ)、静脈の走行・深さを確認する(静脈の走行によって針を刺入するときの向きが決定し、静脈の深さによって針の刺入角度が決定する。静脈が深くなるほど刺入角度は大きくなる)。
・採血は一般的に肘正中皮静脈、尺側皮静脈、橈側皮静脈で行われるが、これらの静脈がわかりにくいときは手背静脈、足背静脈などでも行われる(図6)。
⑦採血部位決定後は、駆血帯をはずす。
⑧処置用シーツを採血部位の下に敷く。
⑨肘枕を肘頭部に置いて肘関節を伸展させ、腕を固定する。
⑩針先を留置する部位より10 cm 上方(中枢側)を駆血帯で締め、母指を中に入れた形で手を握らせ、針を刺入する静脈の走行・深さを再度確認する。
・採血に用いる静脈が十分に圧迫されるよう採血静脈上に駆血帯の結び目をつくらない。また駆血帯を締める強さは、動脈を圧迫せず静脈のみ圧迫する程度とする(強く締めると動脈の血流が遮断され、静脈が出にくくなる)。
・手を握ると筋肉の収縮によって筋肉内から血液が押し出され、静脈が怒張

III-7. 採血

① 袋の「切り口」部分で開封する。

② 切った辺縁を左右の母指と示指で挟んで持ち、袋の接合部を2〜3cm切り離して、全周を外側に折り曲げる。

③ 折り曲げた部分に筒先が触れないようにして、注射器を取り出す。

④ 内筒を1〜2回引いたり押したりして内筒の動きがスムーズであることを確認する。

⑤ 筒先

注射針の針基側の包装は一部離れた状態になっているため、その部分を左右の母指と示指で挟んで左右で開く。
筒先を不潔にしない(注射器の筒先を不潔にしないという原則を踏まえていれば、注射器を手に持っていてもよいし、清潔なトレイに置いてもよい)。

⑥ 左右に開いたら、針基に包装が触れないように片手で左右の包装を押さえる。

⑦ 針基に注射器の筒先を接続する。

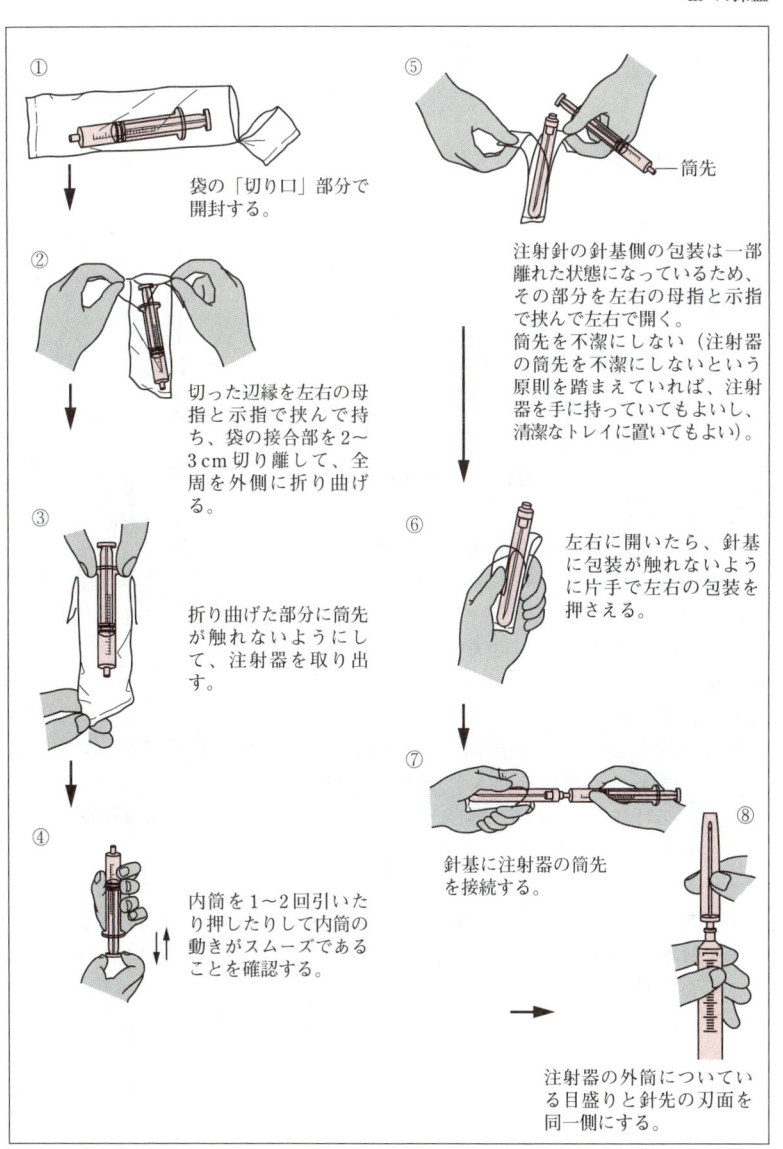

⑧ 注射器の外筒についている目盛りと針先の刃面を同一側にする。

図4 注射器と針の接続方法

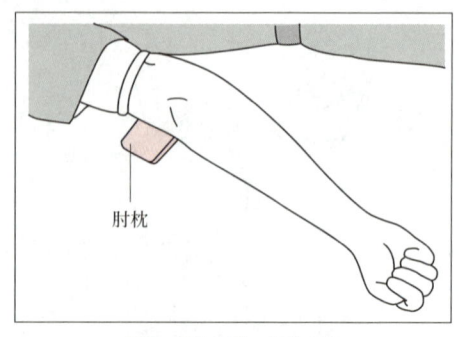

図5 採血部位の決定方法

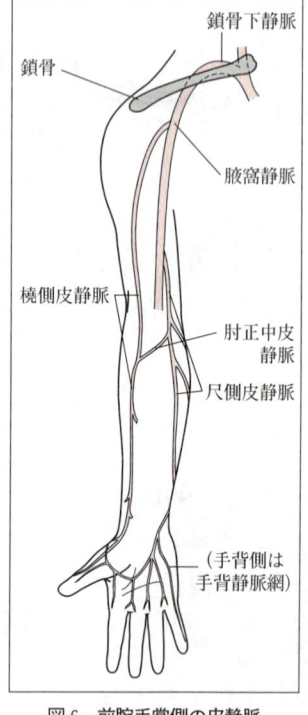

図6 前腕手掌側の皮静脈

しやすくなる。

⑪針の刺入部位を中心にアルコール綿で皮膚を十分に拭く（**図7**）。

・皮膚表面の脂肪・剝離細胞・塵埃などを取り除き、皮膚を清潔にする。

⑫注射器を持つ。

⑬刺入直前に再度刺入部位をアルコール綿で拭き、皮膚のアルコールの乾燥を確認したら、針を刺す。

・針を刺すときは利き手で注射器を持ち、針先の刃面は上向きにする。一方、反対側の手は母指で刺入部より4～5cm下の皮膚を末梢側に軽く引っ張り、皮膚を伸展させるとともに静脈を固定する（**図8-a**）。
・針を刺すときは、針先を留置する部位より5mmぐらい下方から刺す。
・針を刺すときは、速やかに刺した方が痛みが少ない。
・血管内へ針が入ったことは、針先が血管壁を通過するときのわずかな抵抗で感知できる。

⑭針を静脈内の針先を留置する部位まで静脈壁に対し平行に進める（**図8-b**）。

⑮注射器と針の接続部に血液が見えたら、握っていた手を開いて楽にしてもらい、ゆっくり内筒を引く（**図8-c**）。

・注射器と針の接続部に血液が見えなくても、針先が静脈内に入っていると

Ⅲ-7. 採血

刺入部位を中心として直径5cmくらいの範囲を中心から外側へ円を描くように拭く。皮膚の汚染が著しいときには、アルコール綿を換えて再度拭く。

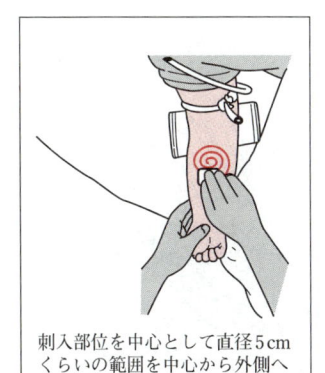

図7 皮膚の拭き方

a. 針の刺入方法

b. 針の進め方

c. 採取の仕方

図8

判断したら、握っていた手を開いて楽にしてもらい、ゆっくり内筒を引く。
・老人や血管が細い人の場合、内筒を急激に引くと陰圧がかかった状態になり血液が引けないことがある。このようなときには、手を握ったり開いたりゆっくり繰り返してもらい、血液循環を促進させながらゆっくり内筒を引く。

⑯必要量の採血が終わったら駆血帯をはずし、針の刺入部にアルコール綿を当てて静かに針を抜く。

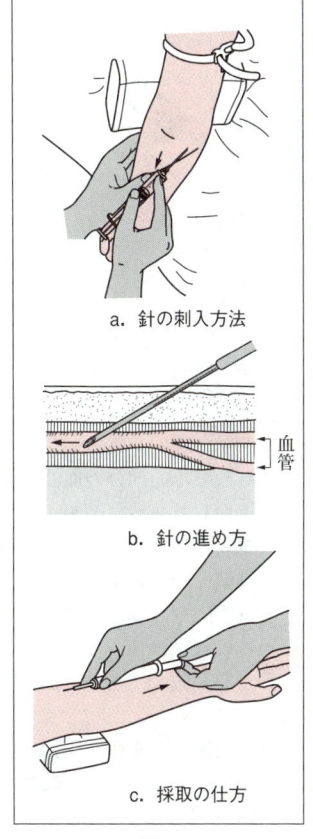

・アルコール綿はよく絞って用いる。アルコール綿にアルコール液が含まれ過ぎているとこの液が血液の滲出を促し、止血を遅延させる。

⑰肘関節部で採血した場合は、採血部位に当てたアルコール綿を採血側と反対の手指で押さえて肘関節を屈曲し、もまないで2〜3分軽く圧迫するように説明する。肘関節部以外の部位で採血した場合は、肘関節は屈曲せず採血側と反対の手指で採血部位に当てたアルコール綿を押さえ、もまないで2〜3分軽く圧迫するように説明する。

161

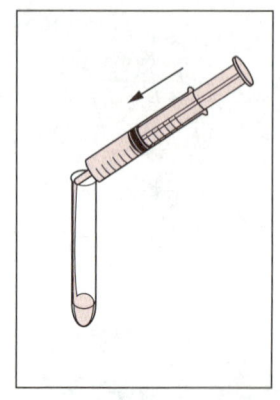

図9　血液の試験管への移し方　　　図10　注射針の処理の仕方

- もむとその部分の血液循環が促進され、止血を遅延させる。

⑱採血した血液は速やかに試験管に移す。

- 試験管に移すときは溶血を防ぐために針をはずし、筒先から静かに容器の側壁を伝わらせて移す（**図9**）。
- 抗凝固剤入りの試験管に移したときは、抗凝固剤と血液が十分に混和されるよう試験管を軽く回転させる。

⑲止血が確認できたら肘枕や処置用シーツを取り除き、患者の衣服を整える。

⑳冷所保存が必要な検体は、冷蔵庫やクーラーボックスなどに入れて一時保管する。採血後は、検査伝票をつけて速やかに検査室に提出する。

㉑使用した物品の後始末をする。注射器が空になったら、内筒を少し引いて針管部分の血液を内筒に戻し、針はそのまま注射針処理容器に入れる（**図10**）。また注射器は注射器廃棄容器に入れる。

III. 真空採血管を用いて採血する場合

■ 準備するもの

①検査伝票

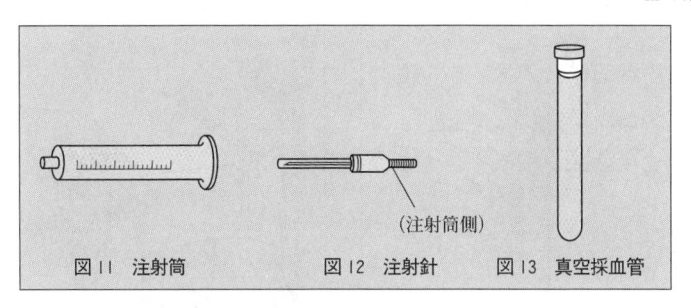

図11 注射筒　　図12 注射針　　図13 真空採血管

②注射筒(持針器)(図11)
③注射針(滅菌両側針)(図12)
④真空採血管(図13)
・検査の種類に応じて抗凝固剤、解糖阻止剤、血清分離剤などが入っている採血管を準備する。
・患者の氏名を記したラベルを採血管に貼る。
⑤そのほかは「ディスポーザブルの注射筒(シリンジ)を用いて採血する場合」の⑤〜⑩と同様。

2 基本手技

採血に必要な物品が準備できたら、次のような手技で採血を行う。
①石鹸と流水で十分に手を洗う。
②注射器と針を接続する(図14)。
③「ディスポーザブルの注射筒(シリンジ)を用いて採血する場合」の③〜⑭と同様に行う。
④注射筒内に採血管をゴム栓側から入れ、注射筒と接続されている注射針にゴム栓を差し込み、必要量の採血が終わったら採血管を抜く(図15)。
・採血管内が陰圧になっているため血液が採血管内に吸引され、必要量に達すると吸引が停止する。
・2本以上の採血管に採取する場合は、注射筒から採血管を静かに抜き取り、次の採血管を注射筒に差し込む。この操作を行う際、注射筒に振動が加わると血管内の針先の位置がズレてしまうことがあるため、注射筒を十分に固定して行う。

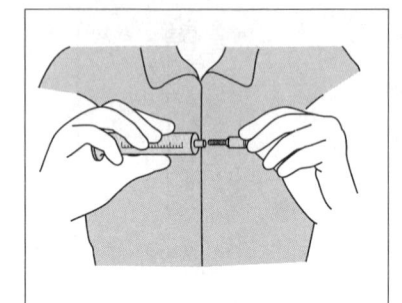

注射針の注射筒に接続する側のキャップをはずし、注射筒に接続する。注射筒の左右には翼が付いている。この翼の付いている面と針先の刃面を同一側にすると採血時、翼で注射筒の皮膚固定が阻害されることがある。したがって、翼のない面と針先の刃面が同一側となるように接続する。

図14　注射器と針の接続方法

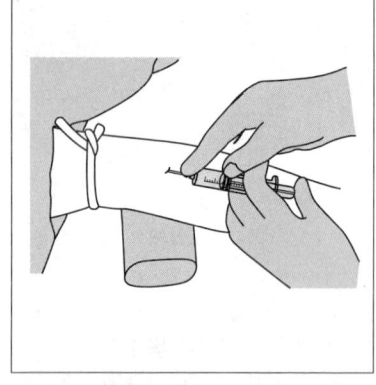

図15　真空採血管を用いた採取の仕方

⑤「ディスポーザブルの注射筒（シリンジ）を用いて採血する場合」の⑯⑰と同様に行う。

⑥抗凝固剤入りの採血管に採血したときには、抗凝固剤と血液が十分に混和されるよう試験管を軽く回転させる。

⑦「ディスポーザブルの注射筒（シリンジ）を用いて採血する場合」の⑲〜㉑と同様に行う。

IV. 注意点

採血を行う際には、以下のようなことに対する注意が必要になる。

①静脈がわかりにくい場合の対処法
- 前腕部全体に温湿布を行う。血管が拡張して血液循環がよくなり、静脈がわかりやすくなる（図16-a）。
- 採血部位を低くして血液をうっ滞させた後に駆血帯を締める（図16-b）。

②検査の種類によっては禁食や内服薬の中止が必要なこともある。

③駆血帯で2〜3分締めると血液がうっ滞し、血液の性状に変化が生じることがある。したがって、駆血帯で締めている時間は2分以内にする。

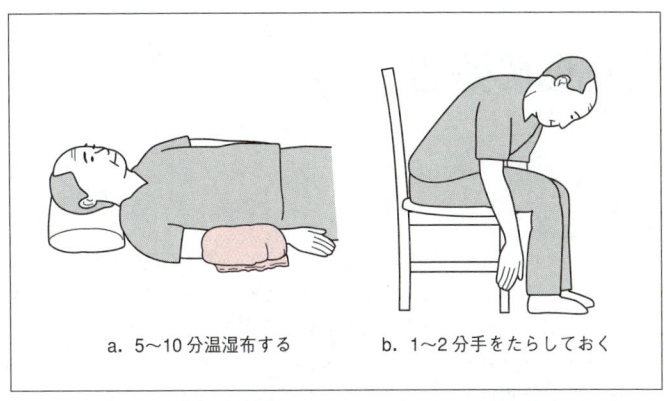

図16　静脈がわかりにくい場合の対処法

a. 5～10分温湿布する　　b. 1～2分手をたらしておく

おわりに

　採血は頻繁に行われる看護技術である。一見、容易な技術のように思われるが、血管の深さ、太さ、硬さ、走行などは人さまざまであり、採血にあたって困難が伴うことも少なくない。したがって、採血の基本手技を確実なものにし、患者に必要以上の苦痛を与えることなく採血できるようにしておく必要がある。

（滝島紀子）

8. 創傷の処置

はじめに

　創傷の治療、創傷の処置は外科の基本であり、在宅医療の基本の1つである。しかし、その基本的な考えは実は19世紀後半からほとんど変わっていなかったのである。それが消毒と創面の乾燥を基本とする治療だ。しかしここ1年ほどで、「消毒しない傷の治療、傷を乾かさない治療」が少しずつ知られるようになってきたと思う。従来の「消毒を基本とする傷の治療」から、「消毒を完全否定する傷の治療」への転換を進めているのが筆者とその協力者たちである。

　ここでは、傷が治るメカニズム（創傷治癒）の基本、消毒薬に関する基本的知識、そして実際の治療について説明する。その内容は従来からの治療を全面否定するものであり、場合によっては過激に思われるかも知れない。しかし、ここで述べる治療原理は生物学的、化学的に正しいものばかりである。そして治療方法は在宅医療のみならず、あらゆる医療現場において通用するものであり、今後の創傷治療、創傷処置の基本となるべきものである。

I. 創傷治療に関する基礎知識

　従来は皮膚・軟部組織の損傷を擦過創、挫創、圧挫創、割創、裂創、刺創…というように、細かく分類していたが、これはあまり意味があるとはいえない。皮膚・軟部組織の損傷ではさまざまな状態の創が混在し、明確に分類することが難しいからだ。

　同様に、従来は受傷原因別に創傷の治療を考えてきた。このため、挫創と熱傷、褥瘡、化学熱傷、動物咬傷……に対する治療はまったくバラバラだった。しかし、これらを「皮膚損傷」と捉えることで1つの病態と考えることが可能になり、1つの治療原理が適応できるのである。

1 創傷治癒の基本

創傷治癒とは、さまざまな外的・内的原因で損傷を受けた生体組織が、もとの状態に戻ろうとする現象であり、あらゆる生命体がこの能力を有している。例えば、最も単純な損傷である「表皮欠損創(すりむき傷がそれにあたる)」を例にとると、治癒のメカニズムを理解しやすい。

表皮は皮膚の最外層にあたり、さまざまな物理的侵襲、化学的侵襲、生物侵襲に晒されていて、いわば、人体の砦といえる。その砦がなんらかの原因で損傷されると、さまざまな不愉快な症状(出血、疼痛など)が起こり、そのまま放置しておけば生体には多大なダメージとなる。だから、人体は皮膚を再生して身体を守ろうとする。

表皮欠損の場合、創面に皮膚付属器官(汗管や毛孔)が残存していてこれらに存在する表皮細胞が創面に遊走して分裂・増殖し、表皮が創面を覆うことで皮膚が再生するわけである。表皮の遊走と増殖とはつまり、細胞培養と同じである。細胞培養に必要なものといえば、培地と培養液だ。この場合、培地に相当するのは創面そのものであり、培養液に相当するのは創面から分泌される滲出液である。

ところが細胞培養しているシャーレから培養液を取り除いたら細胞はどうなるだろうか。もちろんすぐに乾燥して死滅する。これは創面でも同じである。創面を乾かすことはすなわち、シャーレから培養液を取り除くことと同義である。だから、乾いた創面では皮膚の再生は起こらず、治癒はストップする。そして乾燥状態においた創面は壊死し、さらに傷は深くなってしまう。

なおここでは、表皮欠損創を例に挙げて説明したが、他の組織であってもまったく同様のメカニズムが働いていて、浅いすりむき傷だろうが、深い熱傷だろうが、骨が見えている開放骨折だろうが、乾燥状態では組織の修復は起こらず、乾燥させることで創はさらに損傷され、深くなってしまうのだ。

創傷治癒に絶対的に必要なもの、それは「湿潤環境」である。

2 ガーゼは皮膚欠損創に最悪

通常、創面はガーゼで覆う。だがこのガーゼはどういう目的のために使われるようになったかというと、「傷を乾かすため」である。これは19世紀後半の医師が、細菌は乾燥状態で増殖しないことに目をつけ、創面をガーゼ(当時は

リント布)で覆って水分を吸収し、乾かして感染を抑えようとしたわけである。

だが、上述の説明でわかるとおり、ガーゼで覆って創面が乾燥すると細菌の増殖は抑えられても、上皮再生がストップしてしまう。これは、ガーゼに限らず、網目状ガーゼ(ソフラチュール® など)でも同様である。

さらに、乾燥して創面に固着したガーゼを剥がす際、猛烈な痛みと出血がある。これはガーゼによる二次損傷であり、二重の意味で創治癒は妨害されている。要するに、皮膚損傷の治療においてガーゼは治療材料どころか、損傷をさらに悪化させる治癒妨害材料に過ぎないのである。

3 細胞成長因子

すりむき傷の創面を観察してみると、絶えず滲出液が分泌されていることがわかる。衣服は汚れるし、なんとなく不愉快だ。滲出液が出ているから傷が治らないと考えている人は、医師を含め非常に多いはずだ。

だが、これは誤解である。この創面から分泌されているのは「細胞成長因子」というサイトカインであり、その役割は創傷治癒にかかわる細胞の遊走、増殖、活性化である。つまり、治癒促進物質そのものである。この細胞成長因子は創面に存在するあらゆる細胞から分泌され、成長因子を介してそれぞれの細胞の機能が亢進し、治癒がスムーズに進むようになる。

4 傷は閉鎖すると治る

創傷治癒には湿潤環境が必要であり、創面からは絶えず細胞成長因子(=治癒促進物質)が分泌されているという事実を組み合わせると、最善の治療がみえてくる。創面を何かで閉鎖することである。閉鎖すると成長因子は外に流れ出さずに創面に留まり、細胞成長因子を含んだ滲出液で創面は湿潤状態になるからだ。

実際、皮膚欠損創を何かで密封するだけで、創は驚くほど早く、きれいに治癒する。しかも痛みがまったくなく、理想的な治療法といえる。これが閉鎖治療(あるいは湿潤治療)の本質である。創面を覆うのに使われる医療材料を「被覆材」というが、これについては後述する。

5 なぜ傷は化膿するのか

 後述するように、この治療法では創の消毒は一切行わない。むしろ、積極的に否定している。となると、傷が化膿しないか心配になってくるはずだ。そのためには、創が感染するためのメカニズムを知る必要がある。
 実は、創に通常の細菌が侵入するだけで感染が起こるわけではない。創面が常に大腸菌に汚染されているはずの潰瘍性大腸炎で、局所感染も全身感染も滅多に起こらないことからも明らかだ。これは皮膚・皮下組織でも同様である。要するに、細胞性免疫が正常であれば、創面からの細菌の侵入はそう簡単に起こらないのである。
 しかし、現実に創感染は起こっている。これは創内に壊死組織や異物などが混在している場合か、細菌が存在する腔が閉鎖腔になった場合か、大きく分けると２つに限られる。前者の代表例が縫合糸膿瘍や血腫の膿瘍化であり、後者の例が動物咬傷やニキビだ。数としては、前者が圧倒的に多いと思われる。
 したがって、通常の創感染は［細菌(皮膚常在菌)］＋［感染源(異物や壊死組織)］→［創感染］と単純化できる。これでわかるとおり、細菌の存在は必要条件だが十分条件ではない。
 通常、細菌だけで創感染が起こらず、感染源があって感染が成立するのだから、感染予防と称して細菌を除去することは意味がないことになる。除去すべきは細菌ではなく感染源である。

6 消毒についての基礎知識

 消毒薬の基本作用は蛋白質変性作用(凝固、沈殿など)により細胞を殺すことである。すなわち細胞の生命維持に必要な蛋白質を変性させることで細胞を殺すわけである。ここで問題は、消毒薬はあらゆる蛋白質を変性させる点にある。つまり消毒薬には細菌の蛋白も細菌の蛋白も区別がないのである。しかし、創面の細胞がいわば細胞膜剥き出しであるのに対し、細菌の方は細胞膜を厚い細胞壁が守っているため、消毒薬の蛋白変性作用は細菌より人体細胞に強力に作用する。つまり、「消毒薬で死なない細菌はいても、消毒薬で死滅しない人体細胞はない」のである。
 したがって、創面を消毒すると創面を傷害してしまい、逆に感染が起こりやすくなる、という皮肉な現象が起きてしまう。つまり創消毒は感染を助長する

ものでしかない。

また、皮膚や創面は消毒しても一時的にしか無菌にならないことも重要だ。例えば皮膚の場合、汗管や毛孔の常在菌には消毒の効果が及ばないため、発汗とともにこれらの細菌は皮膚表面に押し出され、消毒前の状態に戻ってしまう。この点からも「消毒することで創感染の予防をする」ことが不可能であることがわかる。

II. 治療の実際

次に創傷治療の実際について説明する。筆者が提唱する方法は極めてシンプルであり、特殊な治療材料はほとんど使用しない。その意味で、素人でも実践できる最先端の治療法といえる。

1 止血方法

指の切断などの動脈性の出血も含め、ほとんどの出血は「出血点を直接圧迫する」で止血可能である。もしもワーファリン® を内服していて止血が困難な場合は、後述するアルギン酸塩被覆材を貼付すれば短時間で止血が得られる。

止血操作で決してしてはいけないのは、「心臓に近い部位を縛る」ことである。こうすると遠位部がうっ血状態になり、さらに出血が多くなる。

2 消毒でなく洗浄

傷消毒に代わるものが洗浄である。といっても、創面そのものをゴシゴシ洗う必要はない。汚染のない裂創や擦過創、挫創の場合は創周囲の汚れ(血液など)などを拭いて落とす程度でよい。もしも、砂や泥で汚れた場合は創内を洗浄する必要があるが、キシロカイン®ゼリーがあればこれを創面に塗布して食品包装用ラップなどで覆って密封し、5分程度放置することでほとんど無痛となり、より十分な洗浄が可能となる。洗浄する液体は水道水で十分であり、滅菌水も生理食塩水も不要である。日本の水道水は事実上無菌であり、細菌学的に滅菌水と差がないからである。この意味で、「傷を濡らさない」というのもナンセンスである。痛みさえなければ縫合創だろうと挫創だろうと、入浴(シャワー浴)して汚れを落とした方が清潔であり、感染予防にもなるだろう。

土などで汚染され破傷風の危険性がある場合は病院を受診するしかないが、

この場合も、創を消毒する必要はない(破傷風の芽胞は消毒薬で死滅しないから)。

また、いわゆる清潔操作も不要である。皮膚にしても慢性創面にして既に多数の常在菌が存在しているのだから、「外部から菌を持ち込まない」ための清潔操作は意味がない。

3 創を何で覆うか

既に説明したように、創面は何かで閉鎖しておけばその下は湿潤になり、早期の創治癒が得られる。この創面を覆うものに必要な性質は、創面に固着しないこと、創を乾かさないこと、多過ぎる滲出液を吸収してくれることの3点であり、これらの性質を兼ね備えた治療材料が「創傷被覆材」である。

創傷被覆材にはいろいろな種類のものがあるが、連続2週間以内に使用が制限されているため、褥瘡のような慢性創には使えない。また処置に際して使用した分のみ請求できることも在宅で使いにくい原因となっている。

主要な創傷被覆材の特質をまとめると次のようになる。ハイドロコロイド(デュオアクティブなど)は防水性に優れ、皮膚への密着性が優れている。欠点としては吸水能がほとんどない点である。アルギン酸塩被覆材(カルトスタット、ソーブサンなど)はフィルム材で表面を覆って使用するが、極めて強力な止血作用をもち、同時に滲出液吸収能も高い。ポリウレタンフォーム(ハイドロサイト)も吸水能力が高く、皮膚に接着しないため、創周囲の皮膚の障害がほとんどないことがメリットである。因みに、アルギン酸塩被覆材とハイドロコロイドは市販されていて、一般薬局、コンビニエンスストアなどで手に入る。

しかし、在宅現場でより使いやすいのは、食品包装用フィルム材(〇〇ラップ)である。これと白色ワセリン(またはプラスチベース)の組み合わせで、ほとんどの皮膚損傷、皮膚外傷に対処できる。

4 擦過創・挫創

擦過創、挫創は在宅の現場で非常に多い創傷である。この場合は、とりあえず圧迫止血し、白色ワセリン(あるいはプラスチベース)を塗布した食品包装用ラップで覆い、これを1日1回程度(発汗が多い場合は2回以上)交換する。交換する際は患部を含め、創周囲の皮膚をよく洗うことが重要であり、このとき

は石鹸を使用してよい。創内に異物(砂など)が認められる場合は前述の方法で除去した方がいいだろう。

時々、ラップ貼付部にあせもをつくったり、膿痂疹をつくる場合があるが、このときは創部をよく洗い、ポリウレタンフォームの被覆に切り換えると短期間で治まる。

5 表皮剝離創

高齢者ではちょっとした刺激で皮膚表面が剝離するが、この場合は圧迫止血した後に剝離した皮膚縁をピンセットで探して広げてもとの位置に戻し、絆創膏(ステリストリップなどでよい)で固定し、数日間圧迫包帯するだけで生着する。

6 熱傷

これも基本的に擦過創や挫創の治療と同じである。受傷の原因となった熱源が皮膚に接着していたら除去し、直ちに冷却する。これは水道の流水などでよい。冷却時間は10〜20分程度は必要であろうが、低体温をきたすことは避けるべきであり、患者の様子(口唇の色、全身のふるえなど)で判断する。

創面の状態(発赤のみ、水疱ができている、水疱が破れているなど)によらず、創の消毒はせずに、白色ワセリン(あるいはプラスチベース)を塗布した食品包装用ラップで創面を覆い、ラップの上にタオルなどを巻き、さらに包帯を巻いて固定する。痛みが残っている場合も、このようなワセリン付きラップで覆うと、10分程度で痛みがなくなるはずである。

その後は擦過創や挫創と同じで、1日に1回〜数回、上記のドレッシングを取り換えるだけでよい。浅いII度熱傷であれば数日〜1週間程度で治癒するし、深いII度熱傷(たとえIII度熱傷であっても)でも2〜4週間程度で治癒する。

ただ、範囲が広い場合、創面からの細菌侵入で菌血症を起こして発熱することは避けられないが、この場合でも抗生剤の内服(通常のセフェム系でよい)でコントロール可能である。逆に深い熱傷であっても受傷直後からの抗生剤の予防的投与はしない。耐性菌を出現させ、感染のコントロールを難しくするだけである。

7 裂創

通常、裂創は縫合が基本であるが、止血さえ得られれば、実は縫合なしでも治療は可能である。ここでは縫合しない治療法について説明する。もちろん、四肢で筋層まで切れている場合などは筋膜縫合などの処置が必要となるため専門医を受診すべきである。

それほど深くない裂創の場合は絆創膏(ステリストリップなど)で創縁をできるだけ寄せ、その上から圧迫する。これを数日続ければ創はきれいに閉鎖する。深い裂創の場合でも、創周囲の汚れを落として食品包装用フィルムで覆い(フィルムを創面に密着させる必要はない)、その上を紙おむつやガーゼで覆っておけば、1週間程度できれいな肉芽組織が創面を覆い、その後肉芽が収縮して創閉鎖が得られる。また肉芽が創面を覆ってしまえば入浴しても痛みはなく、感染を起こすこともない。

8 縫合創の処置

病院で縫合された後の創処置であるが、たとえ医師に「傷は濡らさないように」と説明されても、それに従う必要はない。縫合創だろうがその他の外傷だろうが、洗った方がきれいだし、感染予防という意味からも洗うべきである。筆者は縫合翌日から創部(もちろん縫合糸ごと)を含め、入浴(あるいはシャワー浴)を許可しているが、まったく問題は生じていない。

風呂の水は汚いからバイキンが入るというのは、日本でしか通用しない迷信であり、世界的には縫合創でも入浴して清潔を保つのが常識であり、入浴を制限する理由はどこにもない。

9 MRSAが検出されたら

創部、特に褥瘡などからMRSA(耐性ブドウ球菌)が検出されることは多いが、MRSAを特別視する必要はない。MRSAは登場すべくして登場した細菌である。開放創面には時間の経過とともに黄色ブドウ球菌が定着し、ここで抗生剤を投与することで菌交替が起こってMRSAが出現するからである。

また、このような慢性創のMRSAに抗生剤投与することも意味がない。常在菌を消すことは生物学的に不可能だからである。慢性創のMRSAを消す唯

一の方法は、「創を治す」ことだけである。また、創面にMRSAがいても創治癒を妨げることはなく、その意味でも、MRSAを除去する必要はない。

おわりに

ここで説明した治療方法、処置方法は「消毒しない、傷を乾かさない(ガーゼを当てない)」という原理で貫かれている。それは別の言い方をすれば、傷が治るのを妨害する因子を取り除き、傷が治るのを助ける治療であり、いわば、人間がもって生まれた治癒能力を最大限に発揮させる場をつくる治療といっていいだろう。

これを執筆している時点ではまだ一般的ではないが、傷が治るメカニズムを知れば、この方法しかないことは自明であり、生物学や物理学、化学が根底からひっくり返されでもしない限り、この治療原理を超える治療法は存在しないと確信している。

(夏井　睦)

9. 吸入

I. 目的

　吸入とは気道粘膜や肺胞に直接、薬剤を噴霧することで気道や肺胞、あるいは全身への薬理作用により、呼吸困難や痰の喀出などの症状を予防したり軽減を図ることを目的とする。但し、全身的な薬理作用を目的とした酸素吸入(286頁参照)や麻酔ガスの吸入についてはここでは省略する。

II. 準備するもの

　吸入には吸入薬と専用器具が必要となる。ここでは、吸入薬と器具に分けて説明するが、医師と話し合って薬剤の特徴や使用法について、十分に理解して使用する必要がある。

1 吸入薬(表1参照)

　気道粘膜に作用する薬剤は、吸入薬以外に内服薬や注射薬などがあり、それぞれの薬剤によって用法が異なる。ここでは下記の薬剤を吸入薬として使用する場合について解説するが、効能や副作用はそれぞれの薬剤の説明書を参照する必要がある。

a. 抗アレルギー薬

　気管支のアレルギー反応を抑える働きがあり、喘息発作を予防するために使用する。喘息発作が起きてから使用してもすぐには効果が得られない。

b. 吸入ステロイド薬

　気管支のアレルギー反応・炎症反応を抑える働きが強く、喘息発作を予防する。全身性の副作用が現れることはないので、過剰に心配して使用量を減らしたり、中断しないようにする。

c. 気管支拡張薬

　気管支を拡げる作用があり、喘息の発作を止める作用が強い。頻繁に使用すると動悸や手のふるえなどの副作用が現れることがある。

表 1　吸入薬の種類

	作用	副作用
①吸入ステロイド薬	喘息発作の予防	全身性の副作用はほとんどない
②抗アレルギー薬 　アレルギー反応を抑制する 　薬の総称(ステロイド以外)	喘息発作の予防	全身性の副作用はほとんどない
③気管支拡張薬	喘息発作を止める	頻繁に使用すると動悸や手のふるえなど
④β刺激薬 　上記の①〜③の薬と併用	強い気管支拡張作用 気道炎症の抑制効果はない	動悸、手指などのふるえ、脱力感、頭痛
⑤β_2受容体刺激薬	強い気管支拡張作用 気道炎症の抑制効果はない	動悸など
⑥去痰剤	痰の切れをよくする	ほとんどない
⑦気道分泌促進薬	気道の分泌液を増やす 痰の粘りを弱める	ほとんどない
⑧界面活性薬	痰の粘着力を低下する	ほとんどない

d. β刺激薬

最も強い気管支拡張作用をもつ薬剤ではあるが、気道炎症を抑える効果はないので、上記の①〜③の薬と併用して使用する場合が多い。動悸、手指などの細かいふるえ、脱力感、頭痛などが現れた場合は医師に相談する。

e. β_2受容体刺激薬

β刺激薬と作用は似ているが、心臓への刺激作用は弱い。

f. 去痰薬

痰が多かったり切れにくい場合に使用し、痰の切れをよくする。

g. 気道分泌促進薬

気道の分泌液を増やし痰を薄めることで吐き出しやすくする。

h. 界面活性薬

痰の表面張力を下げて粘着力を弱める。

2 吸入に使用する器具

1）液体タイプ

液体の薬液や蒸留水、生理食塩水を霧状にして吸入するための器具。

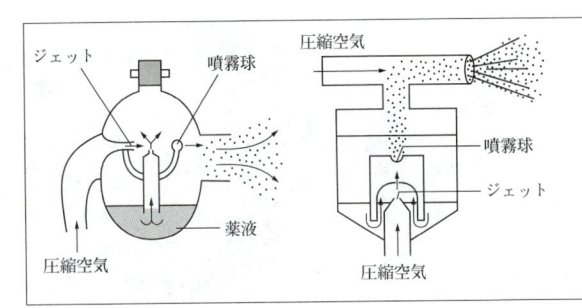

図1 ジェットネブライザーの構造

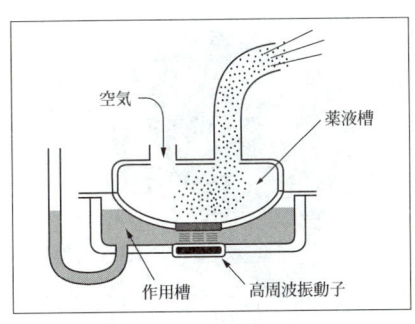

吸い上げられた薬液にジェット孔から圧縮空気が当たり、噴霧球にぶつかりエアゾル化する。
薬液が吸い上げられる噴出孔は非常に小さな孔でつまりやすいので、目づまりをチェックする必要がある。

a. ジェット(コンプレッサー式)ネブライザー(図1参照)

コンプレッサーで加圧した空気をノズルから噴射し、薬液に当てて細かな霧状にして吸入する。加圧のためのコンプレッサー部分と噴霧器(ネブライザー本体)がチューブでつながる。

b. 超音波ネブライザー(図2参照)

図2 超音波ネブライザーの構造(ポータブル式)

高周波振動子で薬液を振動させ霧状にする。少量の薬液を吸入するには向かない。一般に、作用槽と薬液槽がある。作用槽には水道水を入れ、薬液槽は吸入薬を入れる。

c. メッシュ式ネブライザー

原理は超音波ネブライザーと同じであるが、少量の薬液でも使用できるように改良、小型化されている。

2) 定量噴霧吸入器(エアゾール吸入式)(図3参照)

小型のタンク内に、薬剤と高圧ガス(代替フロン)が封入してある。効果的に使うにはスペーサー(図4参照)やリザーバーに接続して吸入する。

スペーサーは噴霧口と口の間に間隙を設けることで噴射速度を和らげ、噴霧後に吸入のタイミングを合わせやすくできる。リザーバーは噴射された薬液(霧)をいったんリザーバーの中に貯めてから吸入するため、自然な吸気で薬剤

177

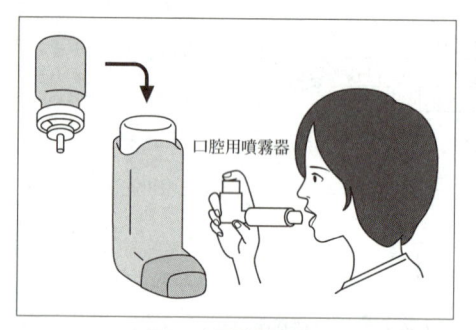

図3　定量噴霧吸入器

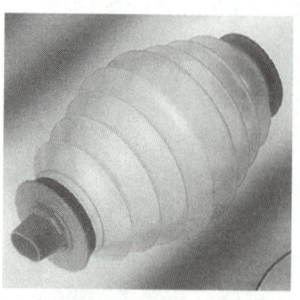

図4　吸入補助具（スペーサー）（ボルマチックソフト®）

が吸入できる。

3）ドライパウダー式（図5 参照）

ガスタイプと比較して、素早く強い力で吸入する必要がある。小児や高齢者では吸入する力が弱く効果的に吸入するには練習を必要とするが、最近は、取り扱いが容易で効果的に吸入できる製品も市販されている。パウダーの薬剤が専用カプセルに封入されている製品と吸入器内に封入されているものがある。

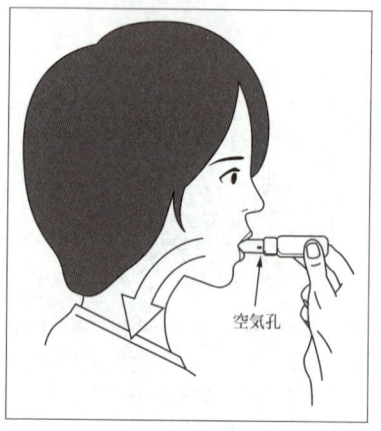

図5　ドライパウダー式

III. 基本手技

吸入に使用する器具によって使用法が異なるので、それぞれの器具別に基本手技を説明する。経口感染を予防するために、どの方法も必ずはじめに手洗いをする。また、吸入後にうがいをして口腔内の不用な吸入薬を洗い流す。

液体タイプ

1) ジェット（コンプレッサー式）ネブライザー

①指示の薬液を準備する。アンプルの場合は使い捨てになるが、薬液がビンに入っている場合は必要量を取り出して、残りは冷所保存とする。
②薬液をネブライザー内に入れる。
③コンプレッサーとネブライザーを連結チューブで接続する。
④薬液が顔に当たって水滴が付くことがあるので、タオルやハンカチ、ティッシュペーパーを準備する。
⑤コンプレッサーの電源を入れる。
⑥正面を向いて、ネブライザーの噴霧口を軽くくわえ、空気と噴霧液をゆっくり深く吸入する。
⑦霧が強過ぎる場合は、コンプレッサーから送られてくる圧縮空気の量を調整する。
⑧薬液を飲み込まないように、唾液が溜まったらティッシュペーパーに取る。
⑨ネブライザーの薬液がなくなったらコンプレッサーの電源を切って、終了する。
⑩使用後のネブライザーは水道水で洗浄し、乾燥させる。

2) 超音波ネブライザー

①作用槽に指定された量の水道水を入れる。
②薬液槽には指示のある薬液や蒸留水、生理食塩水などを指定の量まで入れる。
③薬液が顔に当たって水滴が付くことがあるので、タオルやハンカチ、ティッシュペーパーを準備する。
④電源を確保して、スイッチを入れる。
⑤霧の濃さ、流量を調節する。
⑥正面を向いて、ネブライザーの噴霧口を軽くくわえ、空気と噴霧液をゆっくり深く吸入する。
⑦薬液がなくなったら電源を切る。
⑧使用後は容器を洗浄し、乾燥させておく。

3）メッシュ式ネブライザー

詳細は製品の取り扱い説明書に沿って実施する。
①各パーツを組み立てる。
②蒸留水、生理食塩水あるいは医師の指示による薬剤を薬液槽に入れる。
②噴霧モードがある製品は、モードを選択する。
③電源を選択し、スイッチを入れる。
④薬液が顔に当たって水滴が付くことがあるので、タオルやハンカチ、ティッシュペーパーを準備する。
⑤電源を確保して、スイッチを入れる。
⑥霧の濃さ、流量を調節する。
⑦正面を向いて、ネブライザーの噴霧口を軽くくわえ、空気と噴霧液をゆっくり深く吸入する。
⑧薬液がなくなったら電源を切る。
⑨使用後は容器を洗浄し、乾燥させておく。

2 定量噴霧吸入器(エアゾール吸入式)

吸入薬が入った缶をよく振ったあとにアダプターにセットする。缶を押し込むと噴霧口から薬剤が噴出する。初めて使用する場合は試し押しを2回行う。噴出口を口に当て、薬剤の噴出に合わせて吸気を行えば、薬剤が気管から気管支に吸い込まれる。噴霧時期に吸気を合わせて効率的に薬剤を吸入するには練習が必要である。特に、小児や高齢者、発作時は吸気のタイミングを取りづらいため吸入補助具(図3参照)を用いる。

1）スペーサーを用いる方法

①吸入前に発作がないか、痰が絡んでいないかをチェックする：発作が起きているときはβ刺激薬、気管支拡張薬などの吸入を先に行い、痰が絡んでいればうがいをして痰を出しておく。
②缶をよく振って薬を撹拌するとともに薬液が残っていることを確認する。
③缶が接続してあるアダプターをスペーサーに接続する。
④スペーサー内に1回噴霧する。
⑤ゆっくりと息を吐いて止める。
⑥顔は正面を向き、スペーサーの口を軽く歯で噛んで、喉の奥を大きく広げ

るようにゆっくりと一定の早さで吸い始める。

⑦胸一杯になるまで5～10秒くらいかけてゆっくり同じ速度で口から息を吸う。

⑧吸い終わったらスペーサーを口から外して、息を約10秒ほど止める。

⑨ゆっくり鼻から息を吐き出す。

⑩④から⑨を指示された回数繰り返す。

⑪終わったらすぐにうがいをする。

⑫スペーサーからアダプターを外す。スペーサーに口が当たる部分は清潔に拭いておく。

2）スペーサーを用いない方法（オープンマウス法とも呼ぶ）

スペーサーを携帯していないときに吸入が必要な場合にのみ行う。「スペーサーを用いる方法」の①から②までは同じ。

③大きく口を空けたまま、顔は正面を向き、ゆっくり息を吐く。

④アダプターの噴霧口と口を握り拳一つくらい離し（図3参照）、「息の吸い始め」に口の中へ1回噴霧する。吸気に噴霧を合わせるが、練習をしないとうまく吸入薬を気管支の奥まで吸い込めない。アダプターの噴霧口を軽く噛み、口を開きながら1回噴霧し、噛んだ歯の隙間から空気と薬を同時に吸入する方法もある。

⑤噴霧後も、そのまま一定の速さで息を吸い続ける。

⑥5～10秒くらいかけてゆっくり吸い続ける。

⑦吸えなくなるまで吸ったら口を閉じ、10秒間息を止める。

⑧ゆっくり鼻から息を吐き出す。

⑨③から⑧を指示された回数繰り返す。

⑩アダプターの口が当たる部分は清潔に拭いておく。

3）ドライパウダー式

ドライパウダーはカプセルなどの小型で使い捨ての容器に入っている。使用する場合は、必ず専用の吸入器を使用する。

①吸入前に発作がないか、痰が絡んでいないかをチェックする：発作が起きているときはβ刺激薬、気管支拡張薬などの吸入を先に行い、痰が絡んでいればうがいをして痰を出しておく。

②吸入する粉薬（パウダー）を、それぞれの吸入器の方式に従ってセットする（注：パウダーが吸入器内に充填されている製品もある）。

③セットしたあとに吸入器を傾けると粉薬がこぼれる製品もあるので注意する。

④大きく息を吐いたところで吸入器をくわえる。

⑤顔は正面を向き、吸入器の噴霧口をくわえて、喉の奥を大きく広げるように勢いよく速くパウダーを吸い込んで、数秒間息を止める。製品によっては、きちんと吸入できればプーッと音が鳴るものもあるので、吸入速度を確認できる。

⑥パウダーがすべて吸えなかった場合は、④からもう一度行う。

⑦空になったカプセルを取り出し、吸入器に付着したパウダーをブラシで掃除する(注:パウダーが吸入器内に充填されている製品では不用)。

⑧アダプターの口が当たる部分は清潔に拭いておく。

IV. 注意点または禁忌

1 吸入薬について

吸入薬の種類によって、効果、作用が現れるまでの時間、注意点が異なるので、医師、薬剤師、看護師からの説明を十分に聞き、不明な点は質問する。

①薬の量や吸入の回数、間隔などは医師の指導どおりに行う:うまく使用できなかったり、効果がみられないからといって使用法を自己判断で変更しないようにする。

②併用している薬がある場合は医師に相談する。同じ薬理作用をもつ薬剤が吸入薬、内服薬、注射薬で使用されることもあるため、商品名や使用法が異なっても同一の効果を示す薬剤がある。

③気管支喘息の発作時に吸入を行う場合には、薬剤が早期に気管支に吸入される順序を考えて吸入する必要がある。一般には、β刺激薬から気管支拡張薬、ステロイド薬の順番で吸入する。

④喘息発作時の吸入中は顔色や呼吸の様子に注意して、頭痛や吐き気、呼吸苦の増強が生じたらすぐに吸入を止める。

⑤吸入を行っても、症状が改善しない場合は医療機関を受診する。突然強い喘息の発作が生じた場合は吸入を行いながら救急外来に連絡する。

2 吸入器について

吸入薬ごとに吸入器が異なるほど多くの種類の吸入器が使用されている。新製品も多いため、それぞれの吸入器の使用法をよく読んで、医療者からの説明をよく聴くことが大切である。最近は、インターネットのホームページでも詳しい説明が載っているので参考になる。

以下に共通した注意点を述べる。

①メッシュ式も含めて超音波ネブライザーには金属製振動子がある。振動子は非常に繊細な部品であるため、破損に注意して使用説明書の取り扱い方法に沿って操作する。

②感染防止のために吸入器は個人で使用する。同じ製品であっても、他者との貸し借りは吸入器を介しての細菌、ウイルスの感染を助長することとなる。

消毒は毎日行う必要はないが、週に1度以上は実施する。ジェットネブライザーや超音波ネブライザーの部品は一般に煮沸消毒に耐えられるようになっている。中性洗剤で洗浄後に水道水で洗剤を洗い流して、5分以上煮沸して蓋のある容器に入れて乾燥させる。煮沸ができない部品は、0.01％の次亜塩素酸ナトリウムに1時間ほど浸漬しておく。超音波ネブライザーの金属部分はアルコール綿で拭く。

(小島善和)

10. (気管内・口腔内)吸引

I. 目的

自力で痰を喀出できなかったり唾液を嚥下できない人に対して、気管内や口腔内にチューブを入れて吸引を行うことにより気管内と口腔内を清浄化する。

II. 準備するもの

①電動式ポータブル吸引器(図1左端)
- 家庭では100Vの電源を使うものが一般的である。100Vの電源がないときや停電時の非常用として足踏み式の吸引器を使うこともある。

②吸引カテーテル(以下カテーテル)
- カテーテルは太いほど痰を引きやすくなるが、気管内の空気を無理に吸引することは患者が非常に苦しいばかりか無気肺などの合併症を引き起こすことがある。
- カテーテルの外径は気管カニューレの内径の1/2以下にする。大人では12〜14フレンチ(Fr)が一般的である。カテーテルには表1に示すような種類がある。

③プラスチック製手袋:清潔な使い捨てのものを使用する。

④カテーテル用のびん(図1中央)
- ガラスびん:カテーテルを消毒したり洗浄するために使用する。容量が500ml前後が使いやすく、びんの口もカテーテルの出し入れが容易なものを選ぶ。口腔用に1本、気管用に1本必要である。ジャムが入っていた広口びんなどが適している。
- カバー:室内には多数の塵やほこりが浮遊しているため、びんに塵

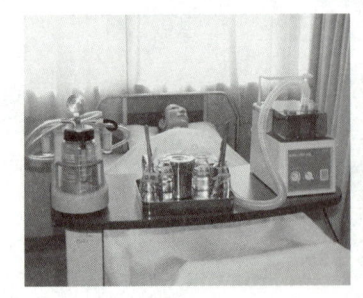

図1 吸引に用いる器具

III-10.(気管内・口腔内)吸引

表1 カテーテルの種類と特徴

名前	外観	特徴
開放式	接続部に穴　指 吸引器側　気管側	a.吸引圧を微妙に変えられる b.吸引した痰が指につく
閉鎖式	接続部は無穴 吸引器側　気管側	a.吸引圧は管を折って調節

やほこりが入らないように、清潔なかけものをする。
- カテーテル消毒液：次亜塩素酸ナトリウム液などを指定濃度に希釈して使用する。希釈液は煮沸した水道水を冷やして使う（市販の蒸留水でも可）。
- 洗浄水：消毒液に浸しておいたカテーテルをすすぐために用いる。煮沸した水道水を冷やして使用する（市販の蒸留水でも可）。
- 消毒液・洗浄水とガラスびんは1日1回交換し、すべて同時に行う。消毒液と洗浄水の量が減ったら補充する。
- びんの消毒法：びんがすべて浸る容量の鍋を準備し、びんを入れて水道水を10分以上沸騰させる。沸騰後は湯を捨てて蓋をし、自然に冷やす。
⑤痰拭き取り用アルコール綿（図1 トレイの中央）
- 吸引後にカテーテルの外側に付着した痰を拭き取るために、アルコールを浸したカット綿を蓋のある容器に準備する。

III. 基本手技（表2、図2）

①咳がうまくできなかったり、痰が絡んで出せなくなると無気肺や肺炎になるため、肺理学療法を行って痰を出しやすくする。それでもだめな場合は口や鼻からカテーテルを挿入して吸引することもあるが、とても痛く苦しいものである。

②長期間にわたって痰が自力で出せなかったり、十分な換気ができないときは医師が気管切開を行う（「気管カニューレの交換と管理」、189頁を参照）。

③気管カニューレを使用している場合は平均で昼間は2時間ごとに、夜間は4～5時間は間隔をあけて気管内吸引を行う（痰の量によって異なる）。

表2 気管内・口腔内吸引の手順

実施者	患者
Ⅰ．準備 　①手洗い（石鹸と流水で十分に行う） 　②説明と同意（吸引を行うことを説明する） Ⅱ．観察 　①呼吸音の聴取 　　聴診器で呼吸音を聴取する。左右の前胸部と背部も必ず聴取する。 　②カフエアが入っているか確認 　　（気管カニューレを使用している場合） Ⅲ．処置 　①口腔内吸引（図2-a、b） 　　口の中に唾液が貯留していると吸引中に気管内に流れ込む危険がある。口腔用カテーテルは頬の内側と歯の間から挿入する。 　②両手にディスポーザブル手袋を装着 　　利き手は清潔扱いにしてカテーテルとアルコール綿以外は持たない。 　③カテーテルを挿入（図2-c） 　　挿入後は親指と人差し指でねじるように引きながら抜いていく。痰が引けていればその位置で抜くのを止めて吸引する（図2-d、e）。 　④カテーテルを抜いたら利き手でアルコール綿を持ち、痰をぬぐい取る（図2-f）。 　⑤洗浄液にカテーテルの先を少しだけ浸して、カテーテル内の痰を洗い流す（図2-g）。 　⑥痰が残っているようなら（図2-d） 　　③から⑤を繰り返す。 Ⅳ．吸引が終わったらカテーテルをびんに戻して、手袋を破棄する（図2-h、i）。 Ⅴ．評価 　①吸引された痰の量と性状をみるポイント 　　a．痰は吸引によってスムーズに引ききれるか 　　b．血液が混入していないか 　　c．硬い痰が混じっていないか 　　d．緑色の臭気のある痰が引けないか 　②呼吸音の聴取 　　a．吸引後は喘鳴がなくなったことを確認する。 　　b．吸引後も喘鳴が残った場合は、疲労感も考慮して次回の吸引時間を決める。 Ⅵ．吸引後の手洗い 　①吸引後は手指に痰がついている可能性がある。必ず流水と消毒薬で手洗いを行う。 Ⅶ．吸引器のびんに目印まで溜まった痰はトイレに破棄する。	Ⅰ．十分な肺理学療法を事前に行う。図1の右端は超音波ネブライザー。 Ⅱ．呼吸を整える 　①ゆっくり深呼吸をした後に軽く咳をする。 Ⅲ．体位変換 　①仰臥位で枕をはずす。 Ⅳ．吸引 　①口腔内のチューブを嚙まないようにする。 　②顔面を左に向ける。 　③深呼吸と咳嗽 　　深く息を吸ってから咳をする。 　④顔面を右に向ける。 　⑤深呼吸と咳嗽 　　深く息を吸ってから咳をする。

III-10.(気管内・口腔内)吸引

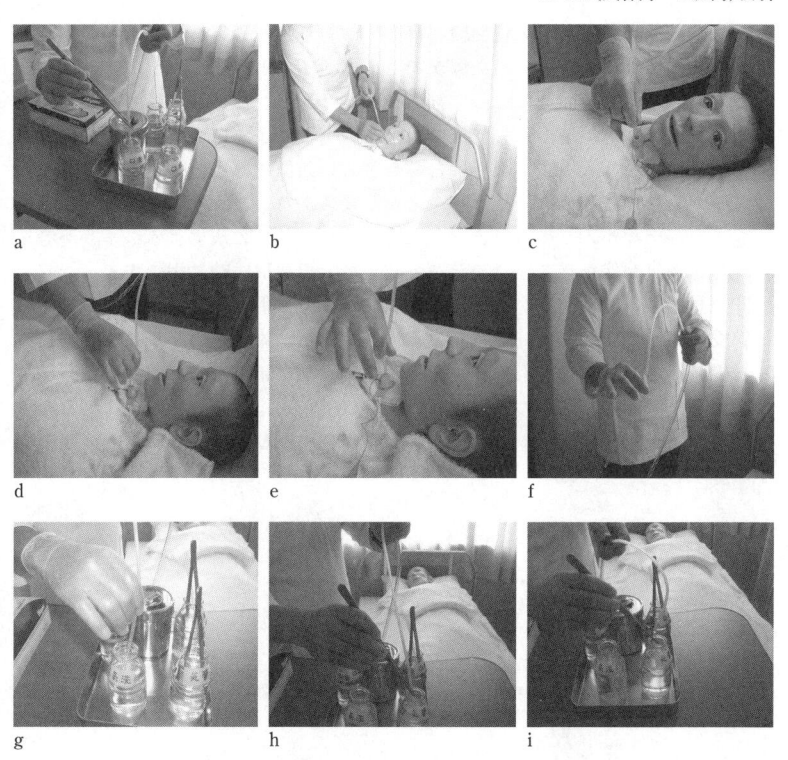

図2 気管内・口腔内の吸引の手順(表2-III.処置参照)

IV. 注意点または禁忌

①気管では細菌やほこりが侵入するとマクロファージという細胞が体外に排出しようとする。それが痰のもとになる。そのため気管吸引をするときは細菌が少なくなるように清潔操作で行うことが大切である。

②低酸素血症への注意：吸引中と吸引後は、動脈血の酸素濃度が低下していることが考えられる。したがって1回の吸引時間は15秒以内にする。吸引後に意識が低下したり、脈が乱れたり、呼吸数が減少した場合は低酸素血症が疑われるため、医師の指示による酸素療法を行ったり手指毛細血管のSpO_2(酸素飽和度)を測定する。

③気管内粘膜の保護：気管粘膜には線毛があり痰を上気道に運んでいるが、カテーテルで刺激すると容易に傷ができ出血することもある。出血した血液が気管内に貯留すると血塊になって気道を閉鎖し窒息することもある。吸引するときは、カテーテルを挿入して抜きながら吸引するようにする。

④苦痛の少ない吸引法：吸引はとても苦しい処置である。吸引中は患者の表情を観察しながら、手際よく行うことが重要である。

⑤カテーテルが入りづらいとき：気管内カニューレの痰によるつまりが考えられる。換気が保たれていることを確認して、早急に医師に相談する。

⑥発熱や多量の粘稠痰が引けるとき：痰が十分に引ききれない状態が続くと気管支に痰がつまって無気肺を起こすことがある。気管内の痰が長期間貯留すると細菌が増殖し気管支炎や肺炎を起こす。発熱や粘稠な痰が引けたときは肺の感染をまず疑い、医師の診察を受ける。

⑦カテーテルの再使用：カテーテルは1日に1回びんの交換時に交換し破棄する。

(小島善和)

11. 気管カニューレの交換と管理

I. 目的

　気管カニューレは、長期間、上気道に通気障害があったり自力排痰ができない状態、誤嚥さらに人工呼吸器を使用する状態が予測されるときに使用される。

　同一のカニューレを長期間使用するとカニューレの内腔に痰などの分泌物が付着し狭窄、閉塞を起こすことがあるため、定期的にカニューレを交換する必要がある(図1)。

　カフに適切な量の空気が入っていること、カニューレが抜けないように固定されていることが大切である。

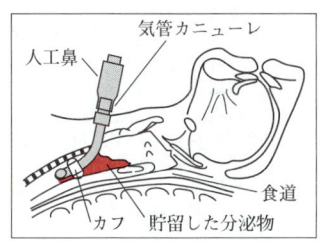

図1　気管カニューレと分泌物

II. 準備するもの

　気管カニューレにはさまざまなタイプがあるが、ここでは最も一般的な「カフ付き気管カニューレ」について述べる。
・未開封の新しい気管カニューレ。カニューレのサイズは主気管支の内腔に合わせて医師が決定する。
・注射器(10 ml)
・キシロカインゼリー®
・新しい気管内吸引セット
・使い捨ての清潔なプラスチック手袋

III. 基本手技

　カニューレ交換は実施者、補助者、患者がお互いの役割を理解し、短時間で手際よく安全・安楽に行われることが重要である。表1、図2に実施者、補助

表1 気管カニューレの交換手順

実施者	患者	補助者	コメント
Ⅰ．事前準備 ①手洗い ②新カニューレのカフに空気漏れがないかを確認し、注入した空気は必ず抜いておく（図2-a, b）。 ③インフォームド・コンセント カニューレの交換について説明し同意を得る（図2-c）。	Ⅰ．誤嚥の防止 ①処置前3時間は栄養摂取（経管経栄など）を控える。 Ⅱ．肺理学療法の実施 Ⅲ．意思と希望を表示	Ⅰ．事前準備 ①肺理学療法の介助 ②手洗い ①患者の意見・希望を聴く。	嘔吐した場合、吐物を気管内に吸い込まないように、気管吸引、口腔吸引の準備 患者は発声ができないので文字盤等の配慮が必要。
Ⅱ．観察と確認 ①全身状態の観察 ②呼吸音の聴取（図2-d） ③前回のカニューレ交換から現在までの経過で異常がなかったかを確認する。	Ⅳ．呼吸を整えておく Ⅴ．仰臥位になる	Ⅱ．準備 ①胸部のかけ物をとり、ベッド周囲の物品を片づける。 ②体位を仰臥位にして、枕をはずす。 ③新しい吸引セットに交換する。 ④新カニューレのカフエア部分にキシロカインゼリー®を塗布する（図2-f）。 ⑤ガーゼとはずしたカニューレを捨てるビニール袋を頸部の近くに準備する。 Ⅲ．介助 ①口腔内、喉頭部の吸引を十分に行う。	固定ひもはカニューレが抜けないためのものである。 新カニューレを挿入したあとに固定ひもをつける場合もある。 ガーゼやカニューレが衣類や皮膚に触れないように注意する。
Ⅲ．処置 ①カニューレを固定しているひもをハサミで切る（図2-e）。 ②ガーゼを取る。	 Ⅵ．深く息を吸って息を止める	②気管内の痰を吸引。 ③気管内にカテーテルを入れ、カニューレの先端よりも約5 cm入っている状態で待つ。	カフ上部の唾液が気管内に垂れ込むことがある。

者、患者の手技に分けて解説する。

表 I 続き

実施者	患者	補助者	コメント
③カフの空気を注射器で完全に抜き取る(図2-g)。 ④カニューレを抜き取る。 カニューレの彎曲に沿って円を描くように抜く(図2-h)。 ⑤気管切開部の消毒(図2-j)。 ⑥新しいカニューレを挿入する(図2-k)。	Ⅶ．ゆっくり息を吐く Ⅷ．咳をして唾液が気管の奥まで流れ込まないようにする	④気管内の吸引を始める。 ⑤カニューレの抜去に合わせてカテーテルを抜く。 ⑥抜いたカニューレ、サクションはゴミ袋に破棄する(図2-i)。 ⑦手袋を替えて新しい口腔吸引カニューレで気管口の吸引を行う。	カフ内に空気が残っていないことを確認。 気管切開部の消毒には塩化ベンザルコニウム、塩化ベンゼトニウムなどを使用する。 カニューレは気管の方向と90度の角度で気管口に挿入する。
⑦カニューレのガイドを抜く(図2-l)。 ⑧カニューレをひもで固定する。	Ⅸ．呼吸を整える	⑧気管内吸引を行う。 ⑨注射器でカフに空気を注入する(図2-m) ⑩あまったひもは切り取る(図2-o)。 ⑪ガーゼをつける(図2-p)。	こぶ結びにする(図2-n)。 ひもは指1本が入る程度緩めて結ぶ。
Ⅳ．評価 ①呼吸困難、疼痛などがないかを確認 ②左右肺の呼吸音を聴取 Ⅴ．手洗い		Ⅳ．あと片づけ ①物品は燃えるゴミと燃えないゴミに分けて二重に袋に入れて破棄する。 ②手洗い	必ず、左右肺の呼吸音が正常に聞こえることを確認する。

Ⅳ. 注意点または禁忌

1) カニューレの自然抜去予防

体位変換や更衣、移動、入浴などでカニューレが抜けないように、カニューレはしっかりひもで固定しておくことが重要である。特に、人工呼吸器を装着している場合は呼吸器の管(蛇管)に引かれてカニューレが抜けないように、体

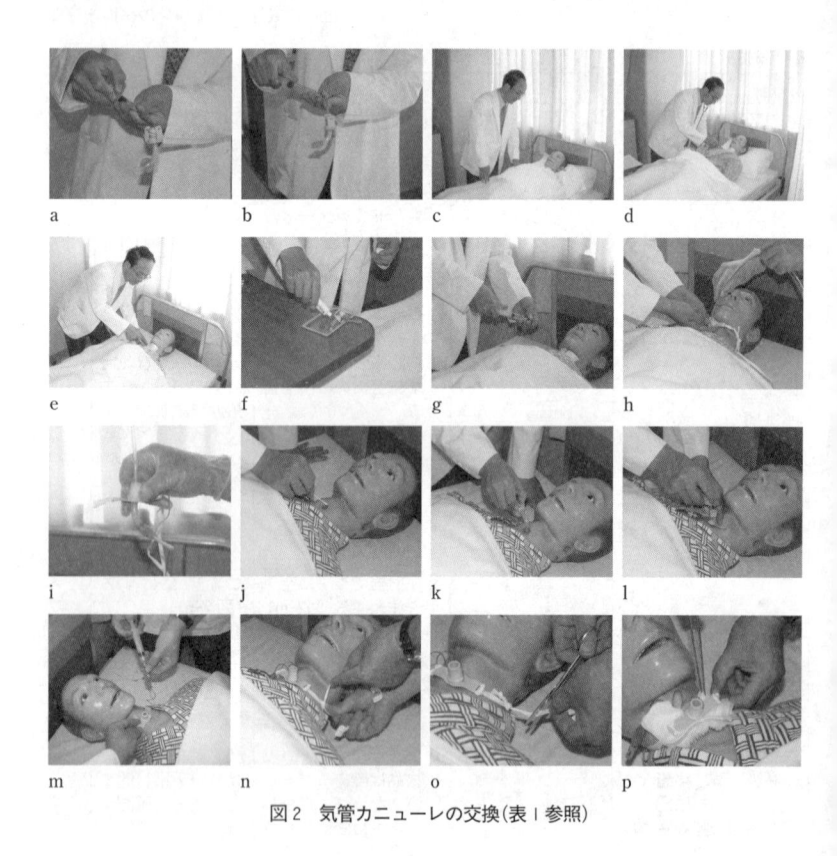

図2 気管カニューレの交換(表 I 参照)

位変換するときなど蛇管を持って行う。固定ひもはほどけることがないように必ずこぶ結びにする。

万一、カニューレが抜けてしまったときは、呼吸状態を観察する。呼吸が保たれていれば病院に連絡して相談する。呼吸をしていなければ再挿入する。予備があれば新しいカニューレを挿入するが、抜けたカニューレを再び入れる場合はカフの空気を抜かないと挿入できない。再挿入後は呼吸音を確認するとともに医師に連絡する。

2）カフエアの確認

カフ内の空気が自然に抜けないようにカフに空気を入れるチューブは二重に栓がついている。カフの空気が漏れると肺内の空気が口や鼻から外に漏れたり、唾液が気管に入ったりする。カフが破損したら吸引を頻回に行い、呼吸器を使っている場合は用手で加圧しながら医師に連絡をする。

カフの空気圧が高いと気管支粘膜の血行不良を起こすことがある。カフ内に空気を補充するときは医師か看護師に相談する。

3）唾液の流涎

気管切開をしている人はカフエアが気管支を拡げ、気管支と脊髄の間にある食道を圧迫する（図1）ため唾液がうまく嚥下できないことがある。また、使用している薬剤によっては唾液の分泌量が増加したりする。唾液の流涎を予防するには、吸引器に口腔吸引用のチューブを接続して必要時口腔吸引ができるようにしておく。

4）吸入する空気の乾燥予防と塵やほこりの濾過

健康な人の吸気は鼻腔で加湿されるため、細気管支では湿度が十分に保たれている。気管切開をしている人ではカニューレから乾燥した外気が直接吸い込まれるため、気管支粘膜が乾燥し、炎症を起こしやすくなったり痰が硬くなったりする。これを予防するには空気中の塵やほこりを濾過する働きもある人工鼻（図1）を装着して乾燥を防ぐ。

5）胃管の交換

気管カニューレを使用している人は経鼻胃管を用いて経管栄養を行っている場合もある。カニューレの交換と同時に胃管の交換も行うようにする。

6）カニューレ交換の目安

1週間が定期的交換の目安だが、吸引サクションが入りづらくなったり大きな硬い痰が詰まっているときは、窒息の危険があるので医師に連絡し早期にカニューレを交換する必要がある。

（小島善和）

12. 膀胱留置カテーテルの交換と管理

はじめに

　高齢化社会を迎え、脳血管障害などに伴う神経因性膀胱や前立腺疾患は、ますます増加する傾向にあると考えられる。これらの疾患の増加に伴い、排尿障害のために尿路カテーテル管理を受ける患者も増加傾向にある。また、医療体制の変化や在宅医療の普及に伴い、さらに増加するものと考えられる。

I. 目的

　膀胱留置カテーテルは膀胱に貯留した尿を体外に排出するためのカテーテルである。経時的な尿量測定が必要な患者の場合や、トイレに行くことができない患者が留置の対象となる。患者の苦痛が比較的軽微で、また前立腺肥大症を有する男性を除けば簡単に留置できるため、安易に留置されたり長期間留置されがちであり、適応に十分注意を要する。

II. 準備するもの

- 導尿カテーテル(留置予定のカテーテルサイズの前後の太さを用意するとよい)
- 蓄尿バッグ
- 清潔手袋
- 清潔摂子
- 潤滑油または潤滑ゼリー
- 10 ml 注射器
- 蒸留水 10〜20 ml
- 消毒液(ポビドンヨード液または 0.05 %ヒビテン®液)

III-12.膀胱留置カテーテルの交換と管理

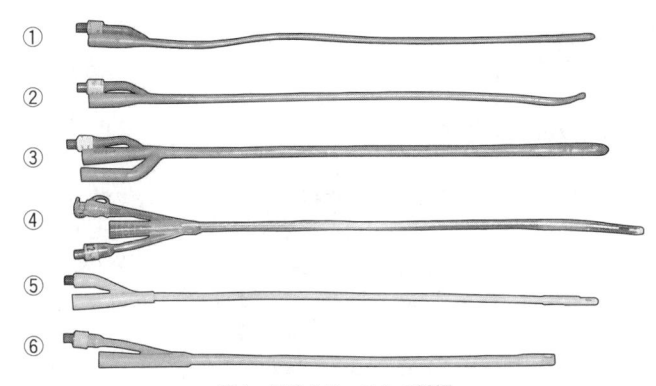

図 I　尿路カテーテルの種類
①フォーリーカテーテル、②チーマンカテーテル、③３ウェイフォーリーカテーテル、④シリコン３ウェイフォーリーカテーテル、⑤シリコンフォーリーカテーテル、⑥腎盂カテーテル

III. 尿路カテーテルの種類(図1)

　尿路留置カテーテルといっても上部尿路に対するものや下部尿路のものなど多種多様であるが、膀胱留置カテーテルにはフォーリーカテーテルが用いられることが多い。挿入困難な場合にはチーマンカテーテルを、持続的膀胱洗浄が必要な場合は３ウェイカテーテルを使用することがある。血尿のひどい場合には凝血塊によるカテーテルの閉塞が考えられる場合には、排液口面積の大きいフォーリーカテーテル(ヘマチュリアカテーテル)を使用する。

　材質に関しては天然ラテックス以外にも、それにテフロンコーティングやシリコンコーティングを施したもの、オールシリコン製のもの、銀および親水性コーティングを二重に施したものなどがある。短期留置であれば天然ラテックス製で十分であるが、長期留置では細菌の付着や粘膜刺激を抑える目的でシリコンコーティングや親水性コーティングのものを用いる方が無難である。

IV. 基本手技

1 男性患者の場合

①滅菌手袋を着用し滅菌摂子を右手に持つ。仰臥位の患者の右側に立ち、左手で陰茎亀頭部を持ち上げ、外尿道口をポビドンヨードまたはヒビテン® で十分に消毒する。

②助手がいる場合、滅菌蒸留水を指定の量だけバルーンに入れ、バルーンが破れていないことを確認した後、カテーテル末端部を持ち、ぶら下げるようにする。1人で施行しなければいけないときはカテーテルの末端を摂子を持つ手の第4指と第5指の間で挟むように持ち、カテール先端は摂子で持つ。カテーテル先端と外尿道口にゼリーを付ける。潤滑油を用いる場合はカテーテルの先端を潤滑油に浸す。

③陰茎を軽く上方に引っ張り上げながら(これが大切)、カテーテルの先端から約3cmのところを摂子で持ってカテーテルを尿道口よりゆっくり挿入していく(図2)。このときバルーンの部分を破損しないように、この部分は持たないように注意する。前立腺部尿道を通過するとき若干の抵抗を感ずるが、その部分を通過したら尿の流出を確認してさらに約5cmくらいカテーテルを進めてからバルーンに蒸留水を注入するか、カテーテルのほぼ根元まで挿入してから蒸溜水を注入する。これは十分にカテーテルが膀胱内に入っていないと前立腺部尿道でバルーンを膨らませたり、尿道内で膨らませることになり、尿道損傷を起こすことになるからである。また、バルーンを膨らませるとき強い抵抗を感じたら、蒸留水を回収しカテーテルを抜去した後再度挿入を試みる。

④蒸留水を注入したら、カテーテルをゆっくり引き、カテーテルが膀胱内に確実に留置されたことを確認後、畜尿バッグにカテーテルを清潔操作で接続する。カテーテルが挿入されている外尿道口は消毒した後、滅菌ガーゼで覆う。

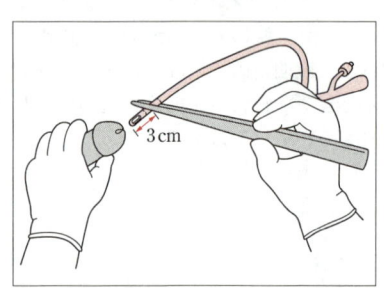

図2 カテーテルの挿入

2 女性患者の場合

①患者は仰臥位で、膝を立たせて軽く足を開かせる。滅菌手袋を着用し滅菌摂子を右手に持つ。患者の右側に立ち、左手の母指と示指で陰唇を開き、外尿道口をポビドンヨードまたはヒビテン® にて十分に消毒する。

②助手は男性のときと同様にバルーンが破れていないことを確認した後、カテーテル末端部を持ち、ぶら下げるようにする。1人で施行しなければいけないときはカテーテルの末端を摂子を持つ手の第4指と第5指の間で挟むように持ち、カテール先端は摂子で持つ。

③潤滑用のゼリーまたは油をつけ、カテーテルをゆっくり外尿道口より挿入していくが、女性の場合には抵抗も少なく5cmほど進めると尿が出てくるがさらに数cm進めてからバルーンに指定量の蒸留水を注入する。バルーンを膨らませるとき強い抵抗を感じたら、蒸留水を回収しカテーテルを抜去した後再度挿入を試みる。

④蒸留水を注入したら、カテーテルをゆっくり引き、カテーテルが膀胱内に確実に留置されたことを確認後、畜尿バッグにカテーテルを清潔操作で接続する。

3 畜尿バッグ

現在では閉鎖式導尿法（closed drainage system）が普及しており、以前の開放式導尿法に比べて明らかに感染予防効果が認められている。接続部および排出口からの感染が多いため接続部をはずしたときは消毒後接続するようにし、尿を排出するときには逆流のないように気をつける。

4 固定法

留置後は尿道内でのカテーテルの過度の動きを制限するためと、カテーテルの自己抜去や偶発的な事故による抜去を防止するために固定をする。

男性患者の場合はカテーテルによる尿道圧迫壊死を避けるため、陰茎を腹上に向けてカテーテルを下腹部に固定する。包茎の場合は挿入時に包皮を剝いたときには、カテーテル留置後包皮をもとに戻しておかないと循環障害のため包皮が浮腫になることがある。女性の場合にはカテーテルにたわみをもたせて大

a. 男性患者の場合　　　　b. 女性患者の場合

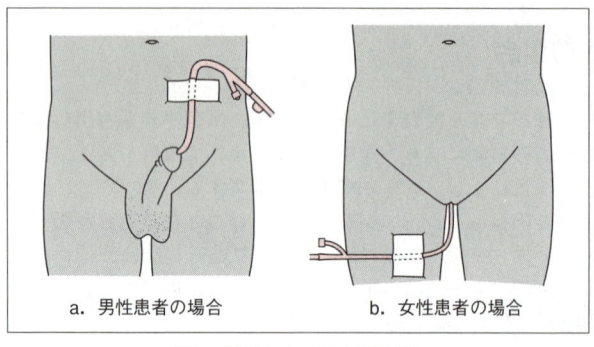

図3　導尿カテーテルの固定法

腿内側に固定する（図3）。

5 挿入時の合併症

1）挿入困難

　前立腺肥大症、前立腺癌、尿道狭窄症などがある患者ではカテーテルの挿入がしばしば困難である。この場合、たっぷりのゼリー（10 mlくらい）を尿道内に注入してから（尿道表面麻酔剤；キシロカインゼリー®などを使用する）挿入すると入りやすい。また同時に陰茎を十分に挙上し尿道を伸展させるようにする。このときには尿道損傷を起こすことがあるので決して無理をして入れないようにする。さらに同サイズのシリコンカテーテルやサイズの細めのカテーテルを用いる場合もある。また、先端が彎曲して先細りのチーマンカテーテルを使用すると挿入できることがある。しかし、挿入困難例では尿道損傷を引き起こしやすいため、決して無理はせず泌尿器科の専門医に依頼する方が安全である。

2）尿道損傷

　無理にカテーテルを挿入した場合とカテーテルが膀胱に達する前にバルーンを膨らませたときに起こる。いずれも直ちにカテーテルを抜去し、再挿入を専門医に依頼する。

V. 維持・管理および注意点

1）消毒

留置後はできるだけ毎日外尿道口をポビドンヨードまたはヒビテン®にて消毒した後、男性患者であれば外尿道口を滅菌ガーゼで覆っておく。女性患者の場合には、外尿道口を消毒するだけでよい。男性では1日1回、女性では1日2回以上消毒し、外尿道口の清潔を保ち尿路感染の予防に努める。在宅医療の場合、毎日訪問できない場合は介護する人または家族にその方法を説明し、施行してもらう。

2）尿の性状と閉塞のチェック

毎日流出する尿の性状をチェックする。尿の混濁や発熱がみられた場合は尿路感染を疑う。尿混濁はカテーテル閉塞の原因となるので尿の流出量に注意する。また血尿の場合も、凝血塊による閉塞が起こることがある。カテーテル閉塞による尿量減少を乏尿と間違うことがあるので、下腹部の膨満の有無を確認し、閉塞が疑われる場合には膀胱洗浄を行い、カテーテルの閉塞が起きていないことを確認する必要がある。

3）カテーテルの交換時期

感染や閉塞がない場合は、ゴム製のカテーテルでは1～2週間、シリコン製のカテーテルでは2～3週間程度でカテーテルを交換する。感染徴候、外尿道口やカテーテルの汚染がみられた場合は、早期に交換ないし抜去が必要である。初回の挿入が前立腺肥大症などで困難であった症例でも交換時はスムーズに再挿入できることが多い。

在宅医療の場合でも導尿カテーテル留置をすると管理が楽になり、患者自身もトイレに行く必要がないため安易に留置を続ける傾向にあり、さらに活動性の低下にもなるので、できるだけ抜去の方向で主治医と検討すべきである。

4）患者の苦痛

カテーテル留置早期には、バルーンによる膀胱への刺激のため尿意を訴える患者が多いが、ほとんどは数時間で訴えなくなる。しかし、尿意を強く訴える場合や刺激のためにカテーテル周囲から尿が漏れてくる場合がある。これは、強い尿意のために排尿筋の収縮が起こるため、このような場合には鎮痛剤の坐剤（ボルタレン®、インダシン®）を用いると治まることが多い。

固定が十分でないときにカテーテルが引っ張られて痛みを覚えたりするので、きちんと固定されているかもチェックすべきである。

VI. 合併症

1）尿路性器感染症

長期留置した場合には尿路感染は必発であるが無症候性の場合には治療の必要はない。しかし、発熱や疼痛をはじめ症状を有する場合には、腎盂腎炎、前立腺炎、精巣上体炎などを合併していることが多く、尿流の確保やカテーテルの交換のうえ、速やかな抗菌剤の投与が必要であるため主治医に早めに相談すべきである。起因菌としては、緑膿菌、腸球菌、MRSA、クレブシエラなどさまざまであり、複数菌感染の場合が多い。急性前立腺炎の場合、留置カテーテルが治療の遷延や菌血症の原因となる場合があり一時的に抜去し、膀胱瘻にすべきことがあり、専門医に相談することが望ましい。

2）尿路結石

尿道留置カテーテルに付着した尿中の塩類などが核となり、寝たきり状態、尿流の停滞、尿路感染が誘因となって膀胱内に結石を生じやすい。日頃から水分摂取を促したり、塩類のつきにくいシリコン加工のカテーテルの使用などに配慮する。

3）出血

出血が一時的で少量のときは水分摂取を促し、経過観察する。出血が多いとき（具体的には赤ワインの色より濃いとき）には、前立腺部尿道、膀胱粘膜からの出血、尿路感染や結石の合併もありうるため泌尿器科に相談する。尿道留置カテーテルの自己抜去は尿道部からのかなりの出血を伴うので注意を促しておく。

4）尿道皮膚瘻

男性で寝たきりの場合は、長期留置に伴い尿道皮膚瘻を形成することがあるので、カテーテルを足の方に垂らさずに腹壁方向に保つように下腹部に固定する。

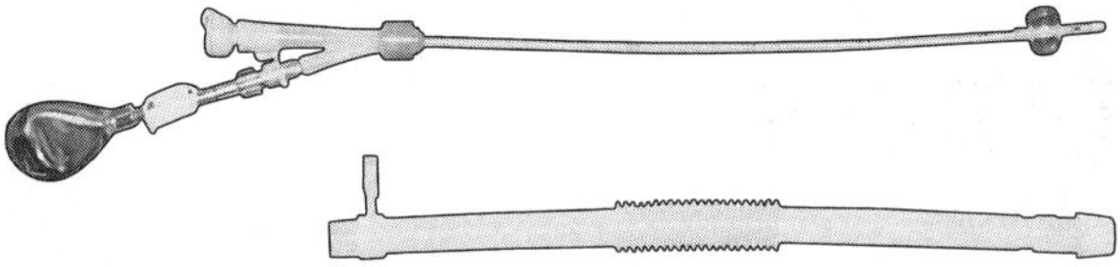

図4　夜間に留置できる自己導尿カテーテル

VII. 間欠的自己導尿

　神経因性膀胱で蓄尿する能力はあるが排尿する能力のない場合、間欠的自己導尿を行い排尿することがある。手指を十分手洗いしアルコール入りのヒビテン®やウエルパス®などで消毒し、清潔操作にて自分で導尿する。1回尿量が300 ml 程度になるように1日5～6回導尿する。夜間に導尿が必要な場合もあるが、高齢者などは夜間の導尿が困難な場合もあり、夜間のみ留置できるような自己導尿カテーテルも開発されている(図4)。これは、自己導尿カテーテルにバルーンを膨らませることができるようになっているので、起床後はバルーンを抜き日中は間欠的自己導尿する。特殊な場合ではあるが、ある意味での留置カテーテルである。

おわりに

　膀胱留置カテーテルは高齢化社会に伴い脳血管障害などの増加とともに在宅医療管理のうえで大切なものと考えるが、まず本当に留置カテーテルが必要か否かを十分に検討しできるだけ留置を避けるようにする。また、排泄は生命の維持には大切なことであり日常のことでもあり、そのトラブルは多いものと思われるが、適切な処置により大きな合併症を避けうるので訪問時や交換時には十分な観察が必要と思われる。

(宮北英司)

参考文献
1) 大松正宏, 横田順一郎：導尿カテーテル. Emergency Nursing 116：150-156, 1998.
2) 関　成人：尿道留置カテーテルによる排尿管理をめぐって. 看護技術 41：1134, 1995.

13. 膀胱洗浄

I. 目的

　膀胱洗浄は、塩類尿や尿路感染で混濁が強い場合や、血尿が強く閉塞が疑われる場合に洗浄を行う。長期留置カテーテル症例でも尿流が確保できていれば洗浄する必要はない。

II. 準備するもの（図1）

- カテーテル
- カテーテルチップ
- 洗浄液
- 膿盆
- 防水シーツ
- 使い捨て手袋

　以上のものを用意するが洗浄液は通常生理食塩水を用いる。尿路感染の強い場合の洗浄液は表1に示す。

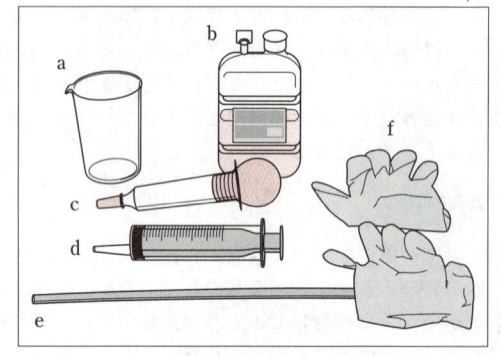

図1　膀胱洗浄に用いる器具
a. 滅菌カップ　b. 洗浄液　c. バルブシリンジ　d. カテーテルチップ　e. カテーテル　f. 手袋

III. 基本手技

　膀胱洗浄をするときは、患者の腰の下に防水シーツを敷き洗浄液がこぼれたときなど周囲を濡らさないようにする。洗浄液は滅菌カップに必要量を入れる。

表 I　膀胱・腎盂・尿道の洗浄および注入に用いられる医療品

一般名	商品名(メーカー)	剤形・含量	局所使用濃度	局所使用時の副作用	備　考
アクリノール acrinol	ヘクタリン (第一)	末	0.03～0.3% 膀胱、腎盂洗浄	刺激症状 塩類析出 結石形成	血清蛋白により、作用が減弱されない。作用機序はアクリジニウムイオンとなり細菌の呼吸酵素を阻害するといわれている。
塩化ベンザルコニウム benzalkonium chloride	オスバン (武田)	液 10%	0.05～0.025% 膀胱、尿道洗浄	刺激症状	石鹸液は本剤の殺菌作用を減弱させる。
過マンガン酸カリウム potassium permanganate	(保栄)	末	0.01～0.05% 膀胱洗浄		収れん剤、酸化剤、殺菌剤として外用される。
グルコン酸クロルヘキシジン chlorhexidine gluconate	ヒビテン・グルコネート (住友－ICIファーマ)	液 20%	0.01～0.02% 膀胱、尿道洗浄	局所熱感 灼熱感 疼痛 瘙痒感 などの刺激症状	石鹸との混合使用は抗菌力を低下させる。人では毎日2g、1週間内服したが毒作用はみられていない。
硝酸銀 silver nitrate	(保栄)	末	0.01～0.1% 膀胱、尿道洗浄		濃厚な液は腐食作用を示し、薄い液は収れん作用を示す。洗浄後、生理食塩水で必ず洗浄中和する。
ホウ酸 boric acid	(シオエ) (丸石) (保栄)	末	1～2% 膀胱洗浄		弱い殺菌作用を示す。防御作用もある。粘膜、創傷面または炎症部位に長期間または広範囲に使用しないこと。
トブラマイシン tobramycin	トブラシン (塩野義)	注1.5 ml中 60 mg	注射液のまま、または0.06%		緑膿菌、変形菌などに感受性がある。
ポビドンヨード povidone-iodine	イソジン (明治)	液1 ml中 100 mg(有効ヨウ素10 mg)	0.5% 膀胱注入		薄めて保存すると効力は低下する。
硫酸ゲンタミシン gentamicin sulfate	ゲンタシン (アメリカシェーリング－塩野義)	注1.5 ml中 60 mg	注射液のまま、または3～5倍に希釈		緑膿菌、変形菌などに感受性がある。
硫酸ジベカシン dibekacin sulfate	パニマイシン (明治)	注2 ml中 100 mg	注射液のまま、または0.1%		緑膿菌などに感受性がある。
硫酸ポリミキシンB polymyxin sulfate	ポリミキシンB(台糖ファイザー)	注1バイアル中50万単位	50万単位を滅菌精製水または生理食塩液10～500 mlに溶解	灼熱感 疼痛	正常粘膜からは、ほとんど吸収されない。緑膿菌、肺炎桿菌などに感受性がある。1回の最高投与量は50万単位を超えてはならない。

(堀岡正義(編)：DI実例集. 薬業時報社, 東京, 1983による)

■ 混濁尿が強いとき

①手袋を両手にし、カテーテルチップでまず10～20 mlくらいの少量の洗浄液をゆっくり注入後、ゆっくり膀胱内容液を回収しスムーズに引けることを確認する。これは最初から多量の洗浄液を注入し回収できなくなることを避けるためである。

②確認後は約50 mlの洗浄液を用いて混濁または血尿がなくなるまで洗浄する。カメレオン水(過マンガン酸カリウム水)は感染があると紫色が褐色になるが、この変色がなくなるまで洗浄する。このとき、大量の洗浄液を注入すると膀胱尿管逆流により腎盂腎炎や菌血症などの合併症を引き起こすことになるので注意する。

2 血尿による閉塞が疑われるとき

閉塞が疑われるときは、通常、患者の下腹部は膨隆しており強い尿意を訴える。

①両手に手袋をし、カテーテルチップにて膀胱内容を吸引してみる。はじめから強く吸引せずにゆっくりと回収するようにする。まったく回収できないときは、約10 mlの生理食塩水をゆっくり注入してから吸引する。凝血塊が引けると尿もスムーズに引けるようになる。バルブシリンジを用いると便利である。

②これでも引けないときは、カテーテルを先穴の20～24 Frのネラトンカテーテルに交換すると凝血塊が除去できやすくなることがある。凝血塊が引けたら、約50 mlの生理食塩水で凝血塊が出なくなるまで洗浄する。

③洗浄後も血尿が強く、凝血塊でカテーテルが閉塞しそうなときは3ウェイカテーテルで持続洗浄してみてもよい。

IV. 注意点または禁忌

①長期膀胱留置カテーテルに伴う膀胱洗浄は原則として行わないことである。しかし、やむを得ず行う場合はカテーテルと接続管部の清潔保持に注意をする。また強く洗浄することによって膀胱粘膜を傷つけ、却って血尿が強くなることがあるので注意する。

②カテーテル留置患者の尿はほぼ全例感染しているため、必ず手袋をして処置をするようにし、その手袋は使い捨てとし、ほかへの感染の防止に努める。

③カテーテル留置を余儀なくされた原疾患によっては膀胱容量が減少している場合(脳血管障害や脊髄損傷などによる神経因性膀胱)があり、この場合はカテーテルチップでの1回の洗浄液の量を少なくして洗浄をすることに注意する。

④在宅医療における膀胱洗浄の禁忌は特にはないが、先にも述べたが、むやみに洗浄しないことである。

(宮北英司)

14. 胃瘻の管理と処置

はじめに

　嚥下障害を伴う慢性疾患に対する栄養投与法として、経鼻胃管に代わって、内視鏡的胃瘻造設術(percutaneous endoscopic gastrostomy；PEG)が行われるようになり、介護者の管理に伴う労苦がかなり軽減されるようになった。PEGそのものは1980年にJ.Ponskyらによって開発されたが、日本における普及は遅く、1990年代に入り、ようやく各地で行われるようになり、1995年頃から急速にその需要が増大している。

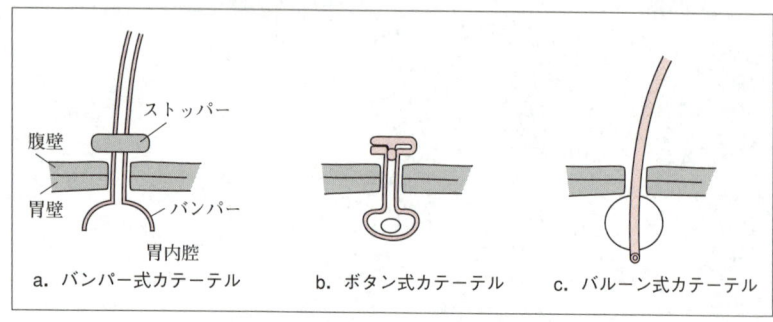

I. 胃瘻カテーテルの種類とその特徴

　胃瘻カテーテルは各メーカーからさまざまな種類が販売されている。カテーテルの形態からは、バンパー式カテーテル、ボタン式カテーテル、バルーン式カテーテルに大別される(図1)。それぞれに特徴があり、どのカテーテルがよいかは一概にはいえない。介護者がそれぞれその特徴を把握したうえで選択するのがよい。カテーテルは胃瘻の瘻孔が完成した時点で造設時と異なったカテーテルに変更が可能である。

図1　胃瘻カテーテルの種類

a. バンパー式カテーテル　　b. ボタン式カテーテル　　c. バルーン式カテーテル

1 バンパー式カテーテル

バンパー式カテーテルは今日最も多く用いられているもので、バンパーやストッパーの形態がメーカーによって異なっている。カテーテルの栄養注入側はユニバーサルアダプター(コネクター)(図2)がついており、栄養剤注入側のカテーテルと接続可能である。このユニバーサルアダプターは取りはずしが可能で、胃瘻カテーテルは使いやすい長さで切ることができる。胃瘻造設時には長めにカテーテルを残してあるので、介護操作で邪魔な場合はカテーテルを切って短くして使うのがよい。カテーテルが長いと邪魔になるだけではなく、カテーテルの重みでバンパー埋没症候群などの合併症発生の誘因になったり、胃内容が逆流してカテーテル内部にこびりつき、カテーテルが汚くなる。カテーテル交換時はバンパーの形態によっては、内視鏡を用いず、体表から引き抜くことが可能な製品もある。カテーテルが長いため、カテーテル先端を衣服の表面に止めておくことが可能である。栄養剤注入のたびに衣服を脱がす必要がない。

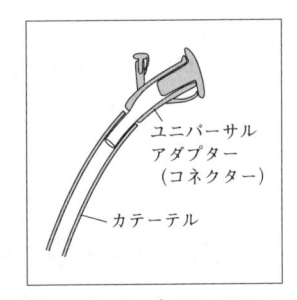

図2 バンパー式カテーテルのアダプター部

2 ボタン式カテーテル

ボタン式カテーテルの最大の利点はカテーテルがほぼ体表面と同一で、入浴や清拭の際に邪魔にならないことである。カテーテルの長さが短いこと、逆流防止弁がついていることから胃内容の逆流がなく、カテーテル汚染が少ないことも利点の1つとなる。運動制限のない人には最適である。一方、ボタン式カテーテルはカテーテルの長さが決まったものしかないため、栄養補給が十分となって太ってきた場合には、交換の必要が出てくる。

3 バルーン式カテーテル

専用のカテーテルが市販されているが、尿道バルーンや腎盂カテーテルを代用する場合も多い。バンパー式カテーテルのような長さの調節はできない。ほかのカテーテルに比べて、尿道バルーンや腎盂カテーテルを代用する場合材料

費が安価で済む。カテーテルの交換はバルーン内の蒸留水を抜くだけで可能で、交換操作が最も容易である。もちろんナースサイドでも可能である。一方でバルーンの破損によるカテーテルの逸脱などが起こりやすい。バルーン内の蒸溜水の確認を定期的に必要とし、そのための蒸溜水や注射器を用意しなければならない。

II. 胃瘻カテーテルと瘻孔の正しい固定

　胃瘻造設時は腹壁と胃壁を癒着させるため、ストッパーを締めておくが、この締めつけが長期に及ぶと、胃壁の粘膜が圧迫壊死を起こし、潰瘍を形成する。瘻孔完成後ではこの締めつけは有害でこそあれ、なんの利点をも生み出しはしない。ストッパーを緩め、1～2cm程度の余裕をもたせるようにする(図3)。カテーテルの重みでバンパーが胃壁粘膜に当たらないように注意を払う必要がある。ストッパーの緩みが多く、胃内にカテーテルが長くあると、胃の後壁にカテーテルが当たり潰瘍を形成したりする。カテーテルによると思われる潰瘍からの出血の報告や、バルーンカテーテル使用例でバルーンが十二指腸に入り込み、十二指腸を閉塞したため、栄養剤を嘔吐し誤嚥したという報告もあり、長過ぎることも問題となる。カテーテルの長さの調節は、いったんカテーテルをバンパーが胃壁に当たるところまで引き抜き、そこから1～2cm胃内に押し込んだところにストッパーを調節し、そのストッパーを体表に絆創膏で固定する(図4)。瘻孔周囲より滲出液がある場合には、切り込みガーゼをストッパーと体表の間に入れて固定する。バルーンカテーテルでストッパーがない場合には絹糸をカテーテルに結び付け、その糸を根元に近いところで絆創膏で体表に固定する。カテーテルが動くと不良肉芽ができたり、瘻孔の孔のサイズが大きくなったりする原因になる。

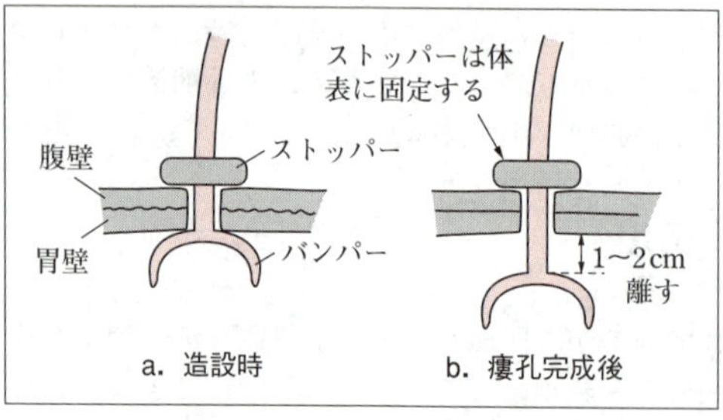

図3　胃瘻カテーテルと瘻孔の正しい位置

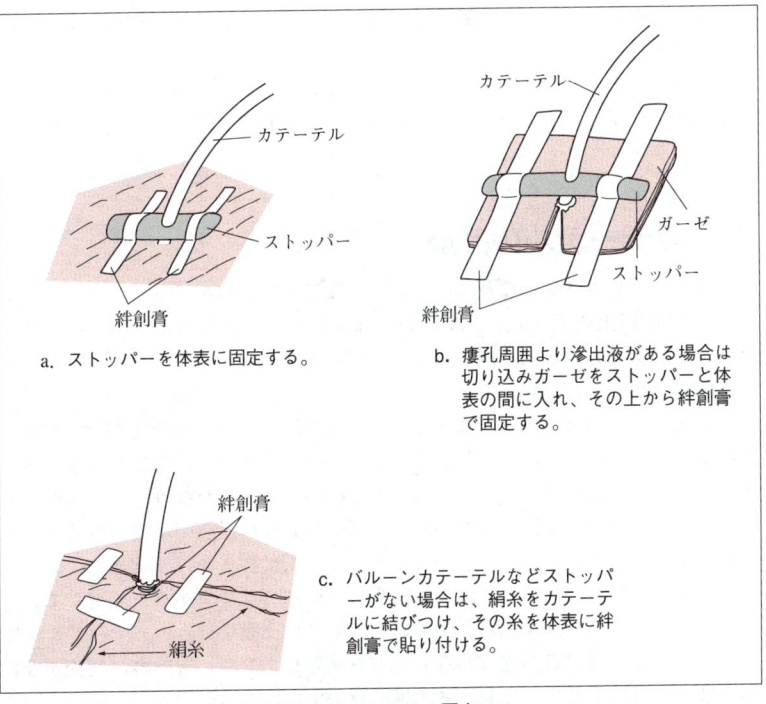

図中ラベル:
- a. ストッパーを体表に固定する。
- b. 瘻孔周囲より滲出液がある場合は切り込みガーゼをストッパーと体表の間に入れ、その上から絆創膏で固定する。
- c. バルーンカテーテルなどストッパーがない場合は、絹糸をカテーテルに結びつけ、その糸を体表に絆創膏で貼り付ける。

図4　カテーテルの固定

III. 胃瘻の管理

　胃瘻は1日1回観察することを原則とする。観察はカテーテル、瘻孔、および瘻孔周囲の皮膚に及ぶ。カテーテルについては破損変形の有無、汚染の有無、ストッパーの位置の調整、バルーン内の蒸留水の確認などを観察する。瘻孔については瘻孔周囲炎の有無、滲出液の有無、不良肉芽の有無、孔の開大の有無、胃内容の漏出の有無を観察する。瘻孔周囲の皮膚については、発赤、腫脹、びらん、潰瘍の有無について観察する。

　瘻孔が完成すれば、瘻孔周囲の消毒は必要ない。生理食塩水をガーゼに浸し

て清拭する程度とし、週1回程度は石鹸水を用いて清拭する。清拭のあとは自然乾燥する。

カテーテル内腔の汚染防止には、食用酢を5〜10倍に希釈したものを用い、栄養剤注入終了ごとに、カテーテル内に充填しておく。このことでカテーテルの長持ちが可能である。

IV. カテーテルの交換

胃瘻カテーテルは長期に及ぶと交換が必要である。バルーン式のカテーテルでは24時間以上経過すれば、材料費の保険請求が可能である。バンパー式やボタン式では4ヵ月以上経過すれば材料費の保険請求が可能である。交換に伴う手技料は認められていない。

カテーテル交換はバルーン式を除けば、内視鏡観察下での交換が最も安全な方法である。カテーテルの種類により、用手的にカテーテルをひねりながら引き抜くことが可能な製品も出ている。引き抜いたあと新たなカテーテルを挿入留置するときは慎重に行う必要がある。可能であれば、内視鏡で胃内腔から観察しながらの留置が望ましい。やむを得ず用手的に挿入を行うときは、留置前に必ずゾンデなどで瘻孔の方向性を確認しておく。ゾンデがうまく進んでいかないときは用手的交換を止め、内視鏡観察下での交換を行う。カテーテルを留置したら、必ず胃内容の逆流があることを確認しておく。胃内容の逆流がない場合は生理食塩水を少量流し、その逆流液の中に胃内容が混入していることを確認しておく。水溶性造影剤を注入してX線造影を行うことも確認のよい方法である。用手的な交換では、胃内留置の確認が最も重要である。

内視鏡観察下での交換は、まず内視鏡を胃内まで挿入し、バンパー部をスネア鉗子で把持する(図5-a)。次いで体表でカテーテルをできるだけ短く切断する(図5-b)。スネア鉗子で把持したバンパー部は把持したまま、胃内に一時的に置いておき、新しい交換用カテーテルを体表から抜去した瘻孔を通して、押し込む(図5-c)。内視鏡で交換カテーテルのバンパーが胃内に留置されたことを確認したら、把持していた古いカテーテルのバンパーとともに内視鏡を抜去し(図5-d)、終了とする。

最近、交換時でのトラブルで留置したカテーテルが胃内腔ではなく、腹腔内に留置されており(図6)、それを知らないまま栄養剤を注入したため、腹膜炎を併発、開腹手術を行った症例や、敗血症を併発して死亡した症例の報告が散見されるようになった。このことは腹壁と胃壁の癒着がわれわれが思っている

III-14. 胃瘻の管理と処置

a. バンパー部をスネア鉗子でつかむ。

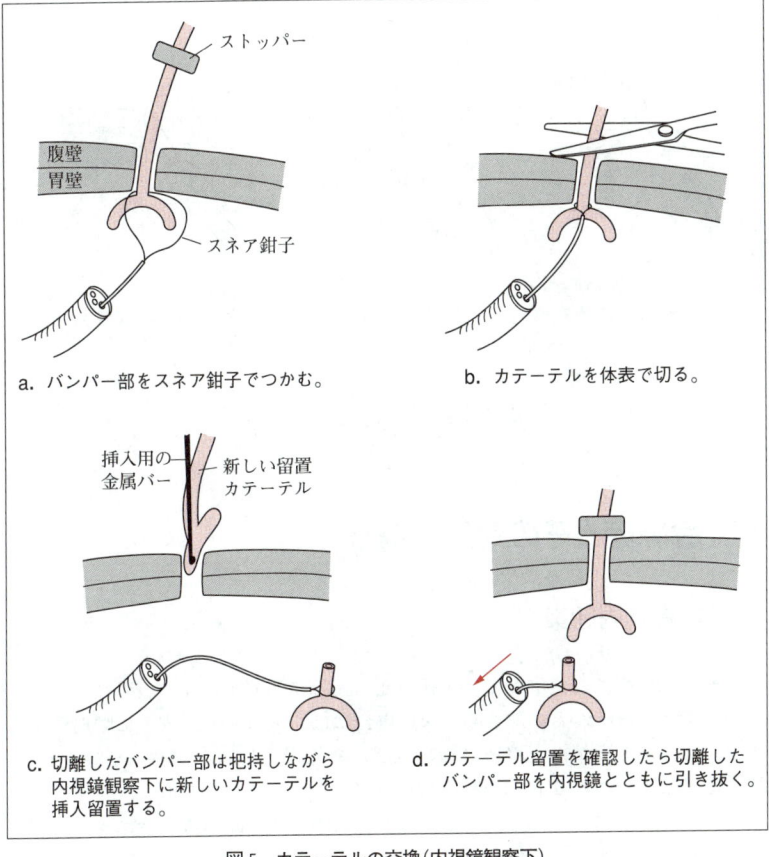

b. カテーテルを体表で切る。

c. 切離したバンパー部は把持しながら内視鏡観察下に新しいカテーテルを挿入留置する。

d. カテーテル留置を確認したら切離したバンパー部を内視鏡とともに引き抜く。

図5 カテーテルの交換（内視鏡観察下）

ほど強くはなく、しかも経時的に弱くなってくることを示している。カテーテルの交換は慎重に行う必要がある。

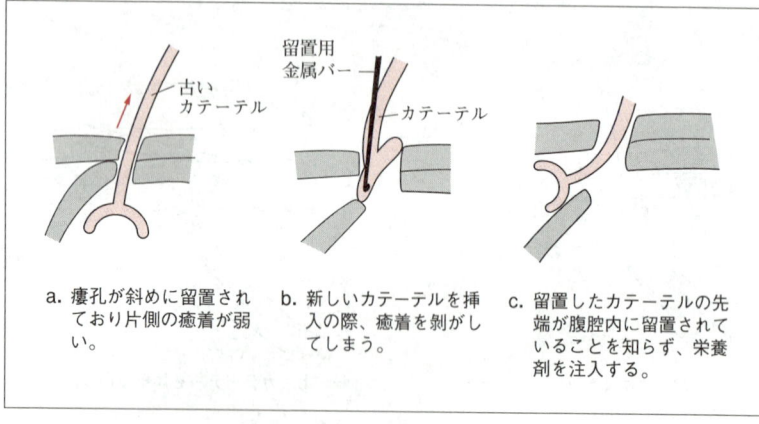

a. 瘻孔が斜めに留置されており片側の癒着が弱い。

b. 新しいカテーテルを挿入の際、癒着を剥がしてしまう。

c. 留置したカテーテルの先端が腹腔内に留置されていることを知らず、栄養剤を注入する。

図6　カテーテル交換時のトラブル

V. 合併症とその対策、処置

1 瘻孔周囲炎

　造設早期に起こる合併症で、瘻孔周囲粘膜の発赤腫脹を伴う。瘻孔のサイズが小さくカテーテルとの隙き間がない場合には、進行すると皮下に膿瘍を形成することもある。ストッパーの締め過ぎがある場合はストッパーを緩める(通常、造設第1日目に0.5～1 cm程度緩める)。栄養注入を中止し、静脈栄養に変更するとともに、抗生剤の投与を行う。膿瘍形成を認める場合は皮膚切開を行い、膿瘍ドレナージを行う。

2 瘻孔周囲壊死

　造設時のストッパー締めをそのまま放置し、緩めるのが遅れた場合に起こる。壊死組織を除去し、栄養注入は中止し静脈栄養に変える。抗生剤を投与する。胃瘻は開放とし、胃液を排出する。壊死が大きい場合は、カテーテルをいったん抜去し、瘻孔の閉鎖を待つ。閉鎖したら、すぐそばに新たな胃瘻を造設する。

3 胃液漏出による瘻孔周囲の皮膚炎

生理食塩水で皮膚表面を1日2～3回洗浄する。皮膚保護材を貼付する。消毒は禁忌。

4 瘻孔の開大

瘻孔のサイズが大きくなり、カテーテル周囲に隙き間ができ、胃内容が漏出する。いったんカテーテルを抜去し、瘻孔が縮小したところで、カテーテルを再留置する。カテーテルがラテックス製の場合はシリコン素材のカテーテルに変更する。またカテーテルが動きやすい場合は固定をする。

5 不良肉芽

カテーテルが動きやすいとできてくる。滲出液や出血を伴うが感染や膿瘍とは区別する必要がある。カテーテルの固定が大切である。小さな不良肉芽は放置する。大きい場合には硝酸銀棒(製造中止のため、新しいものは入手不能)または硝酸銀液を当てて、焼灼する。生理食塩水での中和を忘れないようにする。硝酸銀棒がない場合は、局所麻酔ののち肉芽を切除する。出血が多いため、圧迫止血を十分に行う。

6 バンパー埋没症候群

カテーテルのバンパー部分が粘膜を圧迫し、胃粘膜の潰瘍形成を起こし、その部分にバンパーがはまり込む。一方粘膜は再生し、潰瘍治癒機構が働くが、バンパーが壁に入り込んでいるとそのまま上皮が再生し、バンパー部分が埋没してしまう(図7)。皮膚切開を行い、カテーテルを抜去したうえで、新たな胃瘻を近傍に造設する。抜去部は込めガーゼを入れて、創の閉鎖を待つ。

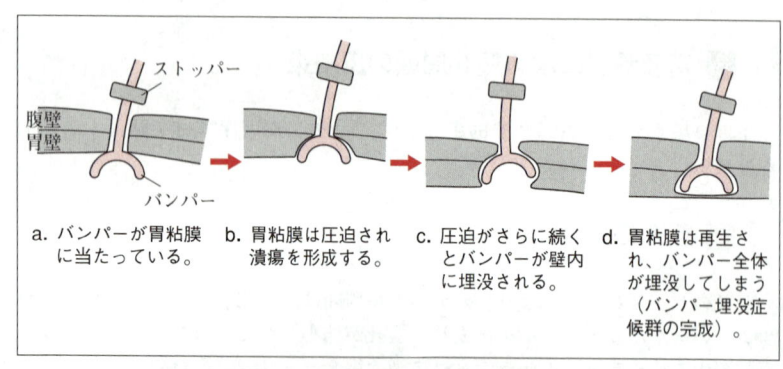

図7 バンパー埋没症候群の形成過程

a. バンパーが胃粘膜に当たっている。
b. 胃粘膜は圧迫され潰瘍を形成する。
c. 圧迫がさらに続くとバンパーが壁内に埋没される。
d. 胃粘膜は再生され、バンパー全体が埋没してしまう（バンパー埋没症候群の完成）。

おわりに

　PEGの需要は急速に増大している。管理上では全身状態に影響を与えるような重症合併症の発生は、交換時のトラブルを除けばほとんどなく、多くは保存的に治癒可能である。侵襲が少ないとはいえ、内視鏡検査という苦痛のうえで作成された栄養瘻だけに、大切に管理をしていきたいものである。

（嶋尾　仁）

参考文献

1) Gauderer MWL, Ponsky JL, Izant RJ Jr, et al: Gastrostomy without laparotomy; A percutaneous technique. J Pediatr Surg 15: 872-875, 1980.
2) Ponsky JL: Techniques of percutaneous gastrostomy. Igaku-Syoin, New York, 1988.
3) 宮内邦浩, 嶋尾 仁, 森瀬昌樹, ほか：経皮内視鏡的胃瘻造設術；Push法とIntroducer法との比較検討. Gastroenterol Endosc 34: 2309-2314, 1992.
4) 上野文昭, 嶋尾 仁, 門田俊夫, ほか：経皮内視鏡的胃瘻造設術と在宅管理. メディカル・コア, 東京, 1996.
5) 上野文昭, 嶋尾 仁：経皮内視鏡的胃瘻造設術(PEG)ガイドライン. Gastroenterol Endosc 38: 504-508, 1996.
6) 嶋尾 仁：PEGの開発, 適応, 栄養注入, 在宅医療 3(2): 87-90, 1996.
7) 上野文昭, 嶋尾 仁：経皮内視鏡的胃瘻造設術(PEG)ガイドライン. 消化器内視鏡ガイドライン, 日本消化器内視鏡学会(監修), 日本消化器内視鏡学会卒後教育委員会(責任編集), pp 261-271, 医学書院, 東京, 1999.

15. PTBD（経皮経肝胆道ドレナージ）カテーテルの管理

はじめに

近年の画像診断の進歩により閉塞性黄疸の診断が容易になり、これらの疾患の治療に経皮経肝胆道ドレナージ(percutaneous transhepatic biliary drainage；PTBD)は、第一選択の手技である。この手技は通常、腹部エコーを用いて拡張した胆管を皮膚および肝臓を通して穿刺し、チューブを胆管内に挿入し胆汁のドレナージを図る方法である。

閉塞性黄疸や胆道感染症による閉塞性胆管炎に対する減黄や排膿を目的とした胆汁のドレナージの手技としては、今回述べるPTBDのほかに、内視鏡を用いて経十二指腸経由に胆道のドレナージを行う内視鏡的胆道ドレナージ法がある。この方法は、内視鏡的逆行性胆道造影(endoscopic retrograde cholangiography；ERC)後に、外瘻法としての内視鏡的経鼻胆道ドレナージ(endoscopic naso-biliary drainage；ENBD)と胆管の狭窄部に短いチューブを留置する内瘻法としての内視鏡的逆行性胆道ドレナージ(endoscopic retrograde biliary drainage；ERBD)がある。今回は、在宅医療中心に考えるとPTBDが主役となるためこの方法を中心に解説する。

このPTBDカテーテルの管理は、診断および治療の目的で留置することが近年多くなりつつあるが、現在でもPTBDカテーテルを在宅で管理するケースは少ないのが現状である。

I. PTBDの目的と適応

1 目的

①第一の胆道ドレナージの目的は、拡張した肝内胆管のうっ滞した胆汁を体外にドレナージし減圧することにより、胆汁のうっ滞により生じている肝機能の低下の改善を図ることである。悪性腫瘍による閉塞性黄疸では減黄を図り、良性の総胆管結石の嵌頓による急性閉塞性胆管炎では感染胆汁のドレナージを

行う。

　②第二の目的は、ドレナージ後の直接胆道造影を行うことにより、胆道閉塞部の位置・性状により原因疾患の診断を行うことである。

2 適応疾患

　①悪性腫瘍による閉塞性黄疸：膵頭部癌、ファーター乳頭部癌、胆管癌、胆囊癌、肝癌、胃癌のリンパ節転移など。
　②結石嵌頓：特に総胆管結石、肝内結石。
　③その他の原因による閉塞性黄疸：腫瘤形成性膵炎、急性胆囊炎、良性胆道狭窄、良性胆管腫瘍など。

II. PTBD留置の方法

1 必要物品

・X線造影室
・腹部超音波装置
・穿刺用エコープローブ、PTBD穿刺針(19 G)、ガイドワイヤー(0.035インチ)、ピールアウェイシース、PTBD用カテーテル。
・消毒薬、局所麻酔剤、尖刃刀、生理食塩水、造影剤、注射器、固定用糸針、静脈麻酔剤など。

2 PTBDの手技

標準的な方法を図1に示す。

　①腹部エコーによる穿刺予定胆管の決定：通常は左葉外側区域胆管枝を選択する。胆管がエコー上長く描出できる部位を選択し、カテーテルができる限り長く胆管内に留置できる部位でかつ末梢胆管を選択するように心がける。

　②必要物品を清潔区域に広げる：ワゴンの上にPTBDセットと称して穿刺セットや生理食塩水、造影剤、注射器、局所麻酔剤、消毒薬を用意する。

　③皮膚の消毒・布かけ：消毒の範囲は穿刺予定部位が左葉外側区域であっても右葉胆管枝を穿刺しなければならなくなることも考慮して、上腹部正中から

III-15. PTBD カテーテルの管理

① 穿刺用エコープローブ　② PTBD 穿刺針

③ ガイドワイヤー　④ ピールアウェイシース　⑤ PTBD カテーテル

a：穿刺予定胆管の確認
b：拡張胆管の穿刺
c：穿刺胆管の確認
d：胆管内へのガイドワイヤーの挿入
e：胆管内へのピールアウェイシースの誘導
f：胆管内への PTBD カテーテルの挿入
g：PTBD カテーテルの位置の確認

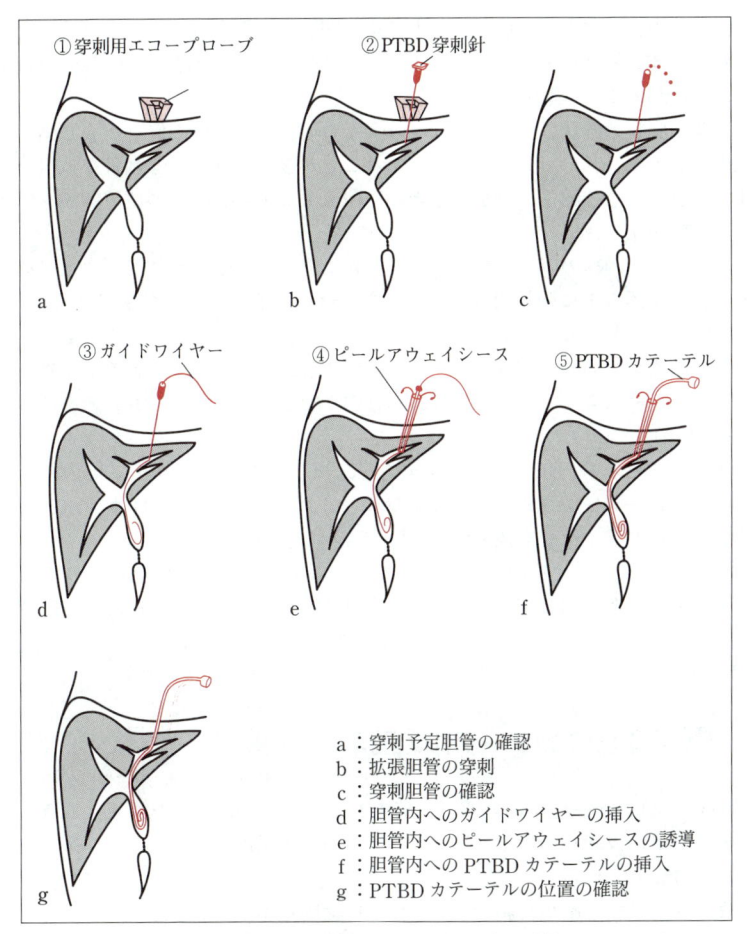

図1　経皮経肝胆道ドレナージ(PTBD)の手順

右側胸腹部まで広く消毒しておく。滅菌四角巾は胸部から下肢まで覆い清潔を保つ。また十分な静脈麻酔剤を投与する。

④滅菌穿刺用エコープローブによる穿刺予定胆管の確認：皮膚刺入点を確認し局所麻酔を穿刺ルートに沿って皮膚から腹膜まで十分に行う（図 1-a）。

217

⑤拡張胆管の穿刺：皮膚を尖刃刀で小切開し、滅菌穿刺用エコープローブに19 G PTBD 穿刺針を装着し、呼吸を止めさせ、エコーガイド下に目標胆管まで一気に刺入する（図 1-b）。

⑥穿刺胆管の確認：小さな呼吸をしてもらい、穿刺針の内筒を抜去し胆汁の流出が認められれば針先が胆管内にあることが証明される。穿刺針を吸引し胆汁であることを確認後、少量の造影剤を注入し穿刺針と胆管の位置関係を確認する（図 1-c）。

⑦穿刺胆管内へのガイドワイヤーの挿入：穿刺針の中にガイドワイヤーを挿入し、X 線透視下に胆管内へのガイドワイヤーの挿入を確認する（図 1-d）。

⑧胆管内へピールアウェイシースの誘導：X 線透視下にガイドワイヤーを胆管内深くまで挿入し穿刺針外筒を抜去する。ガイドワイヤー誘導下にピールアウェイシースをゆっくり挿入し、胆管内までピールアウェイシースを誘導する（図 1-e）。

⑨胆管内への PTBD カテーテルの挿入：ピールアウェイシース内の内筒であるダイレーターを抜去し、ガイドワイヤーに沿わせて PTBD カテーテルを挿入しガイドワイヤーを抜去する（図 1-f）。

⑩PTBD カテーテルの位置確認：カテーテルより胆汁を可能な限り吸引したのち少量の造影剤で胆管造影を行い、カテーテルと胆管の位置関係を確認しカテーテルを適切な位置に留置し、最後にピールアウェイシースを抜去する（図 1-g）。

3 PTBD カテーテルの固定

①PTBD カテーテルの皮膚刺入部で 1 針と 4〜5 cm 離れた部位にもう 1 針の合計 2 針の皮膚への固定を行う。長期留置の可能性もありナイロン糸で固定するようにしている。

②カテーテルを厳重に粘着テープで皮膚に固定する。この際、チューブに強い張力が加わってもカテーテル刺入部自体に張力が加わらないように、カテーテルやその先の延長チューブをループをつくって貼り付けるようにするとよい。

③カテーテルは胆汁バッグや多目的バッグに接続するが、カテーテルの接続部にねじれが加わるとカテーテルの損傷の恐れがあるため、固定に気を配る必要がある。

4 PTBD カテーテル挿入直後の合併症

PTBD カテーテル挿入による合併症としては、PTBD カテーテル挿入の手技に起因するものと、それ以降の安定した時期に起こるものに分けることができる。ここでは挿入手技に関する合併症につき述べる。

1) 胆汁性腹膜炎

肝臓のカテーテル挿入部周囲から胆汁が漏れるもので、カテーテルの留置にもかかわらずドレナージが効かなかった場合や早期にカテーテルが腹腔内に逸脱した場合などに起こることがある。また、老人の場合などには敗血症性の意識障害時に自己抜去する可能性があり十分な固定と監視が必要である。症状は、持続増強する腹膜刺激症状を伴った腹痛および肩への放散痛などである。カテーテル挿入時の軽度の胆汁漏出のみであれば症状は軽快するが、症状が持続しさらに増強するようであれば、持続する胆汁漏出を疑い再度の造影や腹部エコー・CT スキャンにより腹腔内貯留液の増強がないかを確認する必要がある。

2) 腹腔内出血

門脈や動脈を穿刺した場合に、十分な止血を待たずに終了した場合などに起きることがある。出血が多く持続する場合には、ショック症状を呈する。急激な腹痛やバイタルサインの変動時には、緊急腹部血管造影が必要になることもある。

3) 敗血症性ショック

PTBD 施行時の胆道内圧の上昇が原因で、胆汁中の細菌が血液中に移行するすることにより起こる。十分な輸液と抗生剤の投与および敗血症性ショックの可能性を考慮して PTBD 施行直前にステロイドの投与を行うようにしている。PTBD 施行後に悪寒戦慄を伴う発熱を呈し敗血症ショックを起こす場合があるので、早急な対処とバイタルサインのチェックが必要である。

4) 気胸

右葉胆管枝穿刺の場合に経胸膜穿刺となる可能性があり、呼吸苦が強い場合や胸水貯留する場合は考慮する。

III. PTBDカテーテルの観察

1 PTBD安定期の合併症

1）カテーテルの逸脱

カテーテルの胆管内留置距離が短い場合や胆管内でのカテーテルの収まりが悪い場合などに起こりやすい。肝表面が腹壁と癒着していない場合には、肝表面と腹壁の間でカテーテルがたわみ、徐々に増強しカテーテルが腹腔内へ逸脱してしまうことがある。

2）カテーテル抜去

チューブの固定が悪く、チューブが強く引っ張られた場合やチューブの固定が甘くなった場合、また自己抜去などでも起こる。

3）カテーテルの屈曲・損傷

カテーテルの接続部か固定部にねじれが加わり屈曲したり損傷したりすることが長期留置の場合起こりうる。そのときは、カテーテルの交換が必要となる。

4）ドレナージ不良による胆管炎

ドレナージ不良の原因としては、カテーテルの浮遊物などによる詰まりなどによるものと、病気の進行によるカテーテルの位置のズレなどによるものなどがある。定期的な胆道造影が可能であれば解決しやすい。

2 排液のチェック

排液の性状、量の異常はドレナージ不良や胆管炎を表す。
①正常の胆汁の性状は濃い黄金色で混濁していない。
②色が薄くなる場合は、なんらかの肝機能障害が原因である可能性がある。また、ドレナージが不良の場合もある。色が緑っぽくなる場合は、胆管炎を疑う。
③胆汁排液量は、通常1日約500 mlであるが個人差が大きく、経時的な流出量の変化の観察が重要である。急に減少した場合はドレナージ不良を疑う。

④排液量と性状をチェックし1日の排液量を温度板に記録する。

⑤胆汁貯留バッグがいっぱいにならないように注意する。定期的に排液量をチェックし胆汁を廃棄しバッグを早めに空にする。

⑥胆汁貯留バッグを身体よりも高い位置におかないように注意する。カテーテルや誘導チューブ内の胆汁の胆管内への逆流は逆行性胆管炎を引き起こす。

⑦胆汁の外瘻(体外への誘導)は、水分や電解質の喪失となるため定期的に十分な水分補給や電解質のチェックが必要である。

IV. カテーテルの管理

1 患者と家族への説明

患者とその家族にPTBDカテーテルの目的と必要性について説明する。特に原因疾患にカテーテルが効果のないときには排液の減少および発熱および黄疸の増強が生じることを説明する。

2 カテーテルの管理

a. カテーテル挿入部の消毒

ガーゼ固定のテープを静かに剝がし、ガーゼを抜去する際にカテーテルが一緒に引き抜かれないように注意する。カテーテル挿入部の皮膚の色、固定糸がはずれていないことを確認する。イソジン®綿球でカテーテル挿入部から半径約3cm程度まで消毒する。

b. ガーゼの固定

カテーテルの挿入部の根元に滅菌切り込みガーゼを挟み、ガーゼで覆う。そしてガーゼ固定用のテープで止める。この際、テープを伸展させずに余裕をもたせて止める。テープを伸展させた状態で止めると皮膚の剝離を生じる原因となる。

c. 排液量・性状の確認

発熱を伴う排液量の減少や性状の変化は早急な対処を要する可能性があり、医師あるいはナースへ報告する。

V. 在宅時の注意点

PTBDカテーテルを在宅で扱うことは、減黄不良のため手術までに時間を要するためや切除不能の進行癌のための2つの場合が想定される。特に後者は予後不良のためにさまざまな問題点を残している。

a. バッグ固定

良好な状況では、「胆汁バッグ」や「ウロガード」ではその存在が人目に触れるため、希望する場合には大腿部に固定することができる「レッグバッグ」を積極的に使用している。

b. カテーテルの交換

PTBDカテーテルは長期留置する場合には、軟らかいシリコン製のものが痛みが少ないと思われるが、カテーテルは2～3ヵ月に一度は直接胆道造影し排液が不良であればカテーテルの交換が必要である。

c. 入浴

カテーテルの管理の消毒が可能であれば入浴時にも同様の処置をすればよいため、十分可能である。湯が入るのではと心配することがあるが、カテーテル挿入後2週間も経てばカテーテル周囲に瘻孔が形成されており特に問題はない。

d. 外来

原疾患の治療もあるため1～2週間に1回の外来通院は必要と考える。バイタルサイン、全身状態のチェック、排液のチェック、カテーテルの状況、採血による肝機能・電解質のチェックなどを行う。

e. 訪問看護ステーション

訪問看護ステーションを有効に利用することにより細かなチェックが可能で、特に頻回に外来通院することが減少し家族の負担の軽減になる。

d. 緊急時の対応

カテーテルの自然抜去などのトラブルや排液量の減少による胆管炎併発時の発熱時などには、緊急の病院への受け入れ体制の確立が必要である。われわれの施設では、救命救急センターで夜間でも受け入れられる体制をとっている。

（大谷泰雄・幕内博康）

参考文献

1) 土屋幸浩：経皮経肝胆管ドレナージ法. 今日の治療指針, 1999年版, pp 90-91, 医学書院, 東京, 1999.
2) 植田俊夫, 大島 進, 近藤 礎：閉塞性黄疸に対する経皮経肝的減黄術. 臨床外科 53：27-31, 1998.

16. ストーマの管理

> はじめに

　ストーマとは、消化管や尿路を人為的に体外に誘導して造設した排泄口である。ストーマには、消化器ストーマ(結腸ストーマ、回腸ストーマなど)と尿路ストーマ(回腸導管、尿管皮膚瘻、腎瘻、膀胱瘻など)があるが、ストーマには括約筋がないため、ストーマ保有者(以下、オストメイト)は、いわば失禁状態となる。したがって、排泄をコントロールするための特別な管理法が必要となる。

I. 消化器ストーマ

■ 自然排便法による装具交換

1) 目的

①直腸と肛門の機能を代用するストーマ装具装着による排便コントロール
②防臭
③皮膚障害の予防

2) 準備するもの

①使用するストーマ装具と閉鎖具
②ストーマゲージまたはノギス
③洗浄物品:石鹸、微温湯、洗浄容器、不織布(キッチンペーパーなど)、手袋
④ビニール袋とティッシュペーパー
⑤サージカルテープ
⑥洗濯バサミ2個
⑦必要に応じて、ペン・ハサミ・皮膚保護ペースト・皮膚保護パウダー・被膜剤・剥離剤・オストミー用ベルト・潤滑油など。

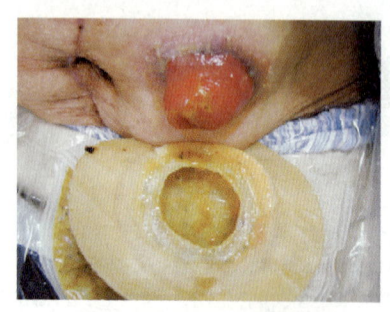

図1 皮膚保護材が溶解して排泄物がストーマ周囲皮膚に付着している

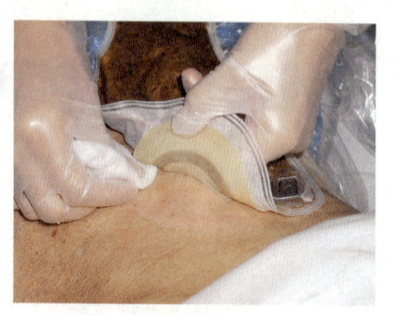

図2 装具は愛護的に剥がす

3）基本手技

a. 装具交換の時期

①貼付している面板の皮膚保護材が7 mm以上溶解または膨潤し、排泄物が皮膚に付着しているようであれば、装具の交換周期を早める必要がある(図1)。

②装具交換の頻度は、ストーマや周囲皮膚の状況、皮膚保護材の種類、排泄物の性状や量によって変化するため、装具交換を行った者が次回交換日を設定する。通常、2～5日ごとに交換する。

b. 装具の除去

①装具を交換する前にストーマ袋内に溜まっている排泄物を排除しておく。

②片方の手で皮膚を押さえながら、愛護的に装具を剥がす(図2)。

③粘着力が強く、装具を剥がす際に皮膚に負担がかかるようならば、剥離剤や油性清浄剤(花王サニーナ®)を使用する。

c. 除去した装具の観察と破棄方法

①除去した面板のどこがどれくらい溶解または膨潤しているか観察する。

②排泄物が面板や皮膚に付着していた場合は、その部分と程度も観察する(図3)。

③除去した装具は排泄物がストーマ袋内に入っていないことを確認したのち、ビニール袋などに入れて破棄する。

※ストーマ装具は排泄物をトイレに捨ててから、ビニール袋などに入れて地区のごみ処理方法に則って破棄する。基本的に紙おむつの破棄方法と同様

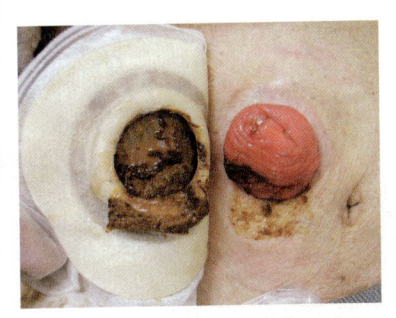

図3 剝がした面板の溶解度や便のもぐり込みがないかを十分観察する

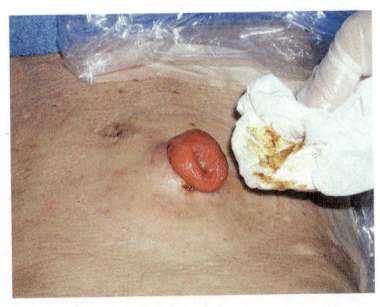

図4 ストーマ周囲皮膚の洗浄を行う前に簡単に汚れを取り除いておく

である。
d. ストーマとストーマ周囲皮膚の観察
①ストーマ粘膜損傷などのトラブルがないか観察する。
②ストーマ周囲皮膚に紅斑やびらんなどの皮膚障害がないか観察する。
③ストーマは口腔や鼻腔と同じ粘膜であるため擦ると出血するが、圧迫すれば容易に止血する。

e. ストーマ周囲皮膚の洗浄
①ティッシュペーパーでストーマおよびストーマ周囲についた排泄物を取り除く(図4)。
②不織布をお湯で湿らせ、石鹸を十分泡立てたもので汚れを包み込むよう愛護的にストーマおよび周囲皮膚を洗う(図5)。
③皮膚を洗う際は、皮膚保護剤が貼付されていた外側からストーマ側に向かって洗い、その後、石鹸分が皮膚に残らないようにお湯で十分洗い流すか、もしくはお湯で濡らした不織布で最低3回は拭き取る(図6)。
④不織布でストーマ周囲皮膚の水分を押さえ拭きし、空気浴を行う。日光浴やドライヤーでの乾燥は避ける。

f. ストーマサイズの測定と面板へのホールカット
①ストーマサイズが安定するまでストーマゲージなどを用いて、ストーマ基部の縦×横×高さおよび最大径を装具交換の都度、測定する(図7)。
②面板にストーマサイズより2〜5mmくらい大きめに印をつけて(図8)、カットする。ホールカットを行ったあとは、指でカット面をなぞり、なめらかにする。

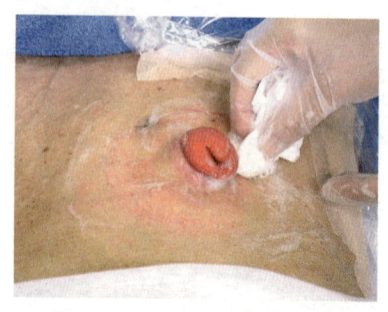

図5　ストーマ基部もしっかり洗う

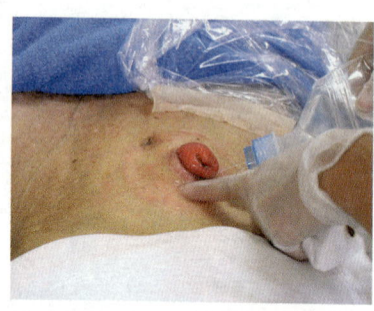

図6　石鹸分が残らないよう十分に洗い流す

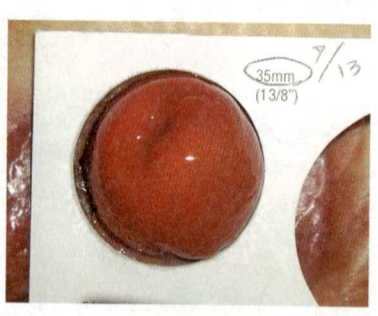

図7　ストーマゲージなどを使用してストーマのサイズを測定する

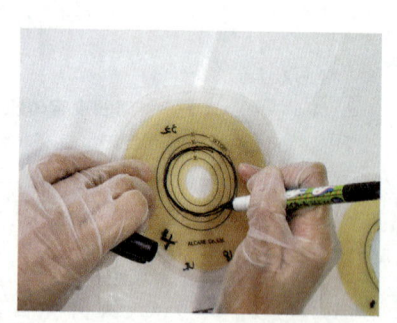

図8　型紙に合わせて面板に印を付け正しい穴あけができるように準備する

　③ストーマサイズの変化がなければ、既製孔の面板を使用するとホールカットの手間がいらず、簡単である。

g. アクセサリー類などの使用

　①皮膚保護ペーストや皮膚保護パウダー、被膜剤などを必要に応じて使用する。

　②皮膚保護ペーストの多くはアルコールが含まれているため、面板に付けてアルコール分を揮発させてから使用すると刺激が少なくてよい。アルコールを飲んで顔などが赤くなる人は、皮膚に使用しても同様の反応が現れるため、使用する際は注意する必要がある。

h. 装具の装着

　①ストーマおよびストーマ周囲の粘液を拭き取り、皺が入らないよう腹部の

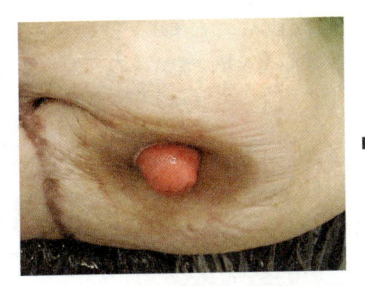

図9 ストーマ12時方向の脂肪によりストーマの形がややだ円になっている

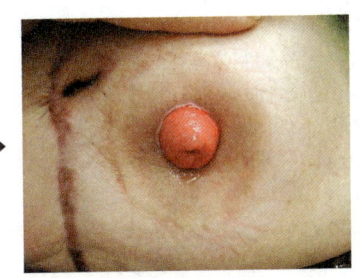

図10 皺を軽く伸展した状態で装具を貼付する

皺を軽く頭側に伸展しながら装具を装着する(図9、10)。

②装具の装着角度は、離床の程度やセルフケアの状況により変更する。寝たきりなどで介護者中心にケアが行われる場合は、体軸に垂直または斜めに貼付する方が排泄処理しやすい。

③装着後はストーマ近接部から外側に向かって皺がよらないよう、皮膚保護剤が皮膚に馴染むまで軽く押さえる(図11)。

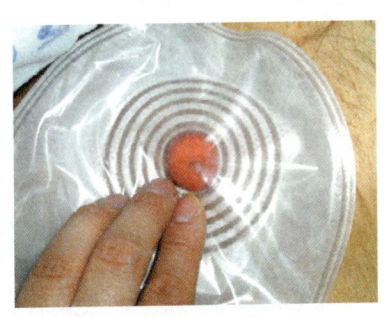

図11 十分馴染ませ密着を図る

④排泄口から空気を入れ、隙間なく貼付できたことを確認後、排泄口をクリップなどで閉鎖する。回腸ストーマ(イレオストミー)などで水様便が排泄される場合は、ストーマ袋内に高分子吸収剤(Aキャッチ®、オストミーゲル®)を入れると排泄物がゼリー状になり、管理がしやすい。

4) 注意点または禁忌

①ストーマ装具の交換は、ゆったりと時間がとれるときに行うことが理想である。また、可能であれば食前などの排泄物があまり出ない時間帯を選んで行うとケアしやすい。

②ストーマ装具に使用されている皮膚保護材にはそれぞれ適切な貼付期間がある。排泄物の性状や発汗量などによっても貼付期間は異なるが、排泄物の漏

れや装具の剝がれがないからといって、長期間貼付することは好ましくない。むやみに長期間装具を貼付することによって皮膚障害を招きやすくなるだけでなく、排泄物の漏れ＝失禁体験となり、オストメイトの自尊心を傷つけることになりかねない。

③ストーマの装具は各社からさまざまなタイプが発売されている。しかし、どんなに機能の優れた装具であっても、オストメイトのストーマの種類や状況に合っていなければ皮膚障害や排泄物の漏れを生じる恐れがある。また、現在、問題なく使用している装具であっても、体重や年齢に伴う腹壁変化などによって合わなくなることもあるため、ストーマ外来などの専門外来を定期的に受診することが望ましい。

④ストーマサイズや体重変化などに伴い使用装具を変更しなければならない場合があることを説明しておく（多くのオストメイトは自分の使い慣れた装具の継続使用を臨む傾向が強い）。

2 灌注排便法による管理

1）目的

灌注排便法（イリゲーション）とは、大量のお湯を結腸内に注入して排便させる方法である。灌注排便法を定期的に行うことで、不定期な排便や排ガスのコントロールを図ることを目的とする。

2）準備するもの

①イリゲーションセット（洗浄用バッグ、ストッパー、フェースプレート、スリーブ、ベルト）
②温湯（約 40℃）2,000 ml
③S字フック
④排泄容器（トイレでもよい）といす
⑤ダブルクリップまたは洗濯バサミ
⑥潤滑油とナイロン手袋・ラップ材
⑦時計
⑧バスタオルと必要に応じて保温器具
⑨交換用のストーマ装具一式

3) 基本手技

a. 環境調整
①イリゲーションをゆっくり行える場所の確保と室温の調整を行う。
②通常、トイレやお風呂場で行われることが多い。
③室内で行う場合には、換気にも配慮する。

b. 物品の準備
①洗浄用バッグの中に 1,500〜2,000 ml の温湯を入れ、S字フックなどでストーマから 60〜80 cm くらいの高さになるよう吊す。
②便座またはいすに座り、ストーマ周囲の腹部を露出させ、下腹部は保温および汚染防止のためにバスタオルなどを巻く。
③フェースプレートにドレーンスリーブを取り付け、ベルトで腹部に固定する。
④ドレーンスリーブの先端を便器内または排泄容器の中に落とす。

c. 温湯の注入
①利き手の第2指にナイロン手袋またはラップ材を巻き付け、潤滑油(サラダ油、オリーブ油など)を指先に付けた後、ドレーンスリーブの上側からストーマより指を入れ、腸の走行を確認する。この際、リラックスして腹部の緊張を和らげてから指を入れるとよい。
②ストッパーの先端に潤滑油を付け、確認した腸の走行に沿ってストーマにストッパーを挿入・固定する。
③温湯を 100 ml/分の速度で注入する。指示量の温湯注入終了後、クレンメを閉じストッパーはそのまま抜かずに5分程度挿入・固定したままにしておく。但し、腹痛などを生じるようであれば、無理をせずに途中で中断する。

d. 排泄
①ストッパーをストーマから引き抜き、ドレーンスリーブの上方をダブルクリップなどで固定する。
②身体をねじったり、腹部のマッサージを行いながら排泄を促し、後便といわれる薄い黄色の排便(小腸液)があれば終了である。但し、後便は確認できないこともあるため、約30〜45分くらいを目安に終了するとよい。
③排泄量を観察し、記録する。

e. あと片づけ
①洗浄用バッグに残っている温湯でストーマおよびストーマ周囲、ドレーンスリーブ、ストッパーを洗浄する。

②フェースプレートやベルトをはずし、ストーマ周囲の水分を拭き取り、ストーマ装具を装着する。
③フェースプレートやドレーンスリーブを洗浄し、陰干しにて乾燥させる。

4）注意点または禁忌

①イリゲーションは全オストメイトに行える方法ではない。大腸が残っている結腸ストーマ患者に限られる。また、イリゲーションに耐えられる体力も必要であるため、高齢者や心臓疾患のある患者は対象外となる。
②イリゲーションを行うには必ず医師の許可のもと実施することが大切である。医師の許可があるオストメイトであっても、体調不良の際には自然排便法で管理した方がよい。
③イリゲーション時の注入量は通常 500 ml 程度からスタートするが、残存大腸の長さによって注入量が異なるため、むやみに注入量を増加せず、医師に確認しながら調整するのが望ましい。

II. 尿路ストーマ

1 回腸導管や尿管皮膚瘻などの一般的管理法

1）目的

①膀胱と尿道括約筋の機能を代用するストーマ装具装着による排尿コントロール。
②防臭
③皮膚障害の予防

2）準備するもの

①使用するストーマ袋（蓄尿袋）と必要に応じ、脚用蓄尿袋、夜は閉鎖式導尿バッグ。
②ロールガーゼまたはロールティッシュ。
③その他、「消化器ストーマ」の「1.自然排便法による装具交換」参照。

3）基本手技

a. 装具交換の時期
※カテーテルが留置される場合は、自然抜去防止、カテーテルの屈曲などに注意する。カテーテルの挿入位置にマジックなどで印をつけておくと観察しやすい。

b. 装具の除去
c. 除去した装具の観察と破棄方法
d. ストーマとストーマ周囲皮膚の観察
※a～dは「I. 消化器ストーマ」の「1.自然排便法による装具交換」参照。

e. ストーマ周囲皮膚の洗浄
ティッシュペーパーやガーゼをタバコのように丸めたロールガーゼを片手で持ち、排泄される尿を受け止めながら、ストーマおよびストーマ周囲についた排泄物を取り除く。
※eは「I. 消化器ストーマ」の「1. 自然排便法による装具交換」参照。

f. ストーマサイズの測定と面板へのホールカット
g. アクセサリー類などの使用
※f、gは、「I. 消化器ストーマ」の「1. 自然排便法による装具交換」参照。

h. 装具の装着
①ストーマ周囲の水分を拭き取り、皺が入らないよう腹部の皺を軽く頭側に伸展しながら装具を装着する。
②交換の時間帯は、尿流出の少ない起床後すぐに行うか、交換前に飲水量を制限したうえで臨むとよい。
③装具の装着角度は、離床の程度やセルフケアの状況により変更する。
④装着後はストーマ近接部から外側に向かって皺がよらないよう、皮膚保護剤が皮膚に馴染むまで軽く押さえる。

4）注意点または禁忌

①尿路ストーマではアルカリ尿の付着などによりカンジダ感染を起しやすい。周囲皮膚を含め清潔に心がけるとともに、カンジダが疑われる場合は、皮膚科へのコンサルトにより抗真菌剤が用いられる。
②尿路感染防止のために1日1,000～2,000 ml の尿量が保持されるよう、水分摂取を促す必要がある。

III. オストメイトの日常生活について

1. 化学療法や放射線療法施行者は下痢や皮膚障害を起こす可能性があるため、ストーマ周囲皮膚の観察を十分行い、異常時はストーマ外来などに相談する。
2. 一時的に造設された横行結腸係蹄式ストーマはストーマ傍ヘルニアや粘膜脱出を生じやすいため患者が驚かないよう対応方法を説明しておく。
3. 腹直筋を貫いていないストーマや高齢者などはストーマ傍ヘルニアを起こす可能性が高い。力仕事をする際にはベルトでストーマ周囲を圧迫する方法を指導する。
4. ストーマ壊死や粘膜脱落、潰瘍などの既往がある患者や二次開口ストーマの場合はストーマ狭窄を起こす可能性がある。消化器ストーマの場合はストーマサイズ測定とともに患者自身の指で内径測定できるよう指導する。尿路ストーマの場合は尿量に注意する。

    ①誰のどの指がどこまで挿入可能か、記録に残しておく。

    ②結腸ストーマの場合は便柱が鉛筆よりも細くなったら病院に相談する。

5. 消化器ストーマが2つある場合、口側にはストーマ装具が装着されるが、粘液瘻である肛門側は粘膜が乾燥して損傷しなければワセリンを塗布したガーゼで管理してもよい。
6. 肝硬変や肝転移などで門脈圧亢進をきたしている患者にストーマを造設するとストーマ静脈瘤を発症する可能性があることを考慮して観察を行う。
7. 食事について

    ①基礎疾患に糖尿病や高血圧などがあり食事制限を受けている人以外、特に制限はなく、何を食べてもよい。

    ②下痢に傾きやすいもの、便秘になりやすいものなどあるが、個人差が大きいため、あまり神経質にならずにいろいろ楽しんで食事をしてもらってよい。

    ③下痢を生じると皮膚保護剤の溶解が早く皮膚障害を生じやすくなるが、通常よりも1日早めに装具交換をするなどして対応をすればよい。

    ④結腸ストーマでは食事内容によって便の性状やにおい、ガスの量に影響を与えるため、気になるようであればにおいの強い食品を控える。

    ⑤回腸ストーマの場合、大腸で水分を吸収する機能がなくなるため、水分および電解質の喪失に注意する：水分の摂取、水溶性食物繊維の摂取(リンゴ、バナナ、モモなど)。

    ⑥回腸ストーマでは腸管腔が狭いために消化されない海藻類やキノコ、山菜

などにより、通過障害をきたすことがある。
8．入浴について
　①結腸ストーマでは(S状結腸・下行結腸ストーマなど)時間の経過とともに排便習慣が決まってくるので、排便が出ない時間を利用して装具をはずして入浴することが可能である。回腸ストーマでも食事前などに入浴を行えば便の排泄は少なくなる。
　②浴槽を便で汚すことが心配であれば、お椀やカップなどをストーマ周囲にあて湯船につかるとよい。
　③装具をはずして湯船につかる場合にはストーマや周囲皮膚を洗い、汚れを落としてから入浴する。また、入浴後に新しい装具が貼れるよう準備してから入浴をするとよい。
　④尿路ストーマや装具交換日以外の入浴時はストーマ装具を貼付したまま入浴する。入浴により装具が剥がれやすくなるようであれば、周囲を防水テープで固定してから入浴するとよい。入浴やシャワー後はストーマ装具の水分を十分タオルなどで拭き取る。
9．衣服について
　①ストーマ粘膜を過度に圧迫したり持続するような摩擦を避ければ通常の衣服で問題はない。ストーマにベルトが当たる場合はサスペンダーなどを利用するとよい。
　②排便習慣が確立し、ケアにも慣れてくれば、着物やジーパンなども着ることができる。
　③発汗の多い時期は直接ストーマ袋が皮膚に当たらないよう、パウチカバーや下着の上にストーマ袋を出すようにするとよい。
10．におい・ガス
　①ほとんどのストーマ装具は防臭効果があるので適切な交換周期で交換していれば排泄物の漏れなどがない限りにおいが外に漏れる心配はない。
　②排便処理時のにおいが気になるようであれば、においの強い食べ物を避けたり、消臭剤を使用することができる。
　③ストーマからの排ガスはストーマ袋を装着しているため、振動が袋に伝わり大きく聞こえてしまう。ガスが出そうだと自分でわかるようになってくれば、ストーマ袋の上から手で押さえることによって振動が手に伝わり、音が小さくできる。
　④ガスの発生原因は食事内容や会話時などに空気を多く飲み込むことによるため、食事中の会話を避け、喫煙などを控えるとよい。

11. 外出・旅行について

①外出先での不意の事故なども考慮し、予備の装具と携帯用ウエットティッシュ、処理用袋、下着などを携帯する。

②外出先周辺のトイレの場所を確認しておく。

③慣れない時期の旅行では、トイレと風呂付きの部屋を予約し、同室者には親しい人を選んで気兼ねなく旅行を楽しめるよう工夫する。

④長期旅行などの場合は、多めに装具類を持参するとともに、飛行機を利用する場合は気圧でのストーマ袋の変化に留意する。また、セキュリティーチェック対策として装具や内服薬の説明書などを携帯するとよい。ハサミは手荷物で持ち込めないため、手荷物に入れる予備の装具はホールカットを事前に済ませておく。

12. 性生活について

①ストーマを圧迫する体位でなければ手術前と同じ性生活を送ることが可能である。しかし、男性のオストメイトの場合、勃起障害を生じることが多いため、専門外来での適切な治療やカウンセリングが必要になる。

②女性オストメイトの場合は腟の狭小化や開脚が困難になることがある。パートナーと協力し合い、体位の工夫や潤滑剤などを活用する。

(内藤志穂)

17. 摘便

はじめに

利用者は自力排便が困難で、寝たきりの状態を余儀なくされている利用者とする。

I. 目的

直腸内に停滞している硬便が原因で自力排便ができなくなっている状態に対し、直腸内に指を挿入し便を摘出する。

II. 準備するもの

- ディスポーザブル手袋
- 潤滑油(オリーブ油、キシロカインゼリー®、石鹸など)
- 防水シーツ
- 紙おむつ
- トイレットペーパー
- バスタオル
- 便器および尿器
- 新聞紙
- ビニール袋

III. 基本手技

①利用者に摘便を行う必要があることを説明し協力を得る。摘便時は潤滑油を指先にたっぷり使用するため、痛みは伴わないことを説明する。

②利用者の腹部を聴診、打診し便の位置を確認し、必要に応じてマッサージを行う。

③準備したものを利用者のもとへ運ぶ。

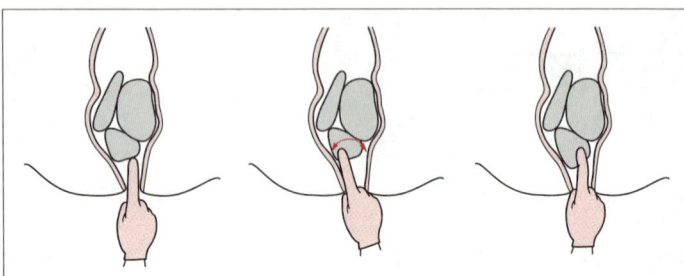

a. 便の硬さと位置を確認する。

b. 潤滑油を付けた指を直腸壁に沿って回しながら付着している便をはずす。

c. 肛門部に近い便塊から少しずつ崩しながらかき出す。このとき、決して無理に掻き出さない。

図1　摘便の手順

④排泄のできる環境を整える(室温、音、プライバシーの保護など)。

⑤利用者の準備を行う。
- かけている病具は足元にまとめる。
- タオルケット、またはバスタオルなどで被い排泄しやすいように衣類を脱がせる。
- 利用者を左側臥位にして防水シーツ、おむつなどを敷く。このとき尿取りパットなどを前側に当てておく。

⑥実施者は手袋を装着し、肛門から装着する。指にたっぷり潤滑油を付ける。

⑦利用者に実施中は口で呼吸するように説明する。これは肛門括約筋の緊張を解き、指を挿入しやすくするためである。

⑧肛門から指を静かに挿入し便の硬さと位置を確認する(図1-a)。

⑨肛門から挿入した指を直腸壁に沿ってゆっくり回しながら便をはずす(図1-b)。

⑩利用者には引き続き口呼吸を促し、肛門部に近いところの便塊から少しずつ便を掻き出す(図1-c)。

⑪掻き出した便の性状を確認し、トイレットペーパーなどで拭き取る。

⑫手袋が汚れ指先が挿入しにくいようなら、新しい手袋を使用し、必要に応じて片方の手で腹部をマッサージし、掻き出す。

⑬実施中は利用者の表情、訴えなどに注意し、声かけをしながら行う。

⑭便が軟らかくなってきたら、利用者に腹圧をかけてもらい便を掻き出す。
⑮軟便が多量に出るようならば、便器を当てる。
⑯終了したら、速やかにベッド上のものを除去する。
⑰利用者の臀部を清潔に保つ。
⑱利用者の腹部の状態と本人の残便感の有無を確認する。
⑲衣類、寝具を整える。
⑳部屋の換気を行う。
㉑使用した便器などの後始末を行う。
㉒記録、報告、評価を行う。

Ⅳ. 注意点

①摘便を行う必要性をよく説明し、利用者の了承を得る。

②摘便を行う前に腹部聴診、触診などを行い便がどこにあるか確認する。また、実際に摘便を行う前に直腸に指を入れ、便の位置を確認することも大切である。

③利用者が右膝を曲げることが可能なら、なるべく膝を屈曲する(図2)。膝を屈曲することにより肛門が開き、実施者が摘便を行いやすくなる。

④硬便を一気に掻き出そうとすると痛みが伴うため、少しずつ崩しながら掻き出す。また、便を肛門から取り出すときはゆっくり取り出す。このとき無理に掻き出すと脱肛が起こる危険性がある。

⑤摘便することだけに気をとられず、利用者の痛みなどの訴えに配慮する。

⑥摘便中に出血した場合は出血の程度、利用者の痛みなどの有無、表情などを確認し、適切な処置を行う。

⑦摘便で取り出した便が軟らかくなってきたら、利用者に腹圧をかけてもらいながら便を掻き出す。

⑧利用者の羞恥心を配慮し、プライバシーの保護に努める。

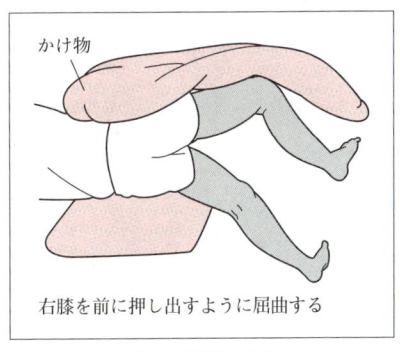

図2 摘便時の体位

⑨痔核のある利用者の場合、痔核を避けながら摘便を行う。その際、痛みと出血には十分注意しながら行う。

⑩直腸内の便塊はできる限り取り除く。

⑪摘便後の便の状態をよく観察し、水分摂取状況、食生活の指導などを行う。

V. 禁忌

①肛門周囲に炎症、傷、膿瘍などがあり悪化することが考えられる人。
②直腸(肛門付近)にポリープがあり、出血の可能性がある人。
③肛門付近に痛みがある人。
④全身状態の悪い人。
⑤心臓疾患のある人。
⑥高血圧のある人。

(浜端賢次、松田順子)

18. 浣腸

はじめに

家庭で一般的に行われるグリセリン浣腸（ディスポーザブル容器入り）を用いた方法で説明することとする。なお、対象とする利用者はベッド上で寝たきりの生活を余儀なくされている者とする。

I. 目的

自然排便がみられない場合にグリセリン浣腸液を使用し、腸粘膜・腸壁に刺激を与え腸蠕動を促すこと。

II. 準備するもの

- ディスポーザブルグリセリン浣腸液
- 潤滑油（オリーブ油、キシロカインゼリー®、石鹸など）
- ガーゼ（潤滑油を付けるときに使用）
- ちり紙
- 新聞紙（およびビニール袋）
- ディスポーザブル手袋
- 便器（または紙おむつ）
- 尿器（男性の場合または尿キャッチなど）
- バスタオル
- 防水シーツ
- お湯および容器（薬液を温めるときに使用）

III. 基本手技

①利用者に浣腸を行うことを説明する。このとき、便が出ていない状況となぜ浣腸を行う必要があるのかを説明し、利用者の協力を得ることが大切であ

る。

②準備した物品を利用者のもとへ運ぶ。このとき、ディスポーザブルグリセリン浣腸液を図1のように温めておくことが大切である。

③排泄のできる環境を整える(室温、音、プライバシーの保護など)。

④利用者の準備を行う。
- バスタオルをかけ、寝具は足元にまとめる。
- バスタオルをかけたまま排泄しやすいように衣類を脱がせる。

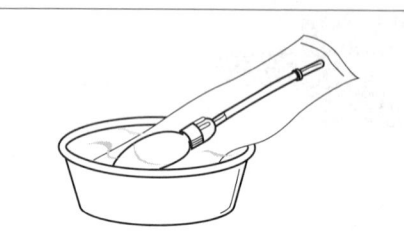

チューブを折り曲げて温湯に入れない。直腸温程度に温めれば人体に損傷を与える危険性は低くなるからである。

図1 ディスポーザブルグリセリン浣腸液の容器を袋ごと温湯に入れ、体温程度に温める

- 利用者を左側臥位にする。このとき、利用者の身体の下側に防水シーツ、新聞、おむつを一緒にしたものを敷く。

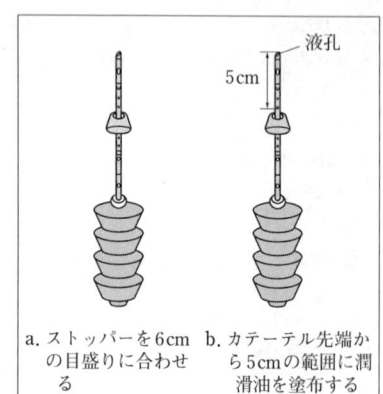

⑤グリセリン浣腸液の準備を行う(図2)。
- 湯からグリセリン浣腸液を取り出し、袋を外す。
- アコーディオン型のケンエーGR浣腸液使用の場合は先端のキャップを外す。
- 浣腸液の先端までグリセリン液を満たす。
- グリセリン浣腸「オオタ」の場合は(図3)チューブを上向きにし、アダプターを左右どちらかにし、回転し開封する。
- 先端のキャップを回しながら外す。チューブの先端には予め潤滑油が塗ってありキャップを回しながら外すと潤滑油が先端全体に塗布される(図4)。チューブ内の空気を追い出す。

⑥ディスポーザブル手袋を装着す

a. ストッパーを6cmの目盛りに合わせる
b. カテーテル先端から5cmの範囲に潤滑油を塗布する

図2 グリセリン浣腸液の準備

III-18.浣腸

る。
⑦利用者にかけてあるバスタオルを臀部まで引き上げる。
⑧アコーディオン浣腸液の場合は先端のカテーテル部分に先端から5cmほど潤滑油を塗布(図2-b)する。
⑨片手を利用者の右臀部に当て、肛門部が実施者からみえるようにする(図5)。
⑩利用者に口呼吸をゆっくり繰り返すよう、声かけする。
⑪実施者は片方の手でグリセリン浣腸液のカテーテルを利用者の肛門からゆっくり静かに挿入する。挿入するときは、最初に臍に向かって挿入し、その後腸管壁に沿って進める。もし途中でカテーテルが進まなかった場合、無理に挿入せず少し戻す。そして再度、利用者の腸壁に沿ってゆっくり回転させながら、挿入する。このとき挿入する長さは成人：6〜10cm、小児：3〜7cmとする。
⑫グリセリン浣腸液をゆっくりと絞りながら注入していく。

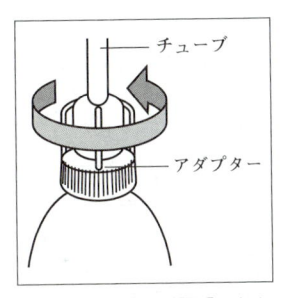

図3　グリセリン浣腸「オタオ」

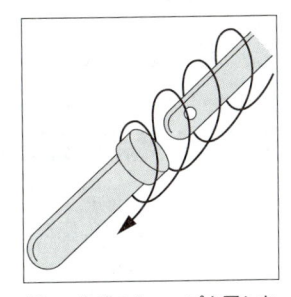

図4　先端のキャップを回しながら外す

⑬注入後はちり紙で肛門部を押さえながらカテーテルを抜き、準備した新聞の上に使用した浣腸液袋を置く。このときに利用者に肛門を閉じ、2〜3分便意を我慢するように説明する。自分で肛門を閉じておくことが困難な利用者の場合、実施者が肛門をちり紙で押さえ肛門括約筋の収縮を助けることが必要となる。
⑭利用者を仰臥位にして便器を当てる。おむつ排便の場合は寝具を汚さないようにおむつでガードする。
⑮このとき、利用者の頭部を少し高めにし、両脇を立てる姿勢を保つと腹圧をかけやすくす

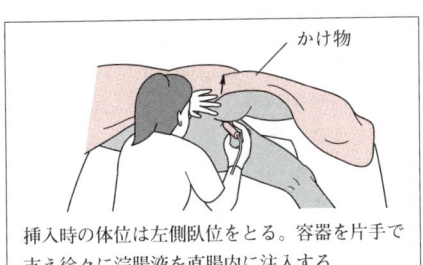

挿入時の体位は左側臥位をとる。容器を片手で支え徐々に浣腸液を直腸内に注入する。

図5　浣腸を行うときの利用者と実施者の位置

241

る。

⑯排便中は利用者のプライバシーを保護し、終わったら呼ぶように説明する。

⑰排便が終了したら臀部を持ち上げ、便器を(おむつを丸めるように)外す。

⑱利用者の臀部を清潔に保つ。

⑲利用者の血圧や一般状態を観察する。そして臀部の状態と残便感および排ガスの有無を確認する。

⑳防水シーツ、新聞などを取り除き、衣類・寝具を整える。

㉑部屋の換気を行う。

㉒使用した便器などの後始末を行い、便の性状、硬さ、色、量の観察を行う。

㉓浣腸の記録、報告、評価を行う。

IV. 注意点と援助時のポイント

①グリセリン浣腸は、医師の指示が必要となる。意識障害などで自然排便が困難な場合は、反応便がいつになるかわからない緩下剤よりは、浣腸で排便を促し、一度で排便を済ませた方が介護者にとって助かる場合もあるので、そのような場合も、利用者の氏名、浣腸の種類、量を確認してから行う。

②浣腸液に破損や漏れがないか確認する。

③利用者に説明してから行う。

④ディスポーザブルグリセリン浣腸液は39～40℃くらいに温めて使用することが大切である。液を温める方法は使用するグリセリン浣腸液量と温める湯量によって変わってくるが、通常45～50℃の湯に5分間つければグリセリン液の温度は39～40℃くらいとなる。液の温度が41℃を超えたまま使用すると腸は炎症を起こす危険性が増し、また温めずに使用すると腸壁の毛細血管が収縮し血圧上昇を引き起こす危険性が生じる。

⑤浣腸液先端のカテーテルに潤滑油を塗布するときは、液孔を潤滑油で塞がないように注意して塗布する。

⑥浣腸中の利用者の体位は左側臥位が原則である。浣腸液を作用させたい部分に到達させる場合、直腸、S状結腸、下行結腸などは身体の左側に位置するからである。

⑦カテーテルの挿入する長さは6cmあれば十分である。ストッパーが付いていない製品と使用する際は、特に注意が必要である。一般に肛門管までの長

さは3〜5cmくらいである。したがって6cm挿入すれば、肛門管に続く直腸膨大部に到達していることとなる。この直腸膨大部のところでグリセリン液を100ml注入するとS状結腸まで液が到達することが知られている。

⑧カテーテルを挿入するときは無理に挿入せず、腸管壁に沿ってゆっくり挿入することが大切である。腸管壁は比較的強いと考えられているが、ディスポーザブル浣腸液のカテーテルも比較的硬いため無理に挿入すると腸管壁を傷つける恐れがある。

⑨高齢者は肛門括約筋の力が弱くなっていることが多いので、浣腸液を注入する途中で便意を我慢できなくなる場合がある。その場合、速やかに便器を当て液が残っていても無理に注入しない。

⑩グリセリン浣腸液注入の途中で利用者が気分不快を訴えたときは直ちに中止し、利用者の全身状態の観察に努める。

⑪注入中の速度が速いと腸壁を刺激し、到達させたい部位に到達する前に便意が起きてしまう結果となる。

⑫カテーテル抜去時にちり紙などで肛門を押さえるのは肛門括約筋収縮の働きを助けるためである。

⑬男性の場合、腸管壁を刺激されると同時に尿意をもよおす可能性がある。そのため、便器を当てているときも尿器がすぐに使用できるようにしておくことが大切となる。

⑭最近、紙おむつの性能がよくなり、ベッド上ではオムツ排便の利用者も多くなっている。おむつのタイプを上手に選んで、利用者にとっての安楽な排便を工夫する必要がある。

⑮浣腸器は市販もされているため、一般的に容易に考えがちではあるが、安全には十分に注意する必要がある。

⑯直腸内に便が充満している場合は、浣腸前に摘便を行うが、このとき便塊や指で直腸を傷つけないように注意する。

V. 禁忌

①腸管に出血、穿孔をきたす恐れのある人。
②ショックを起こす危険性がある全身状態の悪い人。
③腹痛などが伴い、腸に炎症が起こっていることが考えられる人。
④血圧の高い利用者でいきんだり腹圧をかけるとさらに血圧が上昇する危険性がある人。

⑤重症な心疾患を伴う人。
⑥グリセリン浣腸液による溶血性ショックの危険性があるため、傷や痔瘻がある場合の浣腸にはグリセリン浣腸液は用いない。

(浜端賢次、松田順子)

第 IV 章

診療報酬で指導管理料が認められているもの

1. 在宅自己注射

はじめに

「在宅自己注射(home insulin therapy)」は保険給付の対象となっており、具体的には糖尿病に対するインスリン製剤、下垂体性小人症に対するヒト成長ホルモン製剤、血友病に対する凝固因子(VIII因子とIX因子)製剤などがある。これらの中でも糖尿病は生活習慣病の代表的疾患であり、2002年の厚生労働省からの発表では糖尿病を強く疑われる人は740万人であり、糖尿病を否定できない人まで含めるとその数は1,620万人にも達する。近年、インスリン療法の進歩に伴い糖尿病患者の中でインスリン注射を必要とする患者は増加しており、在宅自己注射の大部分を占めるのがインスリン自己注射であるといっても過言ではない。そこで在宅自己注射のうち、特に糖尿病患者に対する在宅自己インスリン注射について述べる。

I. 目的と適応

1 目的

ここ数年の間に大規模な糖尿病の臨床研究の結果が次々と発表され、厳密な血糖コントロールにより糖尿病の慢性合併症の発症・進展が防止されることが確認された。現在、糖尿病慢性合併症の予防のためには、糖化ヘモグロビン(HbA_{1c})を6.5%未満、血糖値を空腹時で130 mg/dl 未満、食後2時間値180 mg/dl 未満に維持することが推奨されている。糖尿病患者の血糖コントロールには、食事療法・運動療法・薬物療法があるが、その中でもインスリン注射は治療の切り札的な役割がある。したがって在宅インスリン自己注射の目的は、在宅にて患者自身あるいは家族がインスリン注射を行うことにより、血糖を可能な限り正常に近づけ、糖尿病の慢性合併症の発症・進展を防止するとともに、社会復帰を促し生活の質を向上し維持することである。

2 適応

1型糖尿病患者(IDDM)のすべてが絶対的適応となる。その他、糖尿病性昏睡や妊娠、中等度以上の手術、外傷、重症感染症なども絶対的適応である。相対的適応としては、2型糖尿病患者(NIDDM)で食事療法、運動療法、経口糖尿病薬でも血糖コントロールが不良のとき、肝疾患や高度の腎不全を合併しているとき、内分泌疾患や膵疾患、ステロイド薬による糖尿病が挙げられる。最近、2型糖尿病でもブドウ糖毒性を解除する目的で、従来よりもインスリン自己注射の機会が多くなっている。従来は一度インスリン注射を始めると終生インスリンが必要であったが、近年では糖尿病発症早期に数ヵ月間インスリン注射をすることにより、将来的にインスリン注射から離脱できる症例も少なくない。各症例におけるインスリン自己注射の適応は医師が責任をもって決定する。その際、医学的のみならず、患者個々の社会的要因にも配慮しなければならない。

II. 準備するもの

1 インスリン製剤

1) 種類

大きく分けて超速効型製剤、速効型(レギュラー；R)製剤、中間型(NPH；N)製剤、持効型製剤とそれらをいろいろな割合で混合させた混合型製剤がある(表1)。白色懸濁した中間型製剤と混合型製剤では使用前に軽く振って、濁りを均一化する必要がある。

2) 保存

インスリンのカートリッジに関しては、装着するまでは冷蔵庫(2～8℃、扉の卵入れやバター入れの部分が望ましい)で保存し、装着後は常温で保存する。冷凍させると凝集してしまうので、決して冷凍庫に入れてはいけない。直射日光を避けることも重要である。

表1 インスリン製剤の種類と特徴

分類		組成 溶解インスリン	組成 イソフェンインスリン ※2	作用動態モデル (hr) 0 2 4 6 8 10 12 14 16 18 20 22 24 26 28	血糖降下作用のおよその目安 作用発現時間 (hr)	血糖降下作用のおよその目安 最大作用発現時間 (hr)	血糖降下作用のおよその目安 作用持続時間 (hr)	性状
超速効型	ノボラピッド注	100%	0%		10〜20 min	1〜3	3〜5	無色透明の注射液
中間型 二相性製剤	ノボラピッド30ミックス注	30%	70%		10〜20 min	1〜4	約24	白色の懸濁液
速効型	R注	100%	0%		約0.5	1〜3	約8	無色透明の注射液
中間型 NPH製剤	N注	0%	100%		約1.5	4〜12	約24	白色の懸濁液
中間型 混合製剤	10R注	10%	90%		約0.5	2〜8	約24	白色の懸濁液
中間型 混合製剤	20R注	20%	80%		約0.5	2〜8	約24	白色の懸濁液
中間型 混合製剤	30R注	30%	70%		約0.5	2〜8	約24	白色の懸濁液
中間型 混合製剤	40R注	40%	60%		約0.5	2〜8	約24	白色の懸濁液
中間型 混合製剤	50R注	50%	50%		約0.5	2〜8	約24	白色の懸濁液
持効型	ランタス注	100%	0%		1〜2	なし	24	無色透明の注射液

※1 溶解インスリン：速効型インスリンもしくは超速効型インスリンもしくは持効型インスリン
※2 イソフェンインスリン：中間型NPHインスリンもしくはプロタミン結晶性超速効型インスリン
(ノボ ノルディスク ファーマ社, アベンティス ファーマ社提供, 一部改変)

表2 インスリンとの相互作用

インスリン作用を減弱させる薬剤	インスリン作用を増強させる薬剤
チアジド系利尿薬 副腎皮質ステロイド ACTH エピネフリン グルカゴン 甲状腺ホルモン 成長ホルモン 卵胞ホルモン 経口避妊薬 ニコチン酸 濃グリセリン フェニルプロパノールアミン イソニアジド ダナゾール フェニトイン	他の糖尿病治療薬 　ビグアナイド薬 　スルホニル尿素薬 　クリニド系薬剤 　αグルコシダーゼ阻害薬 　インスリン抵抗性改善薬 モノアミン酸化酵素(MAO)阻害薬 三環系抗うつ薬 サリチル酸誘導体 抗腫瘍薬 β遮断薬 クマリン系薬剤 クロラムフェニコール 硫酸グアネチジン サルファ薬 コハク酸ジベンゾリン ジソピラミド 塩酸ピルメノール

3) 相互作用

インスリンと相互作用し、インスリン作用を増強あるいは減弱させる薬剤を表2に列挙する。これらの薬剤の使用に際しては十分に注意する。

2 注入器具

1) 注入器

従来はプラスチック製使い捨て注射器が主流であったが、現在はペン型注射器と呼ばれる操作の比較的簡単な注入器が広く用いられるようになってきた。また注射針も細くなり、相対的にインスリン注射に伴う負担は少なくなってきた。本稿では主にペン型注射器について述べる。

III. 基本手技

1 注射方法とその指導

　医師のみならず看護師・薬剤師などとのチームで対応することが望ましい。また、患者のみならず家族に指導することも重要である。インスリン注射に関する指導は入院のうえじっくり行うことが望ましいが、よく教育されたナース（ティーチングナース）がいれば外来での指導も可能である。ペン型インスリン注入器（ノボペン300®、プレックスペン®）の操作方法を**本項の文末図3、4**に示す。

　①消毒した皮膚を軽くつまみ上げ、垂直に近い角度（45〜90度）で針を刺し、静かに注入ボタンを押して皮下にインスリンを注入する。

　②注入ボタンを押し終えて数秒経ってから針を抜き、注射した部位をアルコール綿で押さえる。この際、もまないことが原則である。

　③使い終わった針、インスリンカートリッジ、使い捨て型注入器などは自宅で処分せずに医療機関へ持参するよう指導する。

2 注射部位

　注射部位によりインスリン吸収速度が異なることが知られている（図1）。毎

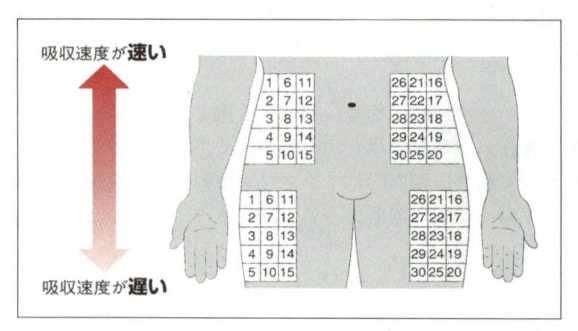

図1　インスリンの皮下からの吸収
（ノボ ノルディスク ファーマ社提供，富山医科薬科大学第一内科教授
小林　正先生監修）

回注射部位を変更するよりも、例えば朝食前と夕食前は腹部、昼食前と就寝前は大腿部などと決めた方がよい。また同じ部位に連続して注射すると硬いしこりができ吸収が悪くなるので、前回注射した部位より2〜3cm以上離して注射する。

3 注射時刻

　超速効型インスリンは食直前に、速効型インスリンは食前30分に、中間型インスリンは就寝前に注射するのが原則である。速効型インスリンの場合は、皮下注射されたインスリンが吸収されて効果を発揮するまでに30分程度の時間が必要だからである。しかし、食事時を見越してその30分前に注射するというのは、理論的にはベストな方法かも知れないが、実生活ではかなり神経を使うことでもある。もし突発的に食事が遅れたら低血糖をきたす可能性があるからである。多くの患者が生涯にわたり自己注射を継続することを考えると、速効型インスリンの食事の5〜10分前の投与でも許容範囲であると思われる。

4 注射量とその変更

　初期の注射量の決定にはいくつかの方法がある。スライディングスケール（毎食前の血糖値に応じて、その時点で速効型インスリンを注射する方法）を2〜3日行いその注射量から必要量を求める方法、中間型・混合型主体なら朝食前に6〜10単位から始めて増減する方法、強化インスリン療法なら毎食前に速効型を4〜6単位、就寝前に中間型を4単位から始めて増減する方法などである。

　インスリン注射量の変更での注意点は、その血糖値がどのインスリン注射の影響を受けているかを考えることである。すなわち、1日3回毎食前に速効型のインスリン注射を行っている患者では、昼の血糖値は朝のインスリン注射の効果であり、夕方の血糖値は昼のインスリン注射の効果である。したがって、もし昼に低血糖が頻発するなら、昼のインスリン注射量を減量するのではなく、朝のインスリン注射量を減量すべきである。このような考えに基づいて、ある程度のインスリン注射量を患者自身で変更できるが、インスリン量を変更しても期待すべき血糖値が得られない場合は、直ちに主治医に連絡することが大切である。

5 自己血糖測定

 最善の血糖コントロールをなしうるためには、自己血糖測定は欠かせない。実際に自己血糖測定施行患者の血糖コントロールが、未施行患者よりも良好であるとの報告もある。また、近年の血糖測定器の改良により患者の負担は非常に少なくなってきている。血糖測定の時間としては、インスリン導入当初は毎食前後・就寝前に毎日測定することが望まれる。不可能であれば週に2〜3日の毎食前後・就寝前の血糖測定を指導する。測定された血糖値に基づいてインスリン量を変更するので、血糖測定は重要な情報となる。しかしながら患者の負担や医療保険の問題もあり、いかに測定回数を少なくし情報量を多くするかとの命題に頭を悩ますことになる。血糖コントロールが良好であれば、通常の血糖測定の回数は減らし、非日常的な活動(パーティー・旅行・出張など)のときに測定する方法もある。**本項の文末図5**に血糖測定の実際(グルテストエースR®使用)を示す。

IV. 注意点または禁忌

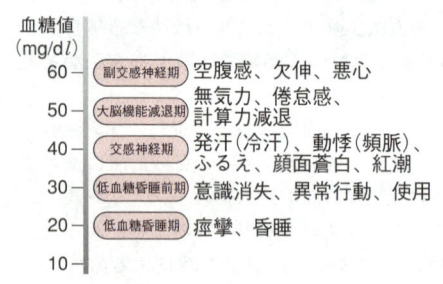

1 低血糖

図2 低血糖の症状と血糖値の関係(およその目安)

(ノボ ノルディスク ファーマ社提供, 富山医科薬科大学第一内科教授 小林 正先生監修)

血糖値(mg/dl)		症状
60	副交感神経期	空腹感、欠伸、悪心
50	大脳機能減退期	無気力、倦怠感、計算力減退
40	交感神経期	発汗(冷汗)、動悸(頻脈)、ふるえ、顔面蒼白、紅潮
30	低血糖昏睡前期	意識消失、異常行動、使用
20	低血糖昏睡期	痙攣、昏睡
10		

 インスリン注射を含めた血糖降下療法で低血糖が発症することがあるが、これはある意味では薬剤の効果が予想以上に発現したためであり、決して恐れることはない。重要なことは、低血糖の正しい理解と正確な対処を身につけることである。低血糖症状は多彩であるが、患者個々により一定の症状を呈することが多い。**図2**に典型的な低血糖症状を示す。対処法としては、常に砂糖20gあるいはそ

れに相当する量の砂糖を含むジュース類を身につけることが肝要である。低血糖症状が出現したら、あるいは自己血糖測定で 60 mg/dl 以下であったなら、直ちに砂糖やジュースを服用する。あめ玉やチョコレートなどは吸収までに時間がかかるので緊急用としては好ましくない。また、回復が十分でない場合や意識障害に陥った場合には救急車にて医療機関への搬送を考える。

2 sick day rules

感冒や下痢などの身体状況の変化により、食事が通常量摂取できない状態を sick day と呼ぶ。Sick day のときのインスリン注射量としては、食事が通常量の1/3程度以上摂取できればインスリン注射量は通常どおりとし、まったく摂取できなくてもインスリン注射量は1/2にするのが原則である。まったく食事摂取できないからといってインスリン注射を中止してはいけない。また水分の摂取ができなければ、医療機関を受診して点滴などで水分を補う必要がある。いずれにしても sick day の際は主治医に連絡を取り指示を受けることが望まれる。最も危険なのは、自分勝手に根拠なくインスリン量を変更し、重篤な高血糖や低血糖を招くことである。

3 時差のある海外旅行時

インスリンを含めてインスリン注射に必要な物品は、機内に持ち込むとともに余分に持っていく。また、移動中に時間どおりに食事が摂取できないこともあるので、非常食としてパンやクッキーなども携行する。強化インスリン療法の場合には、速効型インスリン注射は毎食前に続行し（量は通常量か少なめが無難）、就寝前の中間型インスリン注射は、時差が5時間以内の場合（東南アジア・オーストラリアなど）には、通常量を注射する。時差が大きな地域（アメリカ・ヨーロッパなど）への旅行に際しては旅行スケジュールを提示して主治医の意見を求める。中間型インスリン主体の場合には、時差が5時間以内ではインスリン注射の時差調節はほとんど必要ではない。それ以上の時差の地域への旅行はやはり主治医に相談することが必要となる。また、航空会社によっては、カロリー計算をして食事を用意することもできるので、あらかじめ航空会社に連絡をとることも一考である。

V. 医療保険請求について

在宅療養指導管理料は、原則として1ヵ月に1回を限度として算定される。入院していた患者については退院日から1ヵ月間は請求できない。

1）在宅自己注射指導管理料

在宅自己注射の指導を行った際に算定できる。保険点数は820点で、インスリン注射器を貸与する場合にはその処方月のみ注入器加算として300点が加算される。使い捨て型注入器(フレックスペン®)は注入器加算には該当しない。また院内処方の場合、注射針加算として200点(1型糖尿病またはこれに準ずる1日慨ね4回以上自己注射が必要な場合)、それ以外の場合130点が加算される。

2）血糖自己測定指導加算

インスリン自己注射中の患者で、血糖自己測定を行っている患者に対して算定できる。測定回数により、400点(1日1回)、580点(1日2回)、860点(1日3回以上)を加算する。また、1型糖尿病に限り、1日4回以上測定する場合には1,140点が加算できる。

> **おわりに**

驚くべきことに、在宅インスリン自己注射が正式に認められたのは、1981年と比較的最近である。それ以前は医師あるいは医師の指導下にて看護師が注射することになっていた。したがって、当時は原則的には在宅での強化インスリン療法などはあり得なかったのである。現在、多くの臨床研究から血糖値を下げることによって、さまざまな糖尿病合併症が予防できることが明らかとなり、その切り札的手段が在宅インスリン自己注射である。その意味で、今後この方法がさらに普及すれば高騰する医療費抑制の一助となるであろう。そのためには医療スタッフがチーム医療として、この「在宅自己注射」に対応していくことが必要であると思われる。

〈鈴木大輔・谷亀光則〉

IV-1. 在宅自己注射

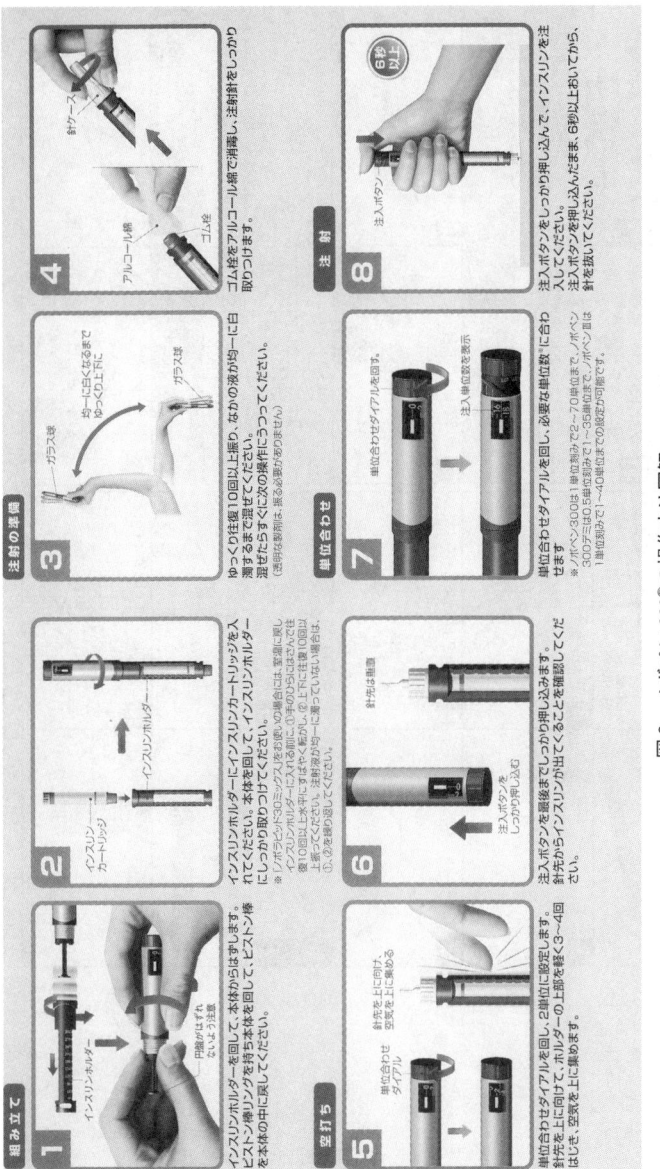

組み立て

1 インスリンホルダーを回して、本体からはずします。
ピストン棒ノブを持ち本体を回して、ピストン棒を本体の中に戻してください。
円盤がはずれないよう注意

注射の準備

2 インスリンホルダーにインスリンカートリッジを入れてください。本体を回して、インスリンホルダーにしっかり取りつけてください。
※ノボラピッド30ミックスを使う場合には、空針に刺し、インスリンホルダーに入れる前に、①手のひらではさみ10回以上水平に転がし、②上下に注意(①容器の上部から下部に液がかたよっていない場合は、①,②を繰り返してください)。

3 ゆっくり注射10回以上振り、なかの液が均一に白く濁するまで混ぜてください。
混ぜむらすぐになくなる操作の際にろうてください。
(透明な製剤は、振る必要がありません)

4 ゴム栓をアルコール綿で消毒し、注射針をしっかり取りつけます。

空打ち

5 単位合わせダイヤルを回し、2単位に設定します。
針先を上に向けて、ホルダーの上部を軽く3~4回はじき、空気を上に集めます。

6 注入ボタンを最後までしっかり押し込みます。
針先からインスリンが出てくることを確認してください。

単位合わせ

7 単位合わせダイヤルを回し、必要な単位数に合わせます。
※ノボペン300は1単位刻みで2〜70単位まで、ノボペンデミは0.5単位刻みで1〜35単位まで、ノボペン回は1単位刻みで1〜40単位までの設定が可能です。

注射

8 注入ボタンをしっかり押し込んで、インスリンを注入してください。
注入ボタンを押し込んだまま、6秒以上おいてから、針を抜いてください。

図3 ノボペン300®の操作方法図解
(ノボ ノルディスク ファーマ社提供)

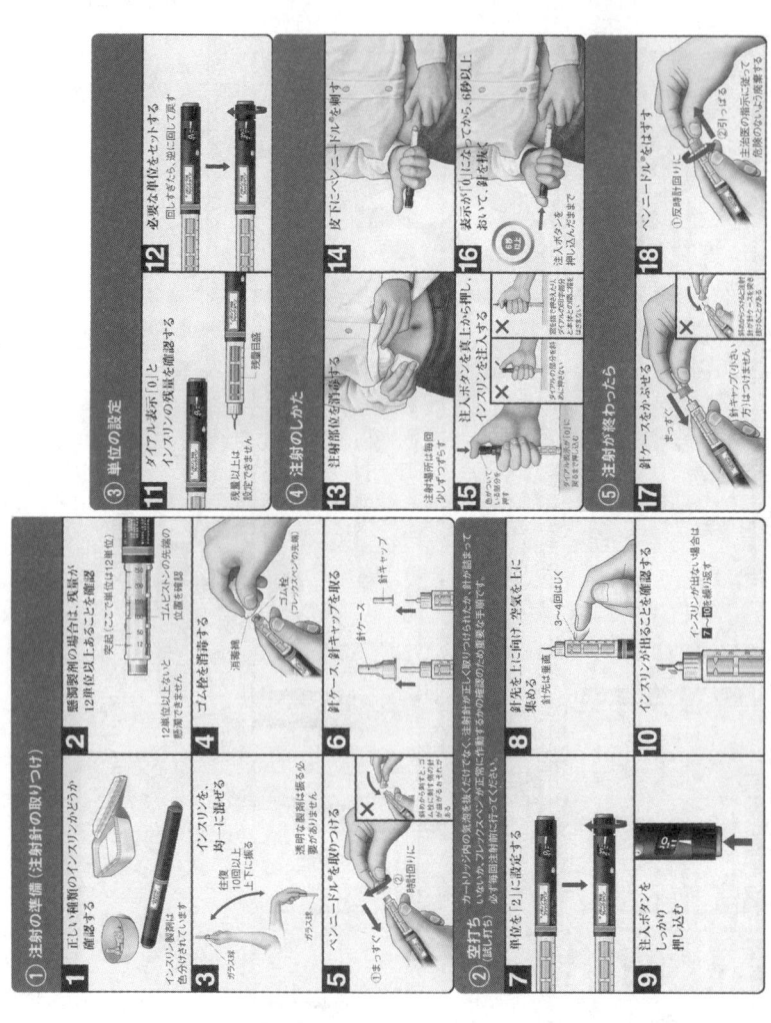

図4 フレックスペン®の操作方法図解（ノボ ノルディスク ファーマ社提供、浅倉俊成、虎石顕一、中野玲子、ほか監修）

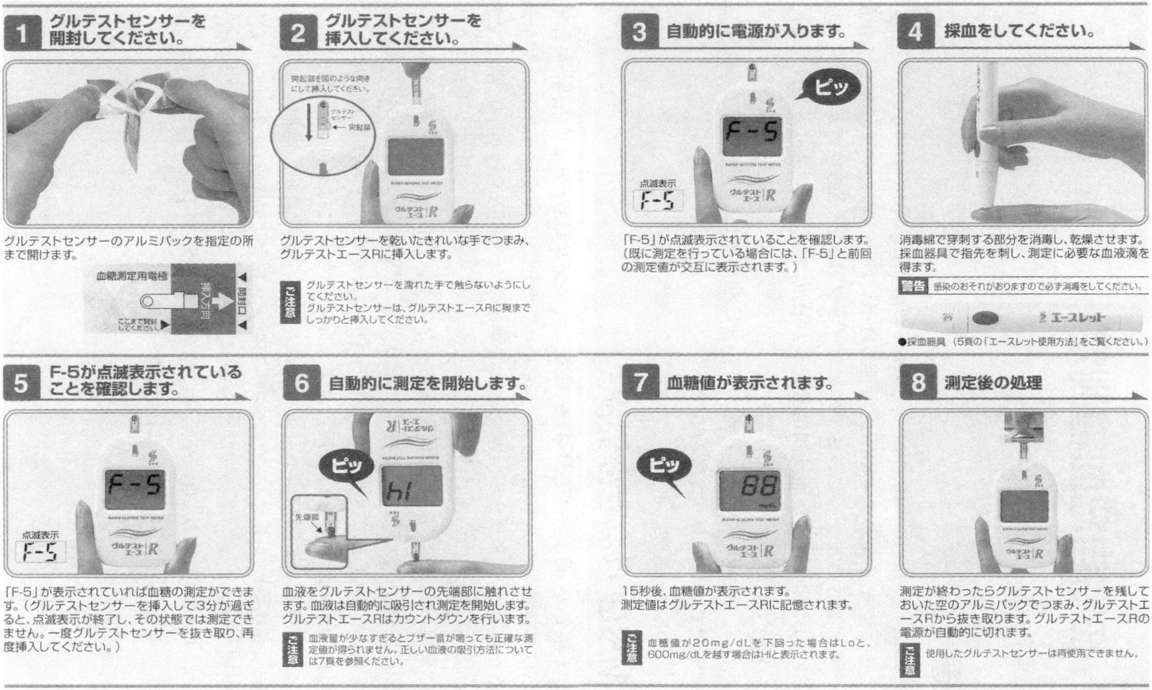
1 グルテストセンサーを開封してください。
グルテストセンサーのアルミパックを指定の所まで開けます。
血糖測定用電極
挿入方向
開封口
ここまで開封してください。
2 グルテストセンサーを挿入してください。
突起部を図のような向きにして挿入してください。
グルテストセンサー
突起部
グルテストセンサーを乾いたきれいな手でつまみ、グルテストエースRに挿入します。
ご注意 グルテストセンサーを濡れた手で触らないようにしてください。
グルテストセンサーは、グルテストエースRに奥までしっかりと挿入してください。
3 自動的に電源が入ります。
ピッ
点滅表示
F-5
「F-5」が点滅表示されていることを確認します。（既に測定を行っている場合には、「F-5」と前回の測定値が交互に表示されます。）
4 採血をしてください。
消毒綿で穿刺する部分を消毒し、乾燥させます。採血器具で指先を刺し、測定に必要な血液滴を得ます。
警告 感染のおそれがありますので必ず消毒をしてください。
エースレット
●採血器具 （5頁の「エースレット使用方法」をご覧ください。）
5 F-5が点滅表示されていることを確認します。
点滅表示
F-5
「F-5」が表示されていれば血糖の測定ができます。（グルテストセンサーを挿入して3分が過ぎると、点滅表示が終了し、その状態では測定できません。一度グルテストセンサーを抜き取り、再度挿入してください。）
6 自動的に測定を開始します。
ピッ
先端部
血液をグルテストセンサーの先端部に触れさせます。血液は自動的に吸引され測定を開始します。グルテストエースRはカウントダウンを行います。
ご注意 血液量が少なすぎるとブザー音が鳴っても正確な測定値が得られません。正しい血液の吸引方法については7頁を参照ください。
7 血糖値が表示されます。
ピッ
15秒後、血糖値が表示されます。
測定値はグルテストエースRに記憶されます。
ご注意 血糖値が20mg/dLを下回った場合はLoと、600mg/dLを越す場合はHiと表示されます。
8 測定後の処理
測定が終わったらグルテストセンサーを残しておいた空のアルミパックでつまみ、グルテストエースRから抜き取ります。グルテストエースRの電源が自動的に切れます。
ご注意 使用したグルテストセンサーは再使用できません。

図5　自己血糖測定操作方法（三和化学研究所提供）

2. 在宅自己血糖測定

はじめに

血糖自己測定(self-monitoring of blood glucose；SMBG)は、インスリン注射による治療を必要とする糖尿病患者の自己管理・治療の一手段として普及し必要不可欠なものとなっている。本来はインスリン療法の患者が簡易的に血糖を測るために開発された血糖測定器だが、最近では、インスリンを使用していない2型糖尿病患者(NIDDM)にも自己管理補助として使用されるケースも増加しており、使い方次第でより質の高い糖尿病治療につなげることができ、その可能性がさらに広がりつつある。

I. SMBGはなぜ必要か

近年、1型糖尿病患者(IDDM)を対象としたDCCT[1]や2型糖尿病患者(NIDDM)を対象としたKumamoto Study[2]などの大規模臨床試験の結果から、厳格な血糖コントロールがさまざまな糖尿病合併症の発症抑制に重要であることは広く理解されてきている。しかしながら、厳格な血糖コントロールと低血糖は裏腹の関係にあり、特に生理的インスリン分泌を再現するためにインスリン頻回注射やインスリンポンプを使用する1型糖尿病患者においては必須の検査である。DCCTでも血糖正常化を目指したインスリン強化療法に伴い、重篤な低血糖が増加したという報告があり、その予防には頻回のSMBGによるインスリン投与量の調節が不可欠である。また、インスリン注射をしていない2型糖尿病患者であっても経口糖尿病薬による厳格な血糖コントロールは低血糖を出現させるため、その予防にSMBGは有用である。このように1型、2型を問わず、普段の自己血糖を正確に知り、それを治療にフィードバックするということがSMBGの最大の目的である。

II. 測定原理

1 測定機器(表1)

現在使われているSMBG機材は第三世代と呼ばれるものであり、血液を反応部分にたらすだけで拭き取りの必要のない血液点着方式や、穿刺部位にある少量の血液を自動的に吸引する自動吸引式で、精度の高い測定器となっている。

現在わが国で市販されているSMBG機材が数社より製造されており、反応酵素の種類の違いによりグルコースオキシダーゼ法、グルコースデヒドロゲナーゼ法などがある。干渉物質として高濃度のアスコルビン酸、尿酸などに影響されるが、生理範囲内では問題ないとされている。

溶存酸素分圧の上昇は測定値を低下させるが、グルコースデヒドロゲナーゼ法はグルコースオキシダーゼ法に比較し酸素分圧に影響されにくいとされている[3]が、マルトース類の影響を受けるものがあるため注意を要する。また、測定環境温度により測定時間が変化することや、極端な低気温下では測定誤差が大きくなることが知られている[4]。

測定法として比色定量法、酵素電極法があるが最低必要血液量は一部の例外を除いて酵素電極法が少ない。比色法においては目視で血糖値を類推できるという利点があるが、低濃度ビリルビンにより高めの表示になるものもある。

2 採血方法

採血方法に関しては、現在はまだ検体を血液に頼っており、観血的な手法をとらざるを得ないのが現状であるが、近年は採血針も細くなり痛みは軽減されてきている。また、介護者がいれば耳朶採血も可能であるので、その場合は痛みがより少なくて済む。

実際のSMBGのための採血は患者自身が、指にバネの力を利用して穿刺することになる(図1)。一部の機材では指先でなくとも、前腕や腹部などに穿刺し陰圧で吸い上げる自動吸引式が採用されており、毎日指先に穿刺ができない職業の患者にも利用が可能となっている(図2)。また、インスリン注射の針穴を利用し血糖測定を無痛とする吸引測定法も試みられている[5]。

近年、非観血的血糖測定をしようとする試みが盛んに行われており、電気的

表1 各種血糖測定機比較表（代表的なもの）（各社パンフレット参考）

血糖測定機器名	グルテストNeo	グルテストエースR / グルテストPROR	グルコカードGメーター	グルコカードダイアメーター / グルコカードダイアメーター-α	メディセーフミニ	アキュチェックコンパクト	エキストラ	ノボアシストプラス
製造元	松下寿電子工業（株）	（株）アークレイファクトリー	松下寿電子工業（株）	（株）アークレイファクトリー	テルモ（株）	ロシュ・ダイアグノスティックス	アボット・ラボラトリーズ	ライフスキャンジャパン・コーポレイション
発売元	（株）三和化学研究所	（株）三和化学研究所	アベンティスファーマ（株）	アベンティスファーマ（株）	テルモ（株）	ロシュ・ダイアグノスティックス	アボット・ジャパン・塩野義	ノボ・ノルディスクファーマー（株）
専用試験紙	グルテストNeoセンサー	グルテストセンサー	Gセンサー	ダイアセンサー	メディセーフチップ	アキュチェックコンパクトドラムII	G3血糖測定電極	ノボアシストペーパー
測定方法	電極法	電極法	電極法	電極法	比色法	比色法	電極法	比色法
使用酵素	グルコースデヒドロゲナーゼ	グルコースオキシダーゼ	グルコースデヒドロゲナーゼ	グルコースオキシダーゼ	グルコースオキシダーゼ	グルコースオキシダーゼ	グルコースデヒドロゲナーゼ	グルコースオキシダーゼ
測定時間	15秒	15秒	15秒	15秒	10秒	8秒	20秒	30秒
測定環境	10〜40℃	10〜40℃	10〜40℃	10〜40℃	10〜35℃	10〜40℃	15〜40℃	10〜35℃
測定範囲	10〜600 mg/dl	20〜600 mg/dl	10〜600 mg/dl	20〜600 mg/dl	20〜600 mg/dl	10〜600 mg/dl	20〜500 mg/dl	0〜500 mg/dl
校正	自動補正	無補正	自動補正	無補正	無補正	自動補正	補正チップ	無補正
検体量	0.6 μL	2.0 μL	2.0 μL	2.0 μL	1.2 μL	1.5 μL	2.5 μL	10 μL
目視判定	不能	不能	不能	不能	不能	不能	不能	可能
記憶容量	360回分	120回分	360回分	120回分	150回分	100回分	450回分	150回分
外形寸法 (mm)	90×52×16	51×87×14.5（エースR） 56×97.8×14.5（PROR）	90×52×16	51×87×14.5（ダイアメーター） 56×97.8×14.5（ダイアメーター-α）	18×108×40	103×52×31	100×56×22	86×60×19
重量	53 g	60 g	53 g	60 g	45 g	120 g	79 g	108 g
お客様相談室	0120-078-130	0120-078-130	0120-497-010	0120-497-010	0120-76-8150	0120-642-860	0120-37-8055	0120-180-363
本体希望小売価格	11,550円	10,500円（エースR） 15,750円（PROR）	11,550円	10,500円（ダイアメーター） 15,750円（ダイアメーター-α）	10,290円	本体のみの販売なし	本体のみの販売なし	12,390円
試験紙価格	25枚/3,675円 30枚/4,410円 500枚/68,250円 1,500枚/204,750円	25枚/3,675円 30枚/4,410円 500枚/68,250円 1,500枚/204,750円	25枚/3,675円 30枚/4,410円 500枚/68,250円 1,500枚/204,750円	25枚/3,675円 30枚/4,410円 500枚/68,250円 1,500枚/204,750円	25枚/3,150円 30枚/3,780円	17枚/2,142円 50枚/6,563円 100枚/12,705円	25枚/3,570円 50枚/6,563円 100枚/12,705円	25枚/3,413円 50枚/5,565円 300枚/32,214円
セット希望小売価格	2A・2R 12,915円 3A・3R 13,125円	2A・2R 11,865円（エースR） 3A・3R 12,075円（エースR） 2A・2R 17,115円（PROR）	セットなし	セットM 11,760円（ダイアメーター-αのみ）	ミニセット 12,915円	コンパクトセット 19,635円	エキストラセット 18,900円	ノボアシストプラスキット 13,860円
セット内容	本体・穿刺器・針（2A・2R） 本体・穿刺器・針（3A・3R）	本体・穿刺器・針（2A・2R） 本体・穿刺器・針（3A・3R）	—	本体・穿刺器・針	本体・穿刺器・針	本体・穿刺器・針	本体・穿刺器・針	本体・穿刺器・針
備考	PC解析ソフト有（日本語） 盲人用音声機能有（オプション）	PC解析ソフト有（日本語） 盲人用音声機能有（オプション）	PC解析ソフト有（日本語）	PC解析ソフト有（日本語） 盲人用音声機能有（オプション）	PC解析ソフト有（日本語）	PC解析ソフト有（英語）	β-ケトン体専用電極とセット体測定可 PC解析ソフト有（英語）	PC解析ソフト無

IV-2.在宅自己血糖測定

1 キャップをはずしてください。

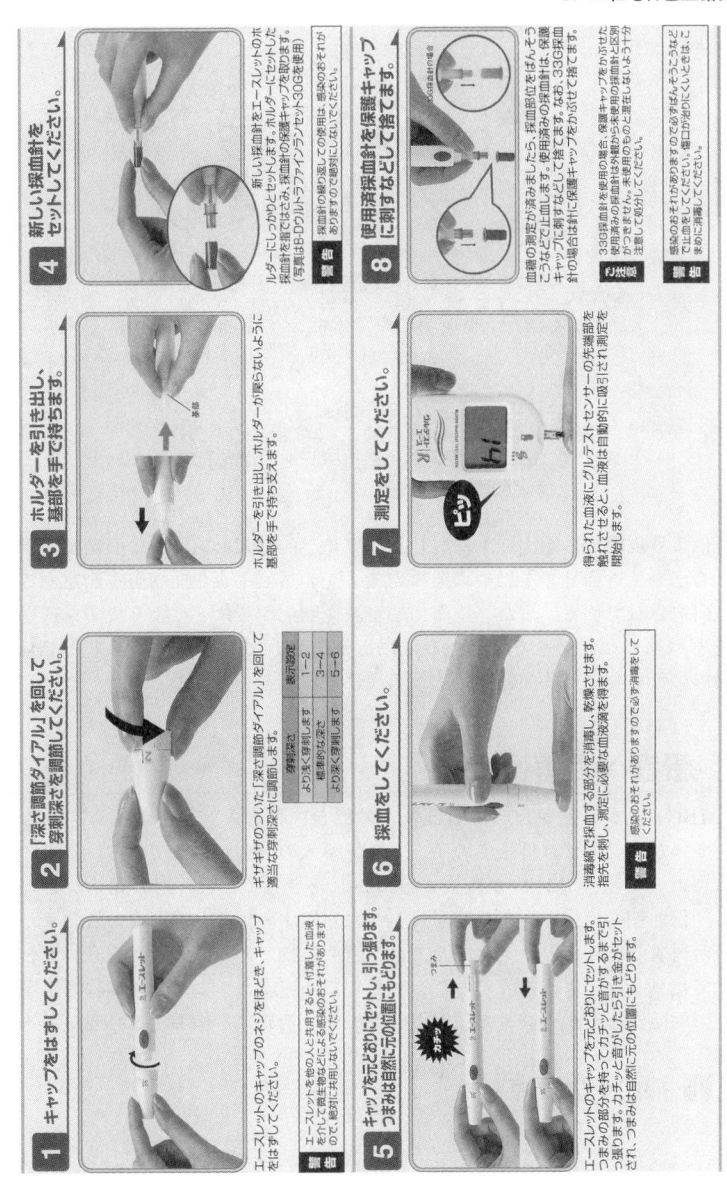

エースレットのキャップのネジを左に回してはずします。
キャップを他の人と共用するときは、付属した血液を水などで洗い落とした後にアルコールなどで消毒の上それぞれにセットしますので、絶対に共用しないでください。

2 「深さ調節ダイアル」を回して穿刺深さを調節してください。

ギザギザのついた「深さ調節ダイアル」を回して適当な穿刺深さに調節します。

穿刺深さ	表示数字
より浅く穿刺します	1-2
標準的深さ	3-4
より深く穿刺します	5-6

3 ホルダーを引き出し、基部を手で支え持ちます。

ホルダーを引き出し、ホルダーが戻らないように基部を手で支え持ちます。

4 新しい採血針をセットしてください。

新しい採血針をエースレットのホルダーにしっかりセットします。ホルダーにしっかりとはまっていないと、採血時の採血深さが変わります。指で採血針の保護キャップを取り除きます。なお、33G採血針の場合はBDウルトラファインランセット30Gを使用。
(写真はBDウルトラファインランセット30Gを使用)

警告 採血の際心配ごとや、感染のおそれがありますので共用はしないでください。

5 キャップを元どおりにセットし、引っ張ります。つまみは自然に元の位置にもどります。

エースレットのキャップを元どおりにセットします。つまみの部分をゆっくりとカチッと音がするまで引っ張ります。カチッと音がしたら引き金はセットされ、つまみは自然に元の位置にもどります。

6 採血をしてください。

消毒綿で採血する部分を消毒し、乾燥させます。指先を刺し、測定に必要な血液滴を得ます。

警告 感染のおそれがありますので必ず消毒をしてください。

7 測定をしてください。

得られた血液にグルコーステストセンサーを触れさせると、血液は自動的に吸引され測定を開始します。

8 使用済採血針を保護キャップになどしてお捨てます。

血糖の測定が済みましたら、採血部位をばんそうこうなどで止血します。使用済の採血針は、保護キャップになどしてお捨てます。33G採血針の場合は保護キャップをかぶせて捨てます。

注意 33G採血針を使用時の場合、保護キャップをかぶせた使用済みの採血針は外観からは使用中の採血針と区別がつきにくいため、未使用のものとと混在しないよう十分ご注意ください。

警告 感染のおそれがありますので必ずかぶせることと、出血している場合、傷口があいていることは、まれに消毒してください。

図1 採血方法((株)三和化学研究所提供)

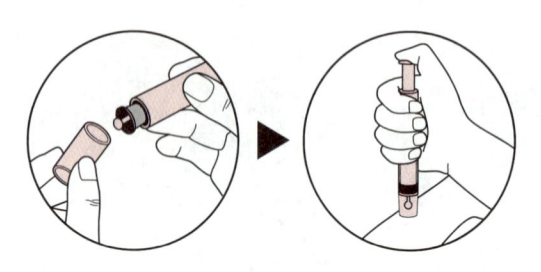

キャップをはずして採血針の
カバーを緩めてから押しこみ、
針のカバーをひねり取り再び
キャップを付ける。

穿刺部位に採血器の先端を強
く当て、本体ノブを押し込み
穿刺。ノブから指を離すと穿
刺部位が吸引され血液が滴状
に出血する。

図2 減圧式採血器
指先以外の痛点の少ない部位からの採血が可能である。
(武田 浩：在宅自己血糖測定．必携 在宅医療・看護基本手技マニュアル，第1版，p 283による)

刺激により皮膚から滲出液を採取し、電気化学的酵素センサーで血糖値を測定する方法や、近赤外光を指や耳朶に当て、光の透過率から血糖値を測定する方法も研究されている。また、皮膚に超音波を照射することにより皮膚を透過した糖をパッチセンサーで測定する方法も報告されており、近い将来、SMBGは痛みのない非観血的血糖測定法が主流になると考えられる。

III. 患者への指導

SMBG、インスリン自己注射は多くの場合、教育入院の中で指導されることが多いが、最近では外来でのインスリン導入の機会が増えている。外来での導入においては、SMBGが確実に習得されたうえで自己注射の開始が必要となる。低血糖の症状を含めた概念とともに対処法の指導が重要である。また、血液が付着した採血針やチップなどは医療廃棄物であり、患者が家庭ゴミとして捨てたりしないよう指導することが必要である。さらに、低血糖昏睡出現時などの対処法をグルカゴンの注射指導と併せて家族にも指導する必要がある。

1 採血上の要点

各メーカーが添付している図解の説明書を用い、患者に指導していく(図1)。

IV-2. 在宅自己血糖測定

トリガー　スティック

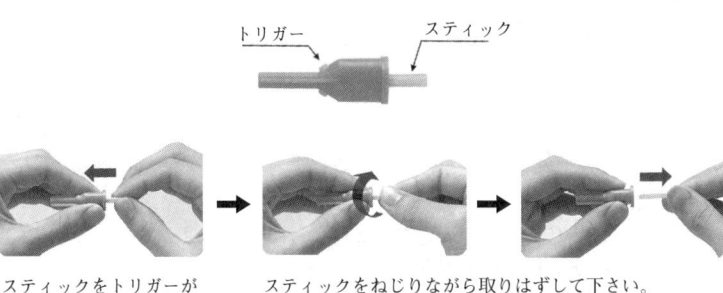

スティックをトリガーが出るまで押して下さい。

スティックをねじりながら取りはずして下さい。

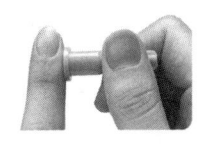

採血部位にフィンガーピットの先を押し当てて、トリガーを押して下さい。
このとき、親指の腹と人差し指の側面でトリガーを絞るように軽く挟みつけると、楽に穿刺できます。

図3　使い捨て採血器具
外来、病棟などで採血時の感染予防に有用である。
(武田　浩：在宅自己血糖測定. 必携　在宅医療・看護基本手技マニュアル, 第1版, p 284 による)

①採血針の採血器へのセットの仕方や交換方法では、初期は練習のために毎回交換するように指導する。慣れてきたら、5〜10回使用を目安に交換するように指導することもよいであろう。また、自分以外には原則として使用しないよう指導しておくことも感染予防の面で必要である。採血器に関しては、感染予防を考慮した使い捨てのものもあり、病棟や外来での採血時に有用である(図3)。

②穿刺に先立ち皮膚の消毒は通常アルコール綿を使用するが、消毒後十分乾燥させてから穿刺するよう指導する必要がある。アルコールが残ったままだと測定誤差が生じることがある。アルコールに対するアレルギーがある場合はヒビテン® を利用するとよい。

③測定機によって必要採血量は異なるが、それぞれに対応した十分量を得る必要がある。そのために患者の皮膚の厚さによって穿刺の深さを穿刺器の目盛りで調節する必要がある。測定機によっては必要十分な採血量が得られないときには、測定エラーが表示されるものもあるが、この機能がないものは測定誤差が大きくなる。また、穿刺が浅く、血液を絞り出すまでに時間がかかると、血液が凝固し測定機に吸い込まれないことがある。多くの測定エラーは採血不

足によるものが多いようである。

2 血糖値測定の要点

各社が添付している資料をもとに、実際に患者に採血・測定をさせながらの指導が必要である。

①測定機に測定チップをセットするときに、向きを間違えるなどの初歩的ミスは図説によるガイドなどで減少してきているが、電池の消耗に伴うトラブルは依然として患者が対応できずにいることが多いようで、電池交換が長期間不要な使い捨てタイプの測定機は耐用年数の面からも効率的である。

②視力の低下している患者のために、測定値を音声で知らせる機種も出ており、メモリー、測定日時の記憶、血糖平均値の呼び出し機能など多くの機能を備えた機種が増えており、患者のニーズに合わせた選択が可能となってきている。

③測定チップのロットによるばらつきを補正するための補正方法の説明も重要である。また測定範囲を超えたときに表示されるHi、Loなどの、稀に起きる現象への対応が患者にはできないこともあり、定期的な指導の継続が必要である。精度管理も含めた機器のメンテナンス時に機器使用の再度の説明も効果的である。

3 測定値の記録

最近は電子カルテを導入する医療施設も増えてきており、測定機によってはそのデータをパソコンに取り込む機能が活かされ、電子カルテによる管理が実用化されつつある。また、患者の中にはパソコンにデータを取り込み過去のデータとの比較など自己管理に大いに役立てている者も増えてきている。しかしながら、現状では各メーカーから供給される複写式の記録ノートを患者に記録してもらい、それをカルテに貼り付けて管理する形態が大部分である。また、視力障害のある患者には、機器のメモリー機能が役立つこともある。測定回数をもとに血糖自己測定指導加算の請求点数が決まるので、記録をカルテに残すことが必要である。

IV. 保険上の問題

　糖尿病患者における血糖自己測定指導加算は現在インスリンによる加療者に限られ、測定回数により点数が設定され保険適応となっている。1回/日 400点、2回/日 580点、3回/日 860点、4回/日 1,140点(但し4回/日できるのは1型糖尿病のみ)の請求が可能であり、この点数の中で測定機器、測定チップ、採血針など消耗品を患者に提供しなければならないことになっている。また、現在インスリンを使用せずに治療をしている患者で、SMBGを希望する考えのある患者は自費で施行せざるを得ない。現状において既に多くの施設にて非インスリン治療2型糖尿病患者に対してSMBGの指導が行われている[6]。糖尿病の一次、二次予防の必要性が叫ばれている昨今、糖尿病予備軍を含めた糖尿病患者にも、SMBGがもたらす恩恵は大きく、今後保険適応の拡大が望まれる。

V. 今後の展望

　現在全測定値の平均値を表示する測定機はあるが、毎食前の各平均値をコンピュータに接続することなく、測定機単体で表示できる機能をもったものはない。強化インスリン療法が盛んに行われるようになってきた外来診療の場では毎食前の血糖値を参考により細かい血糖コントロールが可能となってきており、今後より多機能の測定機が望まれる。

　また、現時点では少量ではあるものの、血液を穿刺により得る必要があり、今後は非観血的な測定機器が普及することを切望するものである。

(豊田雅夫)

文献

1) The Diabetes Control and Complications Trial Research Group：The effect of intensive treatment of diabetes on the development and progression of long-term complications in insulindependent diabetes mellitus. N Engl J Med 329：977, 1993.

2) Okubo Y, et al：Intensive Therapy Prevents the Progression of diabetic microvascular complications in Japanese patients with non-insulin-dependent diabetes mellitus；A randomized prospective 6-year study. Diab Res Clin Pract 28：103-117, 1995.

3) 瀧本順三郎、ほか：最新型簡易血糖測定器4機種の評価. 医学と薬学 38(3)：555-561, 1997.

4) 難波光義：糖尿病管理における血糖自己測定 (SMBG) の意義. 日本醫事新報 3921：1-6, 1999.

5) 鈴木吉彦：無痛性血糖測定を可能にする新システム (第9報)；インスリン注射の針穴を利用し血糖測定を無痛とする新吸引法 (予備実験). 新薬と臨床 41(12)：2828-2831, 1992.

6) 難波光義、ほか：血糖自己測定を活かした糖尿病管理；21世紀に向けての展望. 糖尿病 41(Supple 1)：207, 1998.

3. 在宅自己腹膜灌流

はじめに

　腹膜灌流はわが国において透析患者全体の約4.8％を占めている透析方法で、最も標準的な方法は連続携行式腹膜透析（continuous ambulatory peritoneal dialysis；CAPD）である。CAPDは患者の腹腔内に1.5～2.0 l の透析液を貯留することで腹膜を透析膜として利用し、老廃物や水分を透析液に溶かし出す方法である。それを患者自身もしくは家族の誰かが、1日4～5回交換（腹腔内の透析液を捨て新しい透析液を腹腔内に貯留する操作）することで24時間緩徐に透析を行う在宅療法である。

　通院回数も月に1～2回と少なく時間的拘束が少ない分、患者本人または家族による管理が極めて重要な治療法でもある。特に透析液交換に関しては清潔操作が要求される。

　透析液はプラスチックバッグに入っているため、一般には透析液交換を「バッグ交換」といっているが、このバッグ交換手技の手順はメーカーや使用機材によって異なる。わが国におけるCAPD患者ではバクスター社のシステムの利用者が最も多く、テルモ社がそれに次ぎ、この2社で約90％以上を占めている。それぞれの使用システムのマニュアルをよく読み、十分理解したうえで交換を行うようにする。不十分な知識や自己流での交換は危険である。

I. 目的

　CAPDは患者の腹腔内に直結したカテーテルを介して透析液の注排液を行う。基本的にCAPDはクローズドシステムであるが、透析液交換の際は細菌が腹腔内へ直接侵入する唯一の機会となるので、バッグ交換の際、細菌の侵入を防ぎ安全に透析液の交換を行う方法がこのバッグ交換手技である。

　免疫機能が低下している末期腎不全患者の場合、細菌の侵入によりCAPD腹膜炎を起こしやすい。このCAPD腹膜炎を繰り返すことが腹膜機能低下や硬化性腹膜炎の原因にもつながる可能性があるので、確実な清潔操作を行うことがバッグ交換手技の最も重要な目的といえる。

IV-3. 在宅自己腹膜灌流

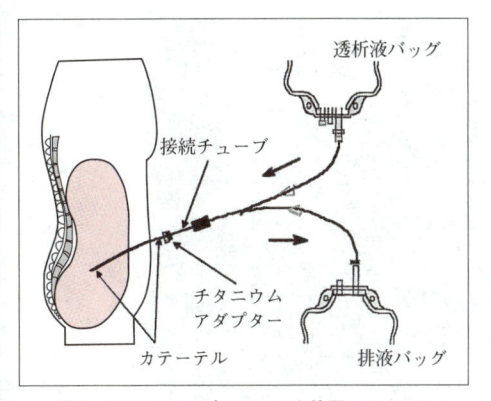

図1 ツインバッグシステムを使用したCAPD

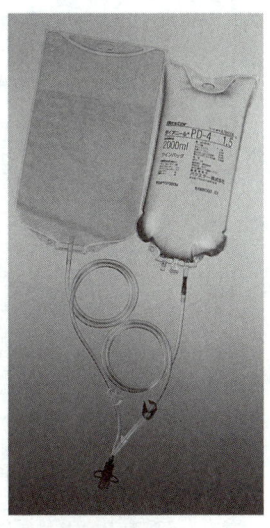

図2 透析液バッグ（ツインバッグ）

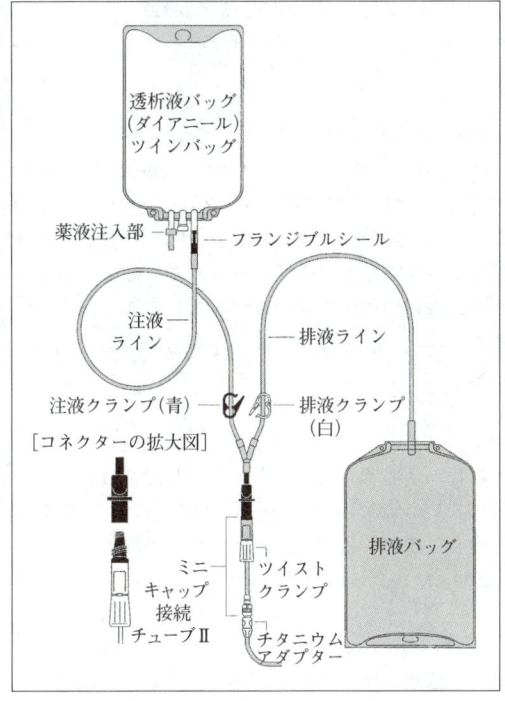

図3 ツインバッグシステムの構成

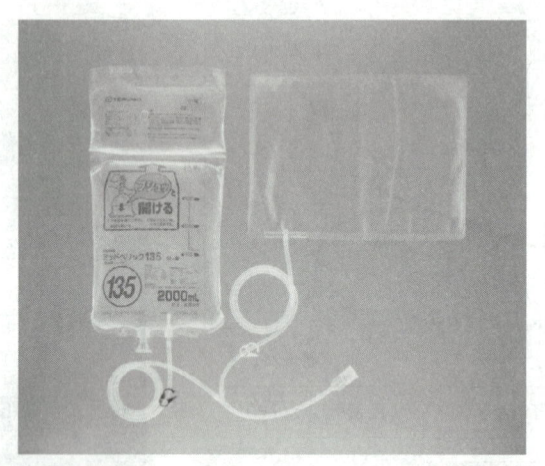

図4 二室構造の中性透析液　ミッドペリンク®(テルモ社)

　一般には透析液バッグに排液用バッグを接続したタイプのもの(ツインバッグシステム)(図1)が使用されており、細菌感染の機会となる回路接続の回数を最小限に強いる。さらに最近では中性透析液(従来型は酸性に調節されている)が主流となりつつある(図4)。この透析液は二室構造を有しており、酸性の液と塩基性の液を使用直前に混合することで中性の透析液となるよう調節されている。このことでより強い酸性の環境下で糖の分解産物の生成を少なくすることも同時に実現している。

II. 準備

　各メーカーによって用意する物品や名称が異なるので注意してほしい。ここでは、わが国におけるCAPDシステムのうち最も使用頻度が高いバクスター社のツインバッグシステムを中心に説明解説する。システムの各部の名称はよく把握し覚える必要がある(図3)。

1) 透析液の加温

　透析液は薬品名、透析液濃度、液量、使用期限を確認し、前もって専用の加温器に入れ36℃前後に加温しておいたものを用意する。可能であれば使用す

る透析液と同じものを1つ余分に加温しておくと、万一透析液バッグに問題が生じたときに対応できる。

2）バッグ交換に適した場所の確保

清掃が行き届き、子どもやペットの出入りがない部屋の確保が必要である。また空気中にも細菌が存在するため窓やドアを閉めて風が入らないようにすることも大切である。もちろん風を直接送り出す冷暖房器具は一時スイッチを切ることを心がける。

清潔で十分な大きさのテーブルと肘かけのないいす、CAPDスタンドを用意し十分なスペースを確保する。

テーブルは必ずバッグ交換の前によく拭き、乾燥させること。汚れや濡れは細菌の温床になるからである。

3）確実な手洗い

腕時計、指輪などをはずし、石鹸を用いて水道の流水で十分に手を洗い乾かす。手拭きは必ず清潔なものを使用すること。使い捨てのペーパータオルなどがよい。手洗い後は、不必要なものに手を触れないようにする。

4）マスクの着用

口腔内や鼻腔内には多くの常在菌がいるため、絶対にマスクの着用を忘れないこと。患者本人以外にも周囲にいる人にもマスクの着用を必ず指示する。

5）テーブル上に物品を揃える

①透析液：薬液の種類、容量、濃度、使用期限を再度確認する。
②新しいミニキャップキット：接続チューブの先端に装着する蓋。
③保温シート：加温器から出した透析液を排液の間に冷えてしまわないように保温しておくシート。
④時計：排液時間測定に使用。
⑤ばね秤：除水量の測定に使用。

以上の5点を確認すればバッグ交換の準備終了である。

図5 バッグの接続

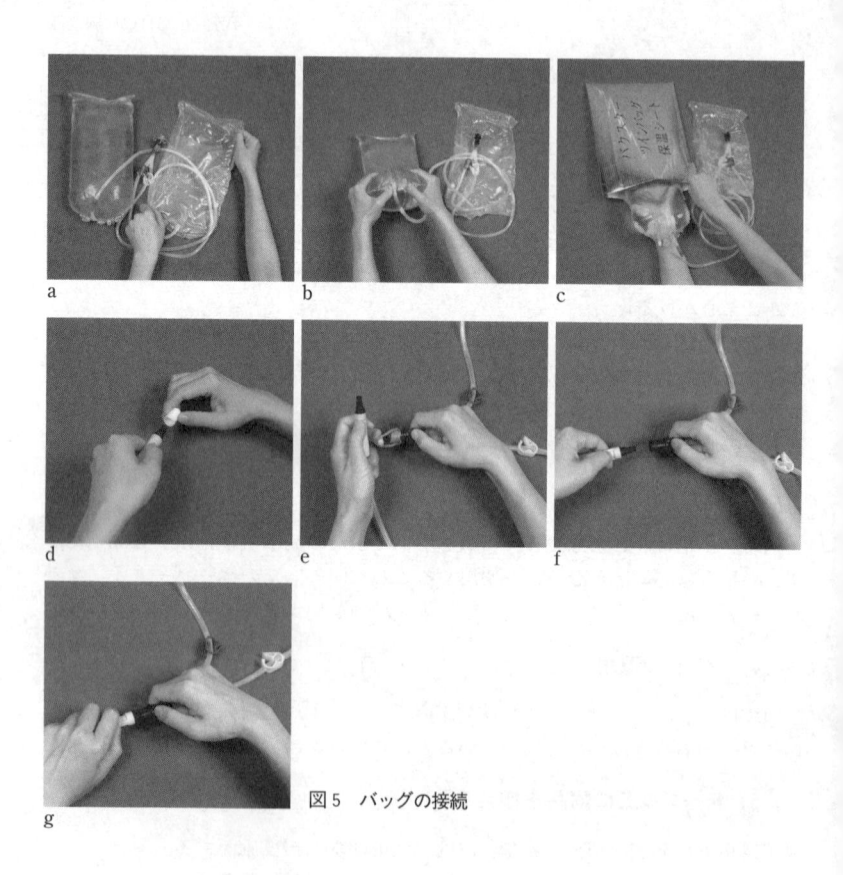

III. 基本手技および手順

1 バッグの接続

①透析液バッグの開封および保温
・透析液バッグの包装を手で破りテーブルの上に広げる（図5-a）。このとき透析液バッグや回路の損傷の原因になるため、ハサミやナイフは絶対に使用しない。二室構造の中性透析液を使用している場合は透析液の混合操作を忘れ

てはならない。
- 次に透析液バッグを両手で強く押して液漏れのないことを確認したら(図5-b)、排液回路のクランプと注入回路のクランプを閉じる。回路と排液バッグの部分を残し透析液バッグ部分のみ保温シートの中に入れる(図5-c)。

②ミニキャップをはずす

左手に接続チューブのコネクター部分を持ち、右手でコネクター部分の蓋となるミニキャップを回転させながらはずす(図5-d)。このとき、はずしたミニキャップは捨てずにテーブルの上に横に倒した状態で置くこと。万一新しいミニキャップが不良品だったり、落としてしまったときに臨時代用として使用できる。

③透析液バッグ回路の接続部分キャップをはずす

右手に回路の接続部分を持ち、左手でコネクターの先端を持ったまま左手の中指で回路側キャップのリングを引っかける。そのままコネクターの先端がどこにも触れないように十分注意し、中指でキャップを引き抜く(図5-e)。

④透析液バッグと接続チューブの接続

接続チューブのコネクター部分と透析液バッグのコネクター部分を合わせ、回転させながらしっかり接続する(図5-f、g)。

2 排液操作

①排液

排液バッグをCAPDスタンド下部フックにかける。接続チューブのクランプ(ツイストクランプ)を完全に開放し(図6-a)、落差を利用することで、腹腔内の透析液を排液する。排液開始時間を確認する。

②排液終了
- 排液が終了したらまず最初に接続チューブのクランプを完全に閉じる(図6-b)。その次に排液回路側のクランプを閉じ、排液終了時間を確認する。
- 排液に時間がかかるときは位置異常やフィブリンなどによるカテーテルトラブルの可能性がある。繰り返すようであれば担当医師に相談する。

③排液性状の確認

排液の色や混濁、沈殿物、浮遊物などの有無について必ず確認する。特に排液混濁は腹膜炎の重要なサインである。

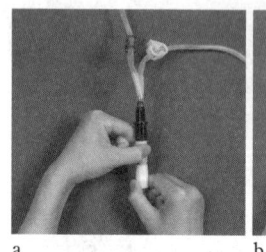

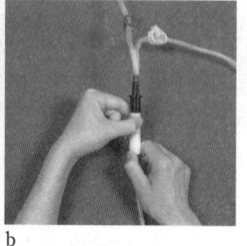

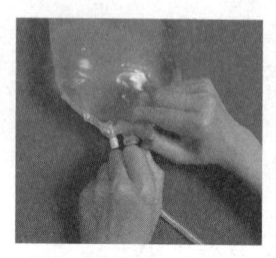

図6　排液操作

図7　透析液バッグの開放

3 プライミング

①透析液バッグの開放

接続チューブのクランプが閉じていることを確認する。透析液バッグはフランジブルシール(クリックチップ)といったプラスチック製の栓がしてある。これを折り曲げ透析液バッグを開放の状態にする(図7)。

②プライミング

プライミングとは回路内の空気を抜く操作である。注液回路と排液回路のクランプを開け、透析液を排液バッグに約3～5秒間流す。これで空気抜きと同時に細菌感染の防止にもなる。約3～5秒後に排液回路のクランプのみ完全に閉じる。このとき液の流れが完全に止まっていることを確認する。

4 注液操作

①注液

透析液バッグをスタンドにかける。注液開始時間を確認した後、接続チューブのクランプを開放し、透析液を腹腔内へ注液する。

②注液終了

注液が終了したらまず接続チューブのクランプを完全に閉じる(図8-a)。その次に注液回路のクランプを閉じる(図8-b)。

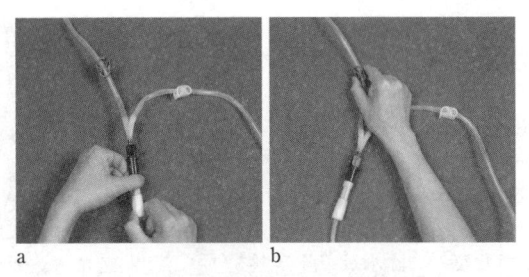

図8 注液終了時のクランプの操作

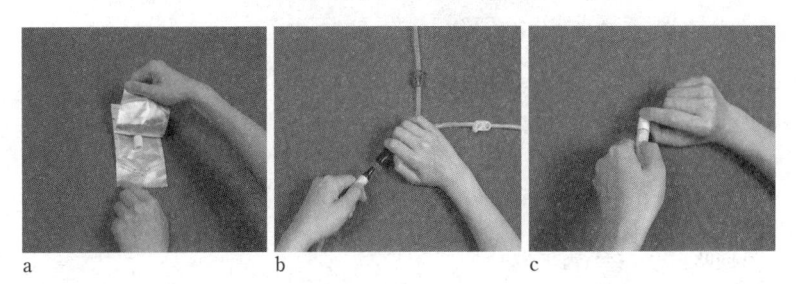

図9 透析液バッグの切り離しと新しいミニキャップの装着

5 透析液バッグの切り離し

①新しいミニキャップの開封

新しく用意したミニキャップの使用期限、包装が破れていないことを確認したうえで、中に手を触れないように開封する。キャップ内側は清潔な状態にしておく(図9-a)。

②切り離し

接続チューブのクランプが閉じていることを確認し、透析液バッグをコネクターから切り離す。このとき接続チューブのコネクター部分がほかのものに触れないように保持しておく(図9-b)。

③新しいミニキャップの装着

新しいミニキャップを利き手に持ち、接続チューブのコネクター部分に回転させながら装着する(図9-c)。

6 除水量の測定

①重量測定
ばね秤を使用し、排液終了後のバッグの重量を測定する（図10）。

②除水量計算
以下の計算式に従って除水量を計算する。

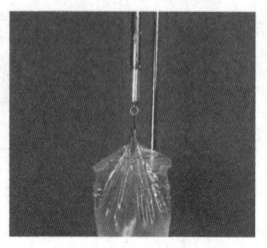

図10 バッグの重量の測定

除水量 = 排液終了後のバッグ重量 − 使用前透析液バッグ重量

7 排液や排液バッグの処理

①排液の処理
排液バッグの端をハサミで切るか、排液クランプを開放にしてトイレに流す。

②回路、バッグの処理
空バッグは不燃物ゴミとして処理するか、あるいは各地域により処理の仕方が異なることがあるためメーカーの担当者などに事前に確認しておくことも大切である。

IV. デバイス

バクスター社のツインバッグシステムを中心にバッグ交換手技について説明したが、他社の製品でも同じようなツインバッグシステムが主流になっている。最近では接続時の安全性、感染予防を目的とし、視力障害、手の運動障害などのある患者でも使用できるデバイスも充実してきている。代表例として、接続時に紫外線照射によって殺菌するタイプのバクスター社くりーんフラッシュ®（図11）や、熱した銅板によって回路を切断・接続することにより外気との接触なしにバッグ交換を可能にしたテルモ社むきんエース®（図12）がある。これらデバイスの進化は腹膜透析の適応を確実に広げた。手技としてはいずれも透析液バッグとの接続に用いるデバイスであるため排液、プライミング、注液、除水量測定などの手順はツインバッグシステムと同様である。

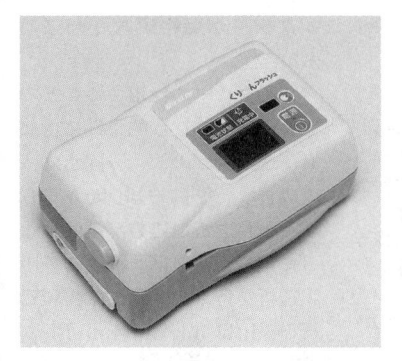

図11　くりーんフラッシュ®(バクスター社)

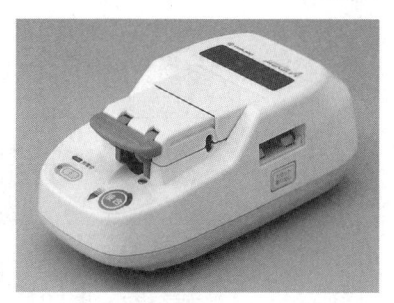

図12　むきんエース®(テルモ社)

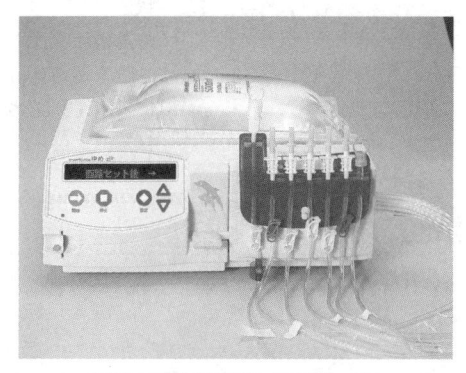

図13　ゆめプラス®(バクスター社)

V. サイクラーの応用

　腹膜透析の応用として夜寝ている間に自動的に透析液の交換を行う装置をサイクラーという。この装置を使うことでさまざまな腹膜透析の処方が可能となった。以前より同様の役割をする装置はあったが、本体が大きいことや回路の組み立てが難しいことなどの理由によりあまり一般的ではなかった。しかし現在ではコンピュータの進化により、カートリッジ回路を利用したコンパクトで精度、安全性に優れたサイクラーが開発されている。バクスター社のゆめプラス®(図13)がそのパイオニアとなる機種だが、他社でもさまざまなタイプのサ

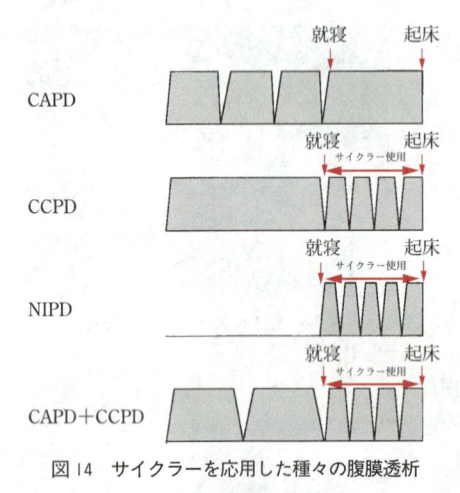

図14 サイクラーを応用した種々の腹膜透析

イクラーが開発研究されている。

サイクラーを使用することで患者の状態や社会的条件に合わせ、透析効率の改善、除水効率の改善などを目的としたさまざまな腹膜透析の処方が可能になっている。例えば、夜間のみ腹膜透析を行う夜間間欠的腹膜透析(nightly intermittent PD；NIPD)、日中透析液は貯留の状態にしておいて夜間に何回かの透析液交換を行う持続的周期的腹膜透析(continuous cyclic PD；CCPD)などである(図14)。

VI. 注意点と禁忌

1 不潔操作、腹膜炎

どのようなデバイスやサイクラー装置を使用したとしても常に清潔操作を心がけたい。万一不潔操作をしてしまったり、排液が混濁していた場合はすぐに病院へ連絡し、医師の指示に従う。

2 カテーテル損傷

腹膜透析療法を行ううえで絶対に守らなくてはならないことは、透析液の開封、ガーゼ交換などの際にハサミやカッターなどの刃物を使用しないということである。刃物は極めて危険であり、透析液バッグに気づかないほどの穴を開けてみたり、回路を傷つけたりする恐れがある。最たるものでは患者自身の身体に固定してあるカテーテルそのものを傷つける危険性もある。カテーテルを傷つけた箇所によってはカテーテル挿入のための手術を受け直さなければなら

ないこともある。

カテーテルを損傷してしまったときは、まず損傷部より身体に近いところでクランプするなりカテーテルを結ぶなりして、その後速やかに病院へ連絡し、担当医師にその状況、部位などを詳しく正確に伝え、指示に従う。

3 トラブルを軽度にするコツ

常に念頭においておくことは、身体に最も近いクランプすなわち接続チューブのクランプを開けている時間を最小限にすることである。開けるときは一番最後に開け、閉めるときは一番最初に閉めるような癖をつけることである。接続チューブのクランプさえ閉じていれば、不潔操作や回路損傷などのときも最小限の処置で解決することができる。

おわりに

在宅腹膜灌流(腹膜透析)の透析液交換(バッグ交換)の手技を中心に記載したが、このほかカテーテルの出口部ケア、入浴方法など特別な手技が要求される。いずれもカテーテル出口部感染の予防につながる手技である。それぞれの医療施設ごとに患者の出口部状況に応じてさまざまな工夫がなされているので医師、看護スタッフの指導に従い毎日欠かさず行ってほしい。

最後に透析を行っている患者にとって何よりも大切なことは水分の管理である。除水量や尿量が普段と変わらないからといって安心してはいけない。飲水量と食事に含まれる水分量の合計が水分排泄量を上回り多い場合は、おのずと水分が身体に蓄積する。体重増加や血圧上昇、むくみといった身体所見は水分の貯留傾向を示唆するサインであるので、毎日必ずチェックするようにしてほしい。清潔操作とより安定した水分・食事管理をすることが腹膜透析を行う重要なポイントとなる。

(仁科　良)

4. 在宅血液透析

はじめに

在宅血液透析は、1960年にScribnerらによりパーマネント・ブラッド・アクセスとして外シャントが開発され[1]、慢性維持透析が開始されるとほぼ同時に開始されている。そして1980年代半ばに最も普及し、その後減衰している[2]。これまでの在宅血液透析は在宅専用の透析器がなく、病院で医療スタッフが使用するものを転用することから、介助者にも相当な負担がかかり、介助者不足が普及しない大きな要因であった。近年、再び在宅血液透析が脚光を浴び始めている。全世界で透析患者が増加し、各国の医療経済に少なからぬ影響を与えていること、また施設透析よりも高いQOLと十分な透析効率を保証できることなどがその主な要因であろう。しかし、患者にとってより好ましい在宅血液透析を、安全に行うようにするには、教育・訓練をはじめとして、患者と家族に身につけてもらわねばならないいくつかの点があり、また在宅患者を支援する十分な体制が整えられる必要がある。ここでは、在宅血液透析を始めるうえで、取り組まなければならないこととその対処法を述べる。

I. 患者(と介助者)の選択

在宅血液透析を円滑に行うには、まず患者とそれを介助する家族の適性を調べることが必要である。医療スタッフのいないところで体外循環治療を行うことは、誰でも大丈夫ということにはならない。それでは、在宅血液透析患者にはどのような適性が求められるのだろうか。

1 動機が明確であること

家庭で長期に自ら血液透析をやり続けることは大変なことでもあり、「なぜ在宅血液透析を行う必要があるのか」が明確であることが大切である。そして、「そのためにどうしても在宅血液透析をやりたい」と思ってもらわねばならない。多くの場合、①通院に時間がかかり、困難である、②仕事をより完全

に行えるようにしたいなどが多く、時として③家族との時間を大切にしたい、④時間の自由度を広げたい、などの動機もある。

また、介助者の姿勢や、患者との信頼関係も大切である。介助する立場の人の在宅血液透析への理解と協力するという強い姿勢が、患者の長期の自己管理治療を可能にする。信頼関係の揺るぎは治療継続の危険因子であるので、面接時に両者の姿勢と信頼関係について十分に留意する。

2 理解力と協調性があること

患者と介助者で体外循環を行うには、一定の理解力と、習ったとおりに行える実行力が必要であるが、それと同時に、スタッフとのコミュニケーションがうまくとれる協調性も必要となる。経験を積んで慣れてくると、自己流になったり、虚偽の経過報告をする場合が生ずることがあり、円滑な在宅治療を困難にすることがあるからである。

3 関係スタッフの面接が大切

このような諸点の調査は、医師、看護師、臨床工学技士(CE)、ソーシャルワーカーなどの面接により判断される必要があり、決して1人の判断に任せないことである。

II. 教育体制

患者の教育・訓練は医師の管理下に集団指導で行われるが、とりわけ看護師の役割が大きく中心的である。医師は主に医学的な面の教育を行い、その他の手技の意義づけや実技は看護師またはCEが行う(その比率は組織により異なる)。栄養や食事指導に関しては栄養士、患者の権利と保険などの説明や相談にはソーシャルワーカーが当たることが望ましい。教育経過ごとに関連する人々による訓練患者の中間評価を行い、その後の指導法について再検討する。

III. 教育内容

教育内容は、在宅血液透析患者にとり最小限これだけは習得することが必要と考えられる知識と技術について、講義項目と実技項目に分けて選択する。多

過ぎても少な過ぎても問題が生ずる場合があるので、慎重に決める。全体的に1ヵ月程度で習得できるように組む。

講義内容は、個々の手技のもつ意味や、きちんとできなかったときに生ずるであろう危険や状況をわかりやすく説明するように留意する。実技には、できれば1人の専任担当者があたることが望ましい。それが不可能なら、教える手技の細かい手順なども関与するスタッフ間でできるだけ意志統一する。あまりこだわる必要のない細かい手順の違いによっても素人である患者と介助者は混乱してしまうことがある。**表1**には、行われるべき講義項目と実技項目の一例を示した[3]。

一般に、習得力には個人差があり、4週間で全体を習得できる人もいれば、1ヵ月半〜2ヵ月かかる人もいる。ケースにより必要と思われる時間を十分にかけて行う。教育・訓練の1ヵ月は教育スタッフの体制上の限界から、日中に通院することになるが、人により通院可能な人とそうでない人がいる。1ヵ月の日中通院の困難な人には、週休を利用した週1回訓練の可能性を検討してもらう。その場合、教育から次の教育までの1週間に教育内容を忘れてしまうことがあり、繰り返し部分も生ずるが、会社員などには現実的な方法である。週1回で教育すると全体が終了するのに約半年かかることになる。在宅透析訓練日以外に週2日の透析日を利用して復習することについても最寄りのクリニックの協力を得るようにすれば、教育日数を減らす可能性が生じる。また、最終段階に、1週間程度の休暇をとってもらい、最終ピッチを速めることも1つの方法である。

IV. 教育終了

教育期間が終了したら、実技と知識に関するテストを行い、どれだけ理解できたかを確認することも必要である。前もって在宅への移行が可能であると思われる成績点数を決めておき、それに達しなければ追加教育を行う。あくまでも家庭に帰って治療中に問題が発生しても対応可能な線までもっていくことである。最終段階では、個室で患者と介助者のみで血液透析を2〜3回行い、問題なくできれば在宅治療に移行する。

V. 家庭での準備

訓練を始める前に、スタッフは患者宅を訪問し、治療場所、透析液・透析器

表 1　家庭透析の教育・訓練内容

講義項目	実技項目
1. 自主管理・HHD の概略 2. 脈拍・血圧・体温・体重測定 3. 無菌操作 4. 腎臓の構造と働き 5. 腎不全 6. 透析の原理、ダイアライザー、透析液 7. 透析液供給装置、血液ポンプ、水処理装置 8. 透析条件の設定 9. 透析中の合併症 10. 透析中の異常・事故 11. 食生活上の注意 12. 栄養指導(栄養士) 13. シャント 14. 透析に関する薬品 15. 検査データの読み方 16. 物品、器材、装置の管理 17. 日常生活の注意 18. 病院への連絡 19. ソーシャルワーカーの面接 2、3、7、8、10については、実技時にも説明する	1. 脈拍、血圧、体温、体重測定 2. プライミング 3. 透析の手順 　①手洗い　　　　　⑤透析液の作成 　②必要物品の準備　⑥無菌操作手順 　③ダイアライザー・⑦開始・終了操作手順 　　血液回路のセット 　④透析液供給装置の⑧自己穿刺 　　準備　　　　　　⑨止血方法 4. 透析条件の設定 5. 透析中の観察 6. 血圧降下時の対処方法 7. 透析カード・自己管理ノートの記録 8. 異常・事故時の対処方法 　①透析液濃度・温度　⑩凝血 　　異常　　　　　　⑪空気誤入 　②細菌繁殖　　　　⑫誤抜去 　③血流不良　　　　⑬体外循環法 　④透析液流量の不足⑭ダイアライザー交換法 　⑤災害の心得 　⑥静脈圧上昇　　　⑮停電・断水・災害時の対処法 　⑦穿刺ミス 　⑧脱血　　　　　　⑯ドリップチェンバーの液面の上げ方 　⑨膜破れ 9. その他の実技 　①検体の取り方、郵送方法 　②注射方法 　③使用後の後始末 10. 調理実習(栄養士) 11. 運動訓練 そのほか家庭透析を行っている自宅への訪問

(文献 3)による)

などの器材の保管場所、水回りなどを点検し、在宅血液透析を行うに足る面積、間取り、治療実施室と水回りの距離、水圧など問題のないことを確認する。

間取り

透析液供給装置、逆浸透装置、1ヵ月分の透析液、ダイアライザー、血液回

路、注射器、その他の器材が置けるスペースが確保できることが必要である。また、治療を行う部屋と水道や排水管との距離があり過ぎることも水圧の低下を招き、問題となることがある。さらに、患者の治療中の状況を他の家族が把握しやすいことも重要である。介助者が家事を行っている間に、個室で治療している患者に血圧低下が生じ、誰も気づかないようでは困るからである。そのような点を満足できる家の広さや間取りであるかどうかを確認する。

2 家族との関係

患者が在宅血液透析を選択するうえで、束縛感からの解放、自由度、家族団らんの時間を得る、ゆっくりとした十分な透析ができるなどの点が満たされることが重要な要素である。家族が患者のそのような望みを理解し、協力する雰囲気があるかどうかが、在宅血液透析の長期継続に大きな影響を与える。そのような家族の雰囲気は家庭を訪れるとよくわかる。夫婦関係の微妙な点もできるだけ正確に把握したいものである。その点では、在宅治療に移行した後も数ヵ月に1回など経時的に家庭訪問することが必要である。機器管理についても、半年に1回程度の訪問が必要であり、それらの状況把握をスタッフ全体のものにする必要がある。

VI. 診療体制

主治医の診療は月1～2回とし、外来通院とする。その際、前回診察から現在までの透析カード、検査データ、そして問診を通じて、患者の身体的精神的状況の把握と家族の状況、その間の患者と家族の関係の変化などを把握する。必要と認めれば、ソーシャルワーカーへの相談なども適宜行う。日常の患者との連絡には看護師があたり、毎回の透析前後の連絡も、電話またはファクスなどで取ることが望ましい。患者とのコミュニケーションの円滑化からすれば主治看護師制が導入できればより望ましい。1人の看護師が15人までの在宅血液透析患者の担当看護師になりうる。それが不可能であれば、2～3人の看護師でチームを組み、連絡を密にすることにより、患者のニーズにできるだけ応えるようにする。栄養士による栄養評価についても年1回程度行われることが望ましい。

緊急時の対応にはマニュアルを作成し、担当者を決めてできるだけ敏速に対応する。まず、患者からの問い合わせに即座に応答する体制が必要である。主

治看護師がいれば、担当患者に絶えず連絡場所(電話番号)を明らかにすることも必要である。事情のわからない人が対応することは、逆に混乱を引き起こす可能性があり、注意することが必要である。緊急時には、現在すぐやれること、例えば透析を直ちに終了するなどをやってもらい、そのうえで患者に病院へ来てもらうのか、こちらから緊急に出動する必要があるのかを判断する。緊急出動が必要な場合の事故内容を明確化させ、緊急出動者(出動当番リスト作成による)が患者宅へ赴く。また、状況によっては(病院から患者宅までが遠距離など)、緊急時の対応可能な透析設備、スタッフを具備した近隣の病院と日頃より連絡をとっておき、そちらに緊急診察を受けるように取り計らう。表2には[4]、新生会病院の在宅血液透析における年間緊急出動回数とその内訳を示した。緊急出動回数は年とともに減少しており、患者数と透析回数の多さの割に少ないといえる。また、この施設における過去25年の在宅血液透析経験の中で、透析中の事故と緊急出動などに関連した患者の死亡は皆無である。

表2 新生会家庭透析管理センターでの出張要請件数とその内訳(小川)

内訳＼年度	1981年 63名	1983年 65名	1995年 67名
内シャント穿刺ミス	11	6	1
外シャント返血不良	2		
体調・気分不良	1	3	
シャント不良	1	1	2
鼻出血	1	1	
高カリウム血症様症状		1	
空気誤入	4	1	
外シャント抜去			
ダイアライザー凝血		2	
その他	1	2	
total	21	17	3

(文献4)による)

VII. 配送体制(透析器、透析液、その他)

透析液、ダイアライザー、ヘパリン、注射器、その他の日々の透析で使用する物品は、1ヵ月単位で配送する。配送には、病院から宅急便を使って行う場合と、主治医の診察時に院外処方箋を出し、最寄りの院外薬局へ患者に取りにいってもらう場合とがある。前者の場合、現時点では宅急便費用を患者が負担することになることから問題がある。後者の場合でも、近所とはいえ、透析液は重いので患者に負担になる可能性がある。行政も含め、今後の対応を考える必要がある。診療体制、配送体制などのシステム例を図1に示した[5]。

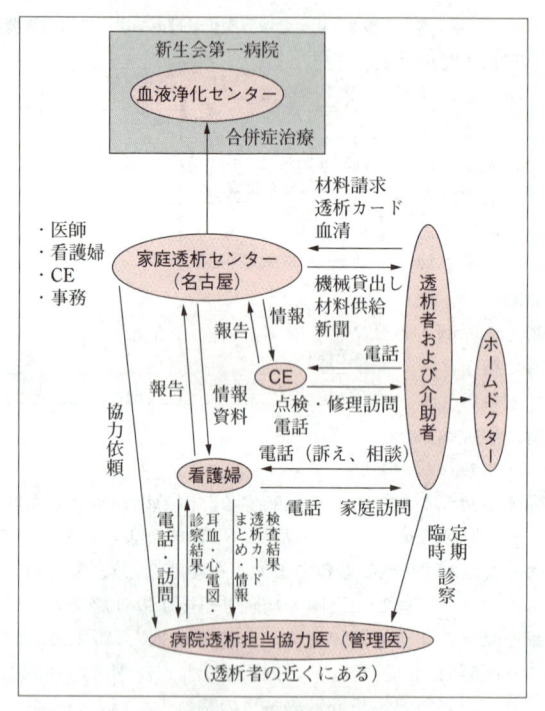

図1 **在宅HDの管理体制**(小川)
(小川洋史:新生会における在宅血液透析;経験と問題点. 臨床透析 14:935-943, 1998による)

VIII. 機器管理

透析液供給装置、逆浸透装置などの精密機器は一定の頻度で点検・整備体制をとる必要がある。1施設で大勢の患者を管理する場合には、病院の臨床工学技士部門がそれに当たることもありうるが、リース契約またはレンタル契約をして貸し出したメーカーの整備・点検サービスに委ねる場合が多いと思われる。しかし、その場合でも、病院スタッフとの密な連携が必要であり、問題の生じた機器が発生した場合の対応法についても両者の間で事前に約束を交わす必要がある。代替え用透析機器を病院で保管し、必要に応じて配送するのか、その場合にもメーカーに協力を得るのかを明確化する。メーカーに依頼する場

合には、それにかかる費用についても明らかにしておくことが必要である。

IX. その他の患者支援システム

　わが国の在宅血液透析は、1998年4月に保険適用されたばかりであり、そのシステム上の完成度はいまだ高くない。諸外国における在宅血液透析では、わが国が学ぶべき多くの患者支援の努力がなされている。米国ワシントン州では、家族以外の一般の人から在宅血液透析介助者が募集され、高齢者の在宅血液透析の支援も行われている。また、介助者の介助料も支給されており、ワシントン州では1回の透析につき$38、フランスでは$25が支払われている[6]。フランスでは、在宅血液透析に使用された水道料金、電気料金、そしてセンターとの連絡に使用された電話料金は月単位で患者に支払われている。これらは、米国では患者の健康保険またはメディケア、フランスでは在宅透析協会からなされているが、わが国においてもこのようなシステムが至急構築されることが望まれる。

(斎藤　明)

文献
1) Quinton W, Dillard D, Scribner BH: Cannulation of blood vessels for prolonged hemodialysis. Trans Am Soc Artif Intern Organs　6: 104-113, 1960.
2) United States Renal Data System. 1998 Annual Data Report.
3) 斎藤　明, 横井由美: 家庭透析. 綜合臨牀　36: 442-445, 1987.
4) 小川洋史: 家庭透析の経験と問題点. 腎と透析第43巻別冊 ハイパフォーマンス・メンブレン '97, pp 20-24, 東京医学社, 東京, 1997.
5) 小川洋史: 新生会における在宅血液透析；経験と問題点. 臨床透析　14: 935-943, 1998.
6) 斎藤　明: 米国における在宅血液透析の現況. 臨床透析　14: 909-915, 1998.

5. 在宅酸素療法

> はじめに

　在宅酸素療法(home oxygen therapy；HOT)、長期酸素療法(long term oxygen therapy；LTOT)は、慢性呼吸不全患者の生命予後の延長と生活の質(quality of life；QOL)の改善を目的に、在宅で行われる治療法の1つである。中でも慢性閉塞性呼吸不全(chronic obstructive pulmonary disease；COPD)患者が在宅酸素療法の4割を占めている。COPDは1980年以降増加し、「国民衛生の動向」(財団法人厚生統計協会編)によると、2000年に「慢性閉塞性肺疾患」として死因の第10位に登場してきた。併行して、わが国では1985年に在宅酸素療法が保険適応になり、さらに1994年の保険適応基準の改定により経皮的動脈血酸素飽和度測定器(パルスオキシメーター)を用いての適応判定が可能になったこと、都道府県知事への届け出制度廃止などの規制緩和で、在宅酸素療法の治療は一般化し、在宅医療においての重要性を増している。

I. 目的と効果

　在宅酸素療法(home oxygen therapy；HOT)(長期酸素療法、long term oxygen therapy；LTOT)の目的は、慢性呼吸不全患者の生命予後の延長とQOLの改善であるが、運動耐容能の改善や入院回数の減少と入院期間の短縮も期待されている。

1 生命予後の延長

　酸素療法適応疾患の中でCOPDに対する検討が行われており、(NOTT；米：1980、MRC；英：1981)この結果、長期在宅酸素療法による生命予後の延長が証明され、またこの中で夜間のみ吸入群よりも24時間吸入群の生命予後の延長が確かめられている。

　長期的に適切な酸素を吸入することにより、肺血管抵抗の低下、肺動脈圧の

IV-5. 在宅酸素療法

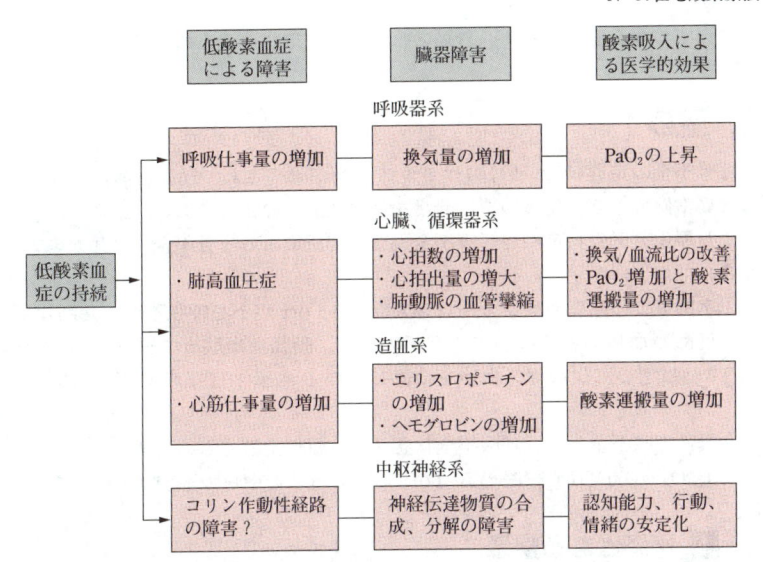

```
低酸素血症            臓器障害           酸素吸入によ
による障害                              る医学的効果

                    呼吸器系
          ┌─呼吸仕事量の増加──換気量の増加────PaO₂の上昇
          │
          │         心臓、循環器系
          │                      ・心拍数の増加    ・換気/血流比の改善
          ├─肺高血圧症──────・心拍出量の増大   ・PaO₂増加と酸素
低酸素血  │                      ・肺動脈の血管攣縮  運搬量の増加
症の持続 ─┤
          │         造血系
          ├─心筋仕事量の増加──・エリスロポエチン──酸素運搬量の増加
          │                      の増加
          │                    ・ヘモグロビンの増加
          │
          │         中枢神経系
          └─コリン作動性経路──神経伝達物質の合──認知能力、行動、
             の障害？        成、分解の障害      情緒の安定化
```

図I 低酸素血症の持続による全身的な臓器障害と酸素吸入による医学的効果
(木田厚瑞：在宅酸素療法マニュアル；新しいチーム医療をめざして. p 37, 医学書院, 東京, 1997 による)

低下、二次性多血症の改善が期待でき、肺高血圧症や肺性心の予防に役立つとされる。特に慢性呼吸不全患者では、覚醒時の PaO_2 が 60 Torr 以上ある者でも、夜間睡眠時では低酸素血症になることが多く、酸素吸入により上記の予防効果が得られることは有意義である。また注意力低下、記憶力低下、言語能力低下、知覚障害、協調運動能力低下などの中枢神経機能、精神神経症状およびうつ状態や自閉などの改善効果がある（図1）。

2 QOLの改善

在宅酸素療法が、安易な早期退院の手段にならないように、しっかりとした体制や指導のもとに導入されれば、本人にとっては、酸素吸入によって息切れを軽減でき ADL を拡大できる。実際に仕事を続けることが可能になり、旅行にも行けるようになる。

酸素療法前は息切れが強くてほとんどベッド上での生活が、HOT 導入によ

って自宅に帰れるどころか、普通の日常生活が送れるようになる。

II. 適応

呼吸不全の定義は、「肺におけるガス交換が障害され、動脈血酸素と炭酸ガスが異常値となり、生体の機能異常を呈す状態」のことである。

また厚生労働省特定疾患呼吸不全調査研究班による呼吸不全の分類が参考となるので以下に示す。

①室内気での動脈血酸素分圧（PaO_2）が 60 Torr 以下を呼吸不全と診断する。

②低酸素血症のみの場合をⅠ型呼吸不全、動脈血炭酸ガス分圧（$PaCO_2$）が 45 Torr 以上の高炭酸ガス血症を合併しているときをⅡ型呼吸不全に分類する。

③慢性呼吸不全とは、呼吸不全状態が1ヵ月以上続くものとする。

④ PaO_2 が 60 Torr を超え 70 Torr 以下のものを準呼吸不全状態とする。

1 適応となる疾患

在宅酸素療法は、諸種の基礎疾患による慢性呼吸不全患者のうち、安定した病態にある患者が対象となる。

わが国における在宅酸素療法実施患者の割合は、慢性閉塞性肺疾患（COPD）が主体で約 40% を占め、肺結核後遺症が約 18%、間質性肺炎、肺癌がそれぞれ約 12% で、その他、気管支拡張症、塵肺、心疾患、肺血栓・塞栓症、膠原病、神経・筋疾患、原発性肺高血圧症などが続く（**表 1**）。

表 1　2004 年 4 月厚生労働省基準による対象疾患

1. 高度慢性呼吸不全例
2. 肺高血圧症
3. 慢性心不全
4. チアノーゼ型先天性心疾患

2 適応基準

1) 保険適応基準

在宅酸素療法は、原則として健康保険で定める適応基準(**表 2-a、b**)に基づいて実施されるべきである。

導入にあたっては、PaO_2 の値が基準となるが、1994年4月より、パルスオキシメーターによる酸素飽和度から求めた動脈血酸素分圧で判断してよいこととなり、在宅での導入がしやすくなった(**表 3**)。しかし、実際は $PaCO_2$ に関しては評価不能であり、交感神経緊張状態や静脈拍動など、測定時の条件によって測定困難や誤差を生じる可能性もあるため、在宅で導入する場合においても、導入時と導入後で適時、血液ガス検査は行うべきである。

表 2-a 健康保険に定める在宅酸素療法の保険適応基準

1. 慢性呼吸不全例のうち、対象となる患者は、動脈血酸素分圧 55 Torr 以下の者および動脈血酸素分圧 65 Torr 以下で睡眠時または運動負荷時に著しい低酸素血症をきたす者であって医師が在宅酸素療法を必要と認めた者である。
2. 在宅酸素療法の対象者は、高度慢性呼吸不全例、肺高血圧症、およびチアノーゼ型先天性心疾患である。
3. 高度慢性呼吸不全例のうち、主たる基礎疾患は慢性閉塞性肺疾患、肺結核後遺症、間質性肺炎、肺癌などである。
4. 酸素吸入以外に有効と考えられる治療(抗生剤、ステロイド薬、気管支拡張薬、利尿薬など)が積極的に行われており、少なくとも1ヵ月以上の観察期間を経て安定期にあること。
5. 適応患者の判定に、1994年4月より、パルスオキシメーターによる酸素飽和度(SpO_2)から求めた動脈血酸素分圧(Torr)を用いてもよいとされた。

表 2-b 小児在宅酸素療法適応基準

1. 40% 酸素投与で安定した呼吸状態
   a. 方法を問わず毎分 5 l/分以下の酸素で SpO_2 90% 以上が維持できる。
   b. 空気呼吸でも SpO_2 が 85% 以下にならない。
   c. 臨床的安定状態が1ヵ月以上持続。
2. 安定した哺乳力、栄養状態。
3. 家族、両親の自発的協力がある。
4. 緊急連絡体制が確立されている。

小児ではパルスオキシメーターによる患者評価および監視が重要。

(厚生省心身障害研究奥山班仁志田チーム平成元年3月)

表3 酸素解離曲線から求めた SpO$_2$ と SaO$_2$ の関係

SpO$_2$ 98% ≒ SaO$_2$	100 Torr
SpO$_2$ 90% ≒ SaO$_2$	60 Torr
SpO$_2$ 88% ≒ SaO$_2$	55 Torr
SpO$_2$ 75% ≒ SaO$_2$	40 Torr

表4 在宅酸素療法を実施する保険医療機関、または緊急時に入院するための施設が備えるべき機器

1. 酸素吸入設備
2. 気管挿管または気管切開の器具
3. 人工呼吸器
4. 気管内分泌物の吸引装置
5. 動脈血ガス分析装置
6. スパイロメトリー用装置
7. 胸部 X 線撮影装置

なお、5〜7 については常時、実施できる状態であることが必要である。

2）在宅酸素療法実施施設基準

在宅酸素療法を実施する保険医療機関、または緊急入院するための施設が備えるべき機器（**表4**）を示した。無床診療所においては、緊急時に密接な連携をとり得る入院施設を有する他の保険医療機関が前述の基準を満たしていれば、在宅酸素療法を実施することができる。

3）在宅酸素療法開始の必要条件

在宅酸素療法は文字どおり、家庭で患者本人および家族が酸素を扱うことであり、導入するにあたっては、医学的基準のみならず安全かつ有効に継続するために社会的基準（条件）を満たしていることも必要である（**表5**）。

4）禁忌

在宅酸素療法が適さない状態もある（**表6**）。このような場合には、導入を見合わせるか、問題解決に向けた検討が必要である。

表5　在宅酸素療法を開始するにあたっての必要条件

1. あらかじめ酸素吸入以外に有効と考えられる治療(抗生剤、気管支拡張薬、利尿薬など)が積極的に行われており、その後少なくとも1ヵ月以上の観察期間を経て安定期であること。
2. 家庭で酸素投与を実施できれば入院を必要としないもの。
3. 入院して酸素療法を受け、危険のないことを確認できたもの。
4. 定期的な外来受診、または医師・保健師の訪問により病態を把握し、必要に応じて適切な対応をとれるもの。
5. あらかじめ患者およびその家族に対して酸素療法の意味、危険性、機器の取り扱い、治療中に起こりうる徴候、医師との連絡方法について説明し、これについて患者およびその家族が十分に理解し、協力が得られることが明らかとなった場合。

(日本呼吸器学会肺生理専門委員会)

表6　在宅酸素療法の禁忌

1. 病状または病態が不安定な場合。
2. 酸素吸入量が定まらない、または、しばしば酸素吸入量を変更する必要のある場合。
3. 酸素投与により血中の二酸化炭素の蓄積が増悪する場合。
4. 禁煙できない場合(火傷の危険と基礎疾患に悪影響)。
5. 患者や家族の理解が得られずに自己管理ができない場合。
6. 近隣に緊急時に対応可能な医療機関がない場合。

III. 導入

1 導入にあたって

　在宅酸素療法を導入するにあたって、①入院時に患者や家族の教育も含めて導入するケースばかりではなく、②無床医療機関の外来や往診により在宅にて導入するケース、もある。本来、在宅酸素療法は、基礎疾患に対する包括的呼吸リハビリテーションの一環として導入されるべきで、病状の把握や酸素吸入量の決定、患者・家族の教育などを包括して行える入院での導入が望ましい。しかし実際には、医療制度の改変で入院施設は入院日数の短縮を迫られており、また、介護保険制度の普及で、以前であれば入院していた症例が在宅で頑張っているなど、さまざまなケースが出てきており、必ずしも入院にこだわらずに、そのケースに応じて臨機応変に、適応基準に沿って導入にあたることが必要である。図2に参考として、入院の場合の導入フローチャートを示す。

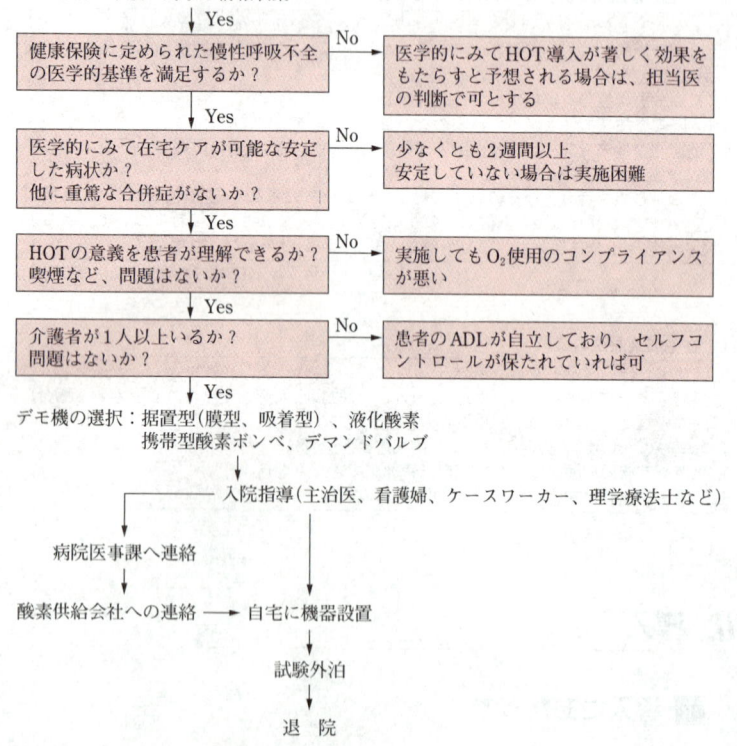

```
患者・家族に対する情報収集
                ↓ Yes
健康保険に定められた慢性呼吸不全  ──No──→  医学的にみてHOT導入が著しく効果を
の医学的基準を満足するか？                  もたらすと予想される場合は、担当医
                                           の判断で可とする
                ↓ Yes
医学的にみて在宅ケアが可能な安定  ──No──→  少なくとも2週間以上
した病状か？                              安定していない場合は実施困難
他に重篤な合併症がないか？
                ↓ Yes
HOTの意義を患者が理解できるか？  ──No──→  実施しても$O_2$使用のコンプライアンス
喫煙など、問題はないか？                    が悪い
                ↓ Yes
介護者が1人以上いるか？         ──No──→  患者のADLが自立しており、セルフコン
問題はないか？                             トロールが保たれていれば可
                ↓ Yes
デモ機の選択：据置型(膜型、吸着型)、液化酸素
             携帯型酸素ボンベ、デマンドバルブ
                ↓
                ├──── 入院指導(主治医、看護婦、ケースワーカー、理学療法士など)
                ↓
病院医事課へ連絡
                ↓
酸素供給会社への連絡 ──→ 自宅に機器設置
                ↓
              試験外泊
                ↓
              退 院
```

図2　入院による導入フローチャート

(木田厚瑞：在宅酸素療法マニュアル；新しいチーム医療をめざして. p 51, 医学書院, 東京, 1997 による)

2 病態の把握

　まず在宅酸素療法が必要と考えられる基礎疾患の診断がなされていることが前提であり、次にその病態の把握が重要である。基礎疾患が安定期であることが重要で、適応決定には少なくとも1ヵ月程度の状態観察が必要との見解が多い。

基礎疾患の診断がつくことで統計的な予後が予測でき、I型かII型か呼吸不全のタイプも予想でき、投与開始時の酸素流量決定の参考になる。

慢性呼吸不全による低酸素血症には、呼吸中枢抑制、神経・筋疾患、結核後遺症などの$PaCO_2$が貯留する病態の換気不全(肺胞低換気、死腔換気増大：II型)と、初期の肺線維症、心不全、肺血栓症などがきたす、$PaCO_2$が貯留しない病態の酸素化不全(換気・血流比不均等分布、拡散障害、シャント：I型)と両者の混合した病態とに分けられる。

3 酸素吸入量の決定

呼吸不全の病態が把握できたら、その病態と状態に応じた酸素投与を開始し、適切な酸素吸入量を決定する。

酸素吸入量の決定は、安静時酸素吸入下では原則としてPaO_2 60〜70 Torr(SpO_2 90〜95%)を目標値とし、鼻腔カヌラでは0.5〜1.0 l/分から開始する。PaO_2は、吸入開始後約10分、$PaCO_2$は30〜40分で安定するため、その後はパルスオキシメーターで投与O_2量を上げていく。このとき、I型呼吸不全であれば、SpO_2をみながら、1.0 l/分の単位で投与量を上げても安全であるが、II型の場合は慎重に、0.25〜0.5 l/分の単位で上げるべきで、できれば血液ガスをチェックすることが望ましい。血液ガスの測定器を持たない診療所の場合は、外注検査会社に2時間以内の測定を依頼するか、夜間睡眠時の血液ガス測定も兼ね、連携病院のオープンベッドを利用し、1〜2泊の入院でチェックするという方法もある。

4 酸素供給装置の選択

現在、わが国の酸素供給装置は、高圧酸素ボンベ、液化窒素、酸素濃縮器の3種類が選択可能である。携帯用としては、高圧酸素ボンベか液化酸素子容器を選択することとなる。

以前のわが国の酸素供給装置は、高圧酸素ボンベが主流であったが、酸素濃縮器の普及と性能向上により、95年の統計では83.8%が酸素濃縮器となり主流となっている。

酸素濃縮器には40% O_2の膜型と、97〜98% O_2の吸着型があるが、現在使用されているものは吸着型がほとんどである。

液体酸素は、95年の統計では7%の使用状況である。液体酸素は効率がよ

く、電気代もかからずにコスト面でも有利であるが、取り扱いには慣れと注意が必要で、家族の協力は不可欠である。そのため、経済的に余裕がないが、液体酸素を正確に取り扱える、小児の慢性呼吸不全患者をもつ、若い親のいる家庭に導入されることが多い。

携帯用酸素の本来の保険適用は、在宅酸素療法を行っている患者の通院用としてというのが原則である。しかし、買い物、散歩、旅行にも利用することができる。また、設置型酸素濃縮装置の緊急バックアップ用としても利用されている。

携帯用酸素ボンベは、高圧酸素の携帯ボンベと、液化酸素の子容器の2種類がある。そのため、液化酸素を親器に導入している家庭以外は、ほぼすべてが、高圧酸素の軽量ボンベを使用していることになる。

携帯用酸素ボンベもそれぞれ、利点と欠点がある。高圧酸素ボンベの利点を挙げると、デマンドバルブで吸気時のみ酸素を送る、酸素節約装置を使用して、比較的長時間の使用が可能であり、行動半径が拡大する、自然蒸発せず、飛行機の機内に持ち込める。欠点はデマンドバルブを含め操作が煩雑で、高齢者が誤った使用をしがちなことや、ボンベの交換が頻回に必要なことなどが挙げられる。

一方の液化酸素は、自宅で必要時に充填でき、高流量が可能などの利点が挙げられ、欠点は、自然蒸発で保存ができないこと、親器と同様に取り扱いに注意と慣れが必要なこと、機内持ち込みができないこと、などが挙げられる。

以上のように、酸素濃縮器にはそれぞれの長所と短所があるため、患者の疾患と病態からの必要使用酸素量と、在宅環境を総合的に判断して、導入機種を選択する(**表7**)。

5 指示書の発行

在宅酸素療法は、指示書(処方箋)の発行により開始される。

健康保険の適応では、原則として1ヵ月に1度は外来受診が必要とされる。そのため指示書には検診の頻度も記載し、酸素投与量変更の可否などを定期的にチェックする。

在宅酸素療法指示書は6枚前後の綴りになっており、カルテ、医事課、会計課、患者、業者がそれぞれ控えるようになっている。記載内容は、ほぼ共通しており、以下に概要を記す。

①記載した日付

表7 酸素供給装置の性能比較

	高圧酸素ボンベ	酸素濃縮器(吸着型)	液体酸素装置
酸素濃度	100%	97〜98% (流量を増すと酸素濃度が低下)	100%
吸入流量	流量計により 10 *l*/分以上可能	〜5 *l*/分	〜6 *l*/分(機種により 10 *l*/分以上可)
酸素容量 (気体・設置型)	1,500 *l* 6,000 *l* 7,000 *l*	無限	約17,000 *l* 25,000 *l* 34,000 *l*
連続使用	短時間	無制限 (停電、故障を除く)	高圧酸素ボンベより長時間
酸素充填の頻度 (1日連続使用) 　1 *l*/分吸入時 　2 *l*/分吸入時	頻回 7,000 *l* ボンベで 5日に1回 7,000 *l* ボンベで 3日に1回	不要 — —	高圧酸素ボンベより少ない 40 *l* 容器で24日に1回 40 *l* 容器で12日に1回
携帯用としての使用 携帯用容器の酸素容量(気体)と重量	可能 200 *l*(2.8 kg) 300 *l*(2.8 kg) 400 *l*(3.9 kg) 500 *l*(4.3 kg) アルミ合金製流量計 1 kg追加	不可能 —	可能(子容器) 約600 *l*(3.2 kg) 1,000 *l*(3.4〜4.3 kg)
携帯用容器への移充填	家庭では不可能	—	家庭で可能
自然蒸発 　騒音 　動力 　電気代	なし なし 不要 不要	なし わずかにあり 電気 2,000〜3,000 円/月 (1日連続使用)	あり なし 不要 不要
火気と装置の距離	法定 2 m	法定なし	法定 2 m 移充填時 5 m
その他	家庭内に配管が必要 (費用は患者負担)	装置の位置により酸素に臭気あり	移充填に慣れる必要あり

(小森邦子・高崎雄司:在宅酸素療法.必携　在宅医療・介護基本手技マニュアル,第1版,p 315を一部改変)

②ID、患者指名、性別、生年月日
③医療機関所在地、院名、診療科
④酸素濃縮器設置場所
⑤医師名、事務担当者名
⑥酸素濃縮器の機種
⑦使用流量：安静時　　　　l/分×　　時間
　　　　　　労作時・後　　l/分×　　時間
　　　　　　就寝時　　　　l/分×　　時間
⑧携帯用酸素ボンベ：酸素吸入量、ボンベの大きさ(容量)
⑨設置日、実施日
⑩検診のための外来受診頻度

6 日常生活指導

　患者に対しては、在宅酸素療法を導入しただけで、慢性呼吸不全患者が安定した日常生活を送れるようになるわけではなく、在宅酸素療法は患者を安定した状態に維持しQOLを向上させることを目的とする、包括的呼吸リハビリテーションの一部であることを理解してもらい、患者や家族が適切に酸素を使用し、自己管理ができるように、わかりやすく、根気よく説明することが重要である。
　また、在宅酸素療法患者は小児や高齢者が多く、家族の協力が不可欠であることがほとんどであり、個々の患者宅の環境に応じて、家族に対して理解協力を得る努力も必要である。
　生活指導内容について必要と考えられるものを以下に示す。
①基礎疾患についての理解
②呼吸不全のタイプと必要酸素量に対する理解
③酸素濃縮器、携帯ボンベ(酸素セイバー)の使用法
④服薬
⑤禁煙
⑥火気取り扱い
⑦入浴
⑧感染予防(呼吸リハビリ法、排痰法など)
⑨運動量、栄養
⑩緊急時の対応

7 在宅での導入例

自宅で在宅酸素療法を導入した例をいくつか紹介する。

1) 84歳、男性、肺気腫

若い頃からのヘビー・スモーカー。数年前から労作時息切れは自覚していた。1年前に慢性腎不全で維持透析となる。最近、歩行時と透析中の息切れが増強し通院困難となった。
血液ガス測定(表8)と夜間 SpO₂ モニタリング(図3-a、b)を行い、パルスオキシメーターを使用して、以下の投与酸素量を決定した。

　安静覚醒時・労作時　0.75 l/分
　夜間睡眠時　　　　　0.5 l/分

同時に、前述の日常生活指導に沿って、呼吸法指導、禁煙指導、気管支拡張剤の内服指導、抗コリン剤の吸入指導などを、訪問看護ステーションの看護師とも連携して行い、現在は安定して透析通院も可能となっている。

2) 75歳、男性、特発性間質性肺炎

2年前に発熱を主訴に基幹病院に入院し、上記診断にてステロイド治療が開始され、症状が安定したため在宅療養となったが、ほぼ寝たきり状態で通院困難のため在宅訪問診療を開始した。病状は安定しているものの肺線維化は高度で、両側下肺野に fine crackles を聴取する。訪問診療の中で、徐々に ADL を上げ、歩行を開始したところ、著明な SpO₂ の低下と強い息切れを認めた。例1と同様の検査を行い(表9)、特に歩行時にパルスオキシメーターをみながら入念に投与酸素量を検討した。また、当症例で強調したいのは、安静時には低酸素血症を認めない例でも、慢性呼吸不全患者の場合、夜間睡眠時には低酸

表8　血液ガス

pH　　7.392	pH　　7.266
PaCO₂　41.3	PaCO₂　46.0 mmHg
PaO₂　68.2	PaO₂　51.4 mmHg
BE　　−0.4	BE　　−6.0 mmol/l
HCO₃⁻　24.6	HCO₃⁻　20.9 mmol/l
SaO₂　93.5	SaO₂　79.5%
(安静時 Room air)	(20 m 歩行後 Room air)

> 上段が SpO₂ で下段が Pulse を記録している。
> SpO₂ の低下に伴い、Pulse の上昇を認める。
> SpO₂ 90% 以下の時間が、計 3 時間 40 分間認められる。

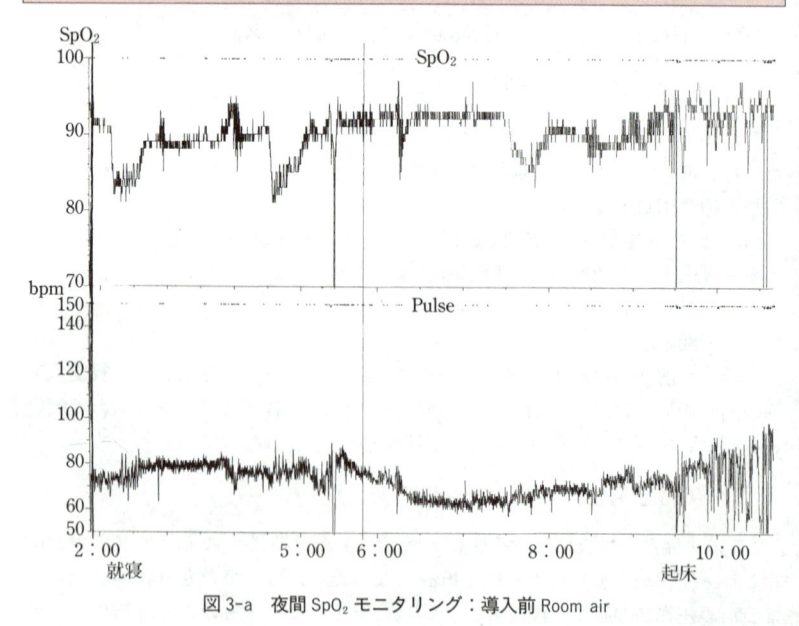

図 3-a　夜間 SpO₂ モニタリング：導入前 Room air

素血症をきたしていることが多い(図 4-a、b)。よって、安静時・労作時のみで留めずに、必ず夜間の SpO₂ モニタリングは行うべきである。検査の結果、以下の酸素投与量を決定した。

　　労作時　　　　2.0 l/分
　　安静覚醒時　　1.0 l/分
　　夜間睡眠時　　1.0 l/分

3) 79 歳、女性、結核後遺症

29 歳時に肺結核で左上葉切除と胸郭形成術を受けている。拘束性障害と、肺の気腫化もあり、混合性の呼吸障害である。前医に 3 年前から HOT を導入されたが、安静時 1.0 l/分、睡眠時 0.5 l/分の処方で、苦しいときは、それぞ

IV-5.在宅酸素療法

> 夜間睡眠時の SpO₂ 90% 以下の時間が、計 23 分間に減少した。
> 矢印は Pulse を測定できていない。

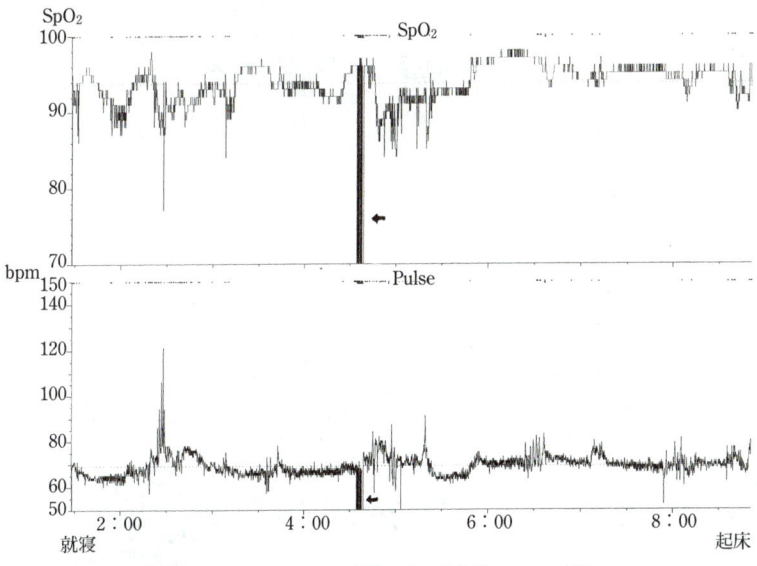

図 3-b　夜間 SpO₂ モニタリング：導入後 HOT 0.5 l/分

表 9　血液ガス

pH	7.361
PaCO₂	39.6 mmHg
PaO₂	63.4 mmHg
BE	−2.3 mmol/l
HCO₃⁻	22.4 mmol/l
SaO₂	91.3%
(20 m 歩行後 Room air)	

SpO₂ 86% まで低下したが、患者宅での血液ガス採血は、安全姿勢確保に時間がかかるため、採血時に上記のように回復してしまった。

299

> 安静時はSpO₂の低下がないにもかかわらず、SpO₂ 90%以下の時間が、計16分間認められる。

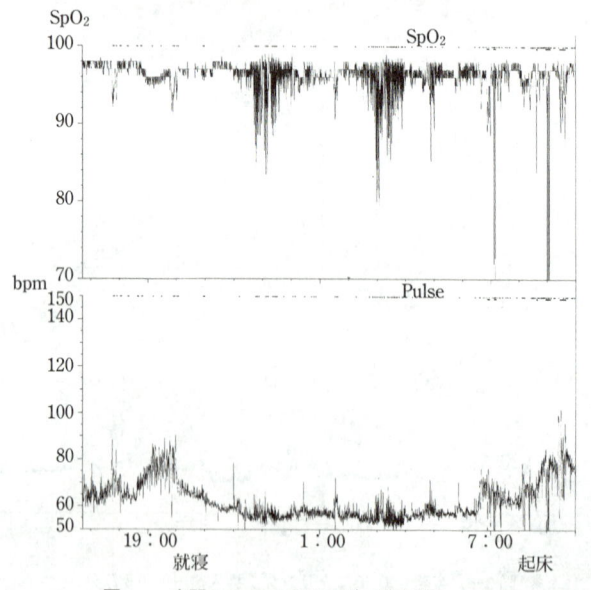

図 4-a　夜間 SpO₂ モニタリング：導入前 Roomair

れの条件で 1.0 *l*/分程度は酸素流量を上げてよいといわれていた。しかし「酸素を上げてもさらに苦しくなり、意識が変になってきた」と往診依頼があり、パルスオキシメーターを併用しながら、血液ガスを再チェックし(**表 10**)、適正酸素流量を以下に決定した。同時に当症例も、居宅療養指導を家族も交えて根気よく行い、現在のところ自己判断で過剰な酸素吸入を行うこともなくなり、呼吸困難は逆に減少している。

　　労作時　　　　1.0 *l*/分
　　安静覚醒時　　0.75 *l*/分
　　夜間睡眠時　　0.5 *l*/分

IV-5. 在宅酸素療法

> 夜間睡眠時の SpO_2 90%以下の時間が、計 2 分 55 秒間に減少した。

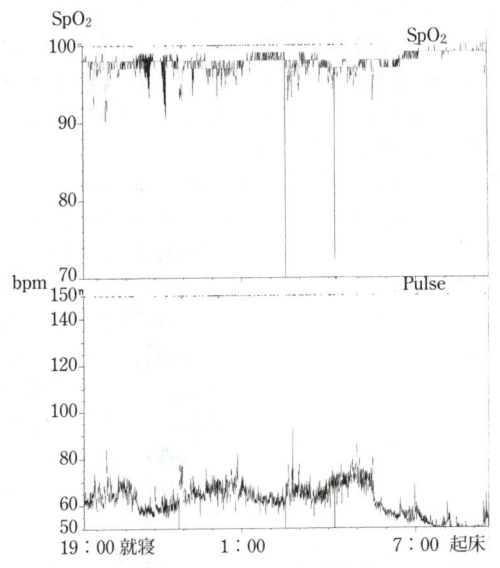

図 4-b　夜間 SpO_2 モニタリング：導入後 HOT 1.0 l/分

表 10　血液ガス

pH　7.346	pH　7.350	pH　7.356
$PaCO_2$　57.6	$PaCO_2$　56.4	$PaCO_2$　65.3　(mmHg)
PaO_2　75.9	PaO_2　99.0	PaO_2　100.9　(mmHg)
BE　+4.5	BE　+4.3	BE　+8.7　(mmol/l)
HCO_3^-　31.5	HCO_3^-　31.1	HCO_3^-　36.5　(mmol/l)
SaO_2　94.4	SaO_2　97.0	SaO_2　97.2　(%)
(安静時 HOT 0.5 l/分)	(安静時 HOT 0.75 l/分)	(安静時 HOT 1.0 l/分)

疾患と治療に対する理解と説明不足で、患者が自己判断で酸素流量を上げ、CO_2 が上昇し、さらに呼吸困難感が増していた。放置すると CO_2 ナルコーシスに至る危険もある。

IV. 診療報酬

酸素供給器は、酸素取り扱い業者と医療機関の間でレンタル契約を行う。医療機関から指示書(処方箋)を受けた業者は、その内容に従い患者宅に機材の納品とメンテナンスを開始する。医療機関は契約に従い、業者に月単位でレンタル費用を支払い、当該患者の月初めの診察日に、在宅酸素療法指導管理料として、該当する診療報酬を請求する(図5)。

表11に平成16年8月現在の診療報酬点数を示す。このC103 在宅酸素療法指導管理料は、在宅療養指導管理料の1つである。理解を深めるために必要と思われる、当管理料に対する注釈を以下に抜粋する。

①チアノーゼ型先天性心疾患に対する在宅酸素療法とは、ファロー四徴症、大血管転位症、三尖弁閉鎖症、総動脈幹症、単心室症などのチアノーゼ型先天性心疾患患者のうち、発作的に低酸素または無酸素状態になる患者について、発作時に在宅で行われる救命的な酸素吸入療法をいう。

この場合において使用される酸素は、小型酸素ボンベ(500 l 以下)またはクロレート・キャンドル型酸素発生器によって供給されるものとする(平16.2.27保医発0227001)。

②「その他の場合」に該当する

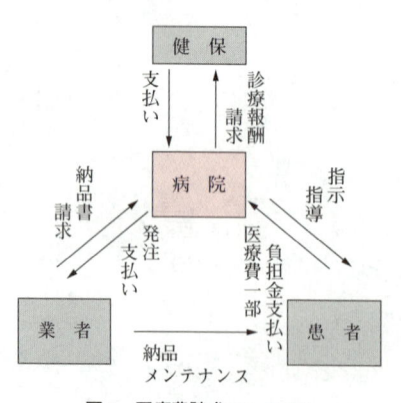

図5 医療費請求のシステム
(小森邦子・高崎雄司：在宅酸素療法. 必携 在宅医療・介護基本手技マニュアル, 第1版, p 317による)

表11 平成16年度・診療報酬改定(在宅酸素療法)

C 103 在宅酸素療法指導管理料(1月につき)	
1. チアノーゼ型先天性心疾患の場合	1,300 点
2. その他の場合	2,500 点
酸素濃縮器加算	4,620 点
携帯用ボンベ加算	880 点
設置型液体酸素装置加算	3,970 点
携帯型液体酸素装置加算	880 点

(平成16年度4月版 点数表改正点の解説：社会保険研究所)

IV-5.在宅酸素療法

在宅酸素療法とは諸種の原因による高度慢性呼吸不全例、肺高血圧の患者または慢性呼吸不全の患者のうち、安定した病態にある退院患者及び手術待機の患者について、在宅で患者自ら酸素吸入を実施するものをいう（平16.2.27 保医発0227001）。

③「その他の場合」の対象となる患者は、高度慢性呼吸不全例のうち、在宅酸素導入時に動脈血酸素分圧 55 Torr 以下の者および動脈血酸素分圧 60 Torr 以下で睡眠時または運動負荷時に著しい低酸素血症をきたす者であって、医師が在宅酸素療法を必要と認めた者、および慢性心不全患者のうち、医師の判断により、NYHAIII 度以上であると認められ、睡眠時のチェーンストークス呼吸がみられ、無呼吸低呼吸指数（1時間あたりの無呼吸数および低い呼吸指数をいう）が 20 以上であることを睡眠ポリグラフィー上確認されている症例とする。

この場合、適応患者の判定に、経皮的動脈血酸素飽和度測定器による酸素飽和度を用いることができる。

但し、経皮的動脈血酸素飽和度測定器および経皮的動脈血酸素飽和度測定の費用は所点数に含まれており別に算定できない（平16.2.27 保医発0227001）。

④在宅酸素療法の算定にあたっては、動脈血酸素分圧の測定を月1回程度以上実施し、その結果について診療報酬明細書に記載すること。

この場合、適応患者の判定に経皮的動脈血酸素飽和度測定器による酸素飽和度を用いることができる。

但し、経皮的動脈血酸素飽和度測定器および経皮的動脈血酸素飽和度測定の費用は所点数に含まれており別に算定できない（平16.2.27 保医発0227001）。

⑤在宅酸素療法を指示した医師は、在宅酸素療法のための酸素投与法（使用機器、ガス流量、吸入時間など）、緊急時連絡方法などを装置に掲示することと同時に、夜間も含めた緊急時の対処法について、患者に説明を行うこと（平16.2.27 保医発0227001）。

在宅酸素療法指導管理料の注釈には、以上のような記載があり、**表2**の適応基準を理解するうえでも役立つ。

なお、在宅酸素療法指導管理料を算定していると、同時に算定できない項目は、酸素吸入（酸素の費用含む）、酸素テント、間歇的陽圧吸入法、喀痰吸引、鼻マスク式補助換気法などがある。その他の注意点として、寝たきり老人在宅総合診療料（1回/日）を算定している場合は、指導管理料は同時算定できないので、当該加算点数のみの算定となる。

V. 患者の経済的負担

1 医療費個人負担割合

在宅酸素療法患者の医療費個人負担額は、患者が該当する在宅酸素療法の診療報酬額(IV 参照)と診察料(初診料、再診料、往診料、訪問診療料など)に対して、それぞれが有する健康保険の個人負担割合に応じて決まる。

現在の制度では、国民健康保険3割自己負担、社会保険3割自己負担をベースに、75歳以上の高齢者は老人保健法により、各自治体からの補助が出て1割負担である(以前は70歳以上からの助成であったため、移行措置のため75歳未満でも、この老人医療保険証をもっている者は1割負担である)。

小児の場合は、各自治体により助成される年齢が違う。だいたい3歳まで自己負担0割の自治体が多いが、最近の流れとして、5歳まで補助を拡大する自治体が増えているようである。

そのほかに、公害健康被害の補償などに関する法律に基づき、公害健康被害患者として認定を受けた場合や、身体障害者福祉法に基づき身体障害者認定を受けた場合などにも、その障害認定の程度に応じて医療費助成が受けられる場合がある。呼吸機能障害の場合は、その障害の程度により1級、3級、4級の身体障害者認定が受けられ、1級に該当した場合は、その患者の自己負担分の全額が助成されるため、自己負担割合は0となる。

そのほか、各自治体で独自の医療サービスを実施している場合もあり、各医療従事者が情報収集を怠らず、それぞれの地域の社会資源を、患者が有効に利用できる体制を整えておくことも患者の自己負担軽減のために重要である。

2 酸素濃縮器の電気代

だいたい24時間使用で月5,000円前後とされるが、最近は各社とも機械の性能が向上し、月3,000程度の電気代になっている。

3 医療保険外となる場合

保険診療外に、患者の事情で在宅酸素療法を行う場合がある。この場合の保険診療外の部分は全額自己負担となる。

例えば、酸素濃縮器を自宅と勤め先にそれぞれ1台設置する場合などがある。この場合医療保険では、指示書で指示された設置場所以外は、携帯ボンベで行くこととなっており、2台目は自己負担となる。その費用は酸素業者によって違うが、おおよそ月1万6,000円前後のようである。また、国内旅行や、里帰りなど、外泊や滞在のために自宅外に酸素濃縮器を一時設置した場合は、1万円程度の自己負担が必要となる。

VI. 公共交通機関の利用

在宅酸素療法は、この治療を行うことにより患者が、積極的に社会生活を送れるようにする包括的呼吸リハビリテーションの一環であることを何度も述べた。よって患者が公共交通機関を利用するにあたり、事前に情報提供を行い、注意事項を指導しておくことは、患者が安全に、各交通機関を利用するために重要である。

1 鉄道、バス、タクシー

これらの交通機関への酸素ボンベの持ち込みは、関係法令などにより認められているため、事前に申請や許可を得る必要はない。但し、持ち込める酸素ボンベの数は原則として2本までと制限されている。

患者には上記の情報を伝え、鉄道や長距離バスなどの場合は、外出前に十分な酸素量があることを確認するように指導する。そのほかに、できるだけ禁煙席を利用すること、ストーブなどには2m以上（火力によってはそれ以上）近づかないことを確認指導する。

2 航空機

航空機を利用して移動するときは、まず病態的に可能かどうか医師の判断を得ることが先決である。医師が可能と判断した場合は診断書を発行する。

航空機への酸素ボンベの持ち込みは、国内線、国際線ともに各航空会社によって対応が違うが、2001年のアメリカ同時多発テロ以降、各航空会社とも対応が厳しくなっており、基準を満たした医療用ボンベ2本までの会社が多い。

予約は国内線の場合7日前、国際線の場合1ヵ月前には航空会社に問い合わせるのが確実である。搭乗前に誓約書を提出する。

航空機へのボンベの持ち込みは、機内での使用が目的であり、旅行先での酸素の手配を忘れてはならない。国内であれば各酸素業者の代理店が対応可能であるが、国際線の場合はその限りではないので注意が必要である。例えば、ハワイのみ対応可能という会社もあり、こちらも早い段階で問い合わせておくことが重要である。

3 船舶

　船舶上で酸素吸入を行う場合は、船長の許可を受ける必要がある。また、船舶に持ち込める酸素ボンベの数は2本までである。乗船前に窓口か乗組員に申し出る。

おわりに

　在宅酸素療法が保険適応になってから20年あまりが経過した。この間に在宅酸素療法は着実に社会に認知され、包括的呼吸リハビリテーションの一環として進歩し定着した。お陰で多くの不可逆的な基礎疾患により、酸素を常時必要とする人々の生活環境は確かに改善し、その貢献度は計り知れない。しかしその一方で、医師の安易な酸素投与により、患者を逆に危険に晒す結果となっている例もある。今一度、われわれ医療従事者が、「酸素は諸刃の刃」であることを肝に銘じ在宅酸素療法を行うことが、在宅医療の現場で、同療法を今後も発展し定着させるうえで重要であると考える。

（正山　泰）

6. 在宅人工呼吸

はじめに

在宅人工呼吸とは、保険診療上の定義では、「長期にわたり持続的に人工呼吸に依存せざるを得ず、かつ、安定した病状にあるものについて、在宅において実施する人工呼吸療法をいう」となっている。在宅人工呼吸療法と聞くと、どうしても医療依存度が高くてケアが大変なんじゃないかと思われがちだが、退院させる方の基幹病院での教育・指導が十分で、地域のケアシステムがよくコーディネートされていれば、それほど困難なものではない。在宅人工呼吸療法のメリットは、自宅という住み慣れた環境で患者が家族とともに過ごすことができるということである。そのことは、患者に精神的な安らぎを与え、家族とともに暮らすことが大きな生き甲斐となり闘病意欲につながる。また在宅で過ごすことにより外出や、状況によっては旅行なども可能で、Quality of life(生活の質)の向上にもつながる。しかし、在宅人工呼吸療法はメリットだけではない。人工呼吸器をつけた患者を介護する家族の精神的肉体的負担はかなり大きいものである。また、病院においてはなんらかのトラブルが発生しても医師や看護師により速やかに対応されるが、自宅においては家族による対応が必要となる。経済的には、実施する病院側としては、月々、在宅人工呼吸指導管理料2万8,000円、気管切開口を介した陽圧式人工呼吸器使用加算として6万8,400円、計9万6,400円が保険上の収益となるが、病院経由で業者から患者へ人工呼吸器を貸与することになり、そのレンタル料や人工呼吸器回路、その他の必要物品もすべて保険点数に含まれるので病院としての収益性はそれほど高くはない。患者にとっては、ほとんどが保険診療で賄われるためにそれほど大きな負担にはならない。やはり、在宅人工呼吸においては、家族の精神的・肉体的介護負担をどのように軽減していくかが最重要になる。

I. 在宅人工呼吸の対象疾患、対象患者の背景は

在宅人工呼吸の対象疾患としては、神経筋疾患などの難病に関連するものがほとんどであり、代表的なものとして、筋萎縮性側索硬化症、筋ジストロフィ

一、高位頸髄損傷、中枢性肺胞低換気症候群、脳性麻痺、ウェルドニッヒ・ホフマン症候群などとなる。

対象患者に関するチェックポイントとしては、①在宅への強い希望がある、②病名の告知の有無、③呼吸器からの離脱が困難であるが病状は安定している、④気管切開されている、⑤意思の疎通が可能である、⑥経口摂取の可・不可、⑦酸素療法併用の必要性、⑧合併症の程度、感染症の有無、などである。

また、患者の社会的背景としてのチェックポイントは、①地域の訪問看護ステーション、②保健・福祉関係の体制、③基幹病院・④地域病院・⑤診療所などの医療機関相互の連携、⑥基幹病院における呼吸・気道管理専門医の常勤体制、⑦人工呼吸器取り扱い業者の訪問体制、などである。

II. 在宅人工呼吸療法の各時期における対応

1 準備期(入院中)

・病名、病態、予後の説明。
・本人、家族の在宅療養に関する意思確認。
・家族の介護力、経済力の評価。
・気管切開や呼吸管理状況の確認。
・安定した栄養管理状況の確認。
・家族、訪問看護ステーションをはじめとする保健・福祉・医療従事者、診療所、基幹病院、保健所、市町村の担当部署などの役割分担の明確化。ケアマニュアルの作成。
・家族への各種処置指導(日常ケア、症状の変化の捉え方、緊急対応)。
・家庭の間取り、段差、電気容量、電話の位置などの検討。

2 導入期

・苦痛のない搬送。最初は試験外泊。後日、書類手続きだけで退院。
・第1週目は頻回に訪問。
・早期にウィークリープラン作成。
・問題点のチェック(退院前の評価・予想と実施後の状況とのギャップ)。
・問題点に対する迅速な対応により本人・家族の不安除去。

・役割分担している各担当者間での相互の業務の再確認。

3 安定期

・QOL の向上へ向けて、外出などの気分転換への支援。
・家族の身体的・精神的疲労に対するケア、カウンセリングなど。場合により、短期再入院(期間、目的を明確に、例えば、家族への呼吸管理、栄養管理などの再教育を兼ねて家族への休息の時間を考慮する)。
・各担当者による定期的なケースカンファランスの開催。
・専門医師による気管切開口、気管内の肉芽などの精査。

4 病状変化期、終末期(病態によるが)

・症状の変化への対応の確認(呼吸困難、意識障害、水分・栄養管理困難など)。
・急変時の対応、連絡、搬送先、搬送手段。
・医療依存度の増加、濃厚治療の必要性などについての本人・家族の希望、かかりつけ医師の対応。
・在宅療養は、在宅死を必ずしも目的とするものではないので、入院する場合は、その時期の最終的な判断を誰が行うか。

III. 在宅人工呼吸療法に必要となる物品

1 長期的に使用していくもの

・人工呼吸器：家庭用電源で作動、バッテリー内蔵、故障時に可能なら予備1台。
・加温加湿器のヒーター、人工鼻を使用する場合は不要。
・外部バッテリー：停電時に使用、可能なら発電機も。
・吸引器、バッテリー内蔵型が望ましい。故障時や停電時に足踏み式のものを1台。
・パルスオキシメーター。
・ベッド、フローティングマット。

- 移動用車いすまたはストレッチャー、担架。
- 用手加圧呼吸用バッグ：緊急時や吸引時の家族が呼吸器の代わりに手でバッグを押して呼吸させる。
- ファミリーコールシステム：患者が家族を呼ぶときに使用。患者の障害の程度によりスイッチに配慮する。

2 ある程度の期間で交換していくもの

- 呼吸回路：呼吸器本体と患者をつなぐ管。週1回交換。家庭で洗浄・乾燥。病院で滅菌。
- 呼吸回路用フィルター、バクテリアフィルター：患者に送気する空気中のほこりや細菌を除去。
- 加温加湿器のチャンバー(蒸留水を注入して湿度を与えるドーム形の部分)。
- 気管切開用チューブ：患者の気管内に留置し呼吸回路と接続。週1回交換。通常はディスポーザブルのもの。

3 短期間で交換していくもの、ディスポーザブルのもの

- 気管切開用ガーゼ：気管切開口周囲を覆う。
- 回路加湿用人工鼻：毎日交換。気道の湿度を保持する。
- 気管内吸引カテーテル：痰を取る細い管。
- 気管内吸引カテーテル用滅菌蒸留水、消毒液。
- 口腔内、鼻腔内吸引カテーテル：余分な唾液や鼻水を取る管。
- 口腔内、鼻腔内吸引カテーテル用滅菌蒸留水、消毒液。
- 手袋：気管内吸引時に気管内が不潔にならないようにする。
- 介護者の手指の消毒液。
- おむつ
- 気管切開口消毒液、滅菌綿棒。

IV. 人工呼吸器について (図1)

　人工呼吸器としては、病院内で使用される高価で複雑なものを家庭で使用することも不可能ではないが、一般的ではない。現在、国内で入手できる在宅用人工呼吸器にはかなりの種類がある。いずれも価格的にかなり安価になりつつ

あり、耐久性も向上し、操作も簡便である。この中には、最近急速に普及しつつある NIPPV(非侵襲的陽圧呼吸または鼻マスク間欠的陽圧呼吸)に用いられる機種から、従来からの気管切開下に SIMV(自発呼吸に同期する間欠的強制呼吸)や CMV(調節呼吸)を行う機種が含まれる。在宅用の人工呼吸器は 100 V の家庭用の電源で駆動され、室内空気を患者へ送気する。内部の構造としては、自転車のタイヤの空気入れのように、シリンダーの中の空気をピストンで押し出すような形式のものや、小さな高性能の扇風機を間欠的に高速で回転させて送気するものなどさまざまある。ピストンで押し出す形式にも数種類あり、いずれ

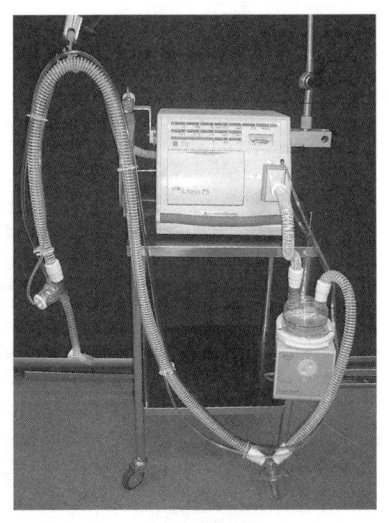

図 1　呼吸器

も患者へ送気するときの送気の形式(専門的には吸気流速の変化のパターン)がいろいろあり、機種により患者にとっては不快に感じる方もいれば、身体に馴染んだ自然な感じと思う方もあり、入院中に最適な機種を選択して退院してくるのが理想的である。

　人工呼吸器の保守・点検は業者によってやや差があるが、いずれも年に 1、2 回実施される。点検費用は意外に高額だが、業者と病院とのリース料金に含まれていれば安心なので、家族の負担にならないように、退院前に確認しておくべきである。人工呼吸器内部の消毒の必要はない。室内空気を内部に導入するときにフィルターを通して微細な塵埃は除かれる。必要があれば、呼吸回路の途中にバクテリアフィルターを装着すればさらに安全である(図 2)。

　人工呼吸器の作動原理は、基本的には自転車のタイヤに空気を入れるポンプを思い浮かべて頂きたい。ポンプを押したとき(息を吸うと)風船が膨らむ。ポンプをはずすと(息を吐くと)風船のゴムの弾力で中の空気は外へ出ていく。人工呼吸器はこのように肺に空気を入れるポンプの役目をしている。自発的な呼吸では肺の中を外気より低い圧(陰圧)にして吸い込むが、人工呼吸器は外気より高い圧(陽圧)で送り込む。

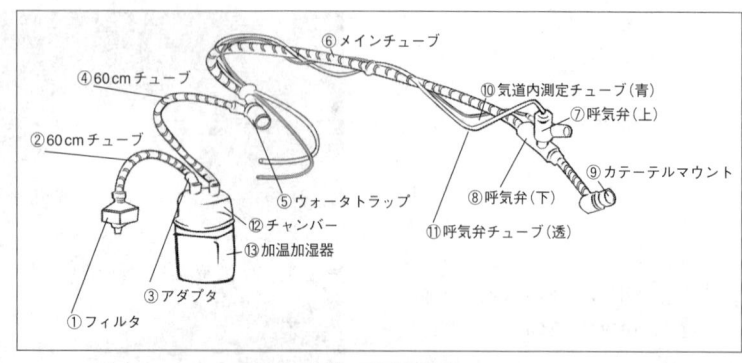

図2 呼吸回路図

ここで重要なことは、圧力をかけて空気を送り込むため、その途中で空気が漏れるようなことがあっては患者に必要な空気が正しく入っていかなくなることである。人工呼吸器には人工呼吸回路と呼ばれるホースがある。また、患者には気管切開チューブと呼ばれる細い管が気管に挿入されている。人工呼吸器、人工呼吸回路、気管切開チューブが正しく漏れのないように接続されて初めて人工呼吸が実施できるのである。

V. 人工呼吸器の取り扱いについて

　人工呼吸器の選択はほとんどの場合、入院中に治療用の病院内専用機種を使用しながら病状の安定を待って在宅用の機種への試験装着になる。そのまま継続しながら家族への指導が行われる。在宅人工呼吸療法を行うためには、もちろん在宅で使用可能な人工呼吸器を選ばなくてはならないが、その人工呼吸器の取り扱い・器械の仕組みを熟知することが重要である。ここでは各種の在宅用人工呼吸器の中から作動音が静かで小型、バッテリー駆動時間の長い、アチーバという器械を取りあげ、具体的にその器械の取り扱い方法や関連器具についてわかりやすく説明する。いかなる機種を使用する場合でも、使用前には、必ず取扱説明書を読み、取り扱い説明書を人工呼吸器のそばに置いて頂きたい。

　人工呼吸器のパネルは機種によって多少異なるが、基本的な操作はほとんど共通している。基本的には、警報部分、設定部分、作動状況部分などの機能別

312

IV-6.在宅人工呼吸

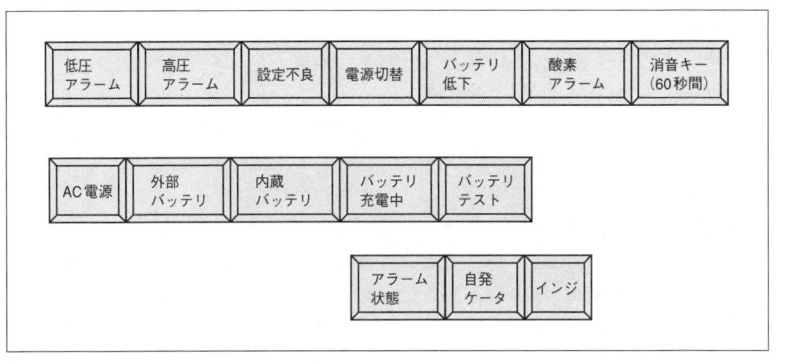

図3 トップパネル

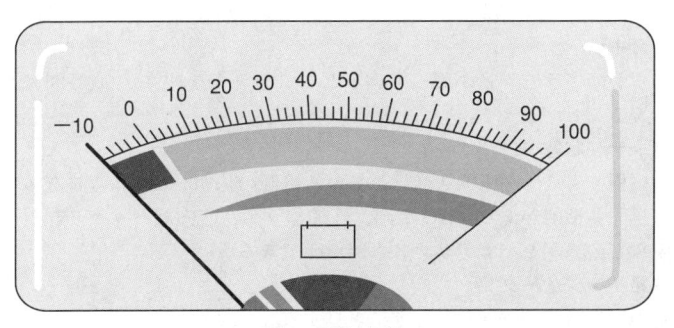

図4 気道内圧計

にレイアウトされている(図3)。

アチーバでは本体正面のトップパネルは3列からなる。1列目はアラーム状態を示し、2列目はバッテリー状態、3列目はその他の状態を示す。右下のメーターは患者の気道内圧を表している(図4)。また、その下のカバーを開けると各種の設定項目や作動状況が表示されている。どの人工呼吸器にも装備されている基本的な項目についてアチーバを例にして列挙する。

①低圧/無呼吸アラーム

回路内圧が設定された低圧アラームの値を2呼吸連続で超えなかった場合に鳴る。人工鼻を長時間使用すると、人工鼻内の水分の増加により呼吸器回路の抵抗が増加し、アラーム機能に影響を及ぼす場合がある。

②高圧アラーム

回路内圧が設定された高圧アラーム値を超えている場合に鳴る。

③設定エラー(設定不良)アラーム

設定が正しくないか呼吸器に異常が検出された場合に鳴る。

④電源切替アラーム

電源が変更されたときに鳴る。

⑤電圧低下(バッテリ低下)アラーム

内蔵バッテリの電圧が下がってきたときに鳴る。内蔵バッテリを完全に使い切ってしまった場合には再度充電を行っても以前の機能を復活することができない。この場合はメーカーまたは代理店に連絡頂きたい。

⑥酸素アラーム

在宅酸素療法も併用して、酸素を人工呼吸器内を経由して投与している場合、酸素供給チューブ接続口で酸素の供給源を検知しないときに鳴る。

⑦消音キー

なんらかのアラーム音が鳴っているときこのキーを押すと60秒間アラームを消音することができる。

⑧バッテリ状態

どの機種でも人工呼吸器を作動している電源の状態がどのようになっているかを表示する機能があり、AC電源、外部バッテリ、内蔵バッテリ、バッテリ充電中などの表示とバッテリテストが可能である。

⑨自発インジケータ

患者の自発呼吸を感知したときに点灯する。

⑩設定パネル(図5)

設定パネルは人工呼吸器の設定を変更、確認する部分である。設定を患者や家族が変えることはないが、設定値が指示どおりの値であるか定期的に確認する必要がある。

a. モード変更

人工呼吸器がどのタイミングで空気を送るかを決める。機種によって使用できるモードの種類が違う。

- A/C(補助/調節呼吸):患者の吸気努力を感知したとき、設定した1回換気量(もしくは設定圧)を設定した流速で供給する。患者が吸気努力をしなかった場合は調節呼吸として動作する。
- SIMV(同期式間欠的強制換気):患者の自発呼吸の合間に補助呼吸が入る。補助呼吸は設定した1回換気量を設定した流速で供給するが、入るタイミン

IV-6. 在宅人工呼吸

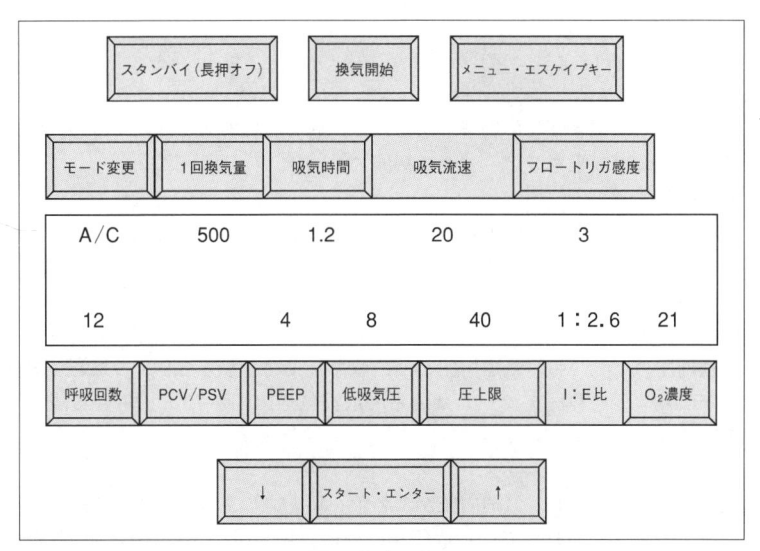

図5 設定パネル

グは患者の吸気努力に合わせる。補助呼吸の回数は設定した回数のみ供給する。

・SPONT（自発呼吸）：人工呼吸器から設定の圧力がかかり、肺胞が膨らみやすい状態をつくっている。人工呼吸器からの補助呼吸は入らず、患者の自発呼吸だけになる。

b. 1回換気量
患者へ供給する1回の空気の量を決める。

c. 吸気時間
患者へ空気を送るときの吸気の時間を決める。

d. 吸気流速、機種によりI：E比
吸気時間を決めると自動的に計算され、吸気の速さと吸気対呼気の割合が決まり表示される。

e. トリガ感度
患者の吸気により生じる呼吸器回路内の気流や圧の変化を感知し送気を始める。

f. 呼吸回数
1分間の呼吸回数を決める。

g. PSV
機種により装備されない場合もあるが、患者の吸気努力を感知すると、設定した圧で患者の呼吸をサポートする機能である。

h. PEEP
機種により装備されない場合もあるが、肺に常に一定の圧力をかけ、肺胞が膨らみやすい状態にしておくものである。

⑪警報パネル

a. 低吸気圧
気道内圧の下限の値。気道内圧がこの値を超えなくなってしまったときアラームが鳴る。低吸気圧アラームは患者の最高気道内圧の70%くらいで設定するのが一般的である。

b. 圧上限
気道内圧の上限の値。気道内圧がこの値を超えてしまったときアラームが鳴る。圧上限アラームは患者の最高気道内圧の+10〜15 hPa(cmH$_2$O)くらいで設定するのが一般的である。

⑫アラームの対処方法

人工呼吸器を使ううえで欠かせないことは、アラームが鳴ったときの対処方法をきちんと習得することである。どのアラームが鳴ったのか、そのときにどうすればよいのかがわかっていれば、焦ることなく対応することができる。代表的なアラームについて、その原因と対策を解説する。

a. 低圧・無呼吸アラームが鳴る
考えられる原因としては、回路の外れ・緩み・亀裂・破損・呼気弁の異常、また気管切開チューブの抜けまたはカフ漏れがある。また、もともと自発呼吸があったにもかかわらず、自発呼吸が消失しているときは危険なので主治医に相談して頂きたい。

b. 高圧アラームが鳴る
考えられる原因としては、呼気弁チューブまたは気道内圧測定チューブが水滴やねじれで閉塞されている。また、気管切開チューブの閉塞、喀痰の貯留などがある。気管内吸引の必要がある。回路をチェックしてねじれや屈曲の修正・回路内の水の除去も必要な場合もある。気管内吸引をしても改善がなく、換気量が送れない場合、気管切開チューブの交換が必要な場合もある。

VI. 用手人工呼吸とは

　人工呼吸器の代わりに、看護する人がアンビューバッグのバッグを手で押して患者の肺に対して空気(酸素)を送って加圧呼吸をすることである。用手人工呼吸は気管内吸引や気管切開チューブ交換の前後、人工呼吸器の作動不良時、患者が呼吸困難を訴えるときなど適時実施しなくてはならない基本的な手技である。アンビューバッグの先端部分の接続口の内径は気管切開チューブの接続口の外径と一致するようになっている。気管切開チューブに接続してバッグを軽く押すと(患者にとっては吸気)、患者の肺は加圧されて膨らむ。バッグを押す力を緩めると(患者にとっては呼気)、バッグ自体の弾力によってもとの形に戻る。このとき、接続口の上についている呼気弁が自然に作動して肺の中の空気が外へ出る。在宅人工呼吸に酸素療法も併用している患者では、このバッグの尾部のチューブに酸素を接続する。

VII. 人工呼吸器の電源、停電について

　通常、在宅用の人工呼吸器は3電源方式を採用しており次の優先順位で電源が供給される。AC 100 V(家庭用電源)、DC 12 V(外部バッテリ)、DC 12 V(内部バッテリ)。機種によっては、外部バッテリとして自動車のシガーライターソケットに接続して使用することも可能である。停電時は自動的に外部バッテリに切り替わる。外部バッテリが消耗してくると、次に内部バッテリに切り替わる。停電の時間が長いときは外部バッテリが消耗して電圧が低下したところで可能であれば自動車のバッテリを利用して頂きたい。内部バッテリは最終的な非常用として考えて頂きたい。外部バッテリや内部バッテリを使用したときの使用可能時間をあらかじめ人工呼吸器取り扱い業者に確認しておく必要がある。通常電源が復帰したら、外部バッテリは人工呼吸器を通じて再充電される。また、同じく内部バッテリも人工呼吸器を通じて再充電される。停電が長時間になる場合は、内部バッテリを温存するため、アンビューバッグで用手人工呼吸を続ける必要がある。もし、内部バッテリを消耗したあとは、介護者の用手人工呼吸という手段しか残らないことになり、介護者は患者の側からまったく離れることができなくなる。停電が半日以上にも及ぶようなときは、電力会社に連絡する。家庭用の発電機と燃料を最初から設置しておくことも考慮する。

おわりに

　医療依存度の高い在宅人工呼吸管理の安全性向上のためには、人工呼吸器そのものの安定した作動や確実な警報装置の作動も重要であるが、オキシメーターのような種々のモニタリングも必要である。そのような作動状況やモニタリング情報をパソコン通信などにより病院で入手して評価、指導していくことも今後は可能であり、実際に既に実施している医療機関も存在する。しかし、ハードウェアの高度化はあくまでも二次的なものであり、在宅医療を開始するために高度の医療技術や器材を必要とするのであれば、その在宅医療の適応は再検討されるべきである。いわゆるテレメディスン、遠隔医療というよりもテレケアという概念での診療支援システムの一部としての位置づけは理解できるが、強調されるべきことは、ハードウエアだけではなく、患者サイドの視点に立ち、往診などによるきめ細かな評価に基づくソフトウエアの提供も必要であり、両者をいかに協調させていくかということが大きな課題ではないかと考えられる。

（上出正之）

7. 在宅持続陽圧呼吸療法−CPAPとNIPPV

はじめに

　本稿では、睡眠時呼吸障害を呈する代表的な疾患で在宅持続陽圧呼吸療法の適応となる睡眠時無呼吸症候群と慢性呼吸不全症例を中心に述べる。夜間睡眠時に動脈血酸素分圧が 60 Torr 以下の呼吸不全状態となる原因疾患の分類を**表 1** に示す。低酸素血症の原因を病態生理学的に考えれば、通常の条件下では換気血流比不均等、シャント、拡散障害、肺胞低換気の 4 つが主要な機序である。しかし、表 1 に掲げた疾患群をみれば、睡眠中の低酸素血症の原因は、ほとんどが肺胞低換気すなわち II 型呼吸不全であることが理解される。呼吸調節系の障害は他の疾患群にもさまざまな形で関与している。

I. 適応と目的

1 睡眠時無呼吸症候群（SAS）

　睡眠時無呼吸症候群（sleep apnea syndrome；SAS）の診断は、10 秒以上の無呼吸（完全な気流の停止）または低呼吸（呼吸運動の 50％以上の低下で SaO_2 の低下も伴うもの）が睡眠中に 1 時間平均で 10〜15 回以上認められた場合に確

表 1　睡眠呼吸障害をきたす疾患

1. 呼吸調節系の異常
    原発性肺胞低換気症候群、オンディーヌの呪い症候群
2. 睡眠呼吸障害
    睡眠時無呼吸症候群、肥満肺胞低換気症候群
3. 胸郭系の異常
    脊柱後側彎症、胸郭形成術後
4. 神経・筋疾患
    筋ジストロフィー、運動ニューロン疾患
5. 気道・肺胞系疾患
    慢性閉塞性肺疾患、肺結核後遺症、上気道狭窄

定する。SASは、睡眠時の無呼吸という視点でみた場合の疾患であり、下顎や上気道の形態異常や粘液水腫のような内分泌疾患などが含まれる。SASのほとんどが閉塞型睡眠時無呼吸症候群(obstructive sleep apnea syndrome；OSAS)であり、70％の症例には肥満の合併がある。患者の上気道周囲の筋肉は覚醒時に最大の活動をしており、上気道は開存しているが、睡眠により上気道周囲の筋肉の活動電位が低下し、吸気時の陰圧によって舌根部や咽頭後壁が引き込まれ上気道が閉塞するため無呼吸を生ずる。睡眠中の無呼吸のためはなはだしい低酸素血症を呈し、いびきとして呼吸を再開するときに、脳波上短時間ではあるが覚醒状態となる。すなわち睡眠が分断されるわけである。例えば、無呼吸指数20回の患者は1時間に20回の間欠的な低酸素状態と睡眠の分断があると考えて差し支えない。このため以下のようなさまざまな症状を引き起こす。昼間の眠気・集中力の低下・起床時の頭痛・夜間の頻尿・インポテンスなどである。患者の多くは社会的に生産能力の高い年齢層に分布しており、疾患に起因する社会的損失は想像を絶する。また高血圧・耐糖能異常・高脂血症の合併例が多く、虚血性心疾患や脳血管障害の発症頻度は健常者に比べ3〜4倍高い。平均寿命にして約7年短いという。したがって、これらの致死的合併症の回避が最終的な目的となる。

通常のOSAS患者治療の第一選択は持続陽圧呼吸療法装置(continuous positive airway pressure；CPAP)である。治療圧はポリソムノグラフィー施行下に設定する。

2 慢性呼吸不全

慢性呼吸不全の原因疾患のうち拘束性換気障害を示す脊柱後側彎症、胸郭形成術後、結核後遺症や閉塞性換気障害を示す肺気腫患者では、睡眠中に呼吸不全の悪化を認める。その理由は、

①呼吸調節系の機能が抑制される。行動調節系や呼吸中枢機能のみでなく、受容器の機能も抑制される。これは呼吸器系への負荷に対する補償機能の低下を意味する。睡眠中に上気道拡張筋の緊張あるいは吸気時の呼吸中枢との協調性が低下すると、気道抵抗が増大し無呼吸や低呼吸の原因となる。

②気道粘液線毛系の機能低下や咳反射の低下など、気道のクリアランス機能の低下をもたらす。

③臥位をとることによる肺機能の変化、例えば上気道断面積や機能的残気量が減少する。クロージングボリュームの機能的残気量に対する相対比が上昇し

てより低酸素血症を助長する。

これらの変化はレム睡眠において顕著となる。このような症例においては在宅酸素療法(home oxygen therapy；HOT)で酸素化を試みるだけではII型呼吸不全(換気不全)は是正できず、睡眠中に換気をサポートしなければならない。そこで非侵襲的持続陽圧呼吸療法装置(non-invasive positive pressure ventilation；NIPPV)の導入が必要となる。

ほとんどの患者はNIPPV導入前にHOTが施行されているが、にもかかわらず急性増悪で過去に入退院を繰り返した症例はよい適応となる。日常臨床では、基礎となる呼吸器疾患の重症度によるが、昼間の血液ガスの程度とは不釣合な肺高血圧・肺性心の存在、原因が明確でない心不全の反復、夜間に多発する不整脈に注意を傾ける必要がある。その他、多血症、高血圧の存在、基礎疾患の重症度とは不釣合な精神症状、認識障害、不眠、昼夜逆転症状が挙げられる。当施設では昼間の血液ガスデータで、$PaCO_2$が60 mmHg以上となった時点でNIPPVの導入を考慮している。

慢性呼吸不全の呼吸筋障害として「呼吸筋セントラルコア」という概念がある。呼吸筋セントラルコアは呼吸不全患者の横隔膜・肋間筋には発現するが大腿四頭筋には認められず、3ヵ月以上の呼吸不全($PaO_2 < 60$ Torr)を有する患者全例に出現するが急性呼吸不全症例には認めない。その成因は、低酸素血症そのものより、呼吸筋の長期過重な使用による代謝の需要に対する血流の相対的不足と推定されている。II型呼吸不全患者では換気量は健常者に比べ減少している。これらの患者では慢性の高二酸化炭素血症が呼吸中枢の出力を持続的に増加させ、肺胸郭系の障害された患者や神経筋疾患患者の呼吸筋に過大な負荷を要求していると考えられる。そこで、SAS患者以外にも、II型呼吸不全患者に対しポリソムノグラフィー施行下に睡眠により障害された換気をNIPPV導入により是正を図る。

II. 準備するもの

OSASに対するCPAP、慢性呼吸不全に対するNIPPV、いずれの導入に際しても基本的には終夜ポリソムノグラフィーが必要となる。当施設では専用の個室が2部屋あるが、患者が通常の睡眠をとることが病態把握のために必須であること、外部からのさまざまなノイズを断ち切るため、可能な限り遮音遮蔽が施されている。現在では内外の医療機器メーカーから自動診断ソフトが内蔵された専用診断装置が発売されており、実際の電極装着は臨床検査技師の手に

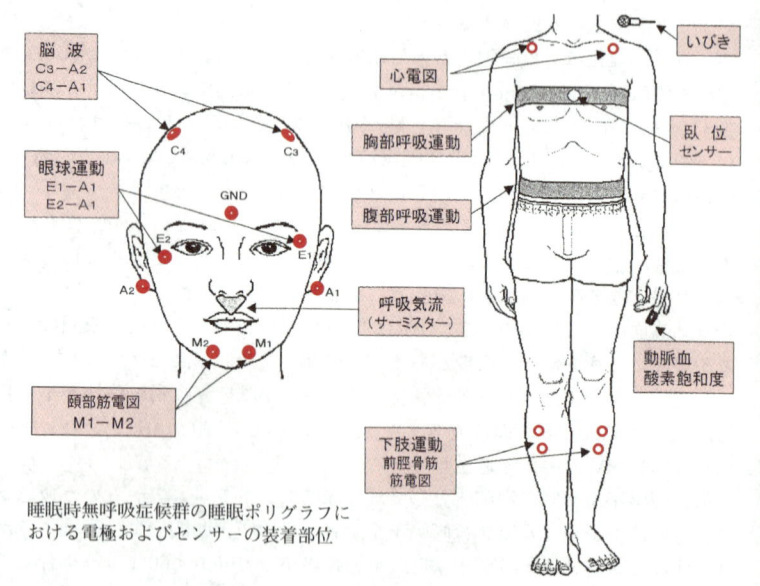

睡眠時無呼吸症候群の睡眠ポリグラフにおける電極およびセンサーの装着部位

図1　ポリソムノグラフィー電極装着図

委ねられる。

以下に示す測定項目が必要となる。

①睡眠段階、覚醒の判定：脳波・筋電図・眼球運動図
②無呼吸の有無と型の判定：鼻口のサーミスター・胸腹部の呼吸運動
③低酸素血症の程度：パルスオキシメーター
④不整脈の有無：心電図
⑤血圧の変化：血圧の連続測定

入院第1夜は診断夜で、正確な病態の診断に費やされる。第2夜においてCPAPあるいはNIPPVの至適治療圧を定める。実際のポリソムノグラフィー電極装着法を図1に示す。

III. 基本手技

1 CPAP：在宅持続陽圧呼吸療法指導管理料(1,300点)

SAS患者に対するCPAP導入に際しては、患者のいびきと無呼吸を可能な限り排除しSpO_2（経皮電極による酸素飽和度）を90％以上に維持できる最低圧を設定することから始まる。ここで重要なことはいたずらに治療圧を高めると脳波上に覚醒を呈し患者に質のよい睡眠を提供できないという認識である。CPAP治療の目的は睡眠中の低酸素血症の回避はもちろんのこと、患者の睡眠構築の正常化を図ることである。日本人の至適CPAPは8〜10 cmH_2Oといわれている。治療圧が至適に設定されないと当然在宅での治療に対するコンプライアンスが低下する。現在のところSASは生活習慣病の1つと捉えられており、ひとたびCPAPを導入した場合、治療期間を限定しうるという報告はなく基本的には生涯治療を継続しなければならない。したがって、コンプライアンス向上のため至適CPAPの設定は非常に重要となる。実際のCPAP装置を図2に示す。

2 NIPPV：在宅人工呼吸指導管理料(2,800点)
＋陽圧式人工呼吸器加算(6,000点)

NIPPVの圧設定は、吸気相のinspiratory positive airway pressure (IPAP)と呼気相のexpiratory positive airway pressure(EPAP)の2つの圧

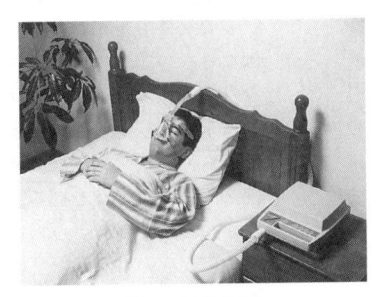

図2　CPAP装置
（帝人株式会社の許可を得て掲載）

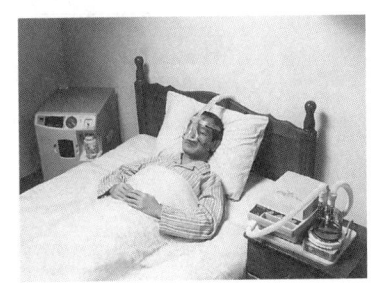

図3　NIPPV装置
（帝人株式会社の許可を得て掲載）

を決定しなければならない。通常 IPAP は 10〜20 cmH$_2$O に、呼気時 EPAP は気道を開存しうる、そして CO$_2$ の再呼吸を最小限にしうる圧と考え最初は 4 cmH$_2$O とする。IPAP から EPAP を除した圧が pressure support pressure(PSP)であり、過去に気胸の既往歴がなければ PSP をできるだけ高くすることを目指すが、気道が確保されていないため、患者が腹部膨満をきたさない最高圧を見い出すことを念頭におけばよい。すなわち、患者の肺胞換気量の保持と酸素飽和度 90 % 以上を維持できる治療圧を見い出すことである。また、睡眠中に過度に CO$_2$ を低下させると呼吸を抑制することがあるので、コントロールモードで最低の換気量をバックアップするための呼吸数を設定する。実際に使用している NIPPV 装置を図 3 に示す。適切な NIPPV 療法が開始されると約 3 ヵ月後には、肺のメカニクスには変化を認めないものも有意に PaO$_2$ は上昇し PaCO$_2$ は低下を示す。これは睡眠時の換気の改善、人工呼吸による吸気筋の安静化、より低い PaCO$_2$ が保持されることによる呼吸調節系のリセッティングに起因する。

IV. 注意点または禁忌

1 CPAP

一般的に SAS に対する CPAP の適応症例は無呼吸指数が 20/時(1 時間平均で 20 回の無呼吸が記録される)以上の中等症以上の患者である。注意点としては SAS 患者は他の生活習慣病、例えば高度肥満・高血圧・耐糖能異常・高脂血症などの合併が多く、これらの病態も是正しなければならない。すなわち適切な食事療法・運動療法・禁酒・禁煙・規則正しい生活リズム・内科薬物治療の継続が治療成否の鍵を握る。確かに SAS 自体は心脳血管障害発症の独立した危険因子であるが、たとえ CPAP にて SAS のみを是

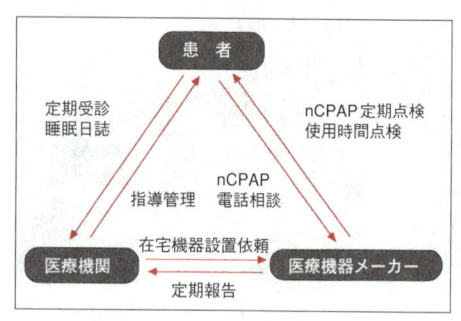

図 4 SAS 患者の在宅医療システム

CPAP日誌

自　平成　　年　　月　　日
至　平成　　年　　月　　日

カルテ番号：

氏　名：

年齢：　歳　身長：　cm　体重：　kg

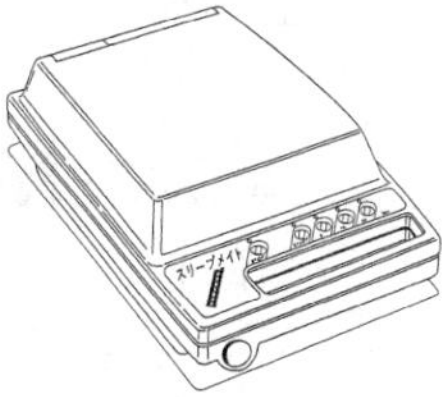

外来受診を受ける場合は、必ずこの日誌を持参し診察券と共に受付に渡して下さい。

		月　日	月　日	月　日	月　日	月　日	月　日	月　日
睡眠時間	就寝時刻	:	:	:	:	:	:	:
	起床時刻	:	:	:	:	:	:	:
	合計睡眠時間	:	:	:	:	:	:	:
スリープメイト使用時間	（枠の中に棒線で記入して下さい） 時間 21:00 22:00 23:00 24:00 1:00 2:00 3:00 4:00 5:00 6:00 7:00 8:00							
	合計使用時間	:	:	:	:	:	:	:
自覚症状	日中傾眠	1 2 3	1 2 3	1 2 3	1 2 3	1 2 3	1 2 3	1 2 3
	早朝頭痛、頭重感	1 2 3	1 2 3	1 2 3	1 2 3	1 2 3	1 2 3	1 2 3
	不　眠	1 2 3	1 2 3	1 2 3	1 2 3	1 2 3	1 2 3	1 2 3
	夜間中途覚醒	1 2 3	1 2 3	1 2 3	1 2 3	1 2 3	1 2 3	1 2 3
	夜間尿回数	回	回	回	回	回	回	回
	日中の疲れ、だるさ	1 2 3	1 2 3	1 2 3	1 2 3	1 2 3	1 2 3	1 2 3
	熟睡感	有 無	有 無	有 無	有 無	有 無	有 無	有 無
合併症	気道乾燥	有 無	有 無	有 無	有 無	有 無	有 無	有 無
	鼻出血	有 無	有 無	有 無	有 無	有 無	有 無	有 無
	目の刺激(涙)	有 無	有 無	有 無	有 無	有 無	有 無	有 無
	皮膚炎(鼻の周り)	有 無	有 無	有 無	有 無	有 無	有 無	有 無
マスクの装着感		良 悪	良 悪	良 悪	良 悪	良 悪	良 悪	良 悪
アルコール	ビール	本	本	本	本	本	本	本
	酒など	mℓ	mℓ	mℓ	mℓ	mℓ	mℓ	mℓ
特記事項							体重	kg

【記入方法】　1 2 3の場合　1：無　2：軽　3：重 から選択

図 5　CPAP 日誌

正しても治療の最終目標を達成したことにはならない。同時に他の因子に対するケアも必須となる。そこで患者の個々の治療に対するコンプライアンスを向上維持させるために、**図 4** に示す在宅医療システムの構築が重要となる。また、ほとんどの症例が生涯にわたって治療を継続しなければならず、当院では疾患に対するモチベーションを保持させる目的で患者日誌(**図 5**)の記載を教育している。

また日常臨床の中で実際に患者から聴取される訴えとその対策を列挙する。

①マスクの圧迫、空気の漏れ：マスクの変更、クッションの再調整。

②鼻閉、鼻の痛み、口渇：鼻炎の治療、加温加湿器の併用。

③呼気時の息苦しさ：autoCPAP への変更。

④睡眠時無意識に外す：マスクの変更、治療圧の再調整、autoCPAP への変更。
⑤機械音がうるさい：持続チューブを長くする。
⑥昼間の眠気が改善しない：CPAP 治療中のポリソムノグラフィー再検査ナルコレプシーなどの合併につき検討する。

AutoCPAP とは機器に内蔵されたコンピュータにより上気道の開存性を推定し、上気道の開存に必要な圧を自動的に設定可能な CPAP である。

2 NIPPV

NIPPV 導入の禁忌として、意識障害患者・喀痰の非常に多い患者・嘔吐誤嚥の可能性がある患者が挙げられる。鼻マスクを装着しての人工呼吸のため気道が確保されていないため、以上の注意点は重要である。

また SAS 患者と異な

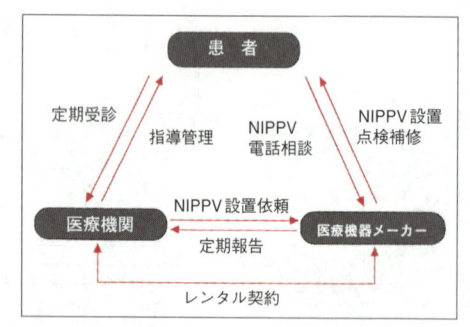

図 6　NIPPV 導入システム

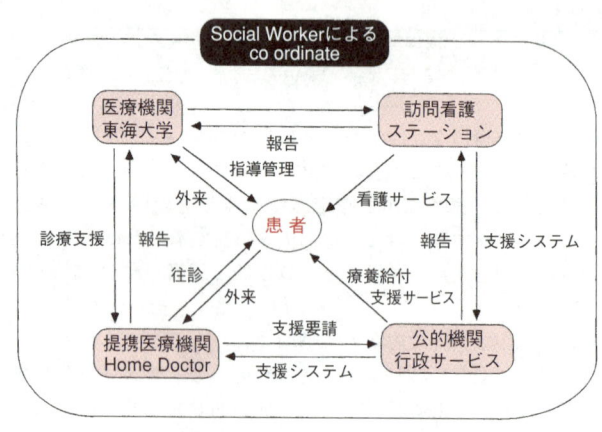

図 7　慢性呼吸不全患者の在宅医療システム

在宅鼻マスク人工呼吸療法
在宅酸素療法

日　誌

自平成　年　月　日
至平成　年　月　日

カルテ番号　－

氏　名

外来診察を受ける場合は、必ずこの日誌を持参し診察券と共に受付けに渡して下さい。

〈記入例〉

【記入の仕方】
－無　＋軽　＋＋強
○良い　△まあまあ　×悪い

項目		2月1日 日曜日	2月2日 月曜日	2月3日 火曜日
1. 体調の変化	体温（℃）	36.8	37.2	37.8
	体重（kg）	53	53	52.5
	むくみ	(−) + ++	(−) + ++	(−) + ++
	息切れ（安静時）	(−) + ++	(−) + ++	− (+) ++
	〃（労作時）	(−) + ++	− (+) ++	− + (++)
	どうき・胸苦しさ（安静時）	(−) + ++	(−) + ++	(−) + ++
	〃（労作時）	(−) + ++	(−) + ++	− (+) ++
	たん（色）	白色	白色	黄色
	〃（量）	− (+) ++	− (+) ++	− + (++)
	〃（切れ）	(○) △ ×	○ (△) ×	○ △ (×)
	せき	(−) + ++	(−) + ++	− (+) ++
	喘鳴（ゼーゼー・ヒューヒュー）	− (+) ++	− (+) ++	− + (++)
	疲れ・だるさ	(−) + ++	(−) + ++	− (+) ++
	朝起きた時の頭痛、頭重感	(−) + ++	(−) + ++	− (+) ++
	よく眠れていますか	(○) △ ×	○ (△) ×	○ △ (×)
2. お薬	きちんと飲みましたか	(○) △ ×	(○) △ ×	(○) △ ×
3. 食事	おいしく食べられますか	(○) △ ×	(○) △ ×	○ (△) ×
4. NIP ネーザル使用時間	就寝時（時間）	8	8	6
	日中（時間）	0	0	0
	マスクの装着感	(○) △ ×	(○) △ ×	(○) △ ×
	呼吸のしやすさ	(○) △ ×	(○) △ ×	○ (△) ×
5. 酸素の吸入時間	安静時（時間）	13	15	14
	労作時・後（時間）	3	1	2
	就寝時（時間）	8	8	6
6. お手入れ	マスク汚れの清掃	✓		
	加湿器（水の補充・清掃）	✓		
7. その他	気づいた事があれば記入して下さい。	外出寒かった	かぜぎみ	受診

図8　NIPPV-HOT 日誌

り、慢性呼吸不全患者は基本的に身障者であるため、NIPPV の在宅への導入にはより包括的なシステムの構築が必要となる。当院では**図6**に示す保守管理システムをつくるとともに、**図7**に示す患者中心の在宅医療システムをソーシャルワーカーの協力のもとにコーディネートしている。在宅移行に際しては、提携医療機関すなわち患者自宅の最寄りのホームドクターとの緊密なる病診連携が在宅率向上のポイントとなる。そこで現時点では**図8**に示す患者日誌を共通の媒体としている。慢性呼吸不全の急性増悪の頻度が高い冬季夏季には、患者は通院自体が非常な身体ストレスとなるため、往診が可能なホームドクターとの情報交換が増悪回避に対して多大に寄与する。座して大学病院の外来で患者を待つ時代ではないのである。

（小野容明・伊賀富栄・山林　一）

8. 在宅自己導尿

はじめに

　保険診療報酬上の在宅自己導尿は、「諸種の原因により自然排尿が困難な患者について在宅において患者自らが実施する排尿法」と定義され、患者本人が不可能な場合に家族が行う間欠導尿にも拡大している。但し自己導尿自体は患者の状況により、在宅のみならず外出先でも可能である。むしろ ADL が低下している場合には、医療関係者を含めた他者による導尿の必要性が生じてくる。

I. 自己導尿の概念

　膀胱、前立腺、尿道の慢性的な下部尿路の閉塞状況とその結果残尿を生じた患者においては、膀胱の過伸展と水腎症を生じていることが多いために、診断後、治療目的で一時的に尿道カテーテルを膀胱内に留置することが多い。しかし、異物である尿道カテーテルの留置は尿路感染を生じ、また患者の活動ないし QOL を著しく損なう。

　回路全体が滅菌された閉鎖式導尿システムを用いても尿を無菌に保てるのは 2 週間が限界であることが知られ、カテーテルを抜去しない限り感染尿は消失しない。この尿路感染の原因としては、①カテーテルに有機物が付着し細菌増殖を促す、②カテーテルは異物として膀胱の感染防御機構を破壊する、③導尿管内での逆行性感染が起こる、ことが指摘されている。

　このような欠点を解消する方法として、1972 年、Lapides らが患者自身が導尿することにより、残尿を減少させる無菌的間欠自己導尿法（clean intermittent catheterization；CIC）を提唱した。

　無菌的間欠自己導尿では、

①必ずしも完全無菌操作を行わない場合でも 40〜60％ は尿路感染が起こらない。

②導尿に際してカテーテルに付着する細菌は非常に少ない。特に男性では細菌の付着はみられない。

③残尿なく導尿すれば、導尿に際して細菌汚染が起こっても、膀胱に残存する菌数はごくわずかである。

④膀胱内に異物が存在しないため、留置カテーテルのように細菌繁殖を促したり、膀胱粘膜の感染防御機構を破壊したりすることがない。

以上のようにあらゆる点で、間欠導尿は留置カテーテルに比べて尿路感染をきたす可能性が低いことになる。実際に留置カテーテルでは尿路感染が必発であるのに対して、間欠自己導尿患者ではその割合が非常に少ない。カテーテル留置による生活制限がなく QOL が優れていることも、この無菌的間欠自己導尿が尿道カテーテルの留置に比べて優っている点といえよう。

II. 在宅自己導尿の対象

在宅での間欠的自己導尿の対象となる患者は、100 ml 以上の残尿を伴う排尿障害または尿閉を呈する患者で、以下の症状、既往歴などを有する者である。

①神経因性膀胱、特に末梢神経障害による利尿筋低活動性膀胱のため残尿量が多い患者
・直腸癌や子宮癌など骨盤内腫瘍に対する手術後。
・二分脊椎などの脊椎疾患、糖尿病による末梢神経障害など(二分脊椎患者では「身体障害者」の認定ができる)。

②前立腺肥大症、前立腺癌、膀胱頸部硬化症、尿道狭窄などの下部尿路閉塞症状を有する患者で、なんらかの理由で根治手術、治療が困難な患者。

③膀胱全摘後などの尿路変更として腸管を利用した、蓄尿型リザーバー造設術(尿禁制型尿路変更術コック・パウチ、インディアナ・パウチなど)の術後患者。この場合はストーマを有しているために「身体障害者」として認定できる。

④在宅療法を継続するうえで、患者あるいは家族が間欠的自己導尿を理解し、管理ができ、かつ導尿を可能にする運動機能を有していることが必要である。

III. 在宅自己導尿の実際

自己導尿は苦痛を除去する医療行為でなく、患者の強いモチベーションを必要とするために、スムーズな導入には、コメディカルが協調してプログラムを

つくる必要がある。特に、①体内に異物を挿入する恐怖感を除く、②非無菌的操作に関する恐怖感を取り除く、などの必要があるために時間をかけて導尿法を指導する。尿路疾患の精査目的で、入院中に習熟することもよい。シリコン製カテーテルとその収納管よりなる市販の間欠自己導尿セットを用いると便利である。

自己導尿はトラブルフリーではない。起こりうるトラブルにつき、事前に注意を喚起することも必要である。

IV. 自己導尿の手技

1 必要物品の準備：必要な器具、薬品類

- 石鹸、アルコール綿、ワンショットプラス®(白十字社)
- 0.05% ヒビテン®・グルコネート液(オスバン®、ハイアミン®でもよい)
  または 10% イソジン®液 1 ml ＋滅菌グリセリン液 99 ml でもよい。
- キシロカイン・ゼリー®(2%、30 ml のチューブ)
- 携帯用カテーテル：セフティカテーテル®(クリエートメディック社)、DIBマイセルフカテーテル®(ディヴインターナショナル社)など(図1)

これらをハンドバッグに入れ、常に携行する。カテーテルは 12 Fr を使用することが多い。上記のものはすべて薬局で販売している。

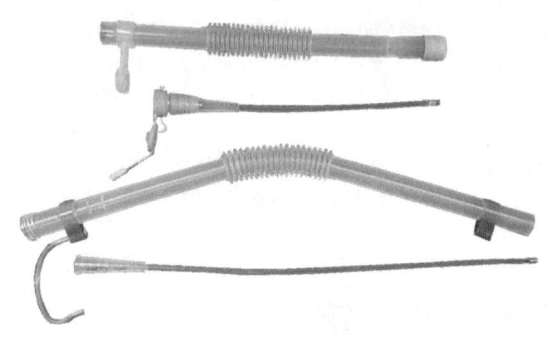

図1　導尿カテーテル
上：DIBマイセルフカテーテル®(ディヴインターナショナル社製)
下：セフティカテーテル®(クリエートメディック社製)

2 自己導尿の手技(図2)

①導尿の体勢：立位、座位いずれの姿勢でもよい。

自分がいちばんやりやすい姿勢で行えばよい。出先の公衆便所と自宅のトイレでは導尿の手順や手技を違えてもよい。身体の位置を整える洋式トイレ、またはいすに男性は深く腰をかける。女性は浅く腰をかけ、足を開き尿道口が見えるように鏡の位置を合わす。慣れて鏡を必要としない人は手指で外尿道口を探す。

②手洗い：最も重要な手順である。手洗い石鹸をつけて流水で手を洗う。必ず手洗いを励行すること。この際、石鹸を使用する。石鹸がない場合には水洗いでもよい。丁寧に洗う。

③キシロカイン・ゼリー® のチューブを胸ポケットに入れる。携帯用カテテル・セットをベルトにかける。

④外陰部の消毒：男性は左手でペニスを持ち、右手で清浄綿を持って外尿道口を消毒する。但し男性では必ずしも必要ではない。女性は清浄綿で陰部を3回消毒する。尿道口に細菌が入らないように前から後ろに拭く。

⑤手指をアルコール綿で消毒する。小さなタッパーウエアなどの気密性のある容器に脱脂綿を入れ、アルコールで十分浸す。アルコールは揮発するので、時々追加する。石鹸できれいに手洗いしたときは省略してもよい。しかし、外で石鹸がない場合には是非とも必要である。

⑥カテーテルを取り出し、キャップを取る。

⑦カテーテルを右手に持ち、カテーテルをキシロカイン・ゼリー® のチューブ内に入れる。非常に簡便でチューブの周囲全体にまんべんなくゼリーが付く。キシロカイン・ゼリー® のチューブは1週間ごとに交換する。

⑧カテーテルの挿入と排尿

[男性]

・ペニスを左手で上方へ持ち上げ、右手でカテーテルを持ち、静かにカテーテルを挿入する。
・カテーテルを尿道に 16〜20 cm 挿入し、カテーテル内に尿が出始めたら、さらに 2〜5 cm 奥へカテーテルを進める。
・便器、または尿器にカテーテルの先を垂らし排尿する。カテーテルを挿入したまま下腹部を押し、すべての尿を排出する。
・この際、尿量、尿の色、濁りを確認する。

■使用方法〈男性用〉

1 必要な物品を準備する

すぐに使えるように用意しておきましょう。

石鹸　ゼリー

消毒綿　ケース　尿器　カテーテル

2 手指を消毒する

洗った手では何もさわらないで！

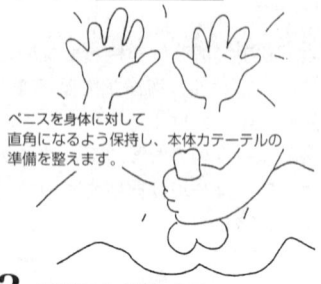

ペニスを身体に対して直角になるよう保持し、本体カテーテルの準備を整えます。

3 尿道口を消毒する

尿道口からラセンを描くように亀頭を外側に向かって消毒します。

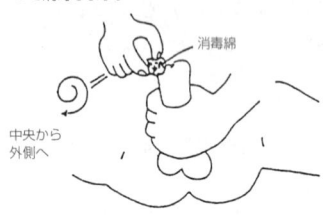

消毒綿

中央から外側へ

4 カテーテルの準備をする

DIBキャップの付いたカテーテルを消毒液が入ってるケースから取り出します。

ゼリー

清潔な方の手でカテーテルをつまみます。ゼリーを塗ります。

5 カテーテルを挿入し排尿する

清潔な方の手で鉛筆を握るように持ちます。カテーテルを16〜20cmくらい挿入しDIBキャップのフタを開けましょう。

尿を出すときは下腹部に力を！

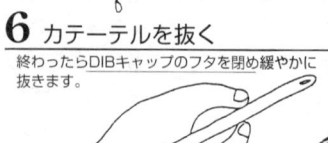

6 カテーテルを抜く

終わったらDIBキャップのフタを閉め緩やかに抜きます。

7 ケースに戻す

使用後のカテーテルは水道水などでカテーテルの内、外、DIBキャップなどを洗い流し、カテーテルを消毒液の入ったケースに戻します。

図2 導尿の方法(ディヴインターナショナル社製のカテーテル)

IV-8. 在宅自己導尿

■使用方法〈女性用〉

1 必要な物品を準備する

すぐに使えるように用意しておきましょう。

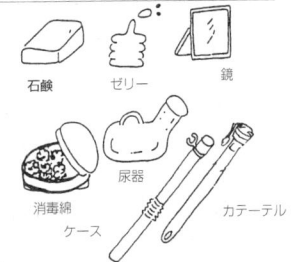

石鹸　ゼリー　鏡

消毒綿　尿器　ケース　カテーテル

2 手指を消毒する

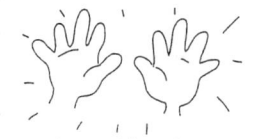

洗った手では何もさわらないで！

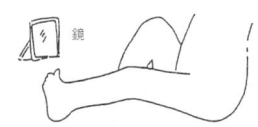

鏡

3 尿道口を消毒する

中央から下向きに4回消毒します。

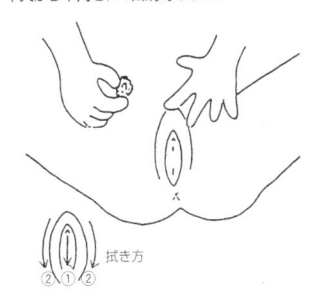

②①② 拭き方

4 カテーテルの準備をする

DIBキャップの付いたカテーテルを消毒液が入ってるケースから取り出します。

清潔な方の手でカテーテルをつまみます。
ゼリーを塗ります。

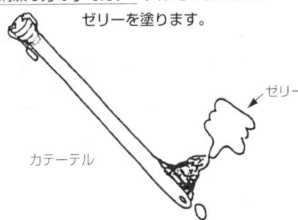

ゼリー
カテーテル

5 カテーテルを挿入し排尿する

清潔なほうの手で鉛筆を握るように持ちます。
4～6cmほどカテーテルを挿入し
DIBキャップのフタを開けましょう。

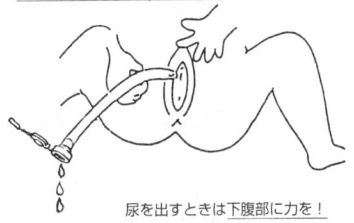

尿を出すときは下腹部に力を！

6 カテーテルを抜く

終わったらDIBキャップのフタを閉め緩やかに抜きます。

7 ケースに戻す

使用後のカテーテルは水道水などでカテーテルの内、外、DIBキャップなどを洗い流し、カテーテルを消毒液の入ったケースに戻します。

図2 続き

[女性]
- 女性では左手で小陰唇を広げ、右手でカテーテルの先端から6cmぐらいのところを鉛筆を握るようにつまみ外尿道口を探りながら挿入する。女性では前に鏡を置いて外尿道口を見ながら挿入している人もいる。
- カテーテルを尿道に4〜6cm挿入し、カテーテル内に尿が出始めたらさらに2〜5cm奥へカテーテルを進める。
- 便器または尿器にカテーテルの先を垂らし排尿する。カテーテルを挿入したまま下腹部を押し、すべての尿を排出する。
- この際、尿量、尿の色、濁りを確認する。

⑨カテーテルから尿が出なくなったあとに再度導尿を試みる際には、カテーテルを水洗いし、ケースに戻し、消毒をしてから行う。

⑩完全に排尿したら、カテーテルをゆっくり抜く。この際、カテーテルをゆっくり抜くことにより残尿をなくすことが重要である。

⑪排尿が終了したらカテーテルを抜く。流水で洗浄の後にキャップをし、薬液(0.05%ヒビテン®・グルコネートあるいはポビドンヨード)の入ったカテーテル・セットに戻す。

3 導尿管理のポイント

①カテーテル・セット中の薬液はハイアミン®液、オスバン®液やイソジン®液でもよい。1回/週取り替える必要がある。

②カテーテルに塗布するキシロカイン・ゼリー®のチューブも1本/週の割で取り替える。キシロカイン・ゼリー®が手元にない場合は唾液でも可能である。

③カテーテルは1回/月取り替える。自宅ではカテーテルは水道水で洗い、陰干しにして使用してもよい。

④導尿は4〜6時間ごとに1日4〜6回が標準であり、1回導尿量を500ml以下とする。尿を溜め過ぎて膀胱に過伸展を起こさないようにすることが重要である。

⑤したがって1回の導尿量が500mlを超える場合は、導尿回数を増やす。

⑥一方、1日に10回以上導尿することは細菌の混入や尿道損傷の機会を増し、患者の負担も多くなるので好ましくない。排尿障害が改善し、残尿量が減少してきたら導尿回数を減らしていく。

⑦残尿量が、100〜200mlで1日2回、200〜300mlで1日3回、300〜400

mlで1日4回の導尿を目安とする。

4 患者指導で強調すべきポイント

①手洗いが重要であることをよく認識させる。しかし、必要以上に「(強迫的な)無菌操作」にこだわる必要はないことも伝えておく。

②腎機能を保全するには、できれば1日に5～6回自己導尿が必要であることを納得させる。

③自排尿が可能な場合で患者の希望によっては、勤務中は自排尿し、起床時と就寝時の2回だけ自己導尿という方法も可能である。しかし残尿が多い場合には、できるだけ自己導尿の回数を増やした方が腎機能への影響が少なくて済む。入浴はまったく普通でよい。

④尿の色調と混濁に留意する習慣をもつ。少し多めに飲水し、透明清澄な尿であるように心がける。

⑤カテーテルへの軽度の血液の付着あるいは事後の外尿道口からの小出血は気にしなくてよい。しかし肉眼的血尿、あるいはカテーテルを挿入しても尿が出てこないときには、直ちに泌尿器科医に相談する。

⑥導尿型の腸管代用膀胱の場合では腸から分泌される粘液が尿中に混じるので、カテーテルが詰まることがある。太めのカテーテルを使用するか、または時々ファイコン・カテーテルで膀胱洗浄させる。

V. 在宅自己導尿の合併症

1 尿路感染

尿路感染、尿道損傷、結石などの合併症に留意し、排尿痛、尿混濁、血尿、発熱、カテーテル挿入困難などが認められる場合は外来受診するように指導する。

①一般的に、細菌培養による無菌率は、無菌的導尿で39～65%、非無菌的導尿で45～90%である。

②尿路感染の分離菌は、グラム陰性桿菌が約2/3を占め、その構成比率は各施設の複雑性尿路感染の分離菌と一致する傾向がある。また、長期間の予防投与を施行しない限り主要分離菌の薬剤感受性は良好であり、耐性の出現は稀で

ある。尿路感染の症状が出現後に適切な抗生剤を投与しても容易に治癒可能な場合が多い。

③また、慢性的細菌尿があっても膀胱尿管逆流現象、膀胱の過伸展および尿路損傷がない限り必ずしも重篤な感染症は発症しない。

したがって、在宅自己導尿においては長期にわたる漫然とした抗生剤、抗菌薬の予防投与を避ける。定期的な検尿は患者管理に不可欠である。

2 結石

残尿を有する患者に好発する膀胱結石は自己導尿患者においては比較的稀である。この場合は感染を合併していることも多い。他者による間欠的導尿患者では、長期臥床などの影響もあり尿路結石を生じやすく、定期的な泌尿器科医の診療を受けることが望ましい。

3 血尿

前立腺肥大症患者で自己導尿をしているときに、腺腫表面の血管をカテーテルが損傷したり、あるいは腺腫にカテーテルが刺さって著しい出血を生じることがある。速やかに泌尿器科医の診断と加療を必要とする。

4 腎機能障害

腎機能の悪化を防ぐために自己導尿をするケースが多いが、「慣れ」と同時に導尿回数が少なくなり腎機能の悪化をきたすことがある。定期的な腎機能のチェック（血清クレアチニン、血清BUN、尿蛋白量、尿酸値）と画像診断（超音波診断など）を泌尿器科で受けることが必要である。

おわりに

（在宅）自己導尿は排尿に障害をもつ患者にとって、確立され、安全な手技として定着している。しかし手技の導入のみならず、随時、コメディカルによるフォローアップと評価、コンサルトにより、患者のQOLを維持していくことが重要である。

（北村唯一・堀江重郎）

9. 在宅(中心)静脈栄養(HPN)

はじめに

　在宅静脈栄養(Home Parenteral Nutrition；HPN)とは、家庭(在宅)で行う中心静脈栄養法のことである。HPNにより、静脈栄養法が必要な患者であっても入院せずに家庭での生活が可能になるばかりか、場合によっては社会復帰も可能となり、HPNによって得られる患者の利益は大きい。

　HPNは、わが国では既に20年も前から行われている医療であるが、当初は器具や製剤が未成熟であったことに加え、HPNを取り巻くインフラも十分ではなく適応疾患も限られていたために、HPNは広く普及するには至らなかった。しかし、1992年の健康保険改正で悪性疾患もHPNの適応に含まれ、さらには1994年の改正で、HPNの適応は疾患を問わず医師が必要と認めたものとなったことから、HPNに対する門戸は一気に広がってきている。在宅医療を望む患者にとってメリットの多いHPNが広く普及することは決して悪いことではないが、HPNでは時には年余にわたってカテーテルを留置して点滴することから、留置部位の細菌感染、カテーテル閉塞、代謝異常など重篤な合併症も起こり得るため、HPNの適応に際しては厳に慎重にならなくてはいけない。

　本稿では、HPNの適応から実施、フォローアップまで、HPNを円滑かつ安全に行う方法について説明する。

I. HPNの適応疾患

　先にも述べたが1994年の健保改正で、HPNの対象患者は原因疾患の如何にかかわらず、「中心静脈栄養以外に栄養維持が困難なもので、当該療法を行うことが必要であると医師が認めた者」ということになっている。すなわち、HPNの適応は医師の裁量1つで決められるといっても過言ではないため、HPNの適応を決定する医師は、静脈栄養法に関しては当然であるが、在宅医療に関しても十分に精通している必要がある。一般にはなんらかの理由によって消化管からの栄養補給のみでは生命の維持が困難であり、かつ静脈栄養法が

可能な症例がHPNの適応となるが、ここで問題となるのが、悪性腫瘍末期に代表される終末期症例に対する適応である。悪性腫瘍末期に代表される終末期症例に対する適応である。一般に、高カロリー輸液はターミナル前期までは有効なことがあるが、中期以降での適応は、高血糖、電解質異常、胸水・腹水の増加、全身浮腫などの原因ともなり、患者が逆に苦しむことも多くみられるので、適応は慎重にしなければならない。2002年に改定されたASPENガイドライン[1]では、末期がん患者に対する高カロリー輸液はルーチンに行うべきではなく、依然contoversialとは断りながらも、①肉体的、精神的に受け入れ可能な状況であること、②余命40〜60日が見込まれること、③強力な支援システムが存在すること、④他の治療で効果のないとき、としている。

II. HPNの禁忌

HPNの適応には原因疾患の縛りはないものの、基本的に腸管が使用可能な場合は積極的に経腸栄養法を試みるべきで、安易に静脈栄養法を選択してはならない。例えば脳血管障害などに起因する摂食障害で消化管機能が正常である場合は当然禁忌であり、経腸栄養を選択すべきである。また、感染症、菌血症、敗血症があるか、その疑いがある場合、全身状態が不安定な場合も禁忌といえる。

III. HPNの実施条件

HPNの適応があるからといって直ちに実施可能なわけではない。在宅中心静脈栄養法ガイドライン[2]では、HPNを実施する条件として表1のようなことを挙げている。特に、条件2)に関しては、少なからずリスクを抱えた患者を院外に出すわけであるため、導入後のフォローだけでなく導入時の患者・援

表I HPNを実施する条件

1	原疾患の治療を入院して行う必要がなく、病態が安定していて(末期がん患者を除く)、在宅中心静脈栄養によって生活の質が向上すると判断されるとき。
2	医療担当者の在宅中心静脈栄養指導力が十分で、院内外を含む管理体制が整備されているとき。
3	患者と家族がTPN(中心静脈栄養)の理論やHPNの必要性をよく認識して、両者がHPNを希望し、家庭で輸液調整が問題なくでき、注入管理も安全に行えて合併症の危険性が少ないと判断されるとき。

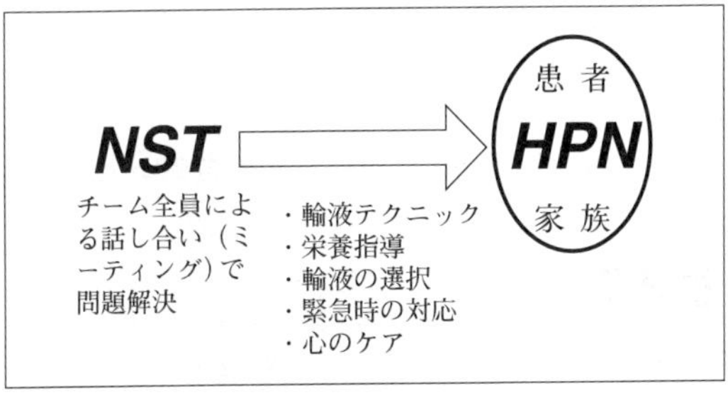

IV-9. 在宅(中心)静脈栄養(HPN)

図1 NSTによるアプローチ

助者の指導にも万全を期さなければならない。また、緊急時の対応などでは、時にはかかりつけ医に応急処置を依頼せざるを得ないこともあり、HPNにおける病診連携も重要となってくる。昨今は栄養サポートチーム(NST)が機能している病院も増えているが、HPNに関する諸問題は導入前からNSTのカンファレンスで話し合われ、事前に解決を図ることも可能となる。さらにチームで対応することによりHPNにかかわるスタッフ間の意思統一が可能となり、問題点も次の症例にフィードバックされやすくなるという利点がある。また、NSTの中に地域連携室のスタッフを入れることで、病診連携の問題もクリアされることから、NSTの活用は円滑で安全なHPNの実現にとって有用であると考えられる(図1)。

IV. HPNの使用血管

HPNにおける中心静脈カテーテルの先端は、上大静脈に置かれることが多い。カテーテルを挿入する経路であるが、上大静脈へは鎖骨下静脈、内頸静脈、大腿静脈あるいは腕や頸部の末梢静脈からアクセスすることができる。このうち鎖骨下静脈が好んで用いられるが、鎖骨下静脈カテーテルは内頸静脈カテーテルに比べて挿入時に気胸を起こす危険性が高く、また、活動性の高い患者では鎖骨と第一肋骨との間でカテーテルが圧迫破損してしまうことがあることを知っておくべきである。内頸静脈アクセスは鎖骨下静脈カテーテルのような合併症はない代わりに、血腫形成、動脈損傷およびカテーテル関連血流感染症を起こす率が高い。大腿静脈からのアプローチは、静脈血栓、カテーテル敗血症を起こすリスクが高く、QOLも損なわれるため、HPNのみならず一般

の静脈栄養法でも推奨できるアクセスルートではない。しかし、長期の使用で上大静脈系の血管が使用できないときにはやむを得ず大腿静脈を用いることもあるが、その場合は十分な皮下トンネルを設けることが必要である。腕や頸部の末梢静脈からのアクセスでは橈側皮静脈や外頸静脈が選択される。

V. アクセスデバイス

静脈アクセスへのデバイス(道具)としては、カテーテルもしくはポート(リザーバー)が用いられる。

1 カテーテル

通常の治療目的で使用されるポリウレタン製の中心静脈カテーテルは、固定性や抗血栓性、組織適合性の面からHPNでの使用は推奨できない。われわれは、長期間の留置であればBroviac catherterまたはHickman catherter(図2)を用いている。これらのカテーテルはシリコン素材で耐久性もあり、ダクロンカフにより皮下で固定されるため固定性や抗感染性に優れ、仮に体外部分が破損しても、補修キットで対応が可能である。このほかカテーテル先端のバルブによって血液の逆流の心配がなく、ヘパリンでカテーテルをロックする必要のないGroshong型カテーテル(図3)も用いている。このカテーテルは末梢静脈からのアクセスも可能であり、末期がん患者など短期間の留置に有用である。

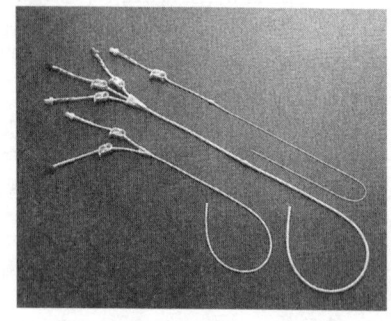

図2 Broviac、Hickmanカテーテル

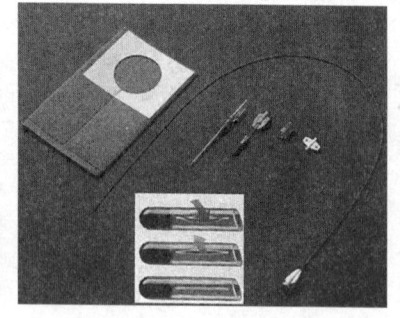

図3 Groshong型カテーテル

2 皮下埋め込み式ポート

皮下埋め込み式ポート(以下、ポート)は、カテーテルの露出がなく、入浴やスポーツなどが自由に行えるため、患者のQOL向上に有利であり、活動性の高い患者に対して用いる。ポートは、ほとんどが鎖骨下静脈または内頸静脈に挿入したカテーテルに接続して前胸部皮下に埋め込まれる。ポートの多くは右の前胸部に設置されるが、自己穿刺をする場合には、多くの患者が右利きなので左前胸部に設置した方がよいこともあり、事前に患者とよく相談する必要がある。長期間の留置では穿刺部分の皮膚の感染や壊死が発生することがあるので注意が必要である。

VI. 注入デバイス

HPNでは多くの場合、専用の輸液ポンプを使用する。最近開発された専用ポンプは、駆動部がカセット式になっておりプライミングが容易であることが特徴で、さらに音声アラーム機能もついており、安全性はもとより患者、介護者の利便性を高めている。ポンプの価格は20万円前後と高価であるが、健康保険でポンプ加算が月額2,000点認められているため、病院が購入して患者に貸与することも可能である。また、サード・パーティが在宅医療支援を行っており、この会社からリース(月額3,000円程度)を受けることも可能である。

VII. 輸液セット・穿刺針

HPNを行う際に用いる輸液バッグ、ライン、注射器などを指すが、輸液注入用針とドリップチャンバーのついているラインなども含まれる。以下のようなものが使用される。輸液セットは基本的にHPNの指導管理料に含まれるが、後述する間欠投与で1ヵ月に7組以上使用する場合は保険請求が可能である。

1. ライン:付属品がすべてラインに組み込まれた一体型ラインを用いる。輸液ポンプに装着するカセット式ポンプチャンバーと輸液の滴下を確認するフローチェッカー、フィルターが一体化したもので、ポンプに専用のものが別売りされている。
2. ヒューバー(Huber)針:ポートの穿刺に用いる専用の穿刺針で、針先にコ

アリング(穿刺針によってポートの隔壁を削り取ること)を防ぐ工夫がされている。

VIII. HPNで使用する薬剤

　HPNに用いる輸液は、患者の病態に見合ったオーダーメードの処方が基本であるが、状態が安定している患者では、キット製剤が調剤の手間が少なく便利である。製剤としては、アミノ酸液と糖液が二室に分かれたダブルバッグ製剤(例：ピーエヌツイン®、アミノトリパ®)や、一室のワンバッグ製剤(ユニカリック®)がある。ワンバッグ製剤は隔壁開通の手間が不要で、高齢者や女性にとって有利であるが、腎機能低下例や高齢者では製剤安定化に関与する滴定酸度の関係で高クロール性アシドーシスが起こりやすい問題がある[3]ので注意が必要である。最近では脂肪乳剤が加わり三大栄養素の投与が可能となる製剤(ミキシッド®)や、総合ビタミン剤もセットになっている製剤(フルカリック®)も販売されており、選択の幅が広がっている。

　このほかにHPNで使用する薬剤には、高カロリー輸液用総合ビタミン剤、微量元素製剤、脂肪乳剤、電解質補正液、ヘパリンなどがあるが、脂肪乳剤以外は現在、製剤と注入器が一体となったプレフィルド製品があり、より簡便になっている。これら製剤はすべて保険請求が可能であるが、ポビドンヨード液、消毒用エタノール、0.5％クロルヘキシジングルコネート液などの消毒薬は保険請求できない。

IX. 薬剤の調整・保存・供給

　輸液製剤の調整は、アミノ酸と糖質の混合によるメイラード反応やビタミンの失活の問題があるため、家庭での調整が必要となってくる。そのため後述する患者、家族への教育がHPNを成功させる重要なポイントの1つとなる。先の項で述べたように、近年は調剤の手間のかからない製剤が販売されているので、調剤に関する問題は以前よりは少なくなった。家庭での輸液製剤の保管については、直射日光の当たらない涼しい場所と指導している。製剤の供給に関しては、当院ではHPNに用いる輸液製剤などは、ほとんどの症例が外来で処方して患者、介護者に手渡ししている。一度に1〜2週間分を処方するが、輸液製剤は意外に重量があるため、高齢者では搬送が困難なこともあり、時には宅配便などのサード・パーティーによる移送を考慮することもあるが、リスク

マネジメントの観点から慎重な判断を要する。また、家庭での調剤が困難である場合には、院内や民間の調剤薬局で調剤したものを 2～3 日ごとに取りに来てもらったり、配達することもある。

X. その他の器具

家庭での輸液では、点滴スタンドを用いることもあるが、バリア・フリー化が進んでいるとはいえ、室内の移動は思いのほか不便である。室内各所に輸液バッグをかけるフック(針金でできた簡易ハンガーや園芸用フックを利用する)を設けるのも一案であるが、ポンプと輸液製剤が固定でき、持ち運びにも便利なキャリー・スタンドを使用するとより便利で QOL は向上する。また、より活動性の高い患者に対しては、携帯用のジャケットもあるので症例に応じて使用を考慮するが費用は自己負担となる。そのほか、消毒用の綿球、綿棒、ガーゼ、絆創膏などの衛生材料は 6 セットまでは自己負担だが、それ以上は保険請求が可能である。

XI. 輸液処方計画

特に在宅静脈栄養に限らず、輸液剤組成は一般的な輸液処方のルールに則り決定する。

1 投与エネルギー量

安静時消費エネルギー量(REE)を Harris-Benedict 式を用いて推定し、これに患者の状態に応じたストレス係数、活動係数を乗じることにより、患者の必要エネルギー量を求める。また、安定している場合は 25～30 kcal/kg/日という経験則を用いてもよいが、就業している場合などエネルギー需要が増大しているときには 35 kcal/kg/日が必要なこともある。

2 アミノ酸投与量

通常は 1.0 g/kg/日であるが、エネルギー需要増加がある場合は 1.2～1.3 g/kg/日程度まで増量する。

3 脂肪投与量

脂肪は蛋白質や糖質とともに三大栄養素の1つであり、1ヵ月を超える長期静脈栄養時には、必須脂肪酸欠乏症の予防のためにも脂肪製剤の投与を怠ってはならない。10〜20%製剤を1〜2回/週投与するが、脂肪乳剤は他の薬剤との混合を避けるために末梢静脈からの投与が望ましい。外来または往診時に、もしくは病診連携を利用して行うとよい。

4 微量栄養素

ビタミンや微量元素は必要量を投与するが、特に乳酸アシドーシスを起こさないためにもビタミン B_1 の投与は絶対に忘れてはならない。

XII. 輸液注入法

輸液の注入方法には、持続注入法と間欠注入法がある。どちらを選択するかは、患者の状態、基礎疾患、QOLなどを考慮して選択するが、教育期間中に決定する方がよい。

1 持続注入法

耐糖能異常や心、肺、腎機能低下例では持続注入法を選択する。注入が持続的に行えるため、生体の代謝変動に与える影響は少ないという利点があるが、1日中注入するため、日常の行動が制限されるという欠点がある。そのため、持続注入法では携帯用輸液システムを活用する。持続注入法では輸液ラインの交換は週に1〜2回でよい。

2 間欠注入法

基礎疾患が比較的少なく、活動性の高い症例や経口摂取併用例では間欠投与が可能である。1日の一定時間(通常6〜12時間)のみ注入を行うため、残りの時間はヘパリンでロックすることによって輸液ラインから解放されて日常生活が可能になる。但しラインの交換は毎日必要である。

XIII. 皮膚消毒法と皮膚穿刺法

1 カテーテルの場合

皮膚刺入部の皮膚の観察を行う。発赤、腫脹、疼痛、出血の有無と縫合糸の固定の状況を観察する。カテーテルの固定に異常があれば、再度固定をやり直す。

カテーテル周囲の消毒を行う際は、ドレッシング材貼付部の皮膚の清拭を十分に行ってから消毒を開始する。綿棒に付けたクロルヘキシジンやポピドンヨード消毒液で、カテーテル周囲を中心から外側に向かって円形に消毒する。続いて接続部のカテーテル・ハブを消毒するが、液溜りに多量の消毒液が入らないように留意する必要がある。ロック・コネクタを用いると、その心配は不要となる。

2 ポートの場合

ポートはHuber針を用いて穿刺するが、注入ラインにHuber針を接続して、先端まで薬液を満たした後、以下の手順で刺入部の消毒を行う。
1. 消毒液に浸した綿棒でポート部を消毒する。消毒は中心部から外側に向かって円形に行う。この操作を2回行う。
2. 利き手ではない方の第1指、第2指でポートを固定して皮膚を伸展させる。
3. 利き手でHuber針の翼状部をもち、ポート部を皮膚の上からポートの底に針先が当たるまで垂直に刺入する。
4. Huber針の翼状部と注入ラインを皮膚に固定する。固定はガーゼなどは置かずに、刺入部を観察するために直接透明シールを貼って保護する。

XIV. 患者教育

HPNにおいて患者教育は非常に重要である。長期間にわたり、安全にHPNを行うためにも、この教育期間において、安全な静脈栄養管理法、想定されるトラブルに対する対処法を講じる。教育期間は通常1～2週間の入院で
①輸液調剤の方法(家庭で調整する場合)
②回路の組み立て、プライミング方法

③接続、穿刺方法
④ポンプの使い方や整備点検の方法
⑤HPN 中の副作用やトラブルが生じたときの具体的な対処の仕方
⑥自己管理ノートの記載(全身状態、輸液施行・管理状況の記録など)

これらを(ビデオ)マニュアルやチェックリストを使用して教育、指導する。末期がんなどで余命が残り少ない場合は外来での導入を行うこともある。

XV. 合併症と対策

1 代謝性合併症

高血糖、低血糖が最も頻度の高い合併症である。ビタミン B_1 欠乏による乳酸アシドーシスは絶対に起こしてはならない合併症であるが、ワンバッグ製剤では高クロール性アシドーシスも起こりやすいといわれており高齢者や腎機能の低下した患者では注意が必要である。このほか電解質異常、必須脂肪酸欠乏、微量元素異常などが挙げられる。後述するフォローアップが重要である。

2 カテーテル関連のトラブルと対策

①血液の逆流……ヘパリンによるフラッシュ。
②カテーテルの閉塞……ヘパリン、NaOH で閉塞を解除(まず連絡)。
③空気塞栓……クレンメを閉じてから接続する。
④カテーテル感染……38℃の弛張熱、血培、抜去が必要なこともある(まず連絡)。
⑤穿刺部壊死、感染……穿刺部を変える、抗生剤投与、交換することもある。

XVI. フォローアップ

退院後の外来受診や訪問診療、訪問看護などにより、定期的(最低2週間に一度)な病態の把握、栄養評価、血液・生化学検査、注入システムの点検、食事指導などを複数のスタッフで協同して行う。

前述した NST のように医師、看護師、薬剤師などが協力して行えるチーム医療体制を院内外に整備することが望ましい。チーム医療での役割分担は**表2**

表2 チーム医療での役割分担

医　師	チームの統括責任者、患者の治療方針の決定と実施
看護師	患者・家族への教育、指導や必要物品の供給、精神的援助など日常的なケアの中心的役割
薬剤師	輸液製剤の無菌調整、注射薬の注入法の指導
栄養士	栄養評価、経口摂取量のチェックなど
MSW(医療ソーシャルワーカー)	医療と福祉との連携、社会資源の活用などのコーディネーション機能

のようになる。

XVII. 医療廃棄物

在宅医療を行うことにより、家庭より医療廃棄物として種々のものが排出される。患者・家族へは、一般の家庭ゴミと一緒に廃棄させず病院が責任をもって回収することを指導する。医療行為に伴って発生する医療廃棄物には、感染性と非感染性に分別して排出する責任があるため、医療機関が感染性廃棄物処理法に基づいて処理を行う義務がある。

おわりに

在宅医療は21世紀に求められるヒューマンな医療であるが、HPNは家庭での輸液を可能とし、在宅医療を栄養面から支える supportive therapy として重要である。HPNを安全に、かつ患者、家族にとって有意義なものにするためには、多くの医療資源の活用やスタッフの協同が必要不可欠であるが、本稿の中でもHPNにおけるチーム医療の重要性を強調した。今後、より多くの患者、家族がHPNにより快適な在宅医療を享受できることを願う。

（大谷　順）

参考文献

1) A.S.P.E.N Board of Directors and The Clinical Guidelines Task Force: Guidelines for the Use of Parenteral and Enteral Nutrition in Adult and Pediatric Patients. JPEN 26 Supplement: 82 SA-83 SA, 2002.
2) 在宅中心静脈栄養法マニュアル等作成委員会:医療者用・在宅中心静脈栄養法ガイドライン.財団法人健康推進財団(編), 文光堂, 東京, 1995.
3) 岡村健次, ほか:市販高カロリー輸液製剤による代謝性アシドーシスの発現について. 外科と代謝・栄養 35:279, 2001.
4) 在宅中心静脈栄養法マニュアル等作成委員会:医療者用・在宅中心静脈栄養法ガイドライン.財団法人健康推進財団(編), 文光堂, 東京, 1995.
5) 2001年度 HIT研究会 TEXT.
6) 城谷典保, ほか:成人での在宅静脈栄養, 日本臨床 59:852-855, 2001.

10. 在宅悪性腫瘍患者診療

はじめに

　進行したがんをもった人が、自分の希望する場所(主として自宅)で生活することを援助するのが在宅悪性腫瘍患者診療であり、在宅ホスピスケア(home hospice)とも呼ばれている。

　援助の具体的な内容は、がんの進行に伴って出てくる症状に対する症状緩和治療、家族への介護・看護の指導、臨終期の指導、看取りの指導などである。

　また、これらの援助が、医師、訪問看護師、薬剤師、ケアマネジャーなどを加えた多職種チームで展開される体制をつくることも大切である。

I. コミュニケーションの確立

　患者や家族との信頼関係を築くことが大事である。このためには対話の重要性を認識しなければならない。対話をするときに、最もやっかいな問題が「告知」の問題である。

　「インフォームド・コンセントなしには医療は成立しない」と誰もが認識し、実行しているという割には、進行したがんの場合は例外扱いされていることが、在宅ホスピスケアが普及しない1つの理由である。

　がん告知は在宅ホスピスケアの絶対条件ではないにしても、患者自身が病状を理解していると、さまざまな援助が提供しやすい。特に、他の医療機関で治療を受けて紹介され、患者本人に適切な説明が行われていないときには、まず、コミュニケーションを確立することが最初の仕事になる。

　患者の人権や人間としての尊厳を、最後まで守るのが医療者の役目ではあるが、真実が嘘で固められている場合には、事実を明らかにすることで、大きな失望を招くことは明らかである。しかし、この問題を解決しないまま、援助を続けても、病状の悪化に伴い、もっと大きな失望が生まれることになり、やはり、最初の出会いの時点から勇気をもって対話することが必要となる。

　親族を含めた家族の希望など、さまざまな障害があるが、患者本人に希望を聞くことが第一歩である。病状についての理解、病状についてどの程度知りた

いどうか本人に直接聞き、患者本人の希望に沿った形で対話を進めていく。

II. 効果的な症状緩和治療の展開

がんの進行に伴い、さまざまな苦痛が出てくるが、それらを可能な限り緩和することも大事である。幸いなことに、病院で行う症状緩和治療は自宅で行うことができる。

以下、特に出現しやすい症状とその具体的な治療法、および在宅中心静脈栄養輸液について解説する。

1 疼痛

がんに伴う痛みは最も耐え難い苦痛である。しかし、この痛みのほとんどは適切な治療で緩和することができる。

適切な治療を行う際に最低限必要なことは以下の6項目である。

①痛みがあることを早く察知し、治療を早く始める。

②がんの痛み治療に使う鎮痛薬の種類と性質を知る。

a. 消炎鎮痛薬(NSAIDs)

軽い痛みに使用。アスピリン、アセトアミノフェン、ジクロフェナク(ボルタレン®)、ロキソプロフェン(ノブフェン®)、ナプロキセン(ナイキサン®)、ナプメトン(レリフェン®)などの薬剤がある。

薬剤によって、鎮痛効果、消炎効果、解熱効果に差がある。効果持続時間にも差がある。

副作用として、胃腸障害、腎機能障害などがあり、これらの副作用を軽減したプロドラック、COX-2選択的阻害薬などが利用される。

食後投与とはせず、効果持続時間を参考にしながら、時間を決めて使用することが肝心。

b. 弱オピオイド薬

中等度の痛みに使用。リン酸コデインが主に使用される。

コデインはモルヒネから合成された薬剤で、肝臓で代謝され、モルヒネとして効果が発揮される。

使用方法は塩酸モルヒネと同じ。

c. 強オピオイド薬

中等度および高度の痛みに使用。2004年9月現在で使用できる薬剤はモル

ヒネ製剤(塩酸モルヒネ錠、散、内服液、坐剤、注射薬、硫酸モルヒネ製剤)、フェンタニル製剤(デュロテップ®パッチ、フェンタネスト®注)、オキシコドン製剤(オキシコンチン®錠)がある。

i) 塩酸モルヒネ錠、末、水(シロップ)、内服液(オプソ®内服液)：速効性の強オピオイドで、服用後約10分で鎮痛効果が現れ、最大鎮痛効果発現は約30〜60分。鎮痛効果は3〜5時間持続するため服用間隔は4時間ごと。但し、夜間は倍量服用で8時間効果が持続。強オピオイドの基本薬で、導入に使うほかに、疼痛増強時の頓用薬(レスキュー薬)として用いる。オプソ®内服液(5 mg製剤および10 mg製剤)は飲みやすく、保存性や携帯性に優れている。

ii) 塩酸モルヒネ坐剤(アンペック®坐剤)：速効性の強オピオイドで、挿入後約20分で鎮痛効果が現れ、最大鎮痛効果発現は約1〜2時間。効果持続時間は6〜10時間で、通常8時間ごと、1日3回使用する。薬が飲めない場合に使用し、また、レスキュー薬としても使用できる。

iii) 塩酸モルヒネ注射液：速効性の強オピオイドで、薬が飲めず、坐剤も使えないとき、痛みがひどく早く除痛したいときに使用する。通常は自動注入ポンプで、静脈内(持続静注)や皮下(持続皮下注)に、一定の速度で注入。1%製剤(1 ml、5 ml)と4%製剤(5 ml)がある。

iv) フェンタニル注(フェンタネスト®)：速効性のフェンタニル製剤。2004年2月よりがん性疼痛にも使えるようになった。鎮痛作用はモルヒネの50〜200倍で、塩酸モルヒネ注からの変更は1/50。モルヒネ注射薬で副作用が出現した場合、デュロテップ®パッチで副作用が出現した場合、デュロテップ®パッチのレスキューに用いる。持続皮下注や持続静注で使用。1アンプル(2.0 ml)=0.1 mgで0.5 ml/hrがデュロテップ®パッチ2.5 mgの放出量に相当する。なお、1アンプル5 mlの製剤もある。

v) 硫酸モルヒネ徐放製剤(MSコンチン®錠、MSツワイスロン®、モルペス®細粒)：徐放性(持続性)の強オピオイドで、服用後、約1〜2時間で鎮痛効果が現れ、最大効果出現時間は2〜4時間、効果持続時間は8〜12時間。通常は1日2回、12時間ごとに服用する。必ず速効性製剤で導入して維持量を決めてから、本剤に切り替える。

vi) 硫酸モルヒネ徐放製剤(カディアン®)：徐放性(持続性)の強オピオイドで、服用後約2時間で鎮痛効果が現れ、最大効果出現時間は約6〜8時間、鎮痛効果は24時間持続。1日1回の服用でよいのが特徴。必ず速効性製剤で導入して維持量を決めてから、本剤に切り替える。

vii) フェンタニルパッチ(デュロテップ® パッチ2.5 mg、5.0 mg、7.5

mg、10 mg)：徐放性(持続性)の強オピオイド(フェンタニル)で、皮膚に貼って約2時間後に鎮痛作用が現れ、最大効果発現は24〜48時間、その効果は72時間持続する。通常3日ごと貼り替える。この製剤の特徴は、貼付剤であり、薬が飲めない人にも使うことができる、副作用はモルヒネより軽度で、吐き気や便秘などが少ない、腎機能が悪い人にも使用できる点などである。

viii) オキシコンチン®錠： 速効性と徐放性(持続性)の両方の性質をもった強オピオイド。効果発現時間は約15分と早く、最大効果出現時間は約2〜3時間、効果持続時間は12時間で、1日2回12時間ごとに服用する。この製剤の特徴は速効性であること、低用量の5 mg錠は中等度の痛みに対して利用価値が高く、弱オピオイドであるコデインより使いやすいこと、嘔気・嘔吐の副作用が比較的少ないこと、せん妄の副作用が非常に少ないこと、腎機能が悪い人にも使用できることなどである。モルヒネとの換算比は3：2で、使用しているモルヒネ(塩酸モルヒネ、MSコンチン® など)量の2/3がオキシコンチンの使用量である。例：MSコンチン® 30 mg＝オキシコンチン錠20 mg。

d. 強オピオイド代替薬(ブプレノルフィン：レペタン®注、坐剤)

中等度からやや高度の痛みに使用。速効性で、投与30分後に鎮痛効果が現れ、最大効果は3時間後、効果持続時間は6〜9時間。1日3回8時間ごとに投与。注射薬は舌下投与もでき、モルヒネの60倍の鎮痛効果がある。麻薬ではないために、取り扱いは面倒ではないが、有効限界量があり、経口投与で4 mg、非経口投与で2 mgまでしか使えない。

e. 鎮痛補助薬

強オピオイドでとりにくい痛み、特に神経障害性疼痛に対し、強オピオイドと併用する。

神経の圧迫が関与する場合には、まず、コルチコステロイドを使ってみる。効果がなければ、抗うつ薬(特に持続性の痛みの場合)か抗痙攣薬(特に発作性の痛みの場合)のどちらかを使用。それでも効果がない場合には、抗うつ薬と抗痙攣薬を併用。さらに無効のときは、抗不整脈薬、NMDA受容体拮抗薬の順に使用してみる。

i) コルチコステロイド

ii) 抗うつ薬：アミトリプチン(トリプタノール®)・クロミプラミン(アナフラニール®)・イミプラミン(トフラニール®)など。

iii) 抗痙攣薬：カルバマゼピン(テグレトール®)・フェントイン(アレビアチン®)・バブロン酸ナトリウム(デパケン®)など。

iv) 抗不整脈薬：メキシレチン(メキシチール®)・酢酸フレカイニド(タンボ

コール®)・リドカイン。
 v) NMDA受容体拮抗薬：ケタミン(ケタラール®)
 vi) その他：筋弛緩薬、抗不安薬など。
③**痛みの程度にあった治療薬を使う。**

軽い痛みに対しては消炎鎮痛薬(NSAIDs)を用いる。中等度の痛みに対しては、リン酸コデイン(弱オピオイド)、オキシコンチン®5mg錠(強オピオイド)、レペタン®(強オピオイド代替薬)などを用いる。強い痛みに対しては、最初から強オピオイドを用いる。

がんの痛みは、通常、次第に強くなり、最終的に強オピオイドを使用することが多いため、痛みが強くなったら躊躇せずに強オピオイドに変更する。

④**がんの痛み治療に使う鎮痛剤(特に強オピオイド製剤)の使い方を知る。**

a. **使い始めは速効性製剤を使用する**

強オピオイド製剤は現在、多くの種類があり、今後も新しい薬剤が発売される予定であるが、使い方を考慮すると3つに分類することができる。

第一は速効性製剤で、効果がすぐに現れ、導入時(タイトレーション)および疼痛増強時(レスキュー)に使用する製剤である。

第二は徐放性(持続性)製剤で、効果発現は遅いが、効果が長時間持続するため、維持期に使用する製剤である。

第三が複合性(速効性＋徐放性)製剤で、効果発現が早く、かつ長時間持続するもので、導入時および維持期に使用することができる製剤である。

強オピオイド製剤を使う場合には、導入は速効性製剤(塩酸モルヒネ製剤あるいはオキシコンチン®)を用いて行い、治療効果を評価し、痛みがなくなるまで増量し、維持量が決まったら、徐放性製剤に切り替えるのが原則で、特に強い痛みの場合には、この原則に従って強オピオイド製剤を利用しないと、いつまで経っても痛みがとれないこととなる。

b. **薬が飲めるときは、経口薬が原則。薬が飲めない場合には、坐剤か貼付薬や注射薬を利用する**

但し、がんの進行により、薬が飲めなくなることが近い将来予測される場合には、早めに貼付薬に変更する。モルヒネの経口薬からデュロテップ®パッチに変更する場合には、換算表(**表1**)を用いて切り替える。換算表は150：1と100：1の換算表が使用されており、日本の添付文書は150：1で切り替えを勧めている。

c. **注射薬の使い方を知る**

強オピオイドの注射薬は、塩酸モルヒネ注射薬とフェンタニル注射薬があ

表 I　フェンタニルパッチの換算量

フェンタニルパッチの用量 (フェンタニル1日放出量)	経口モルヒネ1日量 (開始量)[*1]	経口モルヒネ1日量 (維持量)[*2]
2.5 mg(0.6 mg/日)	90±45 mg	60±30 mg
5.0 mg(1.2 mg/日)	180±45 mg	120±30 mg
7.5 mg(1.8 mg/日)	270±45 mg	180±30 mg

[*1]は150：1の換算表で日本で採用されているもの。[*2]は100：1の換算表でドイツで採用されているものである。

る。いずれも、自動注入ポンプを用いた持続皮下注法あるいは持続静注法で使用する。

　貼付薬の出現により、在宅で使用する機会は少なくなったが、薬が飲めない状態で、大量の強オピオイドが必要な場合、短期間で疼痛コントロールが必要な場合、あるいは、痛みが増強したときのレスキュー(patient control analgesia；PCA)として必要な場合が少なくない。

　持続皮下注の場合には、24 Gのテフロン針を皮下に留置し、時間1 m*l* を超えないスピードで注入する。

　皮下埋め込み式ポートなどが留置されている場合には、持続静注法が便利である。自動注入ポンプは、痛みがコントロールされていないときにはPCA装置つきの専用の自動注入ポンプ［TE 316(テルモ)、6060 マルチセラピーポンプ(バクスター社)、CADD-Legacy(スミスメディカル)など：いずれもリースで利用できる］で投与スピードを変えながら維持量を決める必要があるが、痛みがコントロールされている場合では、ディスポーザブルのインフューザーポンプが利用できる。

　なお、経口モルヒネから注射薬に変更する場合の換算は1/2である。

d. 痛みが取り難い場合には鎮痛補助薬の併用を考える

　痛みの性質より、神経原性疼痛が予測される場合には、鎮痛補助薬の使用を考慮する。鎮痛補助薬の使用方法は、「e. 鎮痛補助薬」の項目を参照。

⑤痛みが増強したときの対応方法(レスキュー薬の使い方)を知ること

　自宅に戻った時点で痛みがなくても、痛みが出た場合にすぐに対応できるように、レスキュー薬(ボルタレン®坐剤 and/or レペタン®坐剤 and/or アンペック®坐剤)を常備しておく。また、強オピオイド製剤を使用しているときには、痛みが増強した場合に備えて、レスキュー薬を常備しておく。レスキュー薬としては速効性薬剤の塩酸モルヒネを使用する。薬が飲める場合には、オプソ®内服液、薬が飲めない場合には、アンペック®坐剤を使用する。なお、病

状の進行により、急に薬を飲めなくなることもあるために、アンペック®坐剤は数個常備しておくことが肝心である。

塩酸モルヒネ注射液やフェンタネスト®の持続静注や持続皮下注を利用しているときは、できればPCA装置を併設することが望ましい。

レスキュー薬はできるだけ積極的に使用するように指導し、レスキュー薬の使用回数を制限してはならない。レスキュー薬を再度使用するときの基準は、塩酸モルヒネ経口薬では1時間経っても痛みがまったくとれないとき、アンペック®坐剤では2時間経っても痛みがまったくとれないときである。

⑥治療薬の副作用とその対応方法について知っておくこと

強オピオイド製剤の副作用として注意すべきものは、嘔気・嘔吐、眠気、便秘、せん妄、排尿障害、などである。このうち特に嘔気・嘔吐や便秘に対しては、使用開始時から副作用防止薬を併用することが肝心である。

嘔気・嘔吐の防止薬としては、ノバミン®やプリンペラン®が通常用いられるが、嘔気がひどい場合にはセレネース®が有効である。なお、嘔気・嘔吐あるいは便秘がひどい場合には、これらの副作用の少ないデュロテップ®パッチに変更する。

せん妄の頻度は少ないが、発生したときには、オキシコチン®に変更する。このように強オピオイド製剤を切り替えることをオピオイドローテーションと呼んでいる。

2 全身倦怠感および食欲不振

脱力感や疲労感および食欲不振は終末期のがん患者でよくみられる症状である。その原因はさまざまであり、可逆的な原因があるときには、これを改善することで症状はよくなるが、食欲不振悪液質症候群(anorexia cachexia syndrome)に関連して起こってくる場合には、ステロイド(リンデロン®)投与で、一時的に改善することもあるが、最終的に症状がよくなることはない。

しかし、患者や家族は心配し、栄養補給を兼ねた輸液を行うよう請願されることも多い。

輸液を含む積極的な栄養補給の意義については、特に病状がかなり進んだ時期では否定的な見解が多く、強制的な水分補給や栄養補給はむしろ、浮腫や喘鳴などの症状を増強する可能性が高く、勧められない。

対応としては、病状にあった生活指導、食事の工夫、口腔内のケアおよび家族への説明などが重要である。

3 発熱

進行したがんにおいては、発熱の原因は、腫瘍熱であることが多い。肺炎や尿路感染症を疑わせる症状がない場合には、早めにステロイド（リンデロン®）を投与し、解熱を図る。

4 嘔気・嘔吐

進行したがん患者の場合、嘔気は便秘、強オピオイドなどの薬剤、消化管閉塞などが原因で発生する。

原因治療が有効でない場合には制吐剤として、経口薬であればプリンペラン®、ナウゼリン®、ノバミン®、セレネース®、坐剤ではナウゼリン®、注射薬ではプリンペラン®、セレネース®が用いられる。これらの薬剤で最も制吐作用の強いのがセレネース®であり、嘔気が持続する場合には持続皮下注や持続静注の形で用いる。

消化管閉塞に伴う嘔気に対しては、在宅では輸液量の制限、セレネース®注の持続静注、時に胃管チューブの留置などが行われていたが、2004年10月より消化液分泌抑制作用、消化管運動抑制作用、水分および電解質の吸収促進作用をもつオクトレオチド（サンドスタチン®）が使用できるようになった。

使用方法は1日300μgを24時間持続皮下注し、7日間投与して効果を判定する。なお、持続皮下注のためには、微量注入ポンプが必要であるが、シリンジポンプをレンタルするか、0.5 ml/hr用のインフューザーポンプを利用する。なお、サンドスタチン®は塩酸モルヒネ注®、セレネース®、プリンペタン®などと混注が可能である。

5 腹部膨満感

腹水貯留か腸閉塞が原因である。

腹水の場合には、まず利尿剤（アルダクトン®、ラシックス®）を使用するが、効果のないときは躊躇せずに腹水排液を行う。

自宅での腹水の排液の手順は、ポータブルの超音波診断装置を用いて穿刺部位を決め、局所麻酔下にチューブ（アーガイル社製アスピレーションキット）を留置し、1lの排液バッグをつないでそのまま放置する。バッグが腹水で一杯

になったら、バッグを空け、再度腹水を排液する。1日に排液する腹水の量は、バッグを空にする回数で決まり、その回数を家族に指導する。通常は1回(1 l)か2回(2 l)。腹部膨満感が軽快した時点で、留置したチューブを抜去する。チューブを留置せずに、訪問ごとに穿刺排液する方法もあるが、1回で排液できる量には限界があり、多量に排液すると循環動態が不安定になる可能性があり注意を要する。

腸閉塞が原因で、外科的治療が困難である場合には、サンドスタチン®を使用する。

6 呼吸困難

呼吸困難は原発性および転移性肺癌、胸水の貯留、がん性胸膜炎、がん性リンパ管炎などが原因で起こる。

どのような原因であれ、自宅で対応することが可能である。

対策は、①酸素を投与する(在宅酸素療法)(時に高濃度の酸素が必要となることもある)、②モルヒネを投与する、投与量は未使用例では塩酸モルヒネ1回3～5 mg(1日4～5回経口し、疼痛に対してモルヒネを使用している場合には25～50%増量する)、③ステロイドの投与、④セルシン®、ワイパックス®などの抗不安薬の投与、⑤輸液を行っている場合には輸液量を極力制限する、などである。

7 在宅中心静脈栄養輸液療法(HPN)

消化器癌や婦人科癌では、がん性腹膜炎を含め、消化管の通過障害により食事や水分がとれず、そのままでは栄養障害をきたしてしまう場合が少なくない。

このような場合、栄養や水分補給のために、中心静脈栄養法を利用し、自宅で暮らすことが可能である。

HPNのシステムは、現在ではほぼ完成されたシステムであり、必要な機器もレンタル(ホームジョイントなど)で利用できる。

問題は、これまでの指導方法や管理システムが良性疾患に準じて行われ、外来通院と自己管理を前提に指導がなされているために、管理も複雑で、指導に時間がかかることである。しかし、悪性疾患では最終的に通院はできなくなり、自己管理もできなくなることより、訪問医療と自己管理ではなく訪問看護

師との共同管理を前提とした指導に切り替えることが必要である。

具体的には、清潔操作の指導、輸液製剤の交換方法の指導、輸液ポンプの取り扱い方法、トラブル発生時の対応方法や連絡方法などの指導が終われば在宅に移行する。

輸液セットの交換は訪問看護師が定期的に行い、指導も継続して行う。輸液は当初、携帯用輸液ポンプを使用した24時間の継続輸液とし、覚える意欲のある患者や家族にのみ輸液セットの交換方法などを指導し、必要に応じて間欠的輸液とする。

輸液の内容も単純化し、総合ビタミン配合型TPN製剤を用いて、症状緩和に必要のない薬剤を使わなければ無菌調剤は必要なくなり、薬液管理も楽になる。

HPNにおける輸液ポンプの使用は、安全性や管理の簡便性を考えると必要不可欠で、輸液管理も厳密に行える利点も大きい。特に病状が進み、Performance status(PS)が低下してきた場合には、HPNが浮腫や呼吸困難などの苦痛を引き起こしたり、憎悪させる可能性もあり、病状に応じて、栄養補給量や水分補給量を制限(臨終期では700 ml 以下)する必要がある。

III. 家族への介護・看護の指導

自宅では、患者の家族が症状緩和のための機器の管理や看護、および介護を行うことになるために、その指導は大事である。指導は、入院中に行うことが望ましく、介護保険の適応になる患者では介護保険を早めに申請し、退院前に担当のケアマネジャーや訪問看護師を交えて指導を行うと、家族の不安も少なくなる。

悪性腫瘍患者で特に面倒なのが輸液の管理、各種カテーテルの管理、褥瘡や瘻孔などの創処置である。管理方法をできるだけ単純化し、はじめは家族ができる簡単なことだけを指導する。複雑な手順が必要なことは、訪問看護師との共同管理とし、在宅に移行してから指導を継続し、家族ができそうであれば家族に任せる。

IV. 臨終期および看取りの指導

病状が進行し、臨終期になると、家族の不安も大きくなる。この不安をできるだけ少なくし、家族だけで看取ることができるように指導することは、在宅

ホスピスケアにかかわる医療従事者の大切な仕事の1つである。

家族に死が近いことを告げ、それまでに起こり得る症状とその対応方法を繰り返し説明すると同時に、わからないことや不安なことがあれば24時間いつでも電話連絡できること、家族が入院を希望すればいつでも入院できるように手配することなどを保証する。

臨終期には、家族や親類が多く集まり、患者の傍らで、心配気にじっと見守っていることも多い。その状態が長時間続くと、疲労とストレスが溜まり、患者のちょっとした症状の変化でも大騒ぎになることも少なくない。

アルバムを見ながらこれまでの生活を振り返ることを勧めたり、交代して休息をとることを勧めるなど、臨終期の過ごし方のアドバイスも不可欠である。また、疎遠だった親戚が突然訪れて、「なぜ病院に連れていかないのか」と家族を困惑させることもあり、そのときの対応についても事前に考えておくようにアドバイスすることが必要な場合もある。

なお、家族が混乱して救急車を呼ぶこともあり、救急車を呼ぶ前に必ず電話で連絡を取るように指導する。

看取りには医療従事者は参加せず、家族だけで看取ることをあらかじめ了承してもらう。死亡確認の手順についても、あらかじめ打ち合わせをしておき、息を閉じたと家族が判断したときに電話連絡をもらい、連絡を受けて医師が死亡確認を行うこと、他の患者の診療中では、緊急訪問するまでに時間がかかる場合もあることなども確認しておく。また、死後の処置についても、必要と判断される場合には打ち合わせておく。

死亡を確認した時点で「死亡診断書」を発行する。死亡時間は、家族から死亡時の様子を聞いて特定する。「死亡診断書」と「死亡検案書」の使い分けがよく問題になるが、「診療継続中の患者が診療中の疾患で死亡した場合には死亡診断書を発行する」に従い、死亡前24時間以内に診察していなくても、「死亡診断書」を発行する。なお、死亡24時間以内に診察していれば、死亡確認しなくても「死亡診断書」は発行できるとされている。

V. チーム医療の展開

在宅ホスピスケアもおけるチーム構成は、医師、訪問看護師、薬剤師、ケースワーカー、ケアマネジャー、ホームヘルパー、ボランティア、など多職種チームになることもある。それぞれが単独で訪問している場合には、情報交換をどのように行うかが問題となる。特に、病状が急変しているときは、緊密に連

絡し合いながら、家族を支えてゆくことが大切である。

チームの中で最も重要な役割を果たすのが訪問看護師であるが、医師の役割も重要で、患者や家族への適切な説明、効果的な症状緩和治療の展開、訪問看護師や他のスタッフが働きやすい環境づくりなどが行われないと、チーム全員が苦労することになる。

VI. 今後の課題

日本における緩和医療の特徴は、緩和ケア病棟を含む病院での施設ホスピスケアを中心に展開されてきたことである。しかし、欧米においても、アジア近隣諸国においても、緩和医療は在宅ホスピスケアを中心として展開され、地域に欠かせない社会的システムとなっている。

病院で死ぬことが当たりまえとなっている日本において、在宅ホスピスケアをどのように普及させてゆくか、これは医療の問題であると同時に地域社会の問題である。

解決の糸口は、在宅ホスピスケアを提供する医師や訪問看護師の数の確保と質の確保、在宅ホスピスケア関連の診療報酬制度の見直し、地域そして、社会への啓発である。

(蘆野吉和)

11. 在宅寝たきり患者診療

はじめに

　寝たきり患者の診療は在宅医療の中で最も重要な位置を占めている。かつては入院治療の対象とされていたような重症者でも、家族の協力と介護体制の充実により、住み慣れた家庭で家族とともに療養することができるようになった。しかし、療養環境や医療機器の質・量や医療者へのアクセシビリティでは入院医療と比べて明らかに劣っている。一方、患者の精神的な安定の面では在宅医療の方が勝っているように思われる。要は、患者のおかれた立場によりうまく使い分けていくことが大切で、在宅寝たきり患者診療においても、常に施設での療養も念頭において柔軟に対処することを強調したい。

I. 寝たきり患者とは

1 古典的な定義

　常態として1ヵ月以上、次のいずれかに該当する患者をいう(1981年10月「寝たきり老人調査の手引」中央社会保険医療協議会)。
　①体位変換または床上起座が不能である。
　②食事および用便につき介助を要する。

2 医療保険上の定義

　医療保険では、在宅医療の対象となる患者は、「居宅において療養を行っている患者であって、通院が困難な者」と定義される。これは、傷病、疾病のために通院が困難なものをいい、医師の合理的な判断に任せられている(介護保険の介護度判定とは異なる)。
　この中で在宅寝たきり患者とは、「家庭において療養を行っている患者であって、現に寝たきりの状態にあるものまたはこれに準ずる状態にあるもの」と

されている。したがって、医師または看護師(准看護師)が配置されている施設に入所している患者は含まない。これに準ずるものとは、「特定疾患治療研究事業」の対象疾患(**表4**参照、後述)に罹患し、医療受給者証を発行されており、常時介護を要する状態にある患者のことを指す。ここでいう「特定疾患」は、介護保険の「特定疾病」とは異なることに注意してほしい。

老人保健法でいう寝たきり老人も、在宅寝たきり患者と同様の定義である。

3 日常生活自立度による考え方

老人患者の自立度を判断する1つの方法に**表1**のような「障害老人の日常生活自立度」が使用されている。この表は70歳以上(65歳以上の障害者)を対象につくられたものだが、介護保険では40歳以上65歳未満の特定疾病の介護度の判定にも用いられている。**表1**からは、A以下が寝たきり患者と考えられる。

診療を行ううえでは、準寝たきりから寝たきりへ移行することが多いので、**表1**のA2以下の患者を寝たきり患者とするのが実際的であろう。

表1 障害老人の日常生活自立度(寝たきり度)判定基準

生活自立	ランクJ	なんらかの障害などを有するが、日常生活はほぼ自立しており独力で外出する 1. 交通機関などを利用して外出する 2. 隣近所へなら外出する
準寝たきり	ランクA	屋内での生活は概ね自立しているが、介助なしには外出しない 1. 介助により外出し、日中はほとんどベッドから離れて生活する 2. 外出の頻度が少なく、日中も寝たり起きたりの生活をしている
寝たきり	ランクB	屋内での生活はなんらかの介助を要し、日中もベッド上での生活が主体であるが、座位を保つ 1. 車いすに移乗し、食事、排泄はベッドから離れて行う 2. 介助により車いすに移乗する
	ランクC	1日中ベッド上で過ごし、排泄、食事、着替えにおいて介助を要する 1. 自力で寝返りをうつ 2. 自力では寝返りもうたない

(厚生省大臣官房老人保健福祉部長通知 老健第102-2号 1991年11月18日)

II. 寝たきり患者の主要疾病

なんらかの原因で寝たきりになった場合がすべて含まれるが、日常遭遇するものとしては下記の疾病に伴うものが多い。

- 脳血管障害
- 骨関節疾患
- いわゆる神経難病
- 呼吸不全
- 心不全
- 悪性腫瘍

このほかに、高齢で次第に衰弱しているものも含まれる。この場合は介護のレベルによっては、「寝かせきり」による廃用性萎縮が原因となっていることも多い。

参考に筆者の診療所における寝たきり患者の主要疾病を示す(**表 2**)。脳血管障害によるものが多いが、介護保険が導入されてからは、複数の障害をもつ患者が増加している。また、90歳代後半から100歳を超える高齢患者が年々増えてきている。

表2　5年間の在宅診療患者の内訳(1999.10～2004.9 坂間医院)

総数 65名 （女性42名　男性23名）	原疾患
	脳血管障害　　　　　　　　　　　　29名
年齢(死亡時または2004.9現在)	（アルツハイマー型認知症を含む）
43～102歳　　　平均83.4歳	骨粗鬆症・リウマチなど運動器の障害　8名
40歳代　　　1名	難病(ALS・MyD・脊髄麻痺など)　　6名
50歳代　　　3名	悪性腫瘍　　　　　　　　　　　　　9名
60歳代　　　6名	心肺疾患(酸素吸入・人工呼吸を含む)　9名
70歳代　　　6名	その他　　　　　　　　　　　　　　4名
80歳代　　　24名	
90歳代　　　23名	在宅診療開始時自立度A2以下のもの
100歳超　　 2名	総数　34名
	脳血管障害　　　　　　　　　16名
予後(転医、施設入所後も含む)	難病　　　　　　　　　　　　6名
死亡　　　　　　　　　　　36名	運動器の障害　　　　　　　　8名
生存　　　　　　　　　　　29名	悪性腫瘍　　　　　　　　　　9名
	心肺疾患　　　　　　　　　　9名
	その他　　　　　　　　　　　2名

III. 寝たきり患者の医療保険上の取り扱い

　寝たきり患者の診療にかかわる医療保険での算定項目には、訪問回数、届け出事項などさまざまな制限があり、保険診療のルールに精通しておくことが重要である。特に併用して算定できないものに注意する。さらに、医療保険と老人保健法とでは微妙に相違点があることにも十分注意してほしい。また、介護保険との関係にも注意する。現行の在宅医療関連の項目を表3に示す(精神科、歯科については省略)。

　以下に在宅関連医療点数のうち、特に寝たきり患者の診療に関係あるものについて簡単な解説を加える。医療保険(医)と老人保健法(老)をそれぞれ対比した。特に明示していないものは、医療保険と老人保健法に共通の項目である。各算定項目の詳細については、保険診療の専門解説書(例：医科点数表の解釈、保険診療便覧など)を熟読してほしい。また、しばしば改定されるので最新の情報を得ておくことが大切である。

表3　医療保険における在宅医療関連項目(精神科、歯科を除く)

(1)医科診療報酬点数表(医) ①在宅患者診療・指導料に含まれるもの 　往診料 　在宅患者訪問診療料 　在宅時医学管理料 　在宅末期総合診療料 　救急搬送診療料 ★在宅患者訪問看護・指導料 　在宅患者訪問点滴注射管理指導料 ★在宅訪問リハビリテーション指導管理料 　訪問看護指示料 ★在宅患者訪問薬剤管理指導料 ★在宅患者訪問栄養食事指導料 　注)★は介護保険が優先する 　　(要介護、要支援の場合) ②在宅療養指導管理料に含まれるもの 　退院前在宅療養指導管理料 　在宅自己注射指導管理料 　在宅自己腹膜灌流指導管理料 　在宅血液透析指導管理料	在宅酸素療法指導管理料 在宅中心静脈栄養法指導管理料 在宅成分栄養経管栄養法指導管理料 在宅自己導尿指導管理料 在宅人工呼吸指導管理料 在宅持続陽圧呼吸法指導管理料 在宅悪性腫瘍患者指導管理料 在宅寝たきり患者処置指導管理料 在宅自己疼痛管理指導管理料 在宅肺高血圧患者指導管理料 在宅気管切開患者指導管理料 (2)老人医科診療報酬点数表(老) 　寝たきり老人在宅総合診療料 　寝たきり老人訪問指導管理料 　退院患者継続訪問指導料 (3)病診連携に関するもの 　在宅患者応急入院診療加算 　開放型病院共同指導料 　在宅患者入院共同指導料 　寝たきり老人退院時共同指導料(老) 　診療情報提供料

(2004年4月改定診療報酬点数表による)

1）往診料

患家の求めに応じて行った診療。定期的・計画的に患家に赴いて行う診療は含まない。診療時間内緊急・夜間・深夜・診療時間の超過・死亡診断（看取り）には点数が加算される。また、片道16 kmを超えたときと海路による往診の場合は別に厚生労働大臣の定めるところにより特別往診料を算定する。

2）在宅患者訪問診療料

居宅で通院困難な患者に対して、患者の同意を得て計画的・定期的に行う診療。初診時は算定できない。また、再診料と往診料も算定できない。週3回を限度として1日につき1回算定。但し、急性増悪などにより一時的に頻回の訪問診療が必要な場合はその日から当月14日間まで算定可能。さらに、下記の疾病については訪問回数の制限はない。

- 末期の悪性腫瘍
- 多発性硬化症
- 重症筋無力症
- スモン
- 筋萎縮性側索硬化症
- 脊髄小脳変性症
- ハンチントン病
- 進行性筋ジストロフィー症
- パーキンソン病関連疾患〔進行性核上性麻痺、大脳皮質基底核変性症、パーキンソン病（ホーエン・ヤールの重症度がステージ3以上であって生活機能障害がⅡ度またはⅢ度のもの）〕
- 多系統萎縮症（線条体黒質変性症、オリーブ橋小脳萎縮症、シャイ・ドレーガー症候群）
- プリオン病
- 亜急性硬化性全脳炎
- 後天性免疫不全症候群
- 頸髄損傷
- 人工呼吸器を装着している状態

計画的・定期的な訪問診療の間に、往診があった場合は往診料と再診料を算定する。最後の往診料を算定した翌々日からは訪問診療料を算定できる。各種加算あり。

3）在宅時医学管理料（医）

週1回以上または訪問間隔が10日以内で月4回以上の訪問診療を行っている在宅患者に対して、常時電話対応できる体制にあるとき。月1回算定。施設基準あり。要届け出。

4）在宅末期医療総合診療料

在宅末期悪性腫瘍患者の診療に対する包括点数。院外処方箋発行の有無により点数に相違あり。日数算定方法が複雑。施設基準あり。要届け出。

5）救急搬送診療料

患者を救急用の自動車で保険医療機関に搬送する際、診療上の必要から、当該自動車に同乗して診療を行った場合に算定する。患者の発生現場に赴き、診療を行った後、救急用の自動車に同乗して診療を行った場合は、往診料を併せて算定可能。救急用自動車についての規定あり。

6）寝たきり老人訪問指導管理料

在宅寝たきり老人に訪問診療を行い、療養指導を行った場合に算定できる。月1回算定。他の指導管理料との重複算定はできない。

7）寝たきり老人在宅総合診療料（老）

在宅寝たきり老人に対して、月2回以上の計画的訪問診療を行った場合の包括点数。往診が行われた場合も含まれる。月1回算定。

院外処方箋発行の有無により点数に相違がある。老人慢性疾患生活指導、寝たきり老人訪問指導管理、検査、投薬の費用が包括される（注射、処置、画像、情報提供などは算定できる）。緊急時入院体制（有床診療所）、24時間連携体制（同一保険医療機関の複数医師によるものと、他の医療機関との連携によるもの、さらに地域の医師会などを基盤とした複数医療機関の当番医師によるもの）、ターミナルケアにそれぞれの加算点数がある。要届け出。

8）在宅寝たきり患者処置指導管理料

在宅寝たきり患者またはこれに準ずる者［特定疾患治療研究事業対象疾患（**表4**）に罹患しているものとして、都道府県知事から医療受診者証の発行を受けている者であって、常時介護を要する状態にあるものを含む］の創傷処置

表4 特定疾患治療研究事業対象疾患(2004年10月1日現在)

疾病番号	疾患名		対象指定年度
1	ベーチェット病		1972年4月1日
2	多発性硬化症		1973年4月1日
3	重症筋無力症		1972年4月1日
4	全身性エリテマトーデス		1972年4月1日
5	スモン		1972年4月1日
6	再生不良性貧血		1973年4月1日
7	サルコイドーシス		1974年10月1日
8	筋萎縮性側索硬化症(ALS)		1974年10月1日
9	強皮症・皮膚筋炎および多発性筋炎		1974年10月1日
10	特発性血小板減少性紫斑病		1974年10月1日
11	結節性動脈周囲炎		1975年10月1日
12	潰瘍性大腸炎		1975年10月1日
13	大動脈炎症候群		1975年10月1日
14	ビュルガー病		1975年10月1日
15	天疱瘡		1975年10月1日
16	脊髄小脳変性症		1976年10月1日
17	クローン病		1976年10月1日
18	難治性肝炎のうち劇症肝炎		1976年10月1日
19	悪性関節リウマチ		1977年10月1日
20	パーキンソン病関連疾患	パーキンソン病	1978年10月1日
		進行性核上性麻痺	2003年10月1日
		大脳皮質基底核変性症	2003年10月1日
21	アミロイドーシス		1979年10月1日
22	後縦靱帯骨化症(黄色靱帯骨化症を含む)		1980年10月1日
23	ハンチントン病(ハンチントン舞踏病)		1981年10月1日
24	モヤモヤ病(ウイリス動脈輪閉塞症)		1982年10月1日
25	ウェゲナー肉芽腫症		1984年1月1日
26	特発性拡張型(うっ血型)心筋症		1985年1月1日
27	多系統萎縮症	シャイ・ドレーガー症候群	1986年1月1日
		線条体黒質変性症	1986年1月1日
		オリーブ橋小脳変性症	1986年1月1日
28	表皮水疱症(接合型および栄養障害型)		1987年1月1日
29	膿疱性乾癬		1988年1月1日
30	広範脊柱管狭窄症		1989年1月1日
31	原発性胆汁性肝硬変		1990年1月1日
32	重症急性膵炎		1991年1月1日
33	特発性大腿骨頭壊死症		1992年1月1日
34	混合性結合組織病		1993年1月1日
35	原発性免疫不全症候群		1994年1月1日
36	特発性間質性肺炎		1995年1月1日
37	網膜色素変性症		1996年1月1日
38	プリオン病		1997年1月1日
39	原発性肺高血圧症		1998年1月1日
40	神経線維腫症(I型およびII型)		1998年4月1日
41	亜急性硬化性全脳炎		1998年12月1日
42	バッド・キアリ(Budd-Chiari)症候群		1998年12月1日
43	特発性慢性肺血栓塞栓症(肺高血圧型)		1998年12月1日
44	ライソゾーム病	ファブリー病	1999年4月1日
		ライソゾーム病	2001年5月1日
45	副腎白質ジストロフィー		2000年4月1日

(気管内ディスポーザブルカテーテル交換を含み、熱傷処置除く)、皮膚科軟膏処置、留置カテーテル設置、膀胱洗浄、導尿、鼻腔栄養、ストーマ処置、喀痰吸引、消炎鎮痛など処置のやり方を、訪問して患者・家族に指導した場合に算定できる。例外的に患者が家族などに付き添われて来院した場合も算定可能。

IV. 訪問診療計画と関係機関との連携

　訪問診療計画作成にあたって最も重要なのは家族の介護力の評価である。介護力に問題がなければ診療計画を立てる。表5に掲げた点に注意する。

　個々の患者について診療記録(カルテ)に次のような表を添付しておくと便利である(訪問診療計画表：表6)。

　個人診療所の場合、実際は外来診療との兼ね合いから(インフルエンザ流行期など)、計画どおりに進まない場合もあるが、そのようなときは必ず患家に連絡することを忘れてはならない。患者(家族)は主治医の来訪を心待ちにしている。この点も考慮し、訪問診療に携わる医師は週に1日は自由時間をもつようにしたい。

　関係機関との連携も重要である。介護保険の実施に伴い、訪問介護、訪問看護、短期入所などのさまざまな在宅サービス事業者が患者の介護に携わるようになったため、主治医としてこれらの職種と密接な連絡を取り合い、患者(家族)に過剰な負担を強いることのないようにする必要がある。また、診療に関する最終責任は医師にあるので、しばしば関係職種に対し指導・助言を行わなければならない。関係機関との連絡をスムーズに行うためにも、患者にかかわる職種各々が一度は顔を合わせておくことが望ましい。

　各種サービスの予定と訪問診療予定を一覧できるようにするさまざまな試みがある(例：岡田好一ほか：イントラネットによる介護スケジュールシステム

表5　訪問診療計画を立てるにあたっての注意点

■疾患の安定性 　　安定・不安定・悪化 ■予後 　　現状維持・改善・終末医療への移行 ■処置 　　特別な機器を必要とするか否か ■訪問回数 　　疾病の重症度 　　処置・装着医療機器交換の頻度	■訪問日時 　　他の在宅介護サービスとの重複 　　介護者の予定 　　医療機関の診療時間 ■関係職種との連絡調整 　　訪問看護・ヘルパー・ケアセンター 　　他の医療機関など ■緊急時の対応 　　救急車依頼か自宅待機か

表6 訪問診療計画表の一例

在宅患者診療録　　　　Ver.2　　坂間医院

患者番号 患者氏名　　　　　　　　　　　　女・男 生年月日　　　　　年　　月　　日 住所 電話番号　1　　　－　－ 　　　　　　2　　　－　－ 介護者氏名　1　　　　　　続柄（　） 　　　　　　2　　　　　　続柄（　） 緊急連絡先　1　　　－　－ 　　　　　　2　　　－　－ 緊急時の対応 　　救急車・自家用車・自宅待機 　　DNRの意思　あり・なし	傷病名 　1 　2 　3
	既往歴
	在宅診療に至るまでの経過
保険証 公費受給者証1 公費受給者証2 介護保険証 身体障害者手帳　　種　級　年　月　日 障害年金 他医療機関ID番号	
	身体所見　（　　年　月　日） 　身長　　　cm　　体重　　kg 　平熱　　　℃ 　利き手　右・左
受診中の他の医療機関 （　　　　　）電話　　－　－ 　　　　　　科　　　　　　医師 （　　　　　）電話　　－　－ 　　　　　　科　　　　　　医師 サービス提供施設 　訪看st.（　　　　　　　　） 　　電話　　－　－ 　　責任者 　特養（　　　　　　　　　） 　　電話　　－　－ 　　責任者 　老健施設（　　　　　　　） 　　電話　　－　－ 　　責任者 　ケアマネジャー（　　　　） 　　電話　　－　－ 　　責任者 　その他（　　　　　　　　） 　　電話　　－　－ 　　責任者	障害部位・程度
	自立度　　J　A　B　C
	アレルギー
	疾患の予後　　良好　不変　不良 障害の程度　　改善　不変　進行 合併症の発症　あり得る　不明　ない
	訪問診療計画 　訪問診療の回数・頻度 　処置内容 　治療薬 　検査 　機能訓練
在宅環境 　居室 　寝具 　便所 　風呂 装着医療機器	食事 　対診・紹介 　他の介護サービスとの連携

IV-11. 在宅寝たきり患者診療

図1 訪問診療と各種介護サービスの予定一覧表

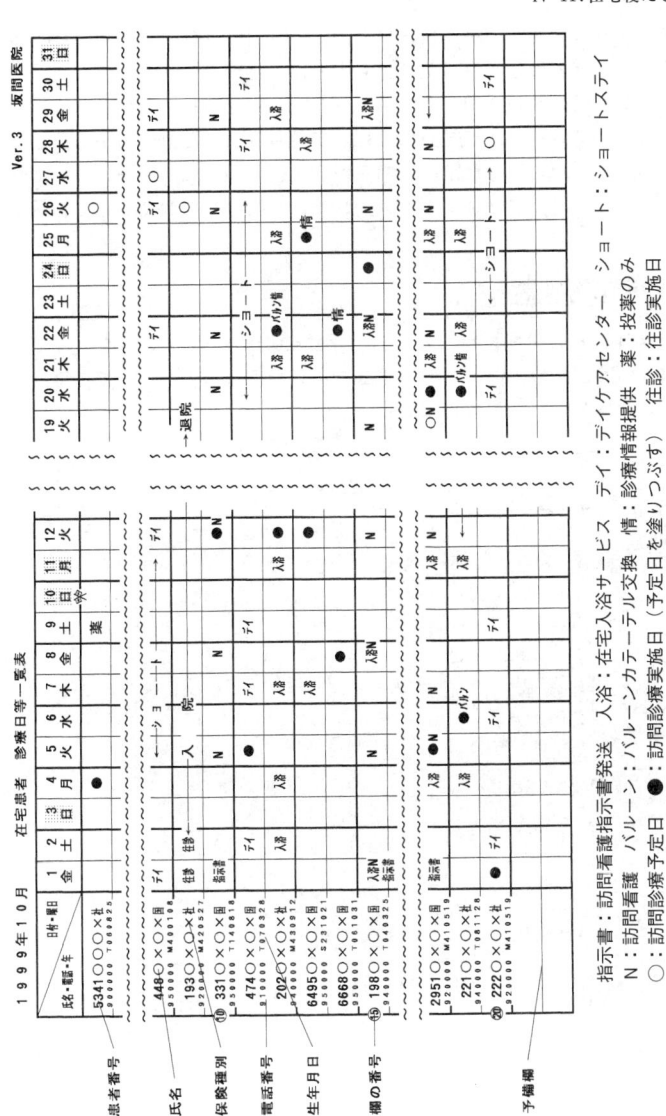

指示書：訪問看護指示書発送　入浴：在宅入浴サービス　デイ：デイケアセンター　ショート：ショートステイ
N：訪問看護　バルーン：バルーンカテーテル交換　情：診療情報提供　薬：投薬のみ
○：訪問診療予定日　●：訪問診療実施日（予定日を塗りつぶす）　在診：在診実施日

の試み．東海大学医学部在宅医療科学講座 1998 年度報告書)が、各患者(家族)から得た情報を一覧表にしておくだけでも十分役に立つ。

図1は当院で使用している予定表である(在宅患者診療日等一覧表)。後方支援の体制についてはVI-3「在宅医療における支援体制との連携」(679頁)を参照してほしい。大切なのは、日常から関係の病院、訪問看護ステーション、ケアセンターなどのスタッフとコミュニケーションを密にしておくことである。

V. 診療時の注意

在宅寝たきり患者の診療で異なる点は、診療の場所が違っていることである。診療室での診察との相違で、注意することを表7に示す。すべてを毎回チェックする必要はないが、常に念頭においてほしい。

表7 在宅寝たきり患者診療時の注意点

居室の療養環境
　温度・湿度・通風・日照・汚れ・段差
寝具の状態
　固さ・重さ・しわ・汚れ・破損
診察
　必ず背部も診るようにする
　後頭部・結膜・外耳道・陰股部・足底・指趾・爪の観察を忘れないこと
装着器具の点検
　カテーテル類・ポンプ・ラインチューブ接続部に特に注意する
食事内容
　残食・嗜好品の摂取(佃煮など)
排泄物
　ちり紙やポータブルトイレの中も見ること
外部機器の点検
　多くは業者がやってくれる
　褥瘡予防エアマットの空気漏れに注意
　車いすのタイヤ圧・吸引器のガスケット
電動機器の電源
　コンセントのはずれ、コードの断線、電池

VI. 診療に役立つ器具・薬品および検査機器

表8に筆者の往診鞄の中身を示す。これらの薬剤・治療材料・器具を適宜組み合わせて訪問時に携行する。鞄はなるべく軽く頑丈なものがよい。筆者は

表8 著者の往診鞄の中身

医薬品
- 鎮痛解熱剤　　アセトアミノフェン・ボルタレンサポ・スルピリン注
- 鎮痛剤　　　　ソセゴン注・ブスコパン注
- 抗生剤　　　　CEZ注
- 強心剤　　　　ジギラノゲンC注
- 制吐剤　　　　プリンペラン注・アタラックスP注
- 抗痙攣剤　　　ホリゾン注・ダイアップ坐剤
- 利尿剤　　　　ラシックス注
- ステロイド　　ソル・コーテフ注
- エピネフリン　ボスミン注
- 止血剤　　　　ガスター注・トランサミン注
- 抗アレルギー　強力ネオミノファーゲンシー
- 抗不整脈　　　キシロカイン注
- 補液　　　　　ブドウ糖・生食水・ソルデム3A
- 軟膏類　　　　リンデロン・ゲンタシン・ユーパスタ
- 浣腸液　　　　50%グリセリン浣腸液60 ml
- 消毒薬　　　　イソジン・ヒビディール

治療材料
褥瘡処置用皮膚被覆剤(コムフィール・デュオアクティブドレッシング・イントラサイトジェル・オプサイトドレープ)
ガーゼ類・絆創膏・包帯・滅菌綿棒・綿球・翼状針・キシロカインゼリー

〈必要に応じて〉
留置用カテーテル・導尿セット・経管栄養チューブ
輸液セット(中心静脈カテーテルを含む)・輸液スタンド
医療用酸素(小型でレギュレータ付き)・酸素カニューレ

処置用具
ゴム手袋・摂子・舌圧子・小外科セット・爪切り・電子体温計・ハサミ・乾電池・懐中電灯(ハロゲンランプで明るく小型のもの)・ヘッドランプ

〈必要に応じて〉
救急蘇生器具(喉頭鏡・エアウエイ・バッグ)・吸引器と吸引カテーテル

診断検査機器
検尿、血糖検査紙・採血器具・ディスポ注射器・酒精綿・駆血用ゴム
血圧計(タイコス型)・聴診器・打腱器・眼底鏡(ヘッドの交換で耳鏡)
心電計
経皮的動脈血酸素飽和度測定装置(パルスオキシメーター)

〈必要に応じて〉
ホルター心電図記録器・24時間血圧計・小型超音波診断装置

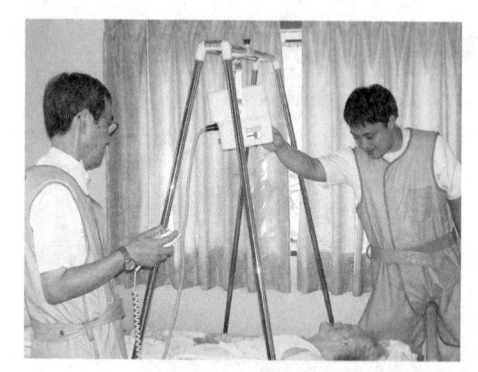

図2 在宅X線撮影の実際
(提供　JA伊勢原協同病院地域医療連携室)

DURAsol社(独)のFRP製のものを使用している。中身を含めて6.5kgになるが、10年間まったく壊れていない。

また、せっかく携行した機器が些細なことで使用できないこともある。筆者は心電計の電極用クリームを持参しなかったため、患家の台所の食塩と化粧台のハンドクリームを混合して使用した経験がある。心電図に交流雑音が混入するときは、電気毛布などを使用していないか点検してほしい。テクノロジーの進歩により、心電計や超音波診断装置などは大変小型になり携行も楽になった。特に超音波診断装置は少量の胸水・腹水や心嚢液の検出に優れており、できればぜひ備えておきたい。単純X線撮影は携帯用装置でもかなり大型のため、従来は撮影のために介護車両で来院する必要があった。5年前から、筆者の所属する医師会と地域の病院との間で、訪問X線撮影の連携システムを構築し、依頼書を送付するだけで放射線技師が訪問撮影を行い、CRによる出力画像を届けて頂けるようになり、患者・家族・訪問医師から好評を得ている(図2)。

褥瘡の経過観察や皮疹などを専門医に相談するために、デジタルカメラも大いに活用してほしい。

器具・薬品についてチェックシートを作成し、員数・有効期限を常に点検整備しておくとともに、臨機応変の対処も必要である。

VII. 緊急時の対応

緊急時に対処するため、主治医の連絡先(電話番号)を、介護者・家族に明確にしておくことはいうまでもない。また主治医は、介護者・家族・親族への連絡方法を把握していなければならない。日中はヘルパーや訪問看護師に世話してもらっているひとり暮らしの患者も存在する。患者の隣人の協力が必要になることもある。

在宅寝たきり患者は家人による搬送が困難なことが多いので、緊急時には救急車を利用して受診してもらうか、往診で対応することになる。電話連絡の内容をよく吟味して、適切に対処できるよう心がける。すぐに往診できないときは、自院の看護スタッフを差し向けるか、訪問看護ステーションの看護スタッフに依頼すれば、正確な情報を知ることができるので安心である。

　日常、介護者・家族にバイタルサインの見方を教育しておくことも必要である。また、終末医療を行っている患者の場合は、DNR（do not resuscitate；蘇生術を行わないことの意思表示）を表明している患者であっても、家族が恐慌をきたし、病院へ救急搬送され、検案ということに陥ることもありうる。このようなことを避けるためにも、常日頃から家族と十分に話し合っておくことが大変重要である。

　診療時間外や休診日の対応は複数医師のいる医療機関では当番制にすることで解決するが、個人診療所の場合は過重な負担がかかることも予想される。在宅医療を行っている医療機関の間で、患者の同意を得て、診療情報を共有することによりこれを解決することができる。このため、保険でも寝たきり老人在宅総合診療の24時間連携体制加算が設定されている。地区医師会を中心とした、在宅医療ネットワークの構築がますます重要となっている。

おわりに

　寝たきり患者も含んだ在宅患者の診療は、町医者を中心とする先人たちの努力のもとに、往診というわが国特有の医療形態の中で続けられてきた。医療技術の進歩と介護体制の充実、さらに国の政策誘導により在宅診療はよりダイナミックになっている。しかし、はじめに述べたように、これはあくまでも医療の1つの選択肢であることを忘れてはならない。

（坂間　晃）

12. 在宅リハビリテーション

はじめに

リハビリテーション(以下リハ)医療の適応やニーズは広範囲にわたり、実施の現場も病院の訓練室からベッドサイド、各施設そして家庭へと拡大されてきた。在宅リハはその1つの実践形態として徐々に浸透しつつあるが、本来の意義はあくまで病院などの専門施設で行われる医学的アプローチの延長上に位置づけられるものである。

I. リハビリテーションの概念

1 障害について

リハの目標は個人の QOL を向上させることにあり、「障害」に対してアプローチを行う。「障害」とは生活上の困難、不自由、不利益のことを指す。これを疾病の諸帰結として3つの次元(機能障害、能力障害、社会的不利)(図1)で捉えたうえ、その各々に対してリハ医療が展開される。

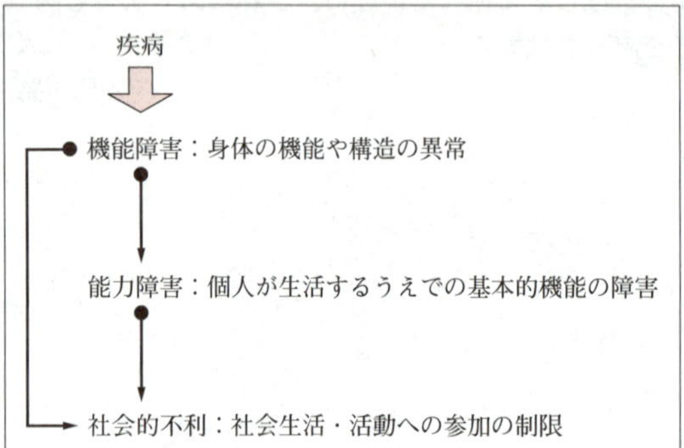

機能障害は身体の機能や形態の異常であり医学的・生物学的視点によるものである。運動麻痺、変形、切断などがその1例といえる。

能力障害は人間としての能力・活動レベル、すなわち食事、歩

図I 「障害」の三次元モデル

疾病
↓
● 機能障害:身体の機能や構造の異常
↓
● 能力障害:個人が生活するうえでの基本的機能の障害
↓
● 社会的不利:社会生活・活動への参加の制限

行、整容、トイレ動作など基本的日常生活動作(ADL)の障害が中核となる。

社会的不利はその個人が社会生活レベルで被る障害で、社会生活・活動への参加が制限される状況を指す。

同じ能力障害であっても個人の家族背景、職業、さらには地域の福祉環境などによって社会的不利は大きく異なる。なお、障害の各レベルは WHO が発表した International Classification of Impairments, Disabilities, Handicaps(ICIDH)(1980年)に細かく規定されている。

2001年、WHO は ICIDH に変わるものとして新たに International Classification of Functioning、Disability and Health(ICF)(国際生活機能分類)を発表した。障害を3つの次元で捉えることは同じだが、ICF では「機能障害」、「能力障害」、「社会的不利」が「心身機能・構造」、「活動」、「参加」という肯定的表現に改定された。ICIDH が機能の低下や喪失に焦点を当てた分類であるのに対し、ICF は先の3つの柱で構成される社会生活上の正常機能(これを「生活機能」という)を重視する。これらの機能が損なわれた状態はそれぞれ「機能障害」「活動制限」「参加制約」と呼ばれる。なお本稿では、リハビリテーション医療の現場で歴史的、慣用的にも深く浸透した ICIDH を用いることとする。

2 リハビリテーションの目標とそのアプローチ

リハ医療はこれらの障害を極力軽減させ、代償機能、残存機能を十分に有効利用したうえで QOL を高めるプログラムを実践する。何が個人の QOL を高めることになるのかは、患者自身の価値観やニーズによっても異なる。しかし機能障害を軽減し、ADL の自立度を高め、自立生活を送れるように試みることは、多くの場合共通して(個人の価値観にあまり左右されず)QOL の向上に寄与するものと考えられる。したがって ADL の自立度を尺度に、通常それを高めるようなリハアプローチが行われる。

下肢切断の例を考えてみると、身体部位の喪失という機能障害はもはや治療不可能である一方、歩行障害という能力障害は義足の処方によって克服できる。脳卒中の片麻痺による歩行・移動障害の場合、機能障害としての麻痺は残存しても、歩行訓練による学習や装具装着によって歩行が自立する可能性がある。それでも歩行が困難であれば、車いすによって移動能力を確立させうる。さらに手すりを設置したり、段差をなくしたりするなど家屋環境の改造を行うことでより自立度の高い生活が可能となる。

表1 リハビリテーション医療の特殊性

	一般診療科	リハビリテーション科
患者の立場	生物学的存在	社会的存在
治療者	主に医師	多職種からなるチーム
治療の対象	疾病	障害
治療目標	疾病の治癒	ADL・QOLの向上
患者の治療への参加	受動的	能動的

しかし、リハ医療はADLの自立、改善のみに固執しているわけではない。機能・能力の向上が期待できない重度の障害者にもリハの適応はある。このような場合には、介助者への指導、福祉機器の導入、環境へのアプローチなどを駆使してQOLの向上が図れるよう配慮する。

3 リハビリテーション医療の特殊性

リハのプロセスは、多職種(医師、看護師、理学療法士、作業療法士、言語聴覚士、臨床心理士、義肢装具士、医療ソーシャルワーカーなど)からなるチーム医療を通して展開される。またQOLという視点から社会的存在としての患者の立場を重視する。このようなリハの姿勢は、患者を生物学的存在として捉え、その臓器、器官の病理・病態に着目し、疾病の治療を目的とする他の診療科とは種々の点で異なる医療といえる(**表1**)。

II. 急性期から在宅までのリハビリテーションの流れ

介護保険の導入にあたり在宅介護は「リハ前置主義」という考え方が原則である。これは介護を必要とする障害に対してまず専門的リハが行われるべき、ということである。リハによって治療可能な、あるいはその重症度を軽減できる障害も少なくない。十分のリハを経たあとに残存した障害に対して初めて介護中心のケアプランが設定されるべきである。

急性発症した脳血管障害を例に、在宅に至るまでの一般的なリハの流れを**図2**に示す。日本リハビリテーション病院協会では、急性発症した疾患・障害に対するリハを急性期・回復期・維持期の三段階に分けている。

「急性期」には各科の治療と併行し、リスク管理のもとにベッドサイドでリハ治療が開始される。

IV-12. 在宅リハビリテーション

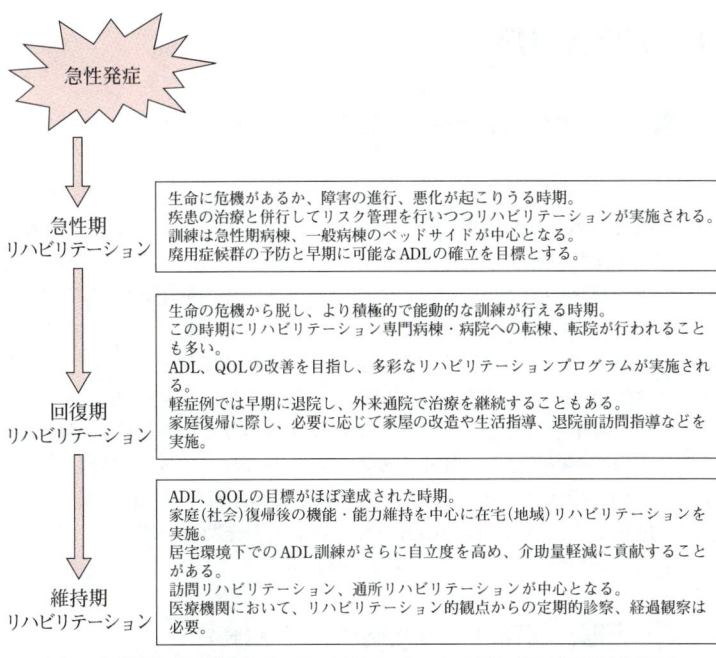

```
    急性発症
       │
       ▼
   急性期         生命に危機があるか、障害の進行、悪化が起こりうる時期。
リハビリテーション  疾患の治療と併行してリスク管理を行いつつリハビリテーションが実施される。
                訓練は急性期病棟、一般病棟のベッドサイドが中心となる。
                廃用症候群の予防と早期に可能なADLの確立を目標とする。
       │
       ▼
   回復期         生命の危機から脱し、より積極的で能動的な訓練が行える時期。
リハビリテーション  この時期にリハビリテーション専門病棟・病院への転棟、転院が行われることも多い。
                ADL、QOLの改善を目指し、多彩なリハビリテーションプログラムが実施される。
                軽症例では早期に退院し、外来通院で治療を継続することもある。
                家庭復帰に際し、必要に応じて家屋の改造や生活指導、退院前訪問指導などを実施。
       │
       ▼
   維持期         ADL、QOLの目標がほぼ達成された時期。
リハビリテーション  家庭(社会)復帰後の機能・能力維持を中心に在宅(地域)リハビリテーションを実施。
                居宅環境下でのADL訓練がさらに自立度を高め、介助量軽減に貢献することがある。
                訪問リハビリテーション、通所リハビリテーションが中心となる。
                医療機関において、リハビリテーション的観点からの定期的診察、経過観察は必要。
```

図2 急性期から維持期までのリハビリテーションの流れ(脳血管障害を例に)

　生命の危機から脱し、より積極的・能動的な訓練が行えるようになると「回復期」に移行する。この時期の治療は、リハ訓練室が中心となるが、リハ専門病棟・病院への転棟、転院も行われる。医師をはじめリハチームの各スタッフが会議をもち、患者のゴールを話し合ったうえで治療が進められる。障害が軽度の場合は、外来通院として実施することもある。最終的には機能障害の回復や残存機能を有効利用する学習が十分に行われ、目標が達成されれば家庭・社会復帰の実現となる。

　「維持期」リハは施設や在宅を含み地域全体で行われるが、医療機関における定期的チェックは必要である。

III. 廃用症候群

1 在宅患者における廃用症候群の弊害

　廃用症候群は安静臥床に伴う合併症で身体、精神機能の退行的変化を指す。在宅患者で介護を要する場合、風邪をこじらせて寝込んでしまった、腰を痛めてしばらく安静にしていたなど、廃用症候群発生の誘因は少なくない。特に予備力の少ない高齢者では、いったん生じた機能・能力低下は再獲得できないことも多い。完全に安静状況に陥らなくとも、もともと身体活動に制限があるため、本来自分でできることまで介助者に頼ってしまう習慣はそれだけで徐々に自立度を低下させる危険をはらんでいる。運動不足や種々の刺激が少ない環境では広義の廃用症候群として類似の病態が出現しうる。廃用症候群は身体各部に生じ、筋力が低下した、耐久力がなくなったなど、家族が把握しやすい筋骨格系の問題に留まらない。これらの廃用症候群は新たな機能・能力障害の発生、一度獲得した ADL 能力の低下などを招き、介助量の増大につながる。これがさらに廃用症候群を重篤化させ、悪循環を生じる。

2 臓器、器官別にみた病態、症状(表2)

　筋骨格系では筋力低下、筋萎縮、筋耐久力の低下、関節拘縮、変形、骨粗鬆症などを生じる。絶対安静の場合、1週間に10〜15％の筋力が失われ、3〜5週間で半減するといわれている。関節(軟骨、滑膜、関節包など)、筋、軟部組織(関節周囲組織、腱、皮膚、皮下組織など)の変化によって関節可動域が制限された状態を関節拘縮という。安静による筋の短縮は下肢の2関節筋によくみられ、ハムストリングス(股関節伸展、膝屈曲に作用)に最も多く、腸腰筋や腓腹筋にも生ずる。上肢では肩関節の内旋拘縮が最多である。

　心循環系では安静時、運動時の心拍数増加(安静時の心拍数は1日0.5ずつ増加するといわれている)、1回拍出量の低下、起立性低血圧などがみられる。循環血液量の減少も生じ、相対的に血液の粘度が高まるため血栓塞栓症が発現しやすくなる。

　皮膚の萎縮や褥瘡も発生するが、特に褥瘡は QOL を阻害する重篤な合併症となる。

　呼吸器系では1回換気量、分時換気量、肺活量などが低下する。これらは臥

表2 廃用症候群

筋骨格系	拘縮、変形 筋力・耐久力低下、筋萎縮 骨粗鬆症
心循環系	1回拍出量低下、心拍数増加 循環血液量減少 起立性低血圧 血栓、塞栓症 最大酸素摂取量の低下
皮膚	皮膚萎縮、褥瘡
呼吸器系	咳嗽機能の低下、気道の線毛活動の低下 1回換気量低下、肺活量低下、分時換気量低下 肺炎、無気肺、肺塞栓
泌尿器系	尿路感染症 尿路結石 失禁、排尿困難
代謝	負の窒素、カルシウムバランス
内分泌系	副甲状腺ホルモン増加 耐糖能低下 男性ホルモン低下
消化器系	便秘 食欲低下
精神神経系	失見当、せん妄、知的精神機能低下、意欲・発動性低下 不安、抑うつ バランス障害、巧緻動作障害

床による横隔膜の運動制限や胸壁の可動制限による。呼吸数は増加する。気道の線毛運動が低下し、咳嗽も弱くなるので分泌物の喀出が不良となり、無気肺や呼吸器感染症の要因となる。

泌尿器系では腎・膀胱結石、尿路感染症、失禁などがみられる。

代謝の変化に加え、食欲の低下、便秘、消化管の機能障害なども影響して低蛋白血症が生じる。カルシウムの体外喪失は骨粗鬆症の要因となり骨折の危険が増加する。

精神・神経系では各種の刺激が減ずるために知的精神活動が低下し、意欲、発動性が減退する。痛みの閾値が低下し、失見当、せん妄、不安、抑うつなどの症状も生じうる。巧緻動作やバランス障害などもみられる。

3 予防と治療

廃用症候群は日頃からその予防を心がけることが大切で、極力安静の期間を減じ、可能な場合は臥床のまま四肢の自動、他動運動を行わせる。体位交換も忘れてはならない。

いったん生じてしまった廃用症候群に対しては、まず離床を進め積極的なリハを行う。入院しての集中した医学的リハが必要なこともあり、早期にかかりつけ医に相談するとよい。

IV. 在宅リハビリテーションの概要とシステム

在宅療養患者のリハビリテーション(以下、リハ)を考える際、リハの意味を広く解釈し、地域自治体の活動やデイケア、デイサービスへの通所などを含めて「地域リハ」という用語も用いられる(図3)。しかしこの中には、前述したリハ医療の解釈から多少離れ、介護の性格の強いものやレクリエーション活動を主体とするものなども含まれる。

1 訪問リハビリテーションの目的、対象

訪問リハとは、患者の病状・障害像、家屋環境、介護力などを考慮しながら、身体機能の低下を予防し、能力に応じた自立生活を維持・向上させるため、療養上必要な生活・介助指導や訓練を行うことである。したがって、その対象はリハの適応となる障害を有する在宅療養患者が広く含まれる。しかし過

在宅患者

居宅で提供
・訪問リハビリテーション
・訪問看護など

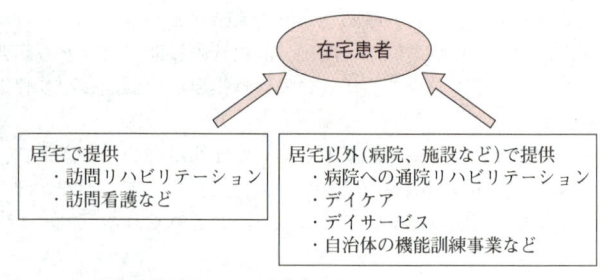

居宅以外(病院、施設など)で提供
・病院への通院リハビリテーション
・デイケア
・デイサービス
・自治体の機能訓練事業など

図3 地域における在宅患者のリハビリテーション

去にリハの経験がない場合は、リハ前置主義の観点から、通院あるいは入院しての医学的、専門的リハがまず実施されるべきである。

在宅患者は特にADL障害が強い患者ほど能力レベルが低下しやすい。これは廃用症候群によるもので、それまで正常であったはずの身体機能も侵される。廃用症候群については前項で詳しく述べたが、日頃からこれを予防する心がけが不可欠である。この点、能力に合わせたADLレベルを維持することは訪問リハの主目的となる。

専門病院でのリハ治療を終了した患者に対する在宅リハも、究極的にはその実施が患者のQOL向上に結びつくものでなければならない。通常、在宅リハという言葉からはその目的を「機能の維持」と短絡的に決めつけてしまいがちである。しかし今日、リハ入院にも早期退院、早期在宅の傾向がみられ、その治療プログラムを入院・外来・在宅リハとして機能分担させることも少なくない。したがって、リハ専門病院を退院した患者でも在宅での機能・能力上の改善を考慮した方がよい場合がある。病院の訓練室で学習した技術が必ずしも自宅環境で再現できるとは限らず、自宅のトイレや浴槽など、現場に即した動作訓練が介助量軽減につながる例も多い。

2 訪問リハビリテーションの実施者

現行の医療制度では理学療法士または作業療法士によって実施された場合に保険請求が可能である。しかし、療法士を派遣できる施設が限られていることもあり、訪問看護師が行うことも少なくない。訪問看護師の業務内容からみても居宅でのリハはかなりのウエイトを占めているのが現状である。さらに医師が直接指導を行い、患者、家族が実施するということもある。つまり、制度としての訪問リハは理学療法士、作業療法士が主体となるが、現場では家族を含め多くの人の手によって担われている。

3 訪問リハビリテーションの流れ(図4)

訪問リハは医療保険、介護保険ともに保険給付の対象である。介護保険による要介護認定やケアプラン作成などの実務的側面を除けば、本来の業務は両制度ともほぼ同じプロセスを有する。

まずその開始にあたっては医師の指示が必要で、病状に合わせたリスク管理や訓練実施上の注意、実際の訓練処方などが明示される。この点、訪問リハ実

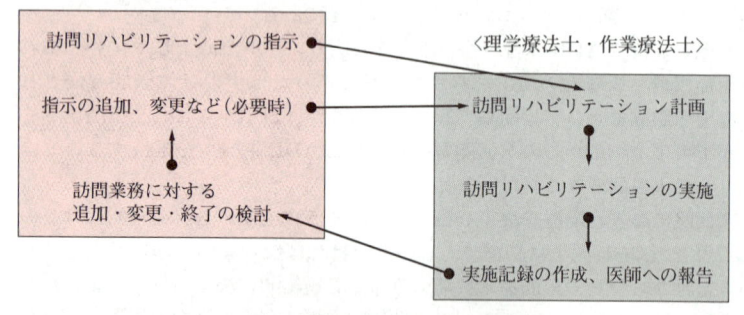

```
〈医師〉                                    〈理学療法士・作業療法士〉
訪問リハビリテーションの指示
指示の追加、変更など(必要時)  →  訪問リハビリテーション計画
                                         ↓
訪問業務に対する                      訪問リハビリテーションの実施
追加・変更・終了の検討                    ↓
                                  実施記録の作成、医師への報告
```

図4　訪問リハビリテーションの流れ

施の最終決定は医師が行うことになり、かかりつけ医は患者の病状のみならず患者の障害にもしっかり目を向け、それを把握することが要求される。しかし、現場に出てリハのニーズに遭遇することも多く、訪問スタッフからかかりつけ医への積極的なフィードバックも重要である。

　次に理学療法士、作業療法士、言語聴覚士によって訪問リハ計画が作成される。これは患者の病状・障害に加え家屋や介護者の状況を含めた患者の生活環境からリハの目標、その実施計画を定めたものである。家族への指導も含まれる。

　各訪問活動の後、各療法士は行った訓練・指導内容に関する実施記録を作成する。さらにかかりつけ医に対する定期報告が行われ、訪問リハ計画の修正・変更あるいは訪問業務の終了が検討される。

4 医療保険による訪問リハビリテーション制度

　現行の医療保険における訪問リハの対象は、「通院が困難であり基本的動作能力、社会的適応力の回復を図るために訓練などの指導が必要な場合」とされる。これらの患者に理学療法士、作業療法士または言語聴覚士を訪問させてリハの観点から療養上必要な指導を行わせた場合に、在宅訪問リハビリテーション指導管理料が算定できる(原則として週3回まで、1日に1回530点)。

　しかし、2000年4月より要介護認定(**図5**)の有無によって使われる保険制度が区別された。原則的に要介護者の認定を受けた場合は介護保険が、それ以外

IV-12. 在宅リハビリテーション

「要介護状態」とは

> 身体上または精神上の障害があるために，入浴，排泄，食事などの日常生活における基本的な動作の全部または一部について，厚生労働省令で定める期間にわたり継続して，常時介護を要すると見込まれる状態であって，その介護の必要の程度に応じて厚生労働省令で定める区分のいずれかに該当するもの

介護保険法による要介護者の定義

1. 要介護状態にある65歳以上の者
2. 要介護状態にある40歳以上65歳未満の者であって，その要介護状態の原因である身体上または精神上の障害が加齢に伴って生ずる心身の変化に起因する疾病であって政令で定めるもの（「特定疾病」）によって生じたものであるもの

「特定疾病」とは

- 脊髄小脳変性症
- 脊柱管狭窄症
- 早老症
- 糖尿病性腎症・網膜症・神経症
- 初老期の認知症：アルツハイマー型認知症，ピック病，脳血管性認知症，クロイツフェルト・ヤコブ病など
- 閉塞性肺疾患：肺気腫，慢性気管支炎，気管支喘息，びまん性汎細気管支炎
- 変形性関節症（両側の膝関節または股関節に著しい変形を伴うもの）
- パーキンソン病
- 閉塞性動脈硬化症
- 関節リウマチ
- 脳血管性疾患：脳出血，脳梗塞など
- 筋萎縮性側索硬化症
- 後縦靱帯骨化症
- 骨折を伴う骨粗鬆症
- シャイ・ドレーガー症候群

図5　介護保険による要介護者

の場合は医療保険の適用となる。40歳未満や40歳以上65歳未満で特定疾病を有していない場合は、同じ障害であっても医療保険の対象である。老人保健法による寝たきり老人訪問リハは、対象が寝たきりまたはこれに準ずる状態とされるため介護保険に組み入れられる。

訪問する療法士は、「患者の診療を担当し、継続的な医学管理を継続している保険医療機関に所属するもの」との規定がある。訪問看護ステーションに所属する療法士が実施した場合、保険の給付区分は訪問看護となる。訪問リハ1回の指導は20分以上行い、その内容は体位変換、起座または離床訓練、起立

383

表3 介護保険法による「居宅サービス」

・訪問介護	・通所リハビリテーション
・訪問入浴介護	・短期入所生活介護
・訪問看護	・短期入所療養介護
・訪問リハビリテーション	・認知症対応型共同生活介護
・居宅療養管理指導	・特定施設入所者生活介護
・通所介護	・福祉用具貸与

訓練、食事・排泄をはじめとする ADL(日常生活動作)訓練、言語機能または聴覚機能に関する指導などである。

5 介護保険による訪問リハビリテーション制度

訪問リハは介護保険による居宅サービス(表3)の1つである。指定訪問リハ事業所(病院または診療所であることが条件)の理学療法士または作業療法士が実施した場合に算定できる。指定訪問看護ステーションの療法士による訪問は「訪問看護」として扱われる。訪問リハに医師の指示が必要なことは医療保険と同様であるが、介護保険では認定審査の資料となるかかりつけ医の意見書にもその必要性を記載する欄が設けてある。これはケアプラン作成時の重要参考資料ともなるため、適応があると考えられるときは積極的な記載が望まれる。

V. 在宅リハビリテーションの実際

1 総論

在宅でのリハは病院や施設でのアプローチと異なり、患者のおかれた生活環境の中で施行される。患者・家族の心理として「ここは自分の家であり生活である」という考えから、病院や施設でのプログラム化された押しつけのアプローチが必ずしも受け入れられるとは限らない。また患者・家族のリハに対する考え方や期待なども一様ではない。リハの現場ではほとんどの場合家族が付き添い、見学、参加することが多く、その家族への対応も訪問スタッフの重要な役割となる。さらに福祉行政担当者や既に訪問しているさまざまな福祉関係者との連絡調整が必要不可欠である。

このような在宅リハにおけるさまざまな業務を円滑に進めるためには、担当

する訪問スタッフの豊富な経験と信頼される人格に基づく円滑な人間関係の確立が最も重要である。これらを踏まえたうえ、障害者の機能的側面と生活環境的側面における在宅リハの具体的アプローチについて述べる。

2 在宅での機能訓練

1) 基本的な考え方

患者の機能的側面に着目した在宅リハのアプローチとしては機能回復訓練と機能維持訓練が挙げられる。在宅での機能訓練は決してハードなものではなく、毎日の生活の中で継続的に行われることが重要である。そのためには介護する家族の生活パターンも同時に考慮する。朝起床して車いすに移る前に下肢を動かす、入浴時に下肢の運動を行う、あるいは座位訓練として食後に10分間程度座位をとるなど、生活介護の必要な時間に合わせて訓練スケジュールを組むと継続しやすい。

訓練に特別な機材は不要である。家庭にあるいすやテーブルを利用して立つ練習をしたり、タオルや塩の袋を足に巻いて抵抗運動を行ったりすることで、ある程度の機能維持訓練は実施可能である。

訓練の内容は患者の状態によって異なるが、基本的には、①関節可動域の維持・改善訓練、②筋力の維持・強化訓練、③起居動作や歩行、といったADLの適応訓練は必ず考慮に入れておくべき三大要素である。さらに症状によっては呼吸訓練や排痰訓練が必要となる。

訓練の目的や内容は、患者の希望や家族の期待などをもとに話し合って決定するとよい。これは患者の動機づけや家族の協力体制の確立に有用である。患者の理解力が乏しい場合は、家族にとっての介護上の問題点を目標に設定してもよい。

いずれにしても、在宅リハでは常に家庭での患者・家族の生活適応を目標にすることが肝要である。

2) 関節可動域訓練

関節可動域訓練には自動運動と他動運動の2種類がある。自動運動は患者が自分で関節を動かすもので、他動運動は訪問スタッフあるいは介護者など他者が行うものである。他動的訓練は介護者の援助を必要とするため、可能ならば患者自身が自分で行うよう指導する。やむを得ず介護者に依頼する場合は、訓練方法やリスクを教授するとともに、介護者の負担にならぬよう訓練時間の設

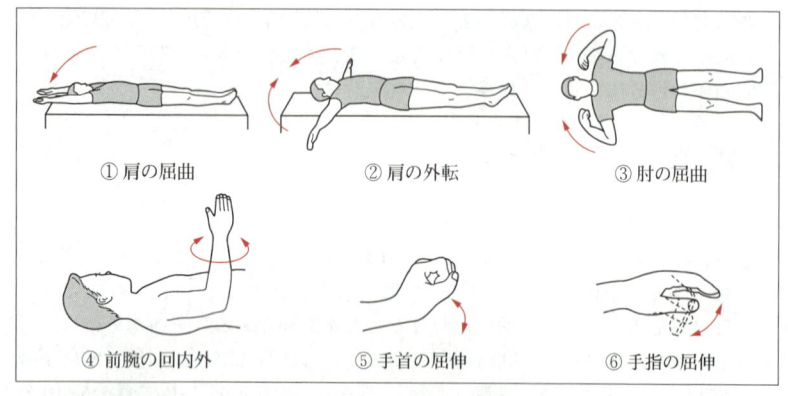

図6 上肢の関節可動域訓練

①肩の屈曲：両手を同時に万歳　②肩の外転：両手を横から万歳
③肘の屈曲：親指を肩につける　④前腕の回内・回外：肘を90°に曲げ、手のひらを表裏に返す
⑤手首の屈伸：手首を起こす・下げる　⑥手指の屈伸：指の握り、開き動作

定を配慮する。

具体的な可動域訓練の方法を図**6**、**7**に示す。1つの運動を5〜10回程度行うとよい。上記訓練は基本的に仰臥位（寝たまま）で実施できるが、可能であれば座位で行ってもよい。しかし座位での訓練は股関節の伸展や膝の伸展が十分に行えず、屈曲拘縮の誘因となるので注意を要する。また、特に高齢者では可動域の最終域で制限がみられることが多いため、運動の最後のところを特に丁寧に伸張（ストレッチング）するよう指導が必要である。拘縮は起きてしまったものを改善するより、起こさない予防的訓練の方が患者や家族の負担は少なくて済む。このため、拘縮がなくとも可動域訓練は毎日行う。

3）筋力維持・回復訓練

在宅で筋力を回復させるためには、患者の十分な意欲と理解が必要である。特に個々の筋の筋力増強訓練には患者や家族の積極的な姿勢が不可欠であり、ADLの中に訓練的要素を取り入れて行うのが効率的である。例えば、ベッド上でおむつを交換するときに腰上げを数回行う、ベッドから車いすに移るときに何回か座位・立位の練習をする、食堂のいすやテーブルを利用してつかまりながら片足で立つバランスの練習を行う、などである。このような生活動作に合わせた訓練は、ADLの獲得や安定化にも簡便で有用な方法といえる。

IV-12.在宅リハビリテーション

① 股関節屈曲　② SLR　③ 股関節外転
④ 股関節内外旋　⑤ 膝関節の屈伸　⑥ 足関節背屈

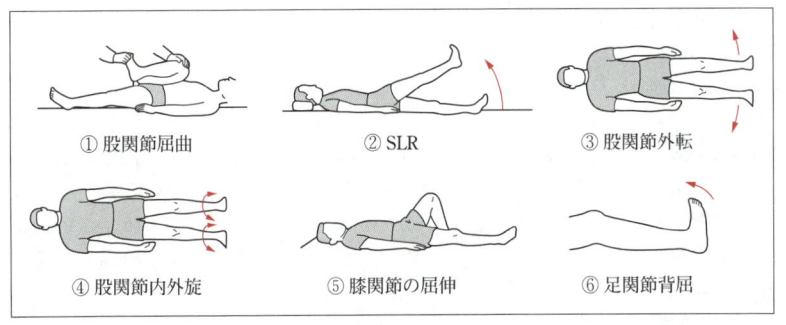

図7　下肢の関節可動域訓練
①股関節屈曲：片方ずつ脚を曲げ、膝が胸につくようにする。
②SLR：膝を伸ばしたまま、片方ずつ脚を上に上げる。
③股関節外転：両足を横に開く。
④股関節内旋・外旋：脚を伸ばしたまま、膝を内側、外側にひねる。
⑤膝関節の屈伸：片方ずつ膝を曲げ、伸ばす。
⑥足関節背屈：足首を上に起こす。

　前述の関節可動域訓練の運動を行うことで筋に対して若干の負荷を与えることはできる。しかし筋力を増強させるには不十分であり、重りなどの負荷をかける必要がある。この場合は患者の心肺機能や筋力、耐久力を考慮しなければならず、専門家に相談してから行うよう指導したい。

　特に日常生活上重要な下肢筋の筋力維持・強化訓練には、足首の背屈(左右同時に5〜10回)、SLR(左右交互に5〜10回)、腰上げ(両膝を立てて5〜10回)、いすからの立ち上がり(上半身を十分前屈させて5〜10回)、片足立ちバランス(安定したものにつかまりながらの5秒間程度の片足立ちを5〜10回)などがある。これらは、立位や歩行の安定に重要な運動であり、毎日繰り返し行うことが大切である。最後の3課題は全身運動であり危険を伴うため、1人では行わせず、必ず介護者の見守りが必要である。

3 環境適応のためのアプローチ

1) 生活環境の整備──住宅改造について

　現在バリアフリーの概念が浸透しており、住宅改造費用の一部は福祉制度や介護保険制度から支給される。障害者の身体状況レベルによって当然その内容は異なるが、ここでは疾患を特定しない一般的なバリアフリーの住宅改造に関

する最低基準について述べる。

a. スロープ

車いすの幅はJIS規格で63 cm以下と定められているが、障害者が自分で車いすを操作することと車いす移動時の振れを考慮して、スロープの幅は80〜90 cm以上必要である。また、勾配は屋外では1/15以下、屋内では1/12以下に設定し、高低差50 cm以内ごとに(歩行時には6 m以内に)水平な踊り場を設けて休憩できるようにしておく。屋外から室内に入る際の段差は可能ならばスロープで対応するが、スペースの問題で不可能な場合は、電動の段差解消機を検討する。

b. 段差

段差はないに越したことはないが、やむを得ない場合は3 mm以下とし、さらに足で触れても痛くないように1〜2 mm程度で45度の面取りをつける。

歩行可能な場合、玄関の段差(上がり框)は18 cm以下が望ましい。身体状況にもよるが、高さ40 cm程度のベンチを設置すると、散歩帰りの休憩や靴の着脱、玄関での来客との会話時などに便利である。

c. 廊下

日本家屋のほとんどが半間(91 cm)を基準寸法としているため、介助用車いすに必要な78 cmはなんとか確保することができる。車いす自走の場合も考慮すると85 cm以上は確保したい。廊下に手すりをつける場合、有効幅員が減少するので注意する。

d. 出入り口

各部屋やトイレの入り口などの有効幅員は80 cm以上必要である。有効幅員とは、ドアを開いたときの厚みや柱の厚みを除いた内寸を意味しており、車いすや歩行器での移動の際、ドアや柱が邪魔になることがあるので注意する。可能ならば各部屋の戸を引き戸にしておくと、車いすでの開閉が容易に行える。やむを得ず開き戸にする場合は、開き戸を廊下側に開くと通行する人にぶつかる可能性があるので、トイレと浴室の扉を除いて、各部屋の室内側に開くように設置する。

e. 階段

階段の有効幅員は75 cm以上必要であるが、両側に手すりをつけると確保できないことがある。その場合、壁面から手すりの突端までを10 cm以下にして、手すりの内側同士の有効幅員が60 cm以上確保できればよい。階段の勾配は足の接地する踏み面を約20 cm以上設け、段差部分の蹴上げは15〜18 cmの範囲内にする。直線的階段の途中と階段の曲がり角ではやや広めの踊り

場を設け、もしもの転落事故を最小限にする工夫が重要である。また、階段には必ず滑り止めをつける。蹴上げ部分に空間や踏み面の出っ張りがあると足の振り出し時にひっかかることがあるので、できるだけ平面的にしておく。階段の改造が難しい場合は、階段昇降機や個人住宅用エレベーターを設置する方法もある。

f. トイレ

トイレの位置は寝室に近く、洗面所・脱衣所・浴室に隣接していることが望ましい。広さや室内配置は、障害者の身体状況や便器への移乗能力によって異なるので、ここでは一般的な車いす利用者の場合について述べる。

病院や施設での生活やリハ訓練では斜め前方移乗を指導することが多いが、自宅のトイレの幅では車いすが斜めにできないことがある。斜め前方移乗や介助のためのスペースには、便器の横に50 cm以上の空間を確保する必要がある。改造が不可能な場合は、前方からの移乗方法を障害者やその家族に指導する。

手すりは、車いすからいったん立ち上がって移乗する場合は杖の高さに合わせ、介助でも立つことが困難な場合は車いすのアームレストの高さに揃えるのが普通である。また、便器や車いすからの立位がかろうじて可能な場合は、水平な手すりだけでなく、水平垂直両用の手すりを設置すると便利なことがある。

排泄後の後始末には洗浄乾燥暖房便座が便利であるが、感覚障害があると火傷の原因となったり洗浄が不十分なことがあるので注意する。さらに、トイレットペーパーの使用や後始末の操作に必要なパネル類などは、利用者の手の届く、操作しやすい位置に取りつける。

トイレ内での移乗では、移乗前の車いすの位置が、トイレ後戻るときに逆になるので十分な注意と指導が必要である。

g. 浴室

浴室は、洗面所・脱衣所・便所を一室にしたサニタリールームが便利であるが、改修が不可能であれば、その三者をともに寝室に隣接させ、入浴後横になって休めるよう工夫する。

洗い場に座って洗体し、浴槽への出入りも行うには、かなりの身体的能力を必要とする。一般的にはシャワーチェアか洗い台に移乗し、座位での洗体を勧めることが多い。洗い台の設置は、下肢の長さに合わせて、高さ約40 cm、奥行きはやや広めに45〜50 cm程度とする。

湯船につかることを希望する場合は、浴槽の端に腰かけるためのスペースを

設置すると安全である。片麻痺では、入るときと出るときの位置が反転するので浴槽の両端にスペースを確保する。手すりは杖の高さとし、脱衣所から洗い台までの壁面、洗い台から浴槽までの壁面、浴槽出入りの際のつかまり、浴槽側の壁面周辺、浴槽から脱衣所までの壁面など、入浴中の移動、動作を考慮して設置する。特に浴室の出入り口や浴槽の出入りには縦手すりが有効である。

浴室の扉は、開口幅が最大になるように引き戸にするか、または水が外にはねないよう長めのシャワーカーテンを取りつけてもよい。やむを得ず開き戸にする場合は、浴室内で倒れた人を救出できるよう、浴室の外側に開くように設置する。

2）生活適応のためのアプローチ

a. 在宅での生活適応指導

在宅でのアプローチでは、障害者の身体的能力の向上よりも、むしろ現在の機能と能力でどのように環境に適応すべきかが重要な課題となる。そのためには障害者の現在の能力を的確に評価し、在宅での生活状況を調査する。さらに障害者本人や介護者の希望を聞いたうえで、改善すべき点を調整することが大切である。

在宅での生活適応訓練の目標が設定されれば、自分で可能な動作は自分で行う。できない動作は介助を受けるよう障害者と介護者に説明し、その方法を指導する。さらに障害者や介護者の負担を軽減するための福祉用具を紹介し、使用方法や使用上の注意を実際に現場で指導する。地域の福祉センターや介護ショップにはさまざまな介護用品が展示されており、家族の介護に対する心構えを教育する意味でも見学を勧めるとよい。

b. 移乗動作の介助

日常生活の中での主な移乗動作の介助方法を図 8～10 に示した。以下の原則を理解しておくと有用である。

①移りたいものが障害者の健側にあること。

障害者の健側は足の支持性の安定している方を意味し、移乗先を常に健側に配置すると導線が短く、より安定して移乗ができる。

②動作の要素を1つずつ分解し確実に行わせること。

例えば、ベッドから車いすに移る動作は、立つこと、身体を回すこと、座ることの三要素から成り立っている。その一つひとつの動作を確実に行って初めて目的が達成される。

③連続した動作では、次の動作を予測した介助態勢をとること。

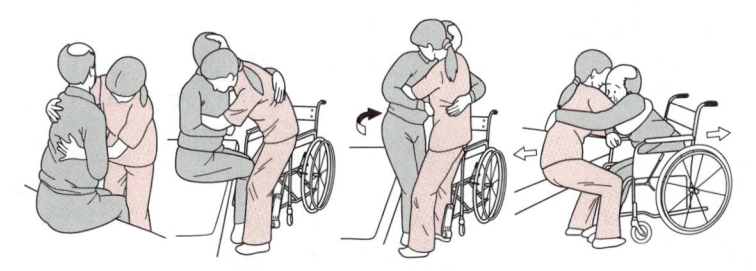

IV-12.在宅リハビリテーション

図8　ベッドから車いすへの移乗介助

車いすは必ずブレーキをかけて固定する。ベッドに戻るときは車いすの位置が変わるので注意。

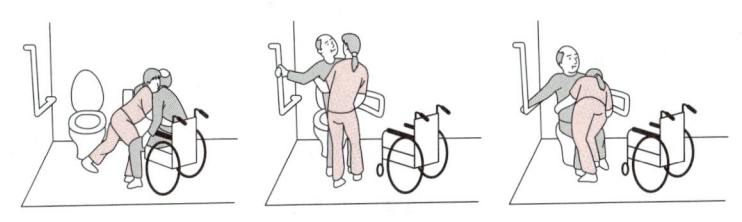

図9　車いすから便座への移乗介助

実際の場面では、立位時にズボンの上げ下ろしがあるので障害者の立位能力が必要。便器から車いすに戻るときは、車いすの位置が患側になるので注意。

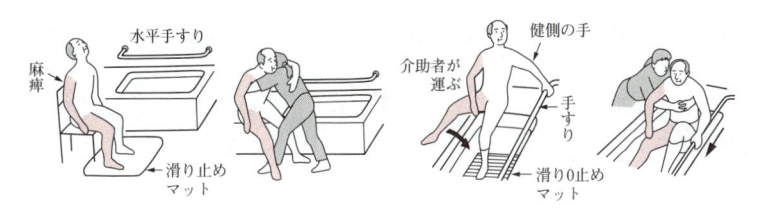

図10　浴槽への移乗介助

浴槽のボードは動かないよう固定されていること。浴槽内では身体が浮いて不安定になるので注意。浴槽から出るときは急に身体が重くなり、足元もすべりやすいので注意。

　車いすからベッドに移して寝かせる際、寝かせる側が患側であることを忘れて倒してしまったり、また右から左へ移乗する際の介助で、介助者が左足を前に出して介助をすると、自分の身体をひねって腰を痛めることがある。

　④できるだろうと思わないで、できないかも知れないと思って介助すること。

これは、事故防止のための重要な心構えである。できないかも知れないと思って介助にあたっているときは、事が起こっても対処可能である。

(豊倉　穣・神内擴行)

13. 在宅患者訪問点滴注射

はじめに

　2002年5月に設置された「新たな看護の在り方に関する検討会」は、わが国における少子高齢化の進展や医療技術の進歩、国民意識の変化などによる社会のニーズと、訪問看護の普及や看護教育水準の向上などに対応した新しい看護の在り方が求められているという認識の中で行われた。その結果の1つとして、昭和26年以来、看護師の業務の範囲外とされてきた静脈注射を看護師の行う診療の補助業務と位置づけ、2002年9月30日付けで、「看護師による静脈注射の実施について」(図1)の文書が交付された。それに伴い2004年の診療報酬の改定において在宅患者訪問点滴注射管理指導料が新設された(図2)。

　しかし、看護師が静脈注射を実施することは手技的に可能かというような単

看護師等による静脈注射の実施について

　標記については、これまで、厚生省医務局長通知(昭和26年9月15日付け医収第517号)により、静脈注射は、医師又は歯科医師が自ら行うべき業務であって、保健師助産師看護師法(昭和23年法律第203号)第5条に規定する看護師の業務の範囲を超えるものであるとしてきたところであるが、今般、平成14年9月6日に取りまとめられた「新たな看護のあり方に関する検討会」中間まとめの趣旨を踏まえ、下記のとおり取り扱うこととしたので、貴職におかれては、貴管下保健所設置市、特別区、医療機関、関係団体等に対して周知方お願いいたしたい。

　なお、これに伴い、厚生省医務局長通知(昭和26年9月15日付け医収第517号)及び同通知(昭和26年11月5日付け医収616号)は、廃止する。

記

1　医師又は歯科医師の指示の下に保健師、助産師、看護師及び准看護師(以下「看護師等」という。)が行う静脈注射は、保健師助産師看護師法第5条に規定する診療の補助行為の範疇として取り扱うものとする。

2　ただし、薬剤の血管注入による身体への影響が大きいことに変わりはないため、医師又は歯科医師の指示に基づいて、看護師等が静脈注射を安全に実施できるよう、医療機関及び看護師等学校養成所に対して、次のような対応について周知方お願いいたしたい。

(1)　医療機関においては、看護師等を対象にした研修を実施するとともに、静脈注射の実施等に関して、施設内基準や看護手順の作成・見直しを行い、また個々の看護師等の能力を踏まえた適切な業務分担を行うこと。

(2)　看護師等学校養成所においては、薬理作用、静脈注射に関する知識・技術、感染・安全対策などの教育を見直し、必要に応じて強化すること。

図1　厚生労働省医政局長通知(平成14年9月30日医政発第0930002号)

「老人訪問看護療養費に係る指定老人訪問看護の費用の額の算定に関する基準」及び
「訪問看護療養費に係る指定訪問看護の費用の額の算定方法」の施行について（抄）

　老人保健法（昭和57年8月法律第80号）第46条の5の2第2項の規定に基づく老人訪問看護療養費に係る指定老人訪問看護の費用の額の算定に関する基準については、「老人訪問看護療養費に係る指定老人訪問看護の費用の額の算定に関する基準の一部を改正する件」（平成14年3月厚生労働省告示第84号）が、平成14年3月8日に公布され、同年4月1日から適用されることとされたところであり、健康保険法（大正11年法律第70号）第44条ノ4第4項の規定に基づく訪問看護療養費に係る指定訪問看護の費用の額の算定に関する基準については、「訪問看護療養費に係る指定訪問看護の費用の額の算定方法の一部を改正する件」（平成14年3月厚生労働省告示第83号）が、平成14年3月8日に公布され、同年4月1日から適用されることとされたところである。

　また、これらの告示を受け、「訪問看護療養費及び老人訪問看護療養費に係る訪問看護ステーションの基準等」（平成14年3月厚生労働省告示第85号。以下「基準告示」という。）が平成14年3月8日に公布され、同年4月1日から適用されることとされたところであるが、これらの告示に係る取扱いについては、下記によることとしたので、その実施に遺漏のなきよう関係者に対して周知徹底を図られたい。

　なお、「老人訪問看護療養費に係る指定老人訪問看護の費用の額の算定に関する基準の施行について」（平成12年3月31日老発330号）及び「訪問看護療養費に係る指定訪問看護の費用の額の算定に関する基準の施行について」（平成12年3月31日保発第69号）は、平成14年3月31日限り廃止する。

記

第3　老人訪問看護管理療養費及び訪問看護管理療養費について

3(1)　重症者管理加算は、指定老人訪問看護又は指定訪問看護に関し特別な管理を必要とする利用者に対して指定老人訪問看護又は指定訪問看護を行うにつき、当該利用者又はその家族等から電話等により看護に関する意見を求められた場合に常時対応できる体制その他必要な体制が整備されているものとして都道府県知事又は地方社会保険事務局長に届け出た訪問看護ステーションにおいて、指定老人訪問看護又は指定訪問看護を受けようとする者に対して、当該利用者に係る指定老人訪問看護又は指定訪問看護の実施に関する計画的な管理を行い、かつ月4日以上の指定老人訪問看護又は指定訪問看護を行った場合に、所定額に1月につき加算すること。

(2)　(1)の「指定老人訪問看護又は指定訪問看護に関し特別な管理を必要とする利用者」は、基準告示第2の2に規定する状態等にある利用者（在宅自己腹膜灌流指導管理、在宅血液透析指導管理、在宅酸素療法指導管理、在宅中心静脈栄養法指導管理、在宅成分栄養経管栄養法指導管理、在宅自己導尿指導管理、在宅人工呼吸指導管理、在宅持続陽圧呼吸療法指導管理、在宅悪性腫瘍患者指導管理、在宅自己疼痛管理指導管理、在宅肺高血圧症患者指導管理若しくは在宅気管切開患者指導管理を受けている状態にある利用者、気管カニューレ、ドレーンチューブ若しくは留置カテーテルを使用している状態にある利用者、人工肛門若しくは人工膀胱を設置している状態にある利用者又は在宅患者訪問点滴注射管理指導料を算定している利用者）をいうこと。

(3)　(2)の「在宅患者訪問点滴注射管理指導料を算定している利用者」に対して重症者管理加算を算定する場合は、当該管理指導に係る指示書による点滴注射が終了した日及びその他必要が認められる場合には、主治医への連絡を速やかに行うこと。また、訪問看護記録書に在宅患者訪問点滴注射指示書を添付のうえ、点滴注射の実施内容を記録すること。

図2　厚生労働省医政局長通知（平成14年3月8日保発第0308002号）（平成16年2月27日保発第0227003号改正現在）

表1 静脈注射の分類

末梢静脈	静脈注射	①ワンショット（1回のみの薬液投与）	静脈に注射針を刺入し、注射器を用いて投与する
	点滴静脈注射	②短時間持続注入	短時間、持続的に投与して終了、抜去する（いわゆる「抜き刺し」）
		③長時間持続注入	長時間あるいは長期間、持続的に投与する
		④間欠的注入	ヘパリンロックなどにより血管確保し、1日のうち一定時間帯に投与する
中心静脈	中心静脈(栄養)法	持続注入	24時間持続的に投与する
		間欠的注入	1日のうち一定時間帯に投与する

純な問題に留まらない。法的責任の理解と自覚、薬理作用の十分な理解、患者の反応の観察と対応、緊急時の対応体制、感染対策など、患者に対する安全を保証するために、基礎教育、臨床それぞれの場における体制整備が必要となるといわれている[1]。

在宅という環境の中で利用者が安全に点滴注射を受けられるようにするためには、訪問看護師の技術や知識の獲得や質の向上と、今まで以上に主治医との連携を含めた体制整備が必要になると考えられる。

看護師の業務として静脈注射が位置づけられたことにより、(社)日本看護協会から『静脈注射の実施に関する指針』(以後『指針』)[1]が作成され、それを基に(社)全国訪問看護事業協会・(財)日本訪問看護振興財団から『訪問看護における静脈注射実施に関するガイドライン』(以後『ガイドライン』)[2]が示されている。『指針』において用語の定義により静脈注射の分類(表1)をしており、点滴注射は静脈注射に含まれる用語として使用する。

I. 目的

在宅における点滴注射の目的は、嚥下状態や体力の低下など経口摂取困難な利用者に対し、水分・電解質などを投与するために行われる。病院での点滴注射は、治療や検査の一環として薬物を効果的に投与するために実施されることが多いが、在宅においては治療的な投与は医師が不在の状態で実施するため非常に少ない。表2は、『ガイドライン』の抜粋であり、利用者の条件を述べている。

また、図3は、『指針』の「看護師による静脈注射の実施範囲に関する基本

表2　訪問看護師が行う静脈注射の実施条件～利用者の条件～

1. 身体状況改善のために静脈注射が必要である。
   ・経口摂取では脱水や栄養状態などの改善が困難である。
   ・治療として抗生剤などの静脈注射が必要である。
2. 在宅で静脈注射を実施する必要がある。
   ・身体状況や生活環境などの条件から通院での静脈注射の実施が困難である。
   ・利用者および家族が在宅の静脈注射を希望している。
3. 在宅での静脈注射の管理が可能である。
   ・静脈注射の内容についての説明を受けて理解している。
   ・静脈注射実施中、看護師が滞在できるか、また見守ることができる家族などがいる。
   ・医師の指示があり、利用者または家族が看護師の静脈注射実施に同意している（できれば文章を交わすことが望ましい）。

((社)全国訪問看護事業協会・(財)日本訪問看護振興財団：訪問看護における静脈注射実施に関するガイドラインによる)

的考え方」であり、「訪問看護における静脈注射の実施範囲に関する考え方」も出されており、各訪問看護ステーションにおいて、これらの資料を参考に、点滴注射をどのように実施するかを検討する必要がある。

II. 準備するもの

　点滴注射を行うときには、必要な薬剤・器材・衛生材料などは、主治医から指示書とともに出され実施する(図4、5)。

①主治医からの訪問看護指示書と在宅患者訪問点滴注射指示書(図6)または、特別訪問看護指示書・在宅訪問点滴注射指示書(図7)(指示書の説明は、「V. 医療保険請求」参照)

②指示書に書かれている輸液製剤

③輸液セット(注入量により小児用の輸液セットを使用する)

④必要時翼状針、延長チューブなど

⑤輸液製剤に添加薬剤があるときは、注射器、注射針18G

⑥アルコール綿

⑦固定用の絆創膏

⑧止血用の絆創膏

⑨駆血帯

⑩必要時、前腕を針の刺入時に安定させるタオル(病院では小枕を使用)

⑪使用後のアンプルや針を入れるガラス瓶か缶(医療用廃棄物用の携帯ボッ

本会では、看護師による静脈注射の実施範囲に関する指針を示すにあたり、看護基礎教育の現状や看護業務の内容・質・量などを踏まえ、現時点において、どのようなレベルで実施するのが妥当であるか、諸外国における看護師の裁量の範囲（フランス雇用連帯省　看護職実践・職業行為に関する法令）なども参考にしながら検討を行った。その結果、本会は、看護師による静脈注射の実施範囲についての基本的な考え方を、以下のレベル1から4までの4分類として示す。

この細部については、各施設の状況に応じて検討し、より具体的で実際的な施設内の基準を作成する必要がある。

看護師による静脈注射の実施範囲

> レベル1：臨時応急の手当てとして看護師が実施することができる
> レベル2：医師の指示に基づき、看護師が実施することができる
> レベル3：医師の指示に基づき、一定以上の臨床経験を有し、かつ、専門の教育を受けた看護師のみが実施することができる
> レベル4：看護師は実施しない

各レベルにおける看護師の実施内容やその条件については、以下のように考える。

レベル1：臨時応急の手当てとして看護師が実施することができる

医療行為の実施には保健師助産師看護師法第37条に基づき医師の指示が必要であるが、以下の行為は、患者のリスクを回避し、安全・安楽を確保するよう、臨時応急の手当てとして看護師の判断によって行う。
- 緊急時の末梢からの血管確保
- 異常時の中止、注射針（末梢静脈）の抜去

レベル2：臨時応急の手当てとして看護師が実施することができる

以下の行為は、医師の指示に基づき、看護師が実施することができるものとする。
- 水分・電解質製剤の静脈注射、短時間持続注入の点滴静脈注射
- 糖質・アミノ酸・脂肪製剤の静脈注射、短時間持続注入の点滴静脈注射
- 抗生物質の静脈注射、短時間持続注入の点滴静脈注射（過敏症テストによって安全が確認された薬剤）
- 輸液ボトルの交換・輸液ラインの管理
- 上述薬剤投与時のヘパリンロック、生食ロック（生理食塩水の注入）
- 中心静脈カテーテル挿入中の患者の輸液バッグ交換、輸液ラインの管理
- 中心静脈カテーテルラインからの上述薬剤の混注

レベル3：医師の指示に基づき、一定以上の臨床経験を有し、かつ専門の教育を受けた看護師のみが実施することができる

以下の行為は、一定以上の臨床経験を有し、かつ、一定の教育を受けた看護師のみ実施ができるものとする。例えば、認定看護師、背門看護師のほか、将来的には輸液療法看護師などの育成が必要である。
- 末梢静脈留置針（カテーテル）の挿入
- 抗がん薬など、細胞毒性の強い薬物の静脈注射、点滴静脈注射
- 循環動態への影響が大きい薬物の静脈注射、点滴静脈注射
- 麻薬の静脈注射、点滴静脈注射

レベル4：看護師は実施しない

看護師は以下の行為を実施しない。
- 切開、縫合を伴う血管確保、およびそのカテーテル抜去
- 中心静脈カテーテルの挿入、抜去
- 薬剤過敏症テスト（皮内反応を含む）
- 麻酔薬の投与

図3-a　看護師による静脈注射の実施範囲に関する基本的考え方

訪問看護における静脈注射の実施範囲については、基本的には前述のレベル1からレベル4の考え方に準ずる。しかし、医師の臨場がなく、急変時の対応が困難であるため、レベル2の薬剤であっても、レベル3の知識・技術をもった看護師が行うことが望ましい。さらに、例えば、薬剤の種類や投与方法によっては、初回投与は医師が実施し、2回目以降に看護師が行うなど、患者の安全を保証したうえでの実施が求められる。

　施設内基準の作成にあたっては、以下の条件を考慮する。

訪問看護における静脈注射の実施条件

1. 医師が診察したうえでの指示であること
2. 十分な器材、衛生材料等が提供されること
3. 看護師が責任をもって実施前・中・後の観察を行い、対応できること

　医師の指示と看護師の実施範囲を明確にするため、施設内基準に基づき、医師との取り決めの文書を交したうえで訪問看護師が静脈注射などを行う(訪問看護における点滴静脈注射管理協定書・医師への報告基準の一例)。

図 3-b　訪問看護における静脈注射の実施範囲に関する基本的考え方

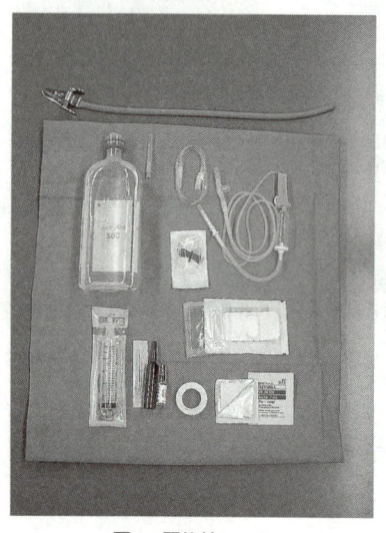

図4　翼状針セット　　　　　　　　　　　　図5　留置針セット

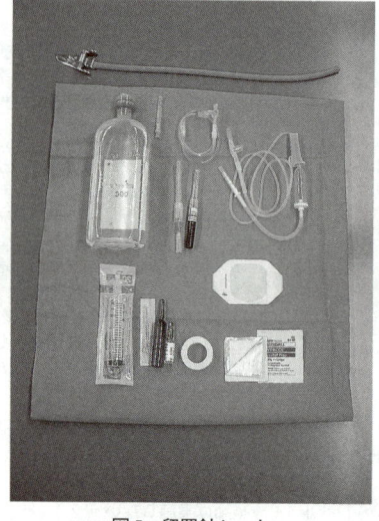

IV-13. 在宅患者訪問点滴注射

(記入例)　　　　　　　　　訪 問 看 護 指 示 書　　　＊該当する指示書を○で囲むこと
　　　　　　　　　　　在宅患者訪問点滴注射指示書

訪問看護指示期間　（平成 16 年 4 月 1 日 ～ 16 年 6 月 30 日）
点滴注射指示期間　（平成 16 年 6 月 7 日 ～ 16 年 6 月 13 日）

患者氏名	△△　△△	生年月日	明・㊛・昭・平　△△ 年　△ 月　△ 日（△△歳）
患者住所	△△区△△町△－△－△		電話（△△）△△△△－△△△△

現在の状況・該当綱目に○等	主たる傷病名	食道悪性腫瘍
	病状・治療状態	経口摂取不可、脱水
	投与中の薬剤の用量・用法	1.　　　　　　　2. 3.　　　　　　　4. 5.　　　　　　　6.
	日常生活自立度　寝たきり度	J　　A　　㊗　　C
	痴呆の状況	I　　㊀　　III　　IV　　M
	要介護認定の状況	要支援　　要介護（　1　2　3　4　5　）
	装着・使用医療機器等	1. 自動腹膜かん流装置　2. 透析液供給装置　③. 酸素療法（ 1.0／min） 4. 吸引機　　5. 中心静脈栄養　　⑥. 輸液ポンプ 7. 経管栄養（経鼻・胃ろう：チューブサイズ　　　、　　　日に1回交換） 8. 留置カテーテル（サイズ　　　　、　　　日に1回交換） 9. 人工呼吸器（陽圧式・陰圧式：設定　　　　） 10. 気管カニューレ（サイズ　　　）　11. ドレーン（部位　　　） 12. 人工肛門　13. 人工膀胱　14. その他（　　　　）

留意事項及び指示事項
　I　療養生活指導上の留意事項
　　　　1）今後積極的な治療は実施しないことを家族と確認。
　　　　2）経口摂取不可のため、500～1000mℓ／日の水分補給を実施。
　　　　3）喀痰が多くなることがあり、呼吸に注意。

　II　1. リハビリテーション　　寝たきりにならない様に
　　　2. じょくそうの処置等　　低栄養のため、じょくそうに注意
　　　3. 装着・使用医療機器等の操作援助・管理　　点滴の管理に注意して下さい
　　　4. その他

在宅患者訪問点滴注射に関する指示（投与薬剤・投与量・投与方法等）
　1）ポタコール R500mℓ×2本／日を原則に、ゆっくりと実施
　2）＋20％ブドウ糖2A＋総合ビタミン1V

緊急時の連絡先
不在時の対応法　　　　　　　当院へ電話（△△－△△△△－△△△△）

特記すべき留意事項（注：薬の相互作用・副作用についての留意点・薬物アレルギーの既往等があれば記載して下さい。）

他の訪問看護ステーションの指示
　（　無　有　：　指定訪問看護ステーション名　　　　　　　　　　　　　　　　　）

上記のとおり、指示いたします。　　　　　　　　　　　　　　　　平成 16 年 6 月 7 日
　　　　　　　　　　　　　　　医療機関名　　△△医院
　　　　　　　　　　　　　　　住　　　所　　△△区△△町△－△－△
　　　　　　　　　　　　　　　電　　　話　　△△－△△△△－△△△△
　　　　　　　　　　　　　　　（FAX）
　　　　　　　　　　　　　　　医師氏名　　　△△　△△　　　　　　　印

　△△訪問看護ステーション　　　　　　殿

図6　訪問看護指示書・在宅患者訪問点滴注射指示書（記入例）

特別訪問看護指示書	*該当する指示書を○で囲むこと
在宅患者訪問点滴注射指示書	

特別看護指示期間　（平成　16　年　6　月　1　日　～　16　年　6　月　14　日）
点滴注射指示期間　（平成　16　年　6　月　3　日　～　16　年　6　月　9　日）

患者氏名	△△　△△	生年月日	明・大・昭・平 △△ 年 △ 月 △ 日（△△歳）

症状・主訴

食道悪性腫瘍の進行のため、入院する。入院中主治医と家族の相談の結果、積極的援助は実施せず、自宅での生活を継続することとなる。現在経口摂取不可のため、500～1000mℓ／日の補液にて、経過観察となる。

留意事項及び指示事項（注：点滴注射薬の相互作用・副作用についての留意点があれば記載して下さい。）

1）全身状態の観察—特に呼吸
2）定期的な点滴実施

点滴注射指示内容（投与薬剤・投与量・投与方法等）

1）（ポタコールR500mℓ＋20％ブドウ糖2A＋総合ビタミン1V）×2／日
2）24hかけて、ゆっくり投与

緊急時の連絡先等

当院にtel（△△－△△△△－△△△△）

上記のとおり、指示いたします。　　　　　　　　　　　　　　　　　　　平成　16　年　6　月　1　日

医療機関名　△△医院
住　　所　　△△区△△町△－△－△
電　　話　　△△－△△△△－△△△△
（FAX）
医師氏名　　△△　△△　　　　　印

△△訪問看護ステーション　　　　　殿

図7　特別訪問看護指示書・在宅患者訪問点滴注射指示書（記入例）

IV-13.在宅患者訪問点滴注射

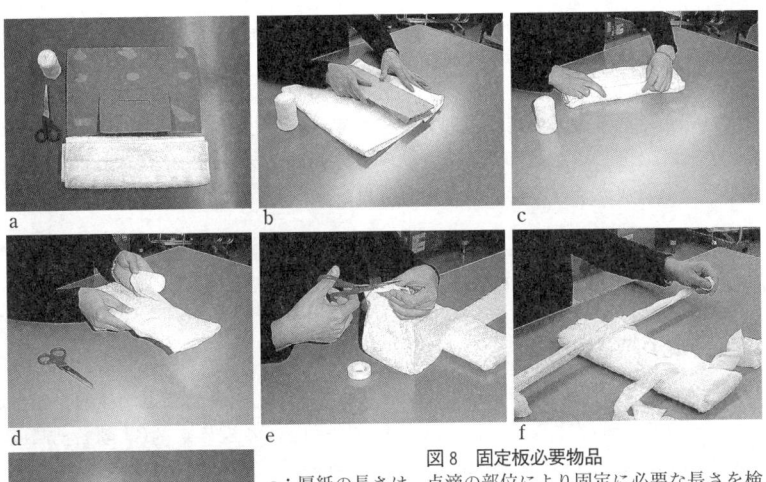

図8 固定板必要物品
a：厚紙の長さは、点滴の部位により固定に必要な長さを検討し選択する　b：厚紙をタオルで巻き、固定中に厚紙が直接利用者の皮膚にあたり創傷を形成しないよう留意する　c：bのタオルを固定するために、伸縮包帯を使用する　d：伸縮包帯をまんべんなく巻き、固定する　e：タオルが固定できたら、必要なところで包帯をきる　f：利用者の固定部を確認し、固定用の包帯を固定する部位に合わせ、つける　g：利用者が緊張しないように、リラックスできるよう固定する、あくまでも不意に動かしたりすることがないように固定する

クス)

⑫利用者の状態により、(病院ではシーネを使用)新聞紙やタオル、包帯を使用して固定板を作成(図8)

⑬輸液スタンド(福祉用具のレンタル事業所でレンタルできることもある、購入の場合もある)

⑭⑬の変わりに、S字フックやはり金のハンガーを用い点滴を吊り下げるものやひもなど(図9)

注)アルコール綿は、ディスポーザブルのものをなるべく用い、清潔に留意す

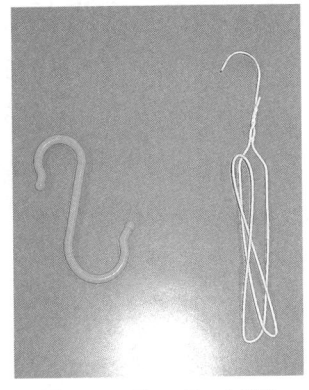

図9　ハンガー・フック爪用

401

る。ディスポーザブル製品の場合包装の破損の有無の確認が必要である。また、薬剤などは内容を指示書で確認したうえで家族に取りに行って頂いたり、薬局から届けられたり、主治医の体制により異なる。そのときの状況で臨機応変に対応する。薬剤の使用済みのものや医療材料などの廃棄に関しては、原則的に主治医のところへ返却する。安全確保のためガラス瓶や缶に入れ保管し、看護師か家族が返却する。場合によっては、薬局が回収する。

III. 基本手技および手順

1) 指示内容の確認

①在宅患者訪問点滴注射指示書(図6)、または在宅患者訪問点滴注射指示書(図7)の内容を確認する。特に、点滴注射指示内容の投与薬剤(薬剤名・濃度の確認)・投与量・投与方法に留意する。薬剤の使用期限を確認する。

②事前に主治医から訪問看護師が点滴注射を行うことを説明し、利用者・家族から承諾が得られていることを確認する。

③初回の点滴注射は、原則として主治医が行う。

2) 利用者の心身状況の確認

①指示を受けたときの状態との変化などもあり、利用者の心身の状況を確認する。状態の変化があれば、主治医への報告と指示内容の確認。

②長時間をかけ実施する場合、排泄の方法(ポータブル便器を使用するなど)などADL(日常生活動作)の状態を確認する。

③利用者本人に点滴注射をする目的や時間など、既に主治医から説明を聞いているが、再度説明を行い本人の同意を得る。

④点滴注射を実施する部位の確認を行う。

3) 環境整備

①1) 2) の状況から、点滴注射を実施する場所や固定板の有無など、安全に点滴注射が受けられる環境を整える。

②1) 2) の状況から、家族の見守りの状況を確認する。また、どのような状況により、主治医や訪問看護師に連絡するかを説明する。口頭だけではなく、普段使用している介護ノートや心身の状態を記入している一覧表など、わかりやすいところに説明の内容を記入しておく。

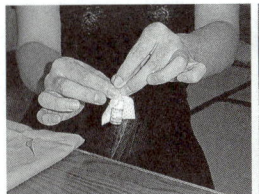

IV-13.在宅患者訪問点滴注射

a. アンプルカットする部位を　b. アンプルの頸部を把握し、　c. 薬液内の混入物の有無を確
　アルコール綿で拭く　　　　　印の位置を手前にして、　　　認する
　　　　　　　　　　　　　　　後方へ素早く折り曲げる

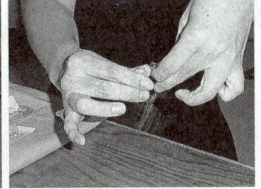

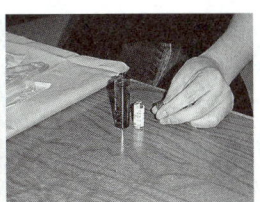

図10　アンプルをカットする

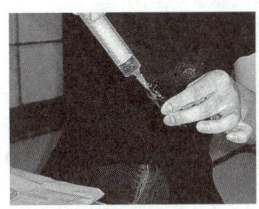

a. 針先をアンプルカットの　　b. 吸引し終わったら、注射器
　縁や外面に触れないよう　　　内の空気を抜く
　にしてアンプル内に挿入
　する。吸引する速度に合
　わせてアンプルを徐々に
　傾けていく

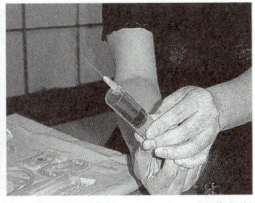

図11　薬液を吸引する

③4) 点滴の準備をする場所を確保し、アルコール綿で準備に使用する机の上などの範囲を拭く。薬剤の廃棄用の瓶や缶を準備する。

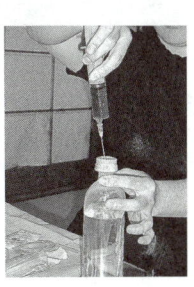

4) 点滴注射の準備

①輸液セットや翼状針、注射器の滅菌期間を確認する。
②1)-①で確認した薬剤を準備する。
③手洗いを十分に行う。
④指示どおりの薬剤であるか再度確認する。
⑤添加薬剤があれば、薬剤のアンプルを清潔操作

図12　輸液ボトルに薬液を注入する

403

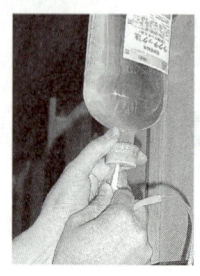

図13 輸液ボトルに輸液セットを接続する(原則的には、針を垂直に入れるため机の上で針を刺す)

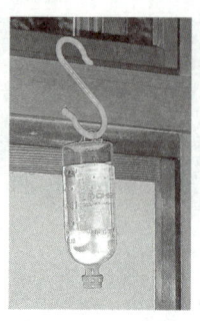

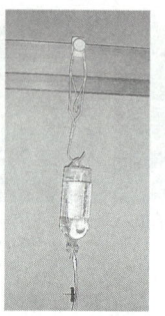

図14 フック応用

図15 ハンガー応用

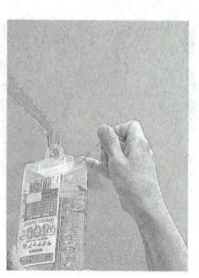

図16 エア針を刺す

で注射器、針を清潔に取り扱い、注射器に吸い上げる(図10、11)。輸液ボトルに、吸い上げた薬剤の注射器を刺して薬液を混入し、十分に混和する(図12)。

⑥輸液セットの袋を切り口の印のところで開封する。

⑦翼状針を使用する場合は、輸液セットの針を外して、翼状針を付ける。

⑧輸液ボトルに、輸液セットを接続する(図13)。

⑨輸液スタンドまたは、S字フックや針金ハンガーで作成したものに輸液本体をかける(図14、15)。場所によっては、ひもなどで高さを調整する。途中ではずれる危険性がないか確認する。

⑩輸液ボトルが、プラボトルの場合は、エア針を刺す(図16)。不要な場合もある。

⑪輸液セットのクレンメを開放し、輸液をセットの中に満たし、針先まで、輸液を誘導する。

⑫輸液セットの途中に空気が入っていないことを確認する。空気が混入している場合は、空気抜きをする。

⑬指示の滴下量は、1分間の滴下数の計算[総量 ml×セットの1 ml の滴下数÷時間(時)×60(分)]を行い滴下数の確認をする。

5) 点滴注射の実施

①利用者に点滴注射を開始することを説明し、排泄を済ませてもらう。必要

IV-13.在宅患者訪問点滴注射

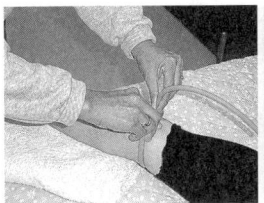

a. 駆血帯を締める

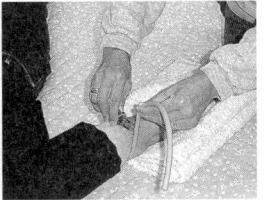

b. 駆血帯を巻く強さは動脈血流を妨げず、静脈血流のみをさえぎる程度にする。

図17　点滴の部位を確定する

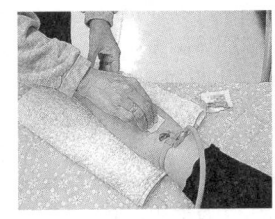

図18　皮膚の消毒

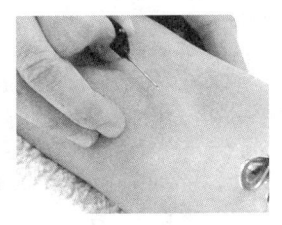

図19　針を刺す

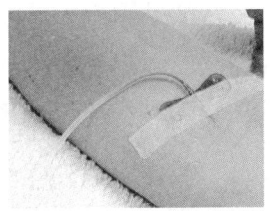

図20　針を固定する

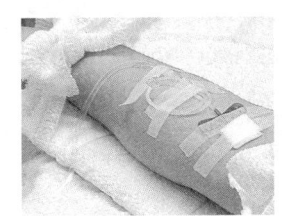

図21　輸液セットを固定し、シーネを固定する

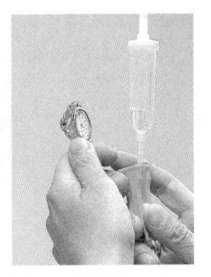

図22　輸液セットの滴下速度調節

なときには、介助を行う。

　②利用者を安楽な体位にする。利用者の心身の状況から工夫し、どのくらい時間を要するか説明し、体動がまったくとれない状況ではないことを伝え、不明(不安)な点がないかを確認する。

　③利用者が、①②の説明が十分に理解できないときには、家族に説明を行

い、不明(不安)な点がないかを確認する。利用者が点滴注射を実施している前腕を動かしたり、十分な理解が得られないときには、シーネの準備をしておく。

④衣服の袖などを肘関節の上まで上げる。タオルを血液の汚染などを考え、腕の下に敷く。

⑤駆血帯を締めて(図17)血管の状態から(できるだけ肘関節部を外す)、点滴注射を実施する部位を確定する。利用者が手を握れるのであれば握ってもらい静脈を怒張させる。可能であれば、利き腕でない側に実施する。確定したら、一度駆血帯を外す。

⑥必要なときは、バスタオルやタオルを使用し小枕の代わりに準備し、前腕が伸展しやすいよう使用する。

⑦再度、輸液が針先まで誘導できているか、輸液を流し確認する。

⑧駆血帯を締める。アルコール綿で、針の刺入部の周囲(縦6〜7 cm、横5 cm程度の楕円型の範囲)の皮膚を十分に拭き(図18)、乾燥を確認する。

⑨固定用の絆創膏を取りやすいところに準備する。

⑩針の切り口は上側を向け針を刺す(図19)。高齢者の場合、皮膚が乾燥しており、皮下脂肪も少なくなっているため、針を刺す手の反対側の手で、皮膚を十分伸展させ、針を刺す。

⑪血管壁を針が通過する際、抵抗があり、針の刺入角度をつけ過ぎないよう(約15〜20°)針を進め、血液の逆流を確認し、駆血帯を外し絆創膏で固定する(図20)。

⑫利用者に針が入ったことを説明し、握っていた手を楽にしてもらう。固定し終わるまで、もう少し動かないよう説明する(図21)。

⑬輸液セットのクレンメを少しずつ開放し、輸液を流し、指示どおりの輸液量に調整する(図22)。

⑭輸液の滴下が少なかったり、ない場合は、血管内に針が固定されていない場合があり、針の固定時に針に触り、針が動いている場合があるので少し針を引いてみる。輸液の滴下はあるが、皮膚が腫脹してくる場合は、すぐに抜針する。

⑮固定を再度確認する。必要なときはシーネの代わりとなるものを当て、包帯で固定する。固定が強過ぎると血管を圧迫して輸液が落ちなくなることもあるので留意する。絆創膏固定は、翼状針と輸液セットの接続部、タコ管の前後などで固定する。

⑯利用者に気分不良の有無がないかを確認する。必要時は、バイタルサイン

などを測定する。状態によっては、主治医に報告し、滴下量の指示を確認する。

6）1本以上の輸液を持続する場合

①1本が終わってから、輸液ボトルを更新する場合と、2本を連結管でつなぐ場合がある。
②2本を連結管でつなぐ場合は、2本がかけられる輸液スタンドやS時フックなど、途中で連結管が抜けるようなことがないよう確認する。
③利用者や家族には、輸液セットがついていない輸液ボトルから減少していくことを説明する。

7）点滴注射実施中の利用者や家族への説明内容

①利用者の状況によるが、点滴注射中に訪問看護師が付き添えないこともあり、注意点を説明し、状況により相談や連絡を受けられるよう指導する。
②利用者の心身の状況の変化（具体的に出現する可能性のある内容を説明する）があった場合。
③針の刺入部やその周辺部位の異常（予定外の抜針・疼痛・腫脹・発赤など）。
④輸液の滴下状況の異常（滴下しない・遅くなる）、終了予定時間。
⑤予定外の抜針の場合は、アルコール綿を当て圧迫する。
⑥輸液セットのチューブへ血液が逆流してきたときには、点滴セットが外れている可能性がある。

8）点滴注射が終了した場合

①事前に抜針を看護師が行うか、家族が行うかは主治医と確認をしておく。
②原則的には、看護師が抜針する。
③輸液がなくなったら輸液セットのクレンメを閉じ、絆創膏を針に固定し、アルコール綿を準備し抜針部位に当て、抜針する（図23）。
④アルコール綿を押さえ抜針部の圧迫止血を行う（図24）。3分ほど経過したら止血用の絆創膏に変える（図25）。止血の状態が悪い場合は医師に相談する。退出時に再度、止血状態を確認し滅菌ガーゼで保護する。
⑤利用者に気分不良など自覚症状がないかを確認し、バイタルサインを測定し、主治医に報告する。
⑥翌日も、輸液の指示が出ている場合は、指示内容の変更がないかを確認す

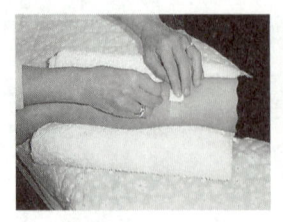

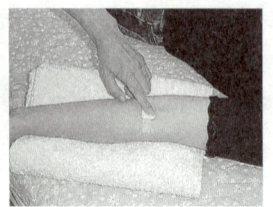

図23 抜針　　　　　図24 アルコール綿で止血

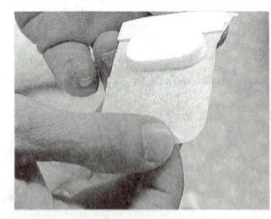

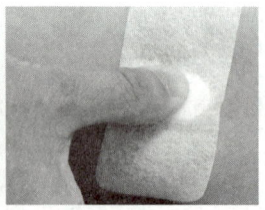

a. 止血用絆創膏　　　b. 抜針の部分を中央に絆創膏を貼用する

図25 止血

る。

9）記録

訪問看護記録に、点滴注射実施内容を記載する。内容は、点滴注射を実施した部位の状態や時間経過、利用者の心身の状態など観察事項とそれに対する看護師の判断や実施内容、終了時の医師への報告状況を記載する。

IV. 注意点

①高齢者の場合、脱水のときに心機能の低下や低栄養を併発していることがあるので、輸液量などの点滴注射に関する指示は利用者の心身の状態を十分に観察することと、医師への報告が重要である。

②点滴注射を行う部位：表在の皮静脈で、肘窩、前腕、手背の正中静脈、橈静脈、尺側皮静脈などである（図26）。

③点滴部位の選択は、血管の条件としては、針が固定しやすい部位・表在性・弾力性がある・太いこと・蛇行していないことなどが目安となる。針を固

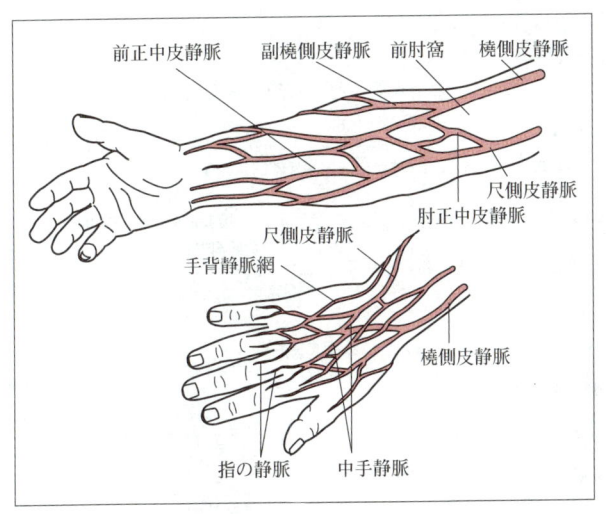

図26 手と前腕の皮静脈

定する部位(絆創膏を貼る部位)は、創のない部位を選択する。連続して点滴注射を受けている利用者の場合は、点滴注射の痕を確認してその部位より末梢側を選択する。

　④麻痺のある場合は健側で行う。可能な限り利き手は避ける。
　⑤下肢静脈は静脈炎や血栓症の危険性が高いためできるだけ避ける。
　⑥輸液セットの選択は、投与量により通常の輸液セットを使用するか、微量用輸液セット(小児用輸液セット)を使用するかを検討する。
　⑦緊急的に指示内容の変更を口頭で受け実施した場合は、実施したあとに主治医から書面で再度指示を受ける。
　⑧点滴注射を安全に実施するために、主治医との協定書・利用者または家族との協定書・在宅末梢点滴注射法に関する異常・トラブルと医師への報告基準書(**図 27**)の利用を検討する。

V. 医療保険請求について

訪問看護は医療保険と介護保険で算定されている。
2004年度診療報酬の改定により、主治医が在宅で点滴注射を必要とする利

平成 △△ 年 △ 月 △ 日

在宅末梢点滴注射法管理協定書（記入例）

　△△訪問看護ステーション（甲）は、医師（乙）の包括的指示に基づき、在宅末梢点滴注射法管理看護プロトコールに従って療養者の在宅末梢点滴注射法の管理を行います。

1. 療養者氏名　△△　△△　　　　　　2. 在宅療養指導管理料請求機関
3. 開始理由　食欲不振、嘔吐　　　　　　　医療機関名
4. 開　始　日　△△年 △ 月 △ 日
5. 感染症の既往　　　①あり（　気管支炎　）　　　2）なし
6. 薬剤アレルギー歴　1）あり（　　　　　　）　　　②なし
7. 経口摂取　　　　　①可　　　　　　　　　　　　2）否
8. 訪問開始時の自己管理能力（該当するものに○）
　　1）指導及び実施の一部補充　　　　　②全面的補充（代行）
9. 使用薬剤・投与量（提供機関：　　　　　　　　　　　　　　）
　　（　ソルデム　200mℓ、エリーテン1A　　　　　　　　　　　）
　　ヘパリンロック時（　　　　　　　　　　　　　　）
10. 使用器具・交換頻度・提供数（提供機関：　　　　　　　　　　）
　　輸液回路（　点　滴　　セット）　注射器・注射針（　適　宜　セット）
　　その他（
11. 消毒薬・衛生材料（提供機関：　　　　　　　　　　　　　　）
　　絆創膏（　シルキーライト　　個）　　消毒液（　消毒用エタノール　　）
　　その他：
12. 投与方法　　　注入速度（　　200 ml／時間　）
13. 事前協議事項
　　1）基礎疾患増悪の場合の対応方法　　主治医に連絡
　　2）その他
14. 期　　限　　次回変更日まで

　　　　　　　　甲　△△訪問ステーション　　管理者氏名　△△　△△　印
　　　　　　　　乙　医　師（所属及び氏名）　　　　　　　△△　△△　印

本協定書は、2部作成し、甲乙それぞれが1通ずつ保管する。

図27-a　在宅末梢点滴注射法協定書例

在宅末梢点滴注射法に関する異常・トラブルと医師への報告基準（記入例）

領　　域	医師への報告基準（下線部分）	△△△△殿の場合

1）カテーテル挿入に関する異常・トラブル

領域	基準	判定
滴下状態	時間どおりに指示量が注入されている うまく落ちず、指示量が注入できない <u>皮下に注入されている</u>	× ○ ×　時に報告
カテーテル固定状況	確保されている 固定用絆創膏がはがれかかっている <u>カテーテル固定がはずれている</u> <u>抜去してしまった</u>	× × × ×　時に報告

2）感染徴候

領域	基準	判定
刺入部・周囲の状態	皮膚の発赤・腫脹・熱感・疼痛なし <u>皮膚の発赤・腫脹・熱感・疼痛あり</u>	× ○

3）水分・電解質・糖の代謝異常

領域	基準	判定
脱水徴候 （高浸透圧利尿）	口渇なし、皮膚乾燥なし バイタルサイン異常なし 倦怠感・嘔気あり 口渇あり、皮膚の乾燥・弾力性低下あり 栄養輸液注入量とほぼ同量の尿排出 <u>血圧低下</u> <u>不整脈</u>	× × × × × ×　時に報告 ×　時に報告
体液量過剰徴候	浮腫なし、息切れなし <u>浮腫・息切れ</u> <u>不整脈</u>	× ○ ×　時に報告

4）末梢点滴注射法に対する療養者・家族の受け入れ・認識の逸脱

領域	基準	判定
心理・情緒的反応	平常どおり いらだち・不穏	× ×

5）末梢点滴注射法を要する基礎疾患の増悪

領域	基準	判定
消化管の通過障害	嘔気・嘔吐なし 嘔気・嘔吐出現 嘔気・嘔吐増強	× × ○
基礎疾患の悪化		○

図27-b　在宅末梢点滴注射法に関する異常・トラブルと医師への報告基準例

用者に対して訪問看護ステーションへ指示を行った場合、「在宅患者訪問点滴注射管理指導料」が、1週につき60点算定できるようになった。

1) 主治医が在宅患者訪問点滴注射算理指導料を算定する場合

a. 対象者
①在宅患者訪問看護・指導料を算定すべき訪問看護・指導を受けている患者
②指定訪問看護事業者から訪問看護を受けている患者
③訪問看護が、医療保険の対象の患者(介護保険の場合、算定不可)

b. 要件
①主治医の診療に基づき、週3日以上の点滴注射を行う必要性を認めた場合
②留意すべき事項などを記載した指示書を交付した場合
③在宅患者訪問点滴注射指示書が7日間ごとに交付した場合
④指示の点滴注射が1週間のうち3日実施された報告を訪問看護ステーションから受けた場合
⑤薬剤、回路など、十分な保険医療材料、衛生材料を供与する場合

c. 患者訪問看護点滴注射指示書(図6、7)
訪問看護指示書(特別指示書)か在宅患者訪問点滴注射指示書の該当する方を○で囲む。訪問看護指示書(特別指示書)と在宅患者訪問点滴注射指示書を同時に出す場合は、両方を○で囲む。

2) 訪問看護ステーションの場合

在宅患者訪問点滴管理指導料を算定している利用者に月4日以上の指定老人訪問看護または指定訪問看護を実施した場合は重症者管理加算、2,500円が算定できる。点滴注射が終了した日およびその他必要が認められる場合に、主治医への連絡を速やかに行うこと。また、訪問看護記録書に在宅患者訪問点滴指示書を添付のうえ、点滴注射の実施内容を記録することが算定要件となる。但し、介護保険における訪問看護の場合は算定不可となる。

おわりに

利用者が、在宅で安心して生活できるための選択肢として、看護師が点滴注射が実施できるよう制度が改正されたことは、社会のニーズに応えるべく必要なことであったと考える。しかし、訪問看護を約10年活動してきた著者としては、点滴注射が必要な状態になったときにまずは十分なアセスメントを行い、人として経口で水分や食事をとるというあるべき姿で訪問看護の援助がで

きないかを考え実施したいと思う。

著者は、介護保険制度が開始され、なんらかの処置や機器の管理をするのが訪問看護と受け止められているようで危惧している。また、訪問看護師も処置や機器の管理をするのが訪問看護と捉え提供されているように感じることがある。在宅療養での利用者の状態や環境などに配慮し、その方らしく、その家らしく生活できるよう訪問看護で支援してゆきたいと考える。そのためにも、安全に点滴注射を実施できるよう知識や技術の習得と体制整備を実施していきたい。さらに、診療報酬の改訂で医師の指導管理料は新設されたが、訪問看護師は手技料や管理料は評価されていない。また、点滴注射が終了するまで観察が必要な場合、現在の訪問看護制度では90分までしか保証されていない。今後、このような内容に対する制度の見直しも必要であると考える。

主治医との関係は、チームケアを念頭に在宅という環境で、訪問看護師が安全に利用者へ点滴注射ができるかどうかを配慮し制度の理解を含め連携を重ねていきたいと考える。

(髙砂裕子、北園伊津代、柿崎恵美)

文献
1) (社)日本看護協会：静脈注射の実施に関する指針. p2, 2003.
2) (社)全国訪問看護事業協会・(財)日本訪問看護振興財団：訪問看護における静脈注射実施に関するガイドライン. 2004.
3) 看護問題研究会(監修)：新たな看護のあり方に関する検討会報告書. 日本看護協会出版会, 東京, 2004.

第 V 章

在宅医療・介護へのさらなる理解に向けて

1. 在宅栄養食事指導

はじめに

　在宅で療養している高齢者にとって、必要量を満たす食事および水分が誤嚥せずに安全にとれるかどうかは、身体の栄養状態を左右し、療養生活における日常生活動作(ADL)の維持・向上や介護度・生命予後に直接的に影響を与える大変重要な問題でありながら、栄養評価・栄養指導に伴う診療報酬が算定できなかったこともあり、これまで取り組みが遅れてきた分野である。

　このような状況の中、在宅医療推進の動きが拡大し、1992年(平成4年)の医療法改正において医療提供の場として初めて「居宅」が明記された。次いで、1994年(平成6年)に健康保険法が改正され、療養の給付の範囲がこれまでの「病院または診療所のみ」から「居宅」まで拡大された。その結果、1994年10月に行われた社会保険・老人保健診療報酬改定の際、在宅医療の強化に重点が注がれ、在宅における通院困難な患者に対する栄養指導として「在宅訪問栄養食事指導料」が診療報酬上初めて定義された。同時に、老人保健法で運用される70歳以上または65歳以上で寝たきりの患者に対しては「寝たきり老人訪問栄養食事指導料」として合わせて創設された(2000年4月1日より、「寝たきり老人訪問栄養食事指導料」は、「在宅訪問栄養食事指導料」に統合された)。

　また、2000年4月1日から介護保険制度が開始されたが、介護保険上の訪問栄養食事指導は、居宅サービスの一環として、居宅要介護者などについて「指定居宅療養管理指導事業所(指定を受けた病院・診療所)」の管理栄養士が行う「居宅療養管理指導」として新たな制度が発足した。

　指導対象者の身体・介護状況により、医療の場合には「在宅訪問栄養食事指導」として、また、介護保険のケアプランの枠組みの中で実施する場合には「居宅療養管理指導」として、2つの制度が使い分けられているが、入院や外来で行う栄養指導と大きく異なる点を中心に、「対象者の自宅で行う栄養指導・支援業務」として、筆者の前職の病院における取り組みを交えながら進めてみたい。

I. 在宅訪問栄養食事指導の対象者

医療における在宅訪問栄養食事指導(以下、訪問栄養指導)の診療報酬算定規定では、「通院が困難な患者であって別に厚生大臣が定める特別食を医師が必要と認めた患者に対して管理栄養士が調理を介して実技を伴う栄養指導を行う」と定められているが、神奈川県のT病院(以下、T病院)で実施した栄養指導対象患者の概要としては、**表1、図1**に示すように、多くの患者が「超高齢で麻痺や嚥下困難があり、意思の疎通がうまくできない寝たきり患者」であり、栄養補給手段も経口摂取だけでなく、経腸栄養剤(食品)を併用するなど、低栄養や脱水や誤嚥の危険を伴う場合が8割以上を占めている。社会的にも高齢者の蛋白・エネルギー栄養障害(protein - energy malnutrition ;

表1 T病院の在宅患者訪問栄養指導対象患者の概要

(1998.3.31 現在)

1)	性別	男性	34.2%
		女性	65.8%
2)	平均年齢	男性(63〜90歳)	74.4歳
		女性(48〜94歳)	77.9歳
3)	ADLレベル	寝たきり(全介助)	42.1%
		座位可能	26.3%
		立位可能	21.0%
		自力歩行可能	10.6%
4)	患者の理解力	意思の疎通が可能	55.2%
		会話が成立	39.4%
5)	栄養補給法	経口摂取のみ	73.6%
		経口+経腸栄養剤(食品)	13.1%
		経腸栄養剤(食品)のみ	10.5%
		中心静脈栄養療法	2.6%
6)	食事介助状況	自力摂取	36.7%
		部分介助	29.7%
		全介助	10.9%
		経管栄養	22.7%
7)	指導ニーズ	低栄養・脱水対策	27.8%
		咀嚼・嚥下障害	20.8%
		糖尿病食事療法	20.8%
		栄養評価、充足度	11.1%
		糖尿病以外の食事療法	11.1%
		過栄養対策	4.2%
		経管から経口への移行	4.2%
8)	体重測定方法	体重計	65.7%
		ベッドスケール使用	24.3%
		介護者が抱いて体重計	2.7%
		計測不能	5.4%
9)	在宅患者の体格 (BMI)	12.1〜14.0	11.1%
		14.1〜16.0	5.6%
		16.1〜18.0	25.1%
		18.1〜20.0	19.4%
		20.1〜22.0	19.4%
		22.1〜24.0	11.1%
		24.1〜26.0	8.3%

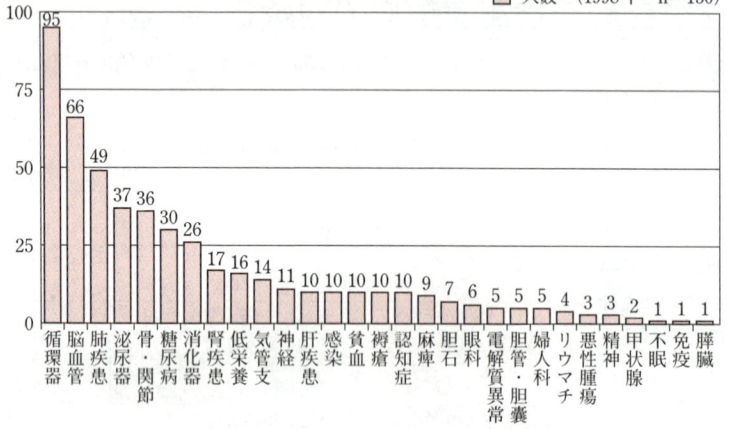

図1 著者の施設における在宅患者の疾患分類

（人数（1998年 n=150））

循環器 95／脳血管疾患 66／肺疾患 49／泌尿器 37／骨・関節 36／糖尿病 30／消化器 26／腎疾患 17／低栄養 16／気管支 14／神経疾患 11／肝疾患 10／感染症 10／貧血 10／褥瘡 10／認知症 10／麻痺 9／胆石 7／眼科 6／電解質異常 5／胆管・胆嚢 5／婦人科 5／リウマチ 4／悪性腫瘍 3／精神 3／甲状腺 2／不眠 1／免疫 1／膵臓 1

PEM）が、施設入所者および在宅療養者にとって大きな問題と認知されてきつつある[1]。

また、指導の対象となるべき厚生大臣の定める<u>特別食</u>とは、「疾病治療の直接手段として、医師の発行する食事せんに基づき提供された適切な栄養量及び内容を有する腎臓食、肝臓食、糖尿食、胃潰瘍食、貧血食、膵臓食、高脂血症食、痛風食、経管栄養のための濃厚流動食、無菌食及び特別な場合の検査食。(厚生省告示第65号 平成6年3月)」という規定があるが、これだけでは非常に対象範囲が狭いため、指導対象食種として「心臓疾患等における減塩食、十二指腸潰瘍の患者に対する潰瘍食、侵襲の大きな消化管手術後の患者に対する潰瘍食、クローン病および潰瘍性大腸炎等により腸管の機能が低下している患者に対する低残渣食並びに高度肥満症(肥満度が＋40％以上又はBMI 30以上)の患者に対する治療食を含む。なお高血圧症の患者に対する減塩食(塩分の総量が7.0グラム以下のものに限る。)は入院時食事療養費の特別食加算の場合と異なり、特別食に含まれる。(保発第30号 平成10年3月16日)」として別枠に規定されている。しかし、在宅で療養している高齢者でニーズの多くを占める、低栄養状態・咀嚼・嚥下障害・脱水・医薬品としての経腸栄養剤による経管栄養患者などに対する栄養指導・栄養評価業務に対しては、現在は非算定である(介護保険における居宅療養管理指導にのみ「嚥下困難者のための流動

食」が認められている。厚生省告示第 23 号 平成 12 年 2 月 10 日）。

このような対象者に対して、医師の出す訪問栄養指導の指示事項は、**表1**に示すように、①患者の摂食能力や介護者の諸状況に合わせた糖尿病や高血圧症などの食事療法の実施法の指導、②誤嚥防止のための安全な食形態（大きさ・軟度・粘度）の調節および介護者への調理・食介助指導、③脱水傾向患者に対する水分確保の工夫、④身体計測を伴う身体状況の把握と栄養評価による必要量の算出および現在の総合的な in・out の算出（低栄養・脱水・咀嚼・嚥下障害・経腸栄養療法・経静脈栄養療法患者など）、といった内容となっており、身体の栄養状態を良好に保つための手段および情報提供が求められており、外来患者や入院患者に通常実施している「制限」という意味あいの強い各種疾患の食事療法のみの指導とは、はっきりと異なった傾向を示している。

そこで、栄養指導の際には、患者自身や介護者の状況を総合的に把握し、身体の栄養状態を評価したうえで、経腸栄養剤（食品）との併用や、摂食・咀嚼・嚥下能力を加味し、介護者に精神的・時間的・経済的に負担をかけないような継続的なアプローチが必要になる。

また、診療報酬算定上、介護保険上、管理栄養士の単独訪問が基本となるので、各職種間の情報の共有と活用を積極的に推し進められるような記録やカンファレンスも必要となる。

II. 介護保険における居宅療養指導の対象者

介護保険においても訪問栄養指導は、「管理栄養士の行う指定居宅療養管理指導」として介護報酬の中に規定されたが、指導対象者は「厚生大臣が定める特別食（**資料1**）を必要とする利用者に対して、指定居宅療養管理指導事業所（病院・診療所）の管理栄養士が、計画的な医学的管理を行っている医師の指示に基づき、当該利用者の居宅を訪問し、具体的な献立によって実技を伴う指導を行った場合に1月に2回を限度として算定する。（**資料2** 厚生省告示第19号 平成12年2月10日）」とあり、基本的考え方は医療における在宅訪問栄養食事指導と同じであるが、特別食に「嚥下困難者のための流動食」の規定が盛り込まれている。

指導の具体的方針としては、「1. 利用者の心身機能の維持回復を図り、居宅における日常生活の自立に資するよう妥当適切に行う。2. 指定居宅療養管理指導の提供に当たっては、懇切丁寧に行うことを旨とし、利用者又はその家族に対し適切なサービスを提供する。3. 常に利用者の症状、心身の状況および

その置かれている環境の適切な把握に努め、利用者に対し適切なサービスを提供する。4. それぞれの利用者について提供した指定居宅管理指導の内容について、速やかに診療記録を作成するとともに、医師又は歯科医師に報告する。(厚生省令第37号 平成11年3月31日)」とあるように、利用者の立場に立った具体的サービスの提供が求められている。また、実施上の留意事項(**資料3** 老企第36号 平成12年3月1日)により、具体的手順などが明示されているので、介護報酬上、医学管理上漏れのないよう手続きおよび報告をしなければならない。

資料1

> 厚生大臣が定める者等
> (厚生省告示第23号 平成12年2月10日)
>
> 六 指定居宅サービス介護給付費単位数表の居宅療養管理指導費のハの注の厚生大臣が定める特別食
>
> 疾病治療の直接手段として、医師の発行する食事せんに基づき提供された適切な栄養量及び内容を有する腎臓病、肝臓食、糖尿食、胃潰瘍食、貧血食、膵臓食、高脂血症食、痛風食、嚥下困難者のための流動食、経管栄養のための濃厚流動食、及び特別な場合の検査食(単なる流動食及び軟食を除く。)

資料2

> 指定居宅サービスに要する費用の額の算定に関する基準
> (厚生省告示第19号 平成12年2月10日)
>
> <別表> 指定居宅サービス介護給付費単位数表
>
> 5. 居宅療養管理指導費
> イ 医師又は歯科医師が行う場合
>   (1) 居宅療養管理指導費(I)　　　　　　　　　　940単位

(2)　居宅療養管理指導費(Ⅱ)　　　　　　　　　　　510 単位
ロ　薬剤師が行う場合　　　　　　　　　　　　　　　550 単位
ハ　管理栄養士が行う場合　　　　　　　　　　　　　530 単位
　注　別に厚生大臣が定める<u>特別食</u>を必要とする利用者に対して、<u>指定居宅療養管理指導事業所の管理栄養士</u>が、<u>計画的な医学管理を行っている医師の指示</u>に基づき、当該利用者の居宅を訪問し、<u>具体的な献立</u>によって<u>実技を伴う指導</u>を行った場合に、1月に2回を限度として算定する。
ニ　歯科衛生士等が行う場合　　　　　　　　　　　　500 単位
※居宅療養管理指導費については全国一律1単位10円

資料 3

老企第 36 号
平成 12 年 3 月 1 日

各都道府県介護保険主管部(局)長殿

厚生省老人保健福祉局企画課長

　指定居宅サービスに要する費用の額の算定に関する基準(訪問通所サービス及び居宅療養管理指導に係る部分)及び指定居宅介護支援に要する費用の額の算定に関する基準の制定に伴う実施上の留意事項について

記

6．居宅療養管理指導費
　(3)　管理栄養士の居宅療養指導について
①　管理栄養士の行う居宅療養指導については、利用者の居宅を訪問して、厚生大臣が別に定める特別食を医師が必要と認めた利用者又はその家族に対して、管理栄養士が<u>医師の指示</u>せんに基づき、患者の生活条件、し好等を勘案し、食品構成に基づく食事計画案又は具体的な献立を示した栄養食事指導せんを交付するとともに、指導せんに従った<u>調理を介して実技を伴う指導を行った場合に算定する</u>こととし、<u>請求明細書の摘要欄に訪問日を記載</u>する。なお、1回の指導に要する時間は<u>30 分以上</u>とする。

②　医師は、診療録に管理栄養士への指示事項の要点を記載する。なお、当該記載については、医療保険の診療録に記載することとしてもよいが、下線又は枠で囲む等により、他の記載と区別できるように記載することとする。管理栄養士は、指導の対象となった利用者ごとに栄養指導記録を作成し、これに指導を行った献立又は食事計画についての総カロリー、栄養素別の計算及び指導内容を明記する。

③　管理栄養士への指示事項は、当該患者ごとに適切なものとするが、少なくとも熱量・熱量構成・蛋白質量、脂質量、脂質構成(不飽和脂肪酸/飽和脂肪酸比)についての具体的な指示を含まなければならない。

④　心臓疾患等の患者に対する減塩食、十二指腸潰瘍の患者に対する潰瘍食、侵襲の大きな消化管手術後の患者に対する潰瘍食、クローン病及び潰瘍性大腸炎等により腸管の機能が低下している患者に対する低残渣食、嚥下困難(そのために摂食不良となった者も含む。)の流動食並びに高度肥満症(肥満度が＋40％以上又はBMIが30以上)の患者に対する治療食を含む。なお、高血圧の患者に対する減塩食(塩分の総量が7.0グラム以下のものに限る。)は、基本食事サービス費の特別食加算の場合と異なり、居宅療養管理指導の対象となる特別食に含まれる。

III. 在宅における高齢者の栄養管理の特徴

高齢者は加齢に伴い、図2に示すよう体水分量が減少することに加え、味覚・嗅覚・視覚などの衰えや唾液分泌の減少などの生理的変化、各種疾患や咀嚼・嚥下障害、薬剤の副作用、心理的要因、経済的な制約や食品入手困難などの環境要因などにより、容易に低栄養・脱水傾向に陥りやすく(表2)、体力・免疫力・気力などに影響を与える(認知症など精神的要因では、過食・異食・拒食といった問題が生じる場合もある)。

身体の栄養状態を評価する場合、体重変化率(表3)や身体計測値の変化(図3、表4)や血液生化学検査項目の継時的な変化とともに、食事摂取量や水分出納などを考慮して評価していく(表5、6)が、在宅で寝たきりの高齢者は、体重計に乗れない場合や、定期的な採血や採尿検査が困難な場合が多いため、比較的簡単に計測できる上腕囲や皮下脂肪厚などの身体計測値の継時的変化、皮膚・毛髪・爪・舌・褥瘡などの身体上の所見(表7)、意識レベル、食事量(経腸栄養剤なども含む)、食事水および飲水量の換算や尿量の変化、排便コントロールなどを通して総合的に評価をしていく方法が現実的である。高齢者の身体計測基準値は個人差が大きく、標準値から大きくはずれることも多いので、同じ計測方法・計測部位で継時的に変化をみるようにする。体重計に乗れない場合は、デイケアやショートステイなどの施設利用時に車いす用の体重計などを用いて計測できないか相談する。また、T病院では透析室で使用していたベッドの脚部にセットするタイプのベッドスケール(図4)を患者宅に持ち込み、キャンピングベッドに対象者を移動することで正確な体重計測ができるよう工夫している。脱水や浮腫がある場合には補正が必要である。

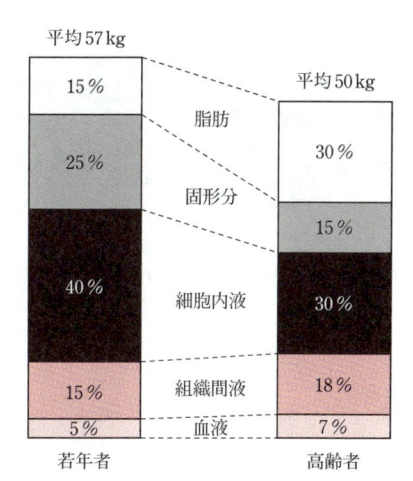

図2 若年者と高齢者の身体構成成分の比較
(井上修二, ほか:高齢者に必要な栄養素と栄養所要量. 臨床栄養 93(4), 1998による)

表2 高齢者の低栄養の原因

加齢に伴う生理的変化	味覚・嗅覚・視覚・唾液分泌の低下による食欲低下や嗜好の偏り 一部の栄養素の消化吸収の低下 便秘による食欲低下
疾患	咀嚼の障害(歯牙欠損など) 嚥下障害(球麻痺、食道疾患など) 消化・吸収障害 消耗性の疾患(感染症、悪性腫瘍など) 代謝・内分泌疾患(糖尿病など) 精神障害(認知症、うつなど)
医療行為によるもの	薬剤の副作用による食欲低下や栄養障害 多剤投与による食欲低下 経静脈的栄養管理状態
環境要因	経済的制約 独居や高齢者世帯での食品入手や調理の困難 配食サービスなどの支援体制の不備

(井口照久ほか:低栄養. Geriatric Med 35(6): 190-194, 1997 による)

表3 体重変化の評価

時間	明らかな体重減少	重症の体重減少
1週	1〜2%	>2%
1カ月	5%	>5%
3カ月	7.5%	>7.5%
6カ月	10%	>10%

数値は体重減少率(%)

$$体重減少率 = \frac{健康体重時 - 計測時体重}{健康時体重} \times 100$$

(文献5による)

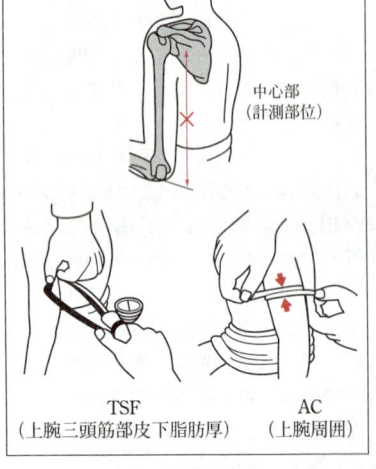

図3 身体計測法

中心部(計測部位)
TSF(上腕三頭筋部皮下脂肪厚)
AC(上腕周囲)

(小園康範:高齢者の栄養アセスメント. 臨床栄養:93(4), 1998 による)

表4 栄養障害の程度と身体計測値

身体計測値 \ 栄養障害度	軽度	中度	高度
%TSF（上腕三頭筋部皮下脂肪厚比）	90〜80%	80〜60%	60%＞
%AMC（上腕筋周囲比）	90〜80%	80〜60%	60%＞
%IBW（理想体重比）	90〜80%	80〜60%	60%＞
%UBW（通常体重比）	95〜85%	84〜75%	75%＞

（小園康範：高齢者の栄養アセスメント．臨床栄養 93(4), 1998.9 より加筆）

表5 栄養士が直接行う栄養アセスメント

問診・調査・観察
① 既往歴、現病歴、食歴、栄養補給歴、体重歴、社会心理歴などの問診
② 栄養状態および栄養疾患に関係する症状の観察
③ 摂食行動、摂食能力、消化能力、吸収能力、味覚変化などの調査、観察
④ 食習慣および嗜好の調査

栄養素摂取量調査
① 食物摂取状況の調査
② 栄養素摂取状況の調査
③ 栄養所要量あるいは栄養必要量の算出
④ 栄養充足率の算出

身体計測
① 身長、体重の測定
② 体格指数の算定
③ 皮脂厚、上腕周囲、ウエスト、ヒップなどの測定
④ 体脂肪量、ウエスト/ヒップ比、上腕筋囲の算出
⑤ 握力の測定

（文献5)による）

■ 必要量の算出

通常は標準体重あたりのエネルギー必要量を算出するが、長期間寝たきりの場合、標準体重を大きく下回ることも多いので、身体状況を加味しながら、現在の体重を維持するか、向上させるか、減少させるかの方針を医師およびスタッフ間で協議し、そのうえでエネルギーや蛋白質や塩分、水分などの必要量を設定する。特に、強度の低体重で長期間体重が一定の場合には、半飢餓状態の継続により基礎代謝や代謝機能が低下していることを考慮して、段階的に目標

表6 栄養士が把握すべき身体計測、生化学検査指標(高齢者)

項　目	略　語	推測される栄養状態	基準値
理想体重比	(%IBW)	エネルギー摂取量	
％通常体重	(%UBW)	エネルギー摂取量	<5%/月
体格指数	(BMI)	体脂肪量を反映	21～25
上腕三頭筋部皮下脂肪厚	(TSF)	体脂肪量を反映	標準値に対する比
上腕周囲	(AC)	体脂肪量を反映	標準値に対する比
上腕筋周囲	(AMC)	筋蛋白質量を反映	標準値に対する比
血清総蛋白質	(TP)	蛋白質の変動に左右	6.5～8.0 g/dl
血清アルブミン	(Alb)	月単位の栄養状態の変化	3.5～5.0 g/dl
トランスフェリン	(Tf)	週単位の栄養状態の変化	200～400 mg/dl
プレアルブミン	(PA)	数日間の栄養状態の変化	10～40 mg/dl
レチノール結合蛋白質	(RBP)	1日間の栄養状態の変化	7～10 mg/dl
ヘマトクリット	(Ht)	赤血球指数	45
ヘモグロビン	(Hb)	赤血球指数	12～15 g/dl
血清不飽和鉄結合能	(UIBC)	鉄(Tf)の結合能力	
血清亜鉛	(Zn)		70～150 μg/dl
血清銅	(Cu)		80～130 μg/dl
ビタミンC			2～15 μg/ml
血清ナトリウム	(Na)		137～147 mEq/l
クレアチニン・身長係数	(CHI)	骨格筋肉量を反映	♂23 ♀18 mg/kg 標準体重
窒素出納	(N-balance)	体蛋白を反映	
3-メチルヒスチジン	(3-Mehis)	筋蛋白質の分解率反映	♂5.2 ♀4.0 μmol/ng
末梢血リンパ球数	(TLC)	内臓蛋白質状態を反映	2,000 mm³以上
遅延型皮内反応		非特異的	
呼吸商	(RQ)	間接熱量測定	0.7～1.0
基礎熱量消費量	(BEE)	間接熱量測定	
安静時熱量消費量	(REE)	間接熱量測定	

(文献6)による)

体重を設定し、急に栄養を負荷し過ぎないよう注意しなければならない。

本来、簡易熱量測定装置などを使用して個人別の安静時エネルギー消費量(REE)を測定して必要量を算出するのが望ましいが、多くの場合、設備的に難しいと思われる。その場合、基礎熱量消費量(basal energy expenditure；BEE)を算出(臨床的には広くHarris-Benedictの算出式・**表8**が用いられる)し、ストレス係数や活動度を加味してエネルギーの必要量を算出してきた(**表9**)。今回、欠乏症から過剰症への対応も考慮されて策定された「日本人の食事

表7 栄養障害に関係した自他覚症状

一般症候	低栄養になると、乳幼児および小児では食欲不振、体重増加停止、筋肉および精神的発育の遅延、活動性の低下、不眠、無感覚、慢性下痢あるいは便秘、成人では食欲不振、吐き気、口唇、舌、あるいは肛門の腫脹、眼球の痒み、倦怠、疲労、不眠症、抵抗力減退、感情的な混乱、手、足、舌の知覚異常、消化機能障害、労働後の一時浮腫などが観察される。一方、過剰栄養になると、体脂肪の増加、活動性の低下、疲労、動悸、息切れ、関節痛などを訴える。
脈拍・血圧	栄養失調の際、脈拍は減少し、1分間40以下、時に30以下になることがある。また血圧は収縮期および拡張期とも降下がある。
毛髪	重症の蛋白質・カロリー栄養不良では毛が形態的に違うことが立証されている。特に毛根の径は栄養状態を反映する。
眼	角膜および上皮は栄養不良によって構造的にしばしば影響を受ける。角膜はビタミンA、ナトリウムの欠乏で、レンズはカルシウム、ビタミンB_2およびトリプトファンの欠乏で、網膜はコリン欠乏およびビタミンA過剰で影響を受ける。
舌および口唇	鉄の欠乏により乳頭の萎縮が起こり、悪性貧血の場合、舌がすべすべとなり、ビタミンB_2の欠乏により口角炎が起こる。
皮膚および粘膜	角質増殖を伴った皮膚の乾燥症はビタミンA欠乏、脂漏性皮膚炎はビタミンB_2欠乏にみられ、ニコチン酸欠乏の際には身体の両側に対称的にいわゆるペラグラ皮膚炎が起こる。
軟骨および骨	軟骨および骨は特殊化した結合組織であり、カルシウム、リン、ビタミンD、ビタミンA、マンガンの欠乏によって影響を受ける。
浮腫	栄養性浮腫は次の3つの場合が考えられる。 ● ビタミンB_1が欠乏し、しかも食事が糖質に偏し、脚気状態になった場合。 ● 血漿蛋白質、特にアルブミン濃度の低下、その結果、浸透圧の降下を伴った場合。 ● エネルギー欠乏によって起こる「飢餓浮腫」と呼ばれるもの。
貧血	鉄、蛋白質、総エネルギーの不足により貧血は起こる。かつて農村婦に貧血が多発したが、これは良質の蛋白質不足と過酷な労働のため。近年、都市の若年女性に貧血がみられるが、不必要な減食、節食によるものが多いといわれている。

(文献5)による)

摂取基準(2005年版)」の中で提示された基礎代謝と身体活動レベルによる算出方法(エネルギー所要量=1日の基礎代謝量×身体活動レベル)を、個人の身体状況に合わせて用いるのもよい。

蛋白質については、日本人の食事摂取基準(2005年版)では、窒素平衡維持

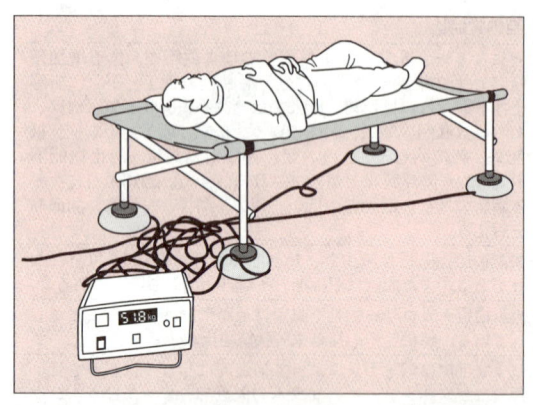

図4 キャンピングベッドとベッドスケールを応用した体重計測

表8 基礎熱量消費量[basal energy expenditure (BEE)の求め方]

Harris-Benedict の式(BEE, kcal/日)
BEE(男)＝66.5＋(13.7×Wt)＋(5×Ht)−(6.8×A)
BEE(女)＝655＋(9.6×Wt)＋(1.7×Ht)−(4.7×A)
　　Wt：体重(kg)、Ht：身長(cm)、A：年齢(歳)

(文献5)より引用)

量0.82 g/kg体重/日を推定平均必要量とし、推奨量はそれを1.25倍した1.03 g/kg/日を高齢者の蛋白質必要量としたが、低栄養状態の高齢者では、別に蛋白質補給量を考慮する必要がある。

脂質については、「日本人の食事摂取基準(2005年版)」では高齢者の脂肪エネルギー比率は15〜25％とされた。飽和脂肪酸、n-6系脂肪酸、n-3系脂肪酸、コレステロールについて、目標量や目安量が設定された。

食物繊維は、目標量を下回らないようにする。

ビタミンについては、新規策定も含め13種類、ミネラルについても同様に13種類の食事摂取基準が策定された。健康の保持・増進・疾病の予防に寄与することが注目されているところなので、不足しないように摂取する[2]。

(「日本人の食事摂取基準(2005年版)」の成人抜粋部分は、巻末に付録としてまとめて掲載。)

表9 必要エネルギー算出法

Cerraの方法	
軽度ストレス	1.3×BEE
中等度ストレス	1.5×BEE
高度ストレス	2.0×BEE
飢餓	1.0×BEE
Souba and Willmoreの方法	
軽度飢餓	1.06〜1.25×BEE
術後	1.25〜1.31×BEE
癌	1.38〜1.81×BEE
骨折	1.56〜1.63×BEE
腹膜炎	1.31〜1.56×BEE
外発外傷敗血症	1.63〜1.94×BEE
熱傷(>40%)	2.5×BEE

(臨床栄養士制度に関する検討会:日本の臨床栄養士 V. 臨床栄養活動方式(フォーマット)(案). 栄養・食生活情報 8(3):26-35, 1994による)

表10 水の出納

体内に入る水(ml)		体内より出る水(ml)	
飲料水	1,200	尿	1,400
食事中の水分	1,000	皮膚	600
代謝水	300	呼気	400
		糞	100
	2,500		2,500

(文献6)による)

2 水分管理

　高齢者は、加齢に伴い細胞内水分量が若年層よりもかなり少なくなる(図2)ことや、基礎代謝の低下による代謝水の生成量の減少や尿濃縮力低下、口渇感の鈍化などの生理的変化がみられるので基本的に脱水傾向に陥りやすい傾向がある。それに加えて、食事摂取量の低下や軽度嚥下障害によって食事水の摂取量が減少しやすい。さらに、誤嚥の恐怖や、麻痺などよりトイレに行くのが面倒な場合や、おむつの交換に対する介護者に対する遠慮などにより、意識的に水分摂取を控えてしまう場合が少なくない。脱水は血液の濃縮をもたらし、血栓が生じやすくなるため、脳梗塞や心筋梗塞などの発症を助長させ、膀胱炎などの感染にもつながりやすく、便秘をもたらすなど身体への悪影響を及ぼす可能性が大きいので、栄養指導の際、食事だけでなく水分管理も重要なポイントであることを認識すべきである(表10)。

　具体的には、食事中の水分・飲水量・尿量の把握や皮膚状態を観察することにより、脱水を起こさないよう、水分の多い食品や料理などの工夫を実技とともに繰り返し指導することが大切である。

　また、水分出納の具体的数値は、他の医療スタッフにとっても重要な数値であるので、算出結果をその都度報告するようにする。

3 咀嚼・嚥下障害と誤嚥の予防

　義歯の不具合・口内炎や歯周病などの口腔内問題・唾液分泌の減少・筋力や反射の低下・脳血管障害の後遺症による麻痺などにより、咀嚼・嚥下障害のある場合が多く見受けられる。咀嚼・嚥下障害は、うまく嚙んだり飲み込んだりしにくいために、食物・飲み物・唾液などを誤嚥(aspiration)しやすく、しばしば誤嚥性肺炎を引き起こす原因となりうる。この場合、障害の程度により、誤嚥を予防し、食塊形成を助け、スムーズな嚥下をもたらす調理上の工夫として、食事をきざんで唾液の代用となるあんをかけたり、ミキサーやフードプロセッサーを用いてペースト状にするなど、軟らかさや形態や粘度を調節したり、飲み物は増粘剤(**表 11**)を使用してとろみをつけるなどの指導をすることが必要となる。軽度の誤嚥やむせない誤嚥(silent aspiration)の場合、周囲も気づきにくく、食事量の低下や飲水量の低下による低栄養や脱水をもたらす場合が多々あるので、食事摂取動作を観察するなど特に注意を要するが、食事介助の方法や、体幹角度・頭部角度の工夫も誤嚥予防のために大切である。また、胃内容物の逆流性の誤嚥を引き起こさないよう、食事後の姿勢にも気を配る必要がある(詳しくは「摂食・嚥下リハビリテーションと食事介助」の項、122 頁参照)。

4 褥瘡

　寝たきりの高齢者の場合、減圧などの予防措置が十分でないと褥瘡が発生しやすい。褥瘡は特定の部位に持続的な圧迫にずれと摩擦が加わることによって、皮膚と骨の間にあるすべての組織が虚血状態となり、血行障害による壊死となって発症する皮膚および皮下組織の損傷であるが、骨の突出した部位に好発し、体液の漏出により、水分・電解質・蛋白質が失われ、低栄養状態につながりやすい。また、感染の原因にもなる。圧力などの外的要因のほかに、栄養状態や年齢、基礎疾患などの内的要因も発症および治療に大きく影響するので、予防および治療のためには、身体の栄養状態をよい状態に保つことが重要で、エネルギー・蛋白質および肉芽組織の構成要素のコラーゲンの生成に必要なビタミン C(毎日 500～1,500 mg 必要)が十分にとれるような配慮が必要である[3]。

表11 増粘剤(とろみ調整商品)の例

商品名	スルーソフトS	トロミアップA	トロメリン顆粒
発売元	キッセイ薬品工業	日清サイエンス	三和化学研究所
原材料	でんぷん・増粘多糖類	デキストリン・増粘多糖類・でんぷん	加工でんぷん・デキストリン
特徴	・液状食品やきざみ食に、温度に関係なく粘度がつけられる ・溶けやすく、粘度がつきやすい ・食品に添加後、時間が経過しても粘度は変化しない ・無味・無臭、食品の風味を損なわない ・凍結解凍しても変化はない	・液状食品やきざみ食に、温度に関係なく簡単に粘度がつけられる ・少量でも増粘効果が発揮され粘度調整が容易 ・一定時間経過後でも、粘度が変化しない ・無味・無臭、食品の風味を損なわない ・3gがスティックタイプになり、新たに800gアルミパウチ包装が追加になった	・温度に関係なく、混ぜるだけで簡単に粘度を増やすことが可能 ・無味・無臭、食品の風味を損なわない ・酸性飲料、ミネラル飲料に対しても、安定した粘度が得られる ・食品に添加後、時間が経過しても粘度は変化しない ・食塩、保存料などは含んでいない ・糖質のため、エネルギー補給に役立つ
外観	細粒状	顆粒状	顆粒状
水溶液の色	やや薄い褐色	やや薄い褐色	透明
使用方法・液状食品	撹拌しながら、少しずつ加える	撹拌しながら、少しずつ加える	撹拌しながら、少しずつ加える
・キザミ食	好みのとろみを別に作り、これを適宜きざみ食とあえる	きざみ食には、だし汁やスープなどにトロミをつけたものを和える	ミキサーにかけたものに製品を混ぜる
・その他の食品	調理済み食品に薄味のスープと製品を加え、ミキサーに十分かけペースト状にする	ミキサー食には、食品をミキサーにかける時に一緒に混ぜる	調理済み食品に薄味のスープと製品を加え、ミキサーに十分かけペースト状にする
使用量・低粘度[*1]	1%	1〜1.5%	2.4%
・中粘度[*2]	2%	2%	4.7%
・高粘度[*3]	3〜4%	3%	6〜7%
温度の影響	温度が高くなると、やや粘度がつきにくくなるため少し多めに加える	ほとんどない	温度が高くなると、やや粘度がつきにくくなるため少し多めに加える
pHの影響	ほとんどない	ほとんどない	ほとんどない
野菜や果物のペースト状の物への影響	ほとんどない	ほとんどない	粘度の高いペースト状の物に対して、若干粘度が出にくいため、少し多めに使用
時間の経過	粘度が安定するのに、5分から最大30分くらいかかる	変化はほとんどない	変化はほとんどない
使用上の注意	粘度がついた状態で後から加えるとダマになりやすい ・一度に加えるとダマになることがあるので、撹拌しながら少しずつ加える ・きざみ食に直接加え、手で撹拌するとダマになりやすい(機械を使用する場合は、問題ない)	粘度がついた状態で後から加えるとダマになりやすい	・一度に加えるとダマになることがあるので、撹拌しながら少しずつ加える ・塩濃度が高いものは粘度が出にくい場合がある ・食事中に唾液が混ざったまま放置すると、唾液の酵素により成分の加工でんぷんが分解され、粘度が低下することがある ・あまり粘性の高いものを調理した場合、口の中で粘ることがある
賞味期限	未開封で1年間(但し、常温でそれ以上放置しても、変質することはない)	未開封で1年間(但し、常温でそれ以上放置しても、変質することはない)	未開封で2年間
荷姿	300g入り箱/3g入り袋	225g入り缶/800gアルミパウチ入り/3g入り袋	550g入り缶/8g入り袋/80g入り袋
エネルギー[*4](kcal)	365	374	378
繊維(g)[*4]	0.4	0.3	—

表11 続き

シック&イージー	ムースアップ	エンガード	ハイトロミール
ドッドウェルマーケティング	フードケア	協和発酵工業	フードケア
加工でんぷん・マルトデキストリン	加工でんぷん	でんぷん・デキストリン	デキストリン・増粘多糖類・でんぷん
・無味・無臭、食物の本来の風味を損なうことなく、また後味も残らない ・使用後30秒で適度の粘度が得られ、冷凍、解凍にも安定していて再加熱しても離水しない ・食物繊維(多糖類)を含んでいないので、栄養補強とともに十分な水分補給が得られる ・均一にできるので好みの粘度調整が可能、固まり過ぎることなく同一の粘度を2〜3日保てる	・液状食品やきざみ食・ミキサー食に温度に関係なく、手軽に手早く粘度がつけられる ・無味・無臭なため食品の味を損なわない ・溶解性に優れ、添加量によって舌で押しつぶせるくらいの硬さに調節できる ・冷凍、解凍しても粘度が安定、電子レンジやオーブンの加熱調理も可能	・加熱できない飲料や食品にも、混ぜるだけでとろみつけができる ・約30秒で適度のとろみが得られ、使い方が簡単 ・ほぼ無味無臭、素材の風味を生かせる ・カロリー補給に利用できる ・粘度がついた状態で後から加えてもダマになりにくい ・酸性飲料、スポーツドリンクに対しても安定した粘度が得られる	・温度に関係なく液体やキザミ食・ミキサー食にとろみがつけられる ・オリジナルな技術で製品を無味・無臭にしてあるので混ぜる食品の味を損なわない ・溶けやすくなり、混ぜるだけで素早くとろみがつく ・とろみが安定する時間が非常に早くなった ・牛乳や濃厚流動食にとろみがつきやすくなった
顆粒状(ダマにならない)	白色顆粒状	顆粒状
透明	半透明白濁液状	わずかに薄い白濁色
撹拌しながら、少しずつ加える		
ミキサーにかけた食品、食材に加え、数秒間撹拌する	ミキサーにかけたものに製品を混ぜる。また、ディッシャーや絞り袋を使うと盛りつけも簡単で、見た目もきれい	ミキサーにかけた食品、食材に必要量加え、撹拌してとろみをつける	別にだし汁・スープなどで製品を加えとろみをつくりキザミ食に混ぜる ミキサーにかけるときは適宜だし汁・スープなど水分を加えて製品と一緒にかき混ぜる
3〜4%	3〜4%	4〜5%	1〜1.5%
4〜6%	4〜6%	5〜6%	2%
6〜8%	6〜8%	6〜8%	3%
温度が高い場合は、5%増量する。冷たい状態で加えてから加熱する	温度が高くなるとやや粘度がつきにくくなるため、少し多めに加える	温度が高い場合は、少し多めに添加する	温度が高くなると粘度が早くつく
ほとんどない			
ほとんどない。冷凍、解凍時にも安定している		ほとんどない	
まったくない	変化はほとんどない	変化はほとんどない	溶解後約1分くらいで粘度がピークの80%くらいまでつく
・でんぷん質なので、唾液によって粘度が低下することがある	・粘度がついた状態で後から加えるとダマになりやすい ・でんぷん質なので、唾液によって粘度が低下することがある	・一度に多量に入れた場合に、均一に溶けにくくなる場合がある	・粘度がついた状態で後から加えるとダマになりやすい ・一部の濃厚流動食ではとろみがつくのに時間がかかる場合がある
未開封で2年間	未開封で1年	未開封で2年間	未開封で1年間(但し常温でそれ以上放置しても、変質することはない)
100g入り箱/10g入り袋	227g入り缶	300g入り箱/6g入り袋	700g入り箱/225g入り缶/3g入り袋
360	365	367	364
0.1	0	—	0.3

*1(ポタージュスープ状), *2(ハチミツ状), *3(ジャム状), *4(栄養分100g当たり)(栄養日本, 37(11):1994に加筆)
(林静子「嚥下障害食のつくり方」49-50:1999に加筆)

IV. 訪問栄養指導の実際

1 業務開始前の準備

　管理栄養士である前に居宅を訪問する医療従事者として、スタッフ間で共通認識が必要な事項を把握しておくことが準備の第一歩である。社会人としての礼節をわきまえ、守秘義務を守ることは当然であるが、保険医療の仕組み、介護保険の仕組み、負担額、地域における各種公的サービス・民間サービスなどや問い合わせ先、感染、急変時の対処方法など、十分な準備と関係部署との打ち合わせが必要である。

　訪問前の準備としては、できるだけ多くの患者・家族の情報を入手するとともに、他の医療や介護スタッフのアプローチ状況の把握や、患者に対する姿勢の統一などを行うために、担当部署と綿密な打ち合わせを行い、指示の手順・訪問スケジュールの組み方・カルテ管理・報告手順・記録方法の統一を図る。また、長期的な管理になるので、栄養評価の手段・手技・方法も栄養科内で統一しておく。

　個々の患者情報は、「栄養管理カルテ」を作成するなど工夫して、家族構成、キーパーソン、基礎疾患、合併症、麻痺の有無、認知症のレベル、生活時間、排泄行為の介助、食事の食べ方(介助)、褥瘡の有無、医療管理、血液・尿検査値、処方薬剤などをカルテやカンファレンスなどから把握しておく(**図5**、**表12**)。介護保険の場合、他施設からの依頼も可能であるため、利用者情報が得にくい場合も多々ある。ルートの確立と介護支援専門員との密な連携が重要である。

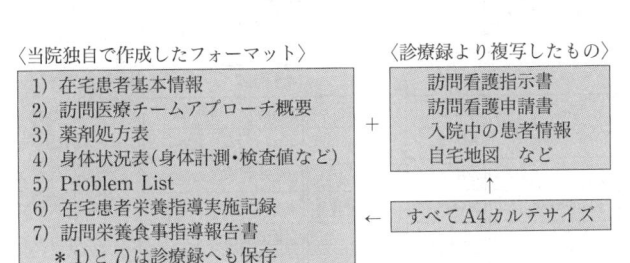

〈当院独自で作成したフォーマット〉
1) 在宅患者基本情報
2) 訪問医療チームアプローチ概要
3) 薬剤処方表
4) 身体状況表(身体計測・検査値など)
5) Problem List
6) 在宅患者栄養指導実施記録
7) 訪問栄養食事指導報告書
　＊1)と7)は診療録へも保存

〈診療録より複写したもの〉
訪問看護指示書
訪問看護申請書
入院中の患者情報
自宅地図　など

↑
すべてA4カルテサイズ

図5　栄養管理カルテ(例)

表12 在宅患者基本情報(例)

基本情報		ADL		食行動		生活時間	
栄養室No	02	ADL低下への影響	在宅酸素療法	指示食料	DM 1440kcal, NaCl 7g	起床 食事時間	
カルテNo	○○-○○○○○	ベッド上	起座可能	栄養量	E 1440kcal Pro 65g, Fat 40g C.H. 205g, NaCal 7g	朝食	7:00
カナ氏名	○○○○					間食	10:00
		体位変更	自力			昼食	12:00
漢字氏名	○○○○					間食	15:00
生年月日	T11年○月○日	食事体位	起座可能(ベッドに腰をかける)			夕食	18:00
				栄養補給 栄養補助	なし	間食	21:00
年齢/性	72歳(男)	食事動作	自力			入浴	午後の暖かい時間
		食事場所	ベッド上			散歩	なし
身長	162cm			胃瘻腸瘻	なし	服薬時間	6:30(ダオニール)
		座位	可能			昼寝時間	
通常体重	57kg(60歳頃)	立位	可能	主食	御飯、パン、麺類	就寝時間	
(元)職業	(元)会社役員	歩行	不能	副食形態	何でも食べられる	睡眠	良好
住所	○○○○○○○○	車椅子	自力	水分摂取(水分)食器用具	何でも飲める	嗜　好	
電話	(○○)○○○○	上肢障害	なし			好物	麺類
入院期間	H7.3.23-H7.4.17	手指機能障害	なし	食事介助	なし	主食 肉	
訪指示医	○○先生	下腿障害	なし	食器	通常食器	魚 卵	
目的	慢性期	半身障害	なし	用具	はし・スプーン・フォーク	大豆製品 乳製品	
主担当医	○○先生	不随意運動	なし	食行動	落ち着いて食べる	野菜 芋	
主担当Ns	○Ns			摂食障害	なし	果物	栗
在宅開始	1995(H7)5月24日 Dr.(1/m), Ns(1-2/m), 栄(1/m)	褥瘡	なし	咀嚼障害	なし	菓子	和菓子
		排尿	ポータブルトイレ			嫌いなもの	特になし
		排便	ポータブルトイレ	嚥下障害(固形物)	なし	摂食不能	なし
栄訪開始	1995(H7)5月24日			嚥下障害(水分)	なし	空腹感訴	あり
家族構成	妻(71歳) 長男(42歳) 長男の妻(39歳) 長男の子供(小学生)2名	便秘傾向 下痢傾向	なし			乳糖不耐	なし
		入浴動作頻度	半介助・サービス	喀痰排出	自力 または 吸引	アレルギー	なし
				気管切開	なし	アルコール	なし
介護支援		視力障害	なし	歯の状態	1.自分の歯 2.義歯?	喫煙	なし
介護者調理担当	妻 長男の妻	意識障害	なし			介護力	
		精神障害	なし	口中状況	良好	意識	高い
主病名	肺気腫(在宅酸素療法) DM HTN	痴呆	なし	歯肉状況	良好	経済面	高い
		言語障害	なし	舌状態	良好	協力度	高い
						実行力	高い
合併症		聴力障害	なし	唾液分泌	良好	健康状態	良好
既往歴	気管支喘息	会話力	あり	閉口動作	可能	精神状態	良好
注意事項	HB(-), MRSA(-)	理解力	あり	閉口動作	可能	他	調理担当の嫁の意識高く、食品交換表はすでにマスター済み。調理も非常に工夫している。
公的認定		実行力	あり	味覚異常	なし		
公的補助	入浴サービス	生活エリア	ベッド上	脱水傾向	なし		
他サービス		家外行動		栄養状態	充足		
備考		服薬行動	1.丸薬 2.粉薬 3.( )に混ぜる 4.他	今後方針	1.治療食管理 2.治療用食品の使用・調理方法		

2 具体的な流れ

次に、訪問栄養指導の具体的な流れを**表13**に、実施項目を**表14**に示す。

実施に際しては制度上、管理栄養士の単独訪問の場合が多いが、家庭での介護にはさまざまな面で家族に心身の大きな負担が生じている場合が多いため、基本的には、「少しでも心身の負担を軽減しながら、安全に必要量を補給できるようにするために、栄養士としてどのような支援や協力ができるか」という姿勢が大切である。

食事療法の指導としては、患者や介護者が受け入れ可能な範囲をよく見極め、精神的・経済的・時間的な負担をかけない配慮をしながら、多くは潜在的に低栄養・脱水の可能性があることを念頭におき、「いかに食べさせるか、飲ませるか」ということを主体として、どうしても制限しなければいけないものだけを、食欲不振をきたさない程度に減量すべきである。逆に、必要量が摂取できない場合は、患者の好みを反映して、できるだけ食べ慣れた自然な料理形態で調節するよう心がける。また、エネルギーアップのための特殊栄養食品な

表13　訪問栄養指導の具体的手順

	在宅医療の場合 (在宅訪問栄養食事指導)	介護保険の場合 (管理栄養士の行う居宅療養管理指導)
対象	在宅で療養し訪問医療が必要な患者	居宅で療養し要介護認定を受けた利用者
担当	在宅医療担当部署の担当職員	介護支援事業所の介護支援専門員
〈1〉	在宅栄養食事指導指示箋の発行	居宅療養管理指導指示箋の発行
医師の指示内容	特別食の食事療法	特別食の食事療法(嚥下困難者への対応含む)
〈2〉	各月のスタッフ間のスケジュール調整	各月の居宅サービス計画書の作成
〈3〉	訪問準備(患者情報の収集など) 栄養カルテの事前準備	訪問準備(患者情報の収集など) 栄養カルテの事前準備
〈4〉	患者宅に訪問し、栄養指導の実施	利用者宅に訪問し、栄養指導の実施
〈5〉	カルテ記載 報告書の作成・提出 栄養カルテの整理 担当部署へ状況報告	介護支援専門員への実施日連絡 報告書の作成・提出 栄養カルテの整理 介護支援専門員等への状況報告
〈6〉	定期カンファレンスへの参加	定期カンファレンスへの参加

表14　訪問栄養指導の具体的な実施項目

1) 医療チームの一員として、患者の包括的理解に基づいた栄養指導
2) 身体の栄養状態の評価・判定
3) 摂食能力・咀嚼・嚥下・口腔内問題の評価
4) 身体計測による基礎代謝量の算出
5) 適正な必要栄養量算出
6) 食事中の栄養素摂取状況調査
7) 水分出納の算出(飲水量、食事水などの算出)
8) 現在の栄養補給法による総合的な栄養素補給量と充足率の把握
9) 食事形態の適正化(「軟度」「粘度」「大きさ」など)
10) 軽度脱水・便秘・下痢対策
11) 慢性疾患に対する食事療法と栄養教育
12) 食事療法用特殊食品や介護支援食品の紹介と調理法
13) ADL、食事動作の把握と食環境デザイン、食行動の支援
14) 介護能力の把握と援助・調理技術支援
15) 公的制度や民間サービスの紹介
16) 他職種のスタッフへの情報提供と協力、など

どを使用して、食事量を増やさずにエネルギーを上げる工夫なども紹介する。

また、咀嚼・嚥下障害のある対象者には、食事の形態・粘度の調節をするための片栗粉や増粘剤の使用方法などを詳しく指導する(**表11**)。脱水傾向で水分補給などが必要な場合には、水分の多い料理などを工夫するとともに、誤嚥防止に細心の注意を払い、決して無理な介助や訓練は行わず、現在の食事量・食事水・飲水量などを算出し、充足度を報告して、どのような方法で不足分を補給したらよいかについて各職種のスタッフとともに検討し、最善な方策をとれるように配慮する。

さらに、介護者の体調不良時など、調理に時間がかけられない場合などは、手づくりを強要せずに、近所のスーパーマーケットやコンビニエンスストアでの既成品の選び方やアレンジの仕方などをアドバイスしたり、宅配や1人前でも出前をしてくれる店を紹介するなど、共倒れにならないよう臨機応変に対応することが大切である。

調理指導の際には、お互いの信頼関係を築いたうえで、冷蔵庫の開閉・食材・調理用具の使用などは必ず介護者の許可をとってから実施する。相手の自尊心を傷つけたり、現在の食生活を否定するような言動はくれぐれも慎まなければならない。身近で安価な材料でつくれる料理を工夫する。調理の具体的事例としては、特殊食品の使い方・咀嚼・嚥下障害における形態調節・水分補給に適した料理・少量で高エネルギーにする工夫などを中心に介護者に対して指導をすることが多く、特別な場合を除き一食としての食事づくりは行わないこ

V-1.在宅栄養食事指導

患者氏名 ○○ ○○ （○○○○ ○○○） 様　　生年月日 T○.○.○　　カルテNO. ○○○○○

　　　　　　　　　　　　　　　　　　　　　年齢 70歳　　　分類 No.○　担当 ○○.○○

実施日 H.8 年 05月 27 日(月)　時間 14:30-15:30(1.0時間) 対象者 本人，妻

病　名　　DM，HTN，脳梗塞，変形性腰椎症

指示事項（指示箋は別紙）　E 1200 Kcal，Pro 60g，Fat 40g，C.H. 150g，NaCl 7g，

指示医　　○○　先生

今回の指導目的　・身体状況調査
　　　　　　　　・DM，HTNの食事療法についての継続指導

<内容>
　S)・最近トロミアップを使用しなくても「むせ」がなくなった
　　・以前は水分を摂らせるとき「むせ」が恐いので、吸い口を口の先に浅く差し込み飲ませていたが
　　　吸い口を口の真ん中か、真ん中の両端に持っていくと、「とろみ」をつけなくても「むせ」なく
　　　なった　（コップで飲める時もある）
　　・朝のどが乾いているようなので、スポーツドリンク200mlを標準より薄めて吸い口で飲ませている
　　・食事は車椅子に座って食べることもあり「むせず」に食べられるようになった
　　・食事姿勢は車椅子に座って食べるよりベットを30度位に傾け、顔を横向きにして食べる方が
　　　食べやすいようだ
　　・最近「おじや」ではなく、ご飯やパンや麺類を食べるようになった
　　・コーヒー、ココアは人工甘味料を使用することにした
　　・薄塩の青えんどう豆は食べても良いか

　O)・BP 164/93 (5/22)　S-GLU 172 HbA1c 6.0 HbAl 7.4 (5/14)
　　・薬剤 ジメリン 1T 2×　カプトリル 2T 2×　ヒデルギン 2T 2×　ナウゼリン3T 3×　(2/13)
　　・身体計測 Ht 160cm (4/26実測) Wt 48.6Kg（アザレアホームにて実測）IBW　54Kg 肥満度 -10%
　　・基礎代謝 BEE= 66.47 + 13.75W + 5H - 6.75A = 1062Kcal (W=48.6Kg Ht 160cm A=70歳)
　　・味噌汁の塩分量　0.5%（1回量 100ml NaCl 0.5g)　1-2回
　　・麺類を摂る時100g (400Kcal)にしていた
　　・食事摂取状況調査（概算）　E 1300〜1400Kcal　Pro 50〜60g　NaCl 6〜7g

　A)・BScontrol良好（血液データにより）
　　・指示量1200Kcalについては下記のように検討すると、1440Kcalが理想的であると推測される
　　　　　身体計測より　基礎代謝 1062Kcal
　　　　　　　　IBW X 22=1200　　　BEE X 1.1=1200
　　　　　　肥満度　-10% を考慮すると
　　　　　　　　IBW X 26.7=1440　　BEE X 1.35=1440
　　・甘いものを極力控えるようになったことは、BS↓に良い
　　・「むせ」が軽減されたようだが十分な観察が必要
　　・まだ食品交換表を購入していないので、食品の分類について理解出来ていない
　　・麺類を摂る時、主食が過剰傾向になるので減量が必要

　P)・Drと指示量について検討
　　・増粘剤を使用しなくなったが「むせ」について今後も十分な観察をするように指導
　　・甘い飲み物の代わり、人工甘味料入りスポーツドリンクを勧めたが、近くの商店で購入出来ない
　　　のであれば、薄めて使用しても良い
　　・麺類を摂る時は60gにすること
　　・塩えんどう豆25gは塩分0.3gでenergy36kcalであるので、主食を減量すれば摂っても良い

<調理指導内容>　　麺類の調理について

　　　　　　　　　　　　　　　　　　T総合病院　栄養室 臨床栄養指導部　（内 ○○○）

図6　在宅患者栄養指導実施記録

とを関係者一同認識しておく必要がある。また、介護保険の導入により、ヘルパーの身体介護の「食事介助」の一環としての形態調節・治療食の調理指導なども今後は増加すると考えられる。

3 記録と情報交換

訪問栄養指導を実施したあとは、一定の様式で記載した「実施報告書(図6)」を作成して、患者カルテおよび栄養カルテに添付するとともに、口頭でも担当部署にて、患者・介護者の状況を報告し、他のスタッフにも新しい患者情報を伝えるように心がける。介護保険の場合は介護支援専門員および主治医に実施状況を報告する。また、訪問看護や訪問介護の担当者にも必要に応じて状況が伝えられるような手段をとることが大切である。特に、介護者と一番会話をするのが管理栄養士なので、他のスタッフにとって貴重な情報となることが多い。

また、担当部署で行われるケースカンファレンスへの出席や、各種会議にも出席し、対象者に対する基本方針や他職種のアプローチ内容を把握し、医療チームの一員としてアプローチできるよう心がけるべきである。

V. 今後の課題

制度的には、診療報酬および介護報酬の算定可能な範囲が「特別食の喫食者」と限定されているため、現実的に低栄養や脱水といった在宅患者の抱えている栄養補給に対するニーズに応えることが難しい場合も少なくない。特に、経口摂取量が低下し、経腸栄養剤(食品)を組み合わせた総合的な栄養管理を必要とする場合、経腸栄養から経口摂取への移行などデリケートな対応が要求される場合などは、栄養士側にも時間をかけた取り組みが要求されるだけに厳しい状況である。

介護保険において嚥下困難者への取り組みが新設されたことで、これまで大きなニーズでありながらなかなか応えられなかった対象への指導が可能となったが、対象者および家族の金銭的な負担増が強いられる中、在宅訪問栄養食事指導業務・居宅療養管理指導業務を継続させ、発展させるためには、支払い額に見合った充実した栄養指導内容であることを、対象者側にも医療(介護)スタッフ側にも認識される必要があり、栄養士の一層の努力が必要であると痛切に感じている。

V-1.在宅栄養食事指導

　最後に、厳しい状況の中、家族が精一杯介護に取り組んでいる姿に接し、「栄養士として何ができるのか、何をすべきか」を自問自答しながら、訪問栄養指導という業務に取り組んできたつもりである。患者の死に直面するという厳しい側面がある一方、経口摂取比率を安全に向上させることによって、患者が生きる喜びを見い出し、QOLが向上し、介護者の精神的・肉体的な負担も軽減されることを身をもって体験できたことは、栄養士として深く大きな喜びである。始まったばかりの介護保険制度では、要介護認定の際、まだまだ食事摂取・栄養状態・咀嚼・嚥下問題などの項目が少なく、正しく評価されにくい側面があり、ケアプランに管理栄養士の行う居宅療養管理指導が盛り込まれにくい状況ではあるものの、安全な経口摂取比率の向上が、身体状況を好転させ、QOLやADLの向上につながり、介護力の軽減につながることを、力を合わせて強くアピールしていかなければならない。

（江端みどり）

文献
1) 杉山みち子：高齢者のPEM改善のための栄養管理サービス．臨床栄養　94(4)：406-411, 1999.
2) 厚生労働省：日本人の食事摂取基準(2005年版)．第一出版，東京，2005.
3) 塚田邦夫：高齢者がかかりやすい病気と食事療法；褥瘡．臨床栄養　93(4)：524-527, 1998.
4) 江端みどり：当院の訪問栄養指導の取り組み．臨床栄養　90(6)：660-667, 1997.
5) 中村丁次，ほか：すぐに役立つ栄養指導マニュアル．日本医療企画，東京，1994.
6) 細谷憲政，中村丁次(編著)：臨床栄養管理．第一出版，東京，1997.
7) 林　静子，ほか：嚥下障害食のつくりかた．日本医療企画，東京，1999.

付録

日本人の食事摂取基準(2005年版)について

平成17年度から平成21年度の5年間使用する「日本人の食事摂取基準(2005年版)」は、平成16年10月25日(月)に「日本人の栄養所要量—食事摂取基準—策定検討会」(座長:田中平三　独立行政法人国立健康・栄養研究所理事長)においてとりまとめられた。

食事摂取基準とは

○食事摂取基準は、健康な個人または集団を対象として、国民の健康の維持・増進、エネルギー・栄養素欠乏症の予防、生活習慣病の予防、過剰摂取による健康障害の予防を目的とし、エネルギーおよび各栄養素の摂取量の基準を示すものである。

○保健所、保健センター、民間健康増進施設などにおいて、生活習慣病予防のために実施される栄養指導、学校や事業所などの給食提供にあたって、最も基礎となる科学的データである。

見直しのポイント

生活習慣病予防に重点をおき、以下の栄養素について新たな指標「目標量」を設定した。

・増やすべき栄養素
　　食物繊維、n-3系脂肪酸、カルシウム、カリウム
・減らすべき栄養素
　　コレステロール、ナトリウム(食塩)
・脂質については、脂肪エネルギー比率のみならず、その質も考慮する必要があり、飽和脂肪酸、n-3系脂肪酸、n-6系脂肪酸、コレステロールについても策定した。

平成16年11月22日
厚生労働省健康局総務課生活習慣病対策室
栄養指導係(内2344、2345)

日本人の食事摂取基準（概要）

1. 策定の目的

食事摂取基準は、健康な個人または集団を対象として、国民の健康の維持・増進、エネルギー・栄養素欠乏症の予防、生活習慣病の予防、過剰摂取による健康障害の予防を目的とし、エネルギーおよび各栄養素の摂取量の基準を示すものである。

2. 使用期間

使用期間は、2005年4月（平成17年度）から2010年3月（平成21年度）までの5年間とする。

3. 策定方針

1) 基本的考え方

食事摂取基準の策定にあたっては、科学的根拠に基づいた策定を行うことを基本とし、国内外の学術論文ならびに入手可能な学術資料を活用することとした。

食事摂取基準は、3つの基本的な考え方に基づいて策定されている。

(1) エネルギーおよび栄養素の「真」の望ましい摂取量は個人によって異なり、また個人内においても変動する。そのため、健康の維持・増進と欠乏症予防にとって「真」の望ましい摂取量は測定することが非常に困難であるので、望ましい摂取量の算定においても、活用においても、栄養学のみならず確率論的な考え方が必要であること。

(2) 生活習慣病の予防を特に重視し、このことに対応するために、「摂取量の範囲」を示し、その範囲に摂取量がある場合には生活習慣病のリスクが低いとする考え方を導入すること。

(3) それ以上の摂取量になると、過剰摂取による健康障害のリスクが高くなってくることを明らかにすること。

2) 設定指標

食事摂取基準（Dietary Referance Intakes）として、エネルギーについては1種類、栄養素については5種類の指標を設定した。

【エネルギー】
○推定エネルギー必要量(estimated energy requirement；EER)
　エネルギーの不足のリスクおよび過剰のリスクの両者が最も小さくなる摂取量

【栄養素】
　健康の維持・増進と欠乏症予防のために、「推定平均必要量」と「推奨量」の2つの値を設定した。しかし、この2指標を設定することができない栄養素については、「目安量」を設定した。また、生活習慣病の一次予防を専ら目的として食事摂取基準を設定する必要のある栄養素については、「目標量」を設定した。過剰摂取による健康障害を未然に防ぐことを目的として「上限量」を設定した。

○推定平均必要量(estimated average requirement；EAR)
　特定の集団を対象として測定された必要量から、性・年齢階級別に日本人の必要量の平均値を推定した。当該性・年齢階級に属する人々の50%が必要量を満たすと推定される1日の摂取量である。

○推奨量(recommended dietary allowsance；RDA)
　ある性・年齢階級に属する人々のほとんど(97〜98%)が1日の必要量を満たすと推定される1日の摂取量である。原則として「推定平均必要量＋標準偏差の2倍(2 SD)」とした。

○目安量(adequate intake；AI)
　推定平均必要量・推奨量を算定するのに十分な科学的根拠が得られない場合に、ある性・年齢階級に属する人々が、良好な栄養状態を維持するのに十分な量である。

○目標量(tentative dietary goal for preventing life-style related diseases；DG)
　生活習慣病の一次予防のために現在の日本人が当面の目標とすべき摂取量(または、その範囲)である。

○上限量(tolerable upper intake level；UL)
　ある性・年齢階級に属するほとんどすべての人々が、過剰摂取による健康障害を起こすことのない栄養素摂取量の最大限の量である。

V-1.在宅栄養食事指導

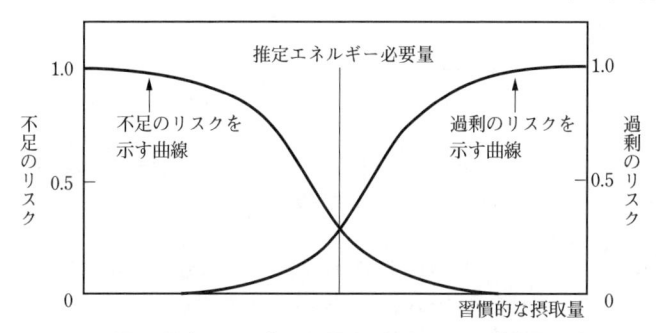

図1 推定エネルギー必要量を理解するための模式図

習慣的な摂取量が増加するにつれて、不足のリスクが減少するとともに、過剰のリスクが増加することを示す。両者のリスクが最も少なくなる摂取量が推定エネルギー必要量である。

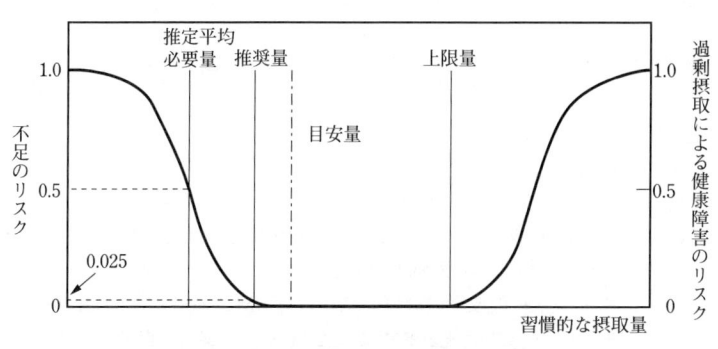

図2 食事摂取規準の各指標(推定平均必要量、推奨量、目安量、上限量)を理解するための模式図

不足のリスクが推定平均必要量では0.5(50%)あり、推奨量では0.02～0.03(中間値として0.025)(2～3%または2.5%)あることを示す。上限量以上を摂取した場合には過剰摂取による健康障害が生じる潜在的なリスクが存在することを示す。そして、推奨量と上限量との間の摂取量では、不足のリスク、過剰摂取による健康障害が生じるリスクともにゼロ(0)に近いことを示す。

目安量については、推定平均必要量ならびに推奨量と一定の関係をもたない。しかし、推奨量と目安量を同時に算定することが可能であれば、目安量は推奨量よりも大きい(図では右方)と考えられるため、参考として付記した。

目標値については、推奨量または目安量と、現在の摂取量中央値から決められるため、ここには図示できない。

3) 年齢区分

　0〜5カ月、6〜11カ月、1〜2歳、3〜5歳、6〜7歳、8〜9歳、10〜11歳、12〜14歳、15〜17歳、18〜29歳、30〜49歳、50〜69歳、70歳以上。妊婦、授乳婦。

　第六次改訂からの変更点：学校給食基準との整合性から6〜8歳、9〜11歳を6〜7歳、8〜9歳、10〜11歳に変更した。

4) 策定栄養素など

　エネルギー、たんぱく質、脂質（総脂質、飽和脂肪酸、n-6系脂肪酸、n-3系脂肪酸、コレステロール）、炭水化物、食物繊維

水溶性ビタミン：ビタミンB_1、ビタミンB_2、ナイアシン、ビタミンB_6、葉酸、ビタミンB_{12}、ビオチン、パントテン酸、ビタミンC

脂溶性ビタミン：ビタミンA、ビタミンE、ビタミンD、ビタミンK

ミネラル：マグネシウム、カルシウム、リン

微量元素：クロム、モリブデン、マンガン、鉄、銅、亜鉛、セレン、ヨウ素

電解質：ナトリウム、カリウム

4．基本的な活用方法

　食事摂取基準の用途は、「摂取量を評価（アセスメント）するため」（**表1**）と、「栄養計画（プランニング：栄養指導計画、給食計画などを含む）を立案するため」（**表2**）の2つに大別される。

　なお、エネルギー摂取量の評価・判定は、BMI（Body Mass Index）を指標とし、モニタリングは体重を指標にして行う。また、計画においては、エネルギー摂取量を制限することにより、栄養素の不足を招来させる可能性が生じてくるため、エネルギー消費量、すなわち身体活動の増加も併せて計画することが望ましい。

表1 栄養素摂取量の評価(アセスメント)を目的として食事摂取基準を用いる場合の概念(エネルギーは除く)[1~3]

	個人を対象とする場合	集団を対象とする場合
推定平均必要量(EAR)	習慣的な摂取量が推定平均必要量以下の者は不足している確率が50%以上であり、習慣的な摂取量が推定平均必要量より低くなるにつれて不足してくる確率が高くなっていく。	習慣的な摂取量が推定平均必要量以下の者の割合は不足者の割合とほぼ一致する。
推奨量(RDA)	習慣的な摂取量が推定平均必要量以上となり推奨量に近づくにつれて不足している確率は低くなり、推奨量になれば不足している確率は低い(2.5%)。	用いない。
目安量(AI)	習慣的な摂取量が目安量以上の者は、不足している確率は非常に低い。	集団における摂取量の中央値が目安量以上の場合は不足者の割合は少ない。摂取量の中央値が目安量未満の場合には判断できない。
目標量(DG)[4]	習慣的な摂取量が目標量に達しているか、示された範囲内にあれば、当該生活習慣病のリスク[6]は低い。	目標量に達していない者の場合、あるいは示された範囲外にある者の割合は、当該生活習慣病のリスク[6]が高い者の割合と一致する。
上限量(UL)[5]	習慣的な摂取量が上限以上になり、高くなるにつれて、過剰摂取に由来する健康障害のリスク[6]が高くなる。	習慣的な摂取量が上限量を上回っている者の割合は、過剰摂取による健康障害のリスク[6]をもっている者の割合と一致する。

[1] 摂取量に基づいた評価(アセスメント)はスクリーニング的な意味をもっている。真の栄養状態を把握するためには、臨床情報、生化学的測定値、身体計測値が必要である。

[2] 調査法や対象者によって程度は異なるが、エネルギーでは5〜15%程度の過小申告が生じやすいことが欧米の研究で報告されている。日本人でも集団平均値として8%程度の過小申告が存在することが報告されている。また、特に肥満者で過小申告の傾向が強いが、その量的関係は明らかではない。栄養素についてもエネルギーと類似の申告誤差の存在が推定されるが詳細は明らかではない。

[3] 習慣的な摂取量をできるだけ正しく推定することが望まれる。

[4] 栄養素摂取量と生活習慣病のリスクは、連続的であるので、注意して用いるべきである。「リスクが高い」「リスクが低い」とは、相対的な概念である。

[5] 上限量が設定されていない栄養素が存在する。これは、数値を決定するための科学的根拠が十分に存在していないことを示すものであって、多量に摂取しても健康障害が発生しないことを保障するものではない。

[6] ここでいう「リスク」とは、生活習慣病や過剰摂取によって健康障害が発生する確率のことを指している。

表2 栄養計画を目的として、栄養素に関する食事摂取基準を用いる場合の概念(エネルギーは除く)[*1]

	個人を対象とする場合	集団を対象とする場合
推定平均必要量(EAR)	用いない。	習慣的な摂取量が推定平均必要量以下である者の割合を2.5%以下にすることを目指す。
推奨量(RDA)	習慣的な摂取量が推定平均必要量以下の者は推奨量を目指す。	用いない。
目安量(AI)	習慣的な摂取量を目安量に近づけることを目指す。	集団における摂取量の中央値が目安量になることを目指す。
目標量(DG)[*2]	習慣的な摂取量を目標量に近づけるか、または、示された範囲内に入るように目指す。	習慣的な摂取量が目標量に達していないか、示された範囲外にある者の割合を減らす。
上限量(UL)[*3]	習慣的な摂取量を上限量未満にする。	習慣的な摂取量が上限量以上の者の割合をゼロ(0)にする。

[*1] 栄養アセスメント(食事摂取量のみならず、生化学的指標、身体計測値など)に基づいて、対象に応じた計画を立案し、実施することが重要である。数値は実現しなければならないものではない。なお、計画立案のもとになる栄養摂取量評価(アセスメント)はスクリーニング的な意味をもっている。真の栄養状態を把握するためには、臨床情報、生化学的測定値、身体計測値が必要である。

[*2] 栄養素摂取量と生活習慣病のリスクは、連続的であるので、注意して用いるべきである。「リスクが高い」「リスクが低い」とは、相対的な概念である。ここでいう「リスク」とは、生活習慣病や過剰摂取によって健康障害が発生する確率のことを指している。

[*3] 上限量が設定されていない栄養素が存在する。これは、数値を決定するための科学的根拠が十分に存在していないことを示すものであって、多量に摂取しても健康障害が発生しないことを保障するものではない。

5. 使用にあたっての留意点

1) 食事摂取基準を適用する対象は、主に健康な個人、ならびに健康人を中心として構成されている集団とする。但し、なんらかの軽度の疾患(例えば、高血圧、高脂血症、高血糖)を有していても日常生活を営み、当該疾患に特有の食事指導、食事療法、食事制限が適用されたり、推奨されたりしていない者を含むこととする。

2) 食事摂取基準として用いられている単位は「1日あたり」であるが、これは習慣的な摂取量を1日あたりに換算したものである。

3) 栄養指導、給食計画などに活用する際、基本的には、エネルギー、脂質、たんぱく質、ビタミンA、ビタミンB_1、ビタミンB_2、ビタミンC、カルシウム、鉄、ナトリウム、食物繊維について考慮するのが望ましい。

4) 推奨量、目安量、目標量については、日常の食生活において、通常の食

品によってバランスのとれた食事をとることにより満たすことが基本である。
5) 上限量については、通常の食品による食事で一時的にこの量を超えたからといって健康障害がもたらされるものではない。
6) 高齢者では、咀嚼能力の低下、消化・吸収率の低下、運動量の低下に伴う摂取量の低下などが存在する。特に、これらは個人差の大きいことが特徴である。また、多くの人がなんらかの疾患を有していることも特徴として挙げられる。そのため、年齢だけでなく、個人の特徴に十分に注意を払うことが必要である。

6. 食事摂取基準
   別添のとおりである。

(別添)

食事摂取基準を設定した栄養素と策定した指標(1 歳以上)[*1]

		推定平均必要量 (EAR)	推奨量 (RDA)	目安量 (AI)	目標量 (DG)	上限量 (UL)
蛋白質		○	○	—	○	—
脂質	総脂質	—	—	—	○	—
	飽和脂肪酸	—	—	—	○	—
	n-6 系脂肪酸	—	—	○	○	—
	n-3 系脂肪酸	—	—	○	○	—
	コレステロール	—	—	—	○	—
炭水化物		—	—	—	○	—
食物繊維		—	—	○	○	—
水溶性ビタミン	ビタミン B_1	○	○	—	—	—
	ビタミン B_2	○	○	—	—	—
	ナイアシン	○	○	—	—	○
	ビタミン B_6	○	○	—	—	○
	葉酸	○	○	—	—	○[*2]
	ビタミン B_{12}	○	○	—	—	—
	ビオチン	—	—	○	—	—
	パントテン酸	—	—	○	—	—
	ビタミン C	○	○	—	—	—
脂溶性ビタミン	ビタミン A	○	○	—	—	○
	ビタミン E	—	—	○	—	○
	ビタミン D	—	—	○	—	○
	ビタミン K	—	—	○	—	—
ミネラル	マグネシウム	○	○	—	—	○[*2]
	カルシウム	—	—	○	○	○
	リン	—	—	○	—	○
微量元素	クロム	○	○	—	—	—
	モリブデン	○	○	—	—	○
	マンガン	—	—	○	—	○
	鉄	○	○	—	—	○
	銅	○	○	—	—	○
	亜鉛	○	○	—	—	○
	セレン	○	○	—	—	○
	ヨウ素	○	○	—	—	○
電解質	ナトリウム	○	—	—	○	—
	カリウム	—	—	○	○	—

[*1] 一部の年齢階級についてだけ設定した場合も含む。
[*2] 通常の食品以外からの摂取について定めた。

〈以下の食事摂取基準については、成人(妊娠期を除く)部分のみを抜粋したものである〉

エネルギーの食事摂取基準:推定エネルギー必要量(kcal/日)

性別	男性			女性		
身体活動レベル	I	II	III	I	II	III
18〜29(歳)	2,300	2,650	3,050	1,750	2,050	2,350
30〜49(歳)	2,250	2,650	3,050	1,700	2,000	2,300
50〜69(歳)	2,050	2,400	2,750	1,650	1,950	2,200
70以上(歳)[*1]	1,600	1,850	2,100	1,350	1,550	1,750

[*1]成人では、推定エネルギー必要量=基礎代謝量(kcal/日)×身体活動レベルとして算定した。18〜69歳では、身体活動レベルはそれぞれI=1.50、II=1.75、III=2.00としたが、70歳以上では、それぞれI=1.30、II=1.50、III=1.70とした。50〜69歳と70歳以上で推定エネルギー必要量に乖離があるようにみえるのはこの理由によるところが大きい。

たんぱく質の食事摂取基準

性別	男性				女性			
年齢	推定平均必要量(g/日)	推奨量(g/日)	目安量(g/日)	目標量(%エネルギー)[*1]	推定平均必要量(g/日)	推奨量(g/日)	目安量(g/日)	目標量(%エネルギー)[*1]
18〜29(歳)	50	60	—	20未満	40	50	—	20未満
30〜49(歳)	50	60	—	20未満	40	50	—	20未満
50〜69(歳)	50	60	—	20未満	40	50	—	20未満
70以上(歳)	50	60	—	25未満	40	50	—	25未満

[*1]目標量(上限)は、たんぱく質エネルギー比率(%)として策定した。

総脂質の食事摂取基準
(総脂質の総エネルギーに占める割合(脂肪エネルギー比率);%エネルギー)

年齢	男性		女性	
	目安量	目標量	目安量	目標量
18〜29(歳)	—	20以上30未満	—	20以上30未満
30〜49(歳)	—	20以上25未満	—	20以上25未満
50〜69(歳)	—	20以上25未満	—	20以上25未満
70以上(歳)	—	15以上25未満	—	15以上25未満

飽和脂肪酸の食事摂取基準(%エネルギー)

年齢	男性	女性
	目標量(範囲)	目標量(範囲)
18～29(歳)	4.5以上7.0未満	4.5以上7.0未満
30～49(歳)	4.5以上7.0未満	4.5以上7.0未満
50～69(歳)	4.5以上7.0未満	4.5以上7.0未満
70以上(歳)	4.5以上7.0未満	4.5以上7.0未満

飽和脂肪酸：C4：0、C6：0、C8：0、C10：0、C12：0、C14：0、C15：0、C16：0、C17：0、C18：0、C20：0、C22：0、C24：0
注：10歳以上で、血中LDL-コレステロール値が高い場合、動脈硬化が進行する可能性があるので、飽和脂肪酸摂取量の制限を含めた対策が望まれる。

n-6系脂肪酸の食事摂取基準

年齢	男性 目安量(g/日)	男性 目標量(%エネルギー)	女性 目安量(g/日)	女性 目標量(%エネルギー)
18～29(歳)	12	10未満	10	10未満
30～49(歳)	11	10未満	9.5	10未満
50～69(歳)	10	10未満	9.5	10未満
70以上(歳)	8.0	10未満	7.0	10未満

n-6系脂肪酸：C18：2、C18：3、C20：2、C20：3、C20：4、C22：2、C22：5

n-3系脂肪酸の食事摂取基準(g/日)

年齢	男性 目安量	男性 目標量	女性 目安量	女性 目標量
18～29(歳)	—	2.6以上	—	2.2以上
30～49(歳)	—	2.6以上	—	2.2以上
50～69(歳)	—	2.9以上	—	2.5以上
70以上(歳)	—	2.2以上	—	2.0以上

n-3系脂肪酸：C18：3、C18：4、C20：4、C20：5、C21：5、C22：5、C22：6

コレステロールの食事摂取基準(mg/日)

年齢	男性 目標量	女性 目標量
18〜29(歳)	750 未満	600 未満
30〜49(歳)	750 未満	600 未満
50〜69(歳)	750 未満	600 未満
70以上(歳)	750 未満	600 未満

注:10歳以上で、血中LDL-コレステロール値が高い場合、動脈硬化が進行する可能性があるので、コレステロール摂取量の制限を含めた対策が望まれる。

炭水化物の食事摂取基準(%エネルギー)

性別	男性					女性				
年齢	推定平均必要量	推奨量	目安量	目標量	上限量	推定平均必要量	推奨量	目安量	目標量	上限量
30〜49(歳)	—	—	—	50以上70未満	—	—	—	—	50以上70未満	—
50〜69(歳)	—	—	—	50以上70未満	—	—	—	—	50以上70未満	—
70以上(歳)	—	—	—	50以上70未満	—	—	—	—	50以上70未満	—

食物繊維の食事摂取基準(g/日)

性別	男性					女性				
年齢	推定平均必要量	推奨量	目安量	目標量	上限量	推定平均必要量	推奨量	目安量	目標量	上限量
18〜29(歳)	—	—	27	20	—	—	—	21	17	—
30〜49(歳)	—	—	26	20	—	—	—	20	17	—
50〜69(歳)	—	—	24	20	—	—	—	19	18	—
70以上(歳)	—	—	19	17	—	—	—	15	15	—

ビタミンB_1の食事摂取基準(mg/日)[*1]

性別	男性				女性			
年齢	推定平均必要量	推奨量	目安量	上限量	推定平均必要量	推奨量	目安量	上限量
18～29(歳)	1.2	1.4	—	—	0.9	1.1	—	—
30～49(歳)	1.2	1.4	—	—	0.9	1.1	—	—
50～69(歳)	1.1	1.3	—	—	0.9	1.0	—	—
70以上(歳)	0.8	1.0	—	—	0.7	0.8	—	—

[*1]身体活動レベルIIの推定エネルギー必要量を用いて算定した。

ビタミンB_2の食事摂取基準(mg/日)[*1]

性別	男性				女性			
年齢	推定平均必要量	推奨量	目安量	上限量	推定平均必要量	推奨量	目安量	上限量
18～29(歳)	1.3	1.6	—	—	1.0	1.2	—	—
30～49(歳)	1.3	1.6	—	—	1.0	1.2	—	—
50～69(歳)	1.2	1.4	—	—	1.0	1.2	—	—
70以上(歳)	0.9	1.1	—	—	0.8	0.9	—	—

[*1]身体活動レベルIIの推定エネルギー必要量を用いて算定した。

ナイアシンの食事摂取基準(mg/日)[*1]

性別	男性				女性			
年齢	推定平均必要量	推奨量	目安量	上限量[*2]	推定平均必要量	推奨量	目安量	上限量[*2]
18～29(歳)	13	15	—	300(100)	10	12	—	300(100)
30～49(歳)	13	15	—	300(100)	10	12	—	300(100)
50～69(歳)	12	14	—	300(100)	9	11	—	300(100)
70以上(歳)	9	11	—	300(100)	7	9	—	300(100)

NE＝ナイアシン当量。
[*1]身体活動レベルIIの推定エネルギー必要量を用いて算定した。
[*2]上限量：ニコチンアミドのmg量、（　）内はニコチン酸のmg量。

ビタミンB_6の食事摂取基準(mg/日)[*1]

性別	男性				女性			
年齢	推定平均必要量	推奨量	目安量	上限量[*2]	推定平均必要量	推奨量	目安量	上限量[*2]
18〜29(歳)	1.1	1.4	—	60	1.0	1.2	—	60
30〜49(歳)	1.1	1.4	—	60	1.0	1.2	—	60
50〜69(歳)	1.1	1.4	—	60	1.0	1.2	—	60
70以上(歳)	1.1	1.4	—	60	1.0	1.2	—	60

[*1]身体活動レベルⅡの推定エネルギー必要量を用いて算定した。
[*2]ピリドキシンとしての量。

葉酸の食事摂取基準(μg/日)[*1]

性別	男性				女性			
年齢	推定平均必要量	推奨量	目安量	上限量[*2]	推定平均必要量	推奨量	目安量	上限量[*2]
18〜29(歳)	200	240	—	1,000	200	240	—	1,000
30〜49(歳)	200	240	—	1,000	200	240	—	1,000
50〜69(歳)	200	240	—	1,000	200	240	—	1,000
70以上(歳)	200	240	—	1,000	200	240	—	1,000

[*1]妊娠を計画している女性、または、妊娠の可能性がある女性は、神経管閉鎖障害のリスクの低減のために、400μg/日の摂取が望まれる。
[*2]テロイルモノグルタミン酸としての量(通常の食品以外から摂取量)。

ビタミンB_{12}の食事摂取基準(μg/日)

性別	男性				女性			
年齢	推定平均必要量	推奨量	目安量	上限量[*1]	推定平均必要量	推奨量	目安量	上限量[*1]
18〜29(歳)	2.0	2.4	—	—	2.0	2.4	—	—
30〜49(歳)	2.0	2.4	—	—	2.0	2.4	—	—
50〜69(歳)	2.0	2.4	—	—	2.0	2.4	—	—
70以上(歳)	2.0	2.4	—	—	2.0	2.4	—	—

[*1]上限量は策定しなかったが、過剰摂取しても胃から分泌される内因子が飽和するため吸収されない。

ビオチンの食事摂取基準(μg/日)

性別	男性				女性			
年齢	推定平均必要量	推奨量	目安量	上限量	推定平均必要量	推奨量	目安量	上限量
18〜29(歳)	—	—	45	—	—	—	45	—
30〜49(歳)	—	—	45	—	—	—	45	—
50〜69(歳)	—	—	45	—	—	—	45	—
70以上(歳)	—	—	45	—	—	—	45	—

パントテン酸の食事摂取基準(mg/日)

性別	男性				女性			
年齢	推定平均必要量	推奨量	目安量	上限量	推定平均必要量	推奨量	目安量	上限量
18〜29(歳)	—	—	6	—	—	5	—	—
30〜49(歳)	—	—	6	—	—	5	—	—
50〜69(歳)	—	—	6	—	—	5[*1]	—	—
70以上(歳)	—	—	6	—	—	5	—	—

[*1]前後の年齢階級における値を考慮して、値の平滑化を行った。

ビタミンCの食事摂取基準(mg/日)

性別	男性				女性			
年齢	推定平均必要量	推奨量	目安量	上限量	推定平均必要量	推奨量	目安量	上限量
18〜29(歳)	85	100	—	—	85	100	—	—
30〜49(歳)	85	100	—	—	85	100	—	—
50〜69(歳)	85	100	—	—	85	100	—	—
70以上(歳)	85	100	—	—	85	100	—	—

ビタミンAの食事摂取基準(μRE/日)

性別	男性				女性			
年齢	推定平均必要量[*1]	推奨量[*1]	目安量[*1]	上限量[*2]	推定平均必要量[*1]	推奨量[*1]	目安量[*1]	上限量[*2]
18～29(歳)	550	750	—	3,000	400	600	—	3,000
30～49(歳)	550	750	—	3,000	450	600	—	3,000
50～69(歳)	550	700	—	3,000	450	600	—	3,000
70以上(歳)	450	650	—	3,000	400	550	—	3,000

RE=レチノール当量。
1μgRE=1μgレチノール=12μgβ-カロチン=24μg α-カロチン=24μg β-クリプトキサンチン。
[*1]プロビタミン・カロテノイドを含む。
[*2]プロビタミン・カロテノイドを含まない。

ビタミンEの食事摂取基準(mg/日)[*1]

性別	男性				女性			
年齢	推定平均必要量	推奨量	目安量	上限量	推定平均必要量	推奨量	目安量	上限量
18～29(歳)	—	—	9	800	—	—	8	600
30～49(歳)	—	—	8	800[*2]	—	—	8	700
50～69(歳)	—	—	9	800	—	—	8	700
70以上(歳)	—	—	7	700	—	—	7	600

[*1]α-トコフェロールについて算定した。α-トコフェロール以外のビタミンEは含んでいない。
[*2]前後の年齢階級の値を考慮して、値の平滑化を行った。

ビタミンDの食事摂取基準(μg/日)

性別	男性				女性			
年齢	推定平均必要量	推奨量	目安量	上限量	推定平均必要量	推奨量	目安量	上限量
18～29(歳)	—	—	5	50	—	—	5	50
30～49(歳)	—	—	5	50	—	—	5	50
50～69(歳)	—	—	5	50	—	—	5	50
70以上(歳)	—	—	5	50	—	—	5	50

ビタミンKの食事摂取基準（μg/日）

性別	男性				女性			
年齢	推定平均必要量	推奨量	目安量	上限量	推定平均必要量	推奨量	目安量	上限量
18〜29（歳）	—	—	75	—	—	—	60	—
30〜49（歳）	—	—	75	—	—	—	65	—
50〜69（歳）	—	—	75	—	—	—	65	—
70以上（歳）	—	—	75	—	—	—	65	—

マグネシウムの食事摂取基準（mg/日）

性別	男性				女性			
年齢	推定平均必要量	推奨量	目安量	上限量[1]	推定平均必要量	推奨量	目安量	上限量[1]
18〜29（歳）	290	340	—	—	230	270	—	—
30〜49（歳）	310	370	—	—	240	280	—	—
50〜69（歳）	290	350	—	—	240	290	—	—
70以上（歳）	260	310	—	—	220	270	—	—

[1]通常の食品からの摂取の場合、上限量は設定しない。
通常の食品以外からの摂取量の上限量は、成人の場合350mg/日とする。

カルシウムの食事摂取基準（mg/日）

性別	男性			女性		
年齢	目安量	目標量	上限量	目安量	目標量	上限量
18〜29（歳）	900	650	2,300	700	600[1]	2,300
30〜49（歳）	650	600[1]	2,300	600[1]	600[1]	2,300
50〜69（歳）	700	600	2,300	700	600	2,200
70以上（歳）	750	600	2,300	650	550	2,300

[1]前後の年齢階級の値を考慮して、値の平滑化を行った。

リンの食事摂取基準(mg/日)

性別	男性				女性			
年齢	推定平均必要量	推奨量	目安量	上限量	推定平均必要量	推奨量	目安量	上限量
18〜29(歳)	—	—	1,050	3,500	—	—	900	3,500
30〜49(歳)	—	—	1,050	3,500	—	—	900	3,500
50〜69(歳)	—	—	1,050	3,500	—	—	900	3,500
70以上(歳)	—	—	1,000	3,500	—	—	900	3,500

クロムの食事摂取基準(μg/日):暫定値

性別	男性				女性			
年齢	推定平均必要量	推奨量	目安量	上限量	推定平均必要量	推奨量	目安量	上限量
18〜29(歳)	35	40	—	—	25	30	—	—
30〜49(歳)	35	40	—	—	25	30	—	—
50〜69(歳)	30	35	—	—	25	30	—	—
70以上(歳)	25	30	—	—	20	25	—	—

モリブデンの食事摂取基準(μg/日):暫定値

性別	男性				女性			
年齢	推定平均必要量	推奨量	目安量	上限量	推定平均必要量	推奨量	目安量	上限量
18〜29(歳)	20	25	—	300	15	20	—	240
30〜49(歳)	20	25	—	320	15	20	—	250
50〜69(歳)	20	25	—	300	15	20	—	250
70以上(歳)	20	25	—	270	15	20	—	230

マンガンの食事摂取基準(mg/日)

性別	男性				女性			
年齢	推定平均必要量	推奨量	目安量	上限量	推定平均必要量	推奨量	目安量	上限量
18〜29(歳)	—	—	4.0	11	—	—	3.5	11
30〜49(歳)	—	—	4.0	11	—	—	3.5	11
50〜69(歳)	—	—	4.0	11	—	—	3.5	11
70以上(歳)	—	—	4.0	11	—	—	3.5	11

鉄の食事摂取基準(mg/日)[*1]

性別	男性					女性						
年齢	推定平均必要量	推奨量	目安量	上限量		月経なし[*2]		月経あり		目安量	上限量
						推定平均必要量	推奨量	推定平均必要量	推奨量		
18〜29(歳)	6.5[*3]	7.5[*3]	—	50		5.5[*3]	6.5[*3]	9.0[*3]	10.5[*3]	—	40
30〜49(歳)	6.5	7.5	—	55		5.5	6.5	9.0	10.5	—	40
50〜69(歳)	6.0	7.5	—	50		5.5	6.5	9.0	10.5	—	45
70以上(歳)	5.5	6.5	—	45		5.0	6.0	—	—	—	40

[*1]過多月経(月経出血量が80ml/回以上)の者を除外して策定した。
[*2]妊娠ならびに授乳婦で用いる。
[*3]前後の年齢階級における値を考慮して値の平滑化を行った。

銅の食事摂取基準(mg/日)

性別	男性				女性			
年齢	推定平均必要量	推奨量	目安量	上限量	推定平均必要量	推奨量	目安量	上限量
18〜29(歳)	0.6	0.8	—	10	0.5	0.7	—	10
30〜49(歳)	0.6[*1]	0.8[*1]	—	10	0.6	0.7	—	10
50〜69(歳)	0.6	0.8	—	10	0.6	0.7	—	10
70以上(歳)	0.6	0.8	—	10	0.5	0.7	—	10

[*1]前後の年齢階級の値を考慮して、値の平滑化を行った。

亜鉛の食事摂取基準(mg/日)

性別	男性				女性			
年齢	推定平均必要量	推奨量	目安量	上限量	推定平均必要量	推奨量	目安量	上限量
18〜29(歳)	8	9	—	30	6	7	—	10
30〜49(歳)	8	9	—	30	6	7	—	10
50〜69(歳)	8	9	—	30	6	7	—	10
70以上(歳)	8	9	—	30	6	7	—	10

セレンの食事摂取基準（μg/日）

性別	男性				女性			
年齢	推定平均必要量	推奨量	目安量	上限量	推定平均必要量	推奨量	目安量	上限量
18～29（歳）	25	30	—	450	20	25	—	350
30～49（歳）	30	35	—	450	20	25	—	350
50～69（歳）	25	30	—	450	20	25	—	350
70以上（歳）	25	30	—	400	20	25	—	350

ヨウ素の食事摂取基準（μg/日）

性別	男性				女性			
年齢	推定平均必要量	推奨量	目安量	上限量	推定平均必要量	推奨量	目安量	上限量
18～29（歳）	95	150	—	3,000	95	150	—	3,000
30～49（歳）	95	150	—	3,000	95	150	—	3,000
50～69（歳）	95	150	—	3,000	95	150	—	3,000
70以上（歳）	95	150	—	3,000	95	150	—	3,000

ナトリウムの食事摂取基準の食事摂取基準 [mg/日、（ ）は食塩相当量（g/日）]

性別	男性				女性			
年齢	推定平均必要量	目安量	目標量	上限量	推定平均必要量	目安量	目標量	上限量
18～29（歳）	600(1.5)	—	(10 未満)	—	600(1.5)	—	(8 未満)	—
30～49（歳）	600(1.5)	—	(10 未満)	—	600(1.5)	—	(8 未満)	—
50～69（歳）	600(1.5)	—	(10 未満)	—	600(1.5)	—	(8 未満)	—
70以上（歳）	600(1.5)	—	(10 未満)	—	600(1.5)	—	(8 未満)	—

[1]エネルギー摂取量の測定が可能な場合は、1～69歳（男女）で4.5g/1,000kcal 未満。
但し、12～17歳（男性）は例外で、4g/1,000kcal 未満とする。

カリウムの食事摂取基準：目安量(mg/日)*¹

性別	男性				女性			
年齢	推定平均必要量	推奨量	目安量	上限量	推定平均必要量	推奨量	目安量	上限量
18～29(歳)	—	—	2,000	—	—	—	1,600	—
30～49(歳)	—	—	2,000	—	—	—	1,600	—
50～69(歳)	—	—	2,000	—	—	—	1,600	—
70以上(歳)	—	—	2,000	—	—	—	1,600	—

*¹体内のカリウム平衡を維持するために適正と考えられる値を目安量として設定した。

高血圧の予防を目的としたカリウムの食事摂取基準：目標量(mg/日)

性別	男性		女性	
年齢	生活習慣病予防の観点からみた望ましい摂取量*¹	目標量	生活習慣病予防の観点からみた望ましい摂取量*¹	目標量
18～29(歳)	3,500	2,800	3,500	2,700
18～29(歳)	3,500	2,900	3,500	2,800
18～29(歳)	3,500	3,100	3,500	3,100
70以上(歳)	3,500	3,000	3,500	2,900

*¹米国高血圧合同委員会第六次報告が、高血圧の予防のために、3,500mg/日を摂ることが望ましいとしている値。高血圧の一次予防を積極的に進める観点からは、この値が支持される。

2. 在宅服薬指導

はじめに

在宅医療における薬剤師の参加意義

　薬局は調剤や医薬品販売を通して、国民の保健衛生の向上を図ることが求められている。医薬分業が進展していなかった時代は、薬局は一般用医薬品販売が中心であったが、1990年代に入って医薬分業が急速に進展するようになり、一般用医薬品から医療用医薬品の適正使用に深くかかわるようになってきた。また、院外処方せんの応需体制も、夜間・休日の応需体制を整備するに伴い、薬局の機能は地域保健医療計画に計画的に組み込まれるようになってきた。一方、高齢社会の到来したわが国では、制度面から医療の機能が入院、外来、在宅医療に分化した。このような医療を取り巻く社会の変化に対応するために、薬局機能も医薬分業の進展を契機として、在宅医療へのかかわりが示された。1994年に、厚生省（当時）は、医薬分業の成熟と在宅医療へのかかわりを図1のように示した。現在は第3ステップに示された医薬分業が国民の間に定着し、薬剤師の患者訪問活動が推進されているところである。

　在宅療養者は高齢者が多く、かつ薬物療法が不可欠なことから、在宅医療・介護の両面から支援するうえで薬剤師の在宅医療への参加意義は極めて高い。今回、適正な薬物治療を推進する視点から、薬局の機能や薬剤師の役割について述べる。

在宅患者訪問薬剤管理指導の実際

　1994年10月の保険改訂によって、「在宅患者訪問薬剤管理指導料」が新設され、薬剤師が在宅患者宅を訪問して薬剤の管理、服薬指導を行うことが初めて医療保険で認められた。一方、2000年4月から実施された介護保険においては、居宅療養管理指導の中に薬剤師の訪問薬剤管理指導業務が位置づけられた。さらに、2004年4月から、居宅にて医療を受けているがん末期患者、または中心静脈栄養療法を受けている患者は、年齢にかかわらず、週2回・月8回までの訪問について保険請求が可能になった。このように、在宅療養者に対する薬剤師活動が大きく変わってきた。

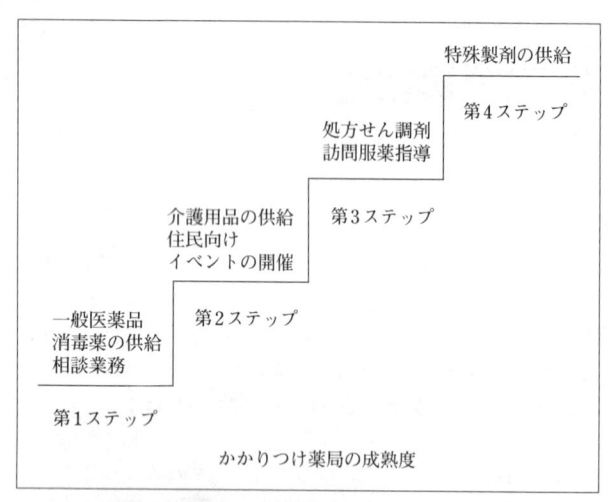

図 1　薬剤師の在宅医療への参加指針(1994)
(厚生省薬務局企画課(編))

 しかし、まだ薬剤師の業務が単に「薬のお届け」と患者、家族のみならず他の医療・介護スタッフから思われている面があり、お届け業務を超えて役に立っているという実感をもった経験がある薬剤師は少数と思われる。ここで、薬剤師がかかわった事例を挙げる。

ケース1：心不全の患者

 通常は収縮期血圧が120以下と低めの患者。不整脈と本態性高血圧に適応のあるβブロッカーが処方されていた。突然、収縮期血圧180、鼻出血、緊急入院となった。しかし、入院後は血圧が下がり、鼻出血によりのみが続いたという。結果、一時的に追加された降圧剤も、以前から服用していたβブロッカーの服用も中止して約20日間の入院から退院した。それから1ヵ月経過していたときのこと、再びβブロッカーが処方された。心不全の状態が退院後1ヵ月にどのように変化しているのかはこの時点で不明であった。ご本人に当日の血圧測定値を伺うと、上(収縮期)が104だという。降圧剤処方の説明が医師からあった様子はない。一方、この患者に失見当識が出てきたことを訪問看護師との連絡の中で互いに確認していたので、患者の理解不足の可能性もあると考えた。

> いったんその場は服薬保留にして頂くようお願いして、訪問看護師に最近の血圧値を確認後、医師へ疑義照会をFAXで行った。
> その結果、直ちにFAXにて処方削除となり、βブロッカーは心室性不整脈に対する処方であったこと、心室頻拍は喘息様の呼吸困難からくるものと判断したなどという詳しい診療情報提供があった。

多くの薬剤師が薬局における服薬指導の際にケース1に似たような経験をしていると思うが、われわれ薬剤師は臨床症状を観察すること、医師の診断と治療方針を知ることで薬物療法を適正に推進していくことができる。薬剤師は患者個別の情報を収集して薬物療法の状態を医師、訪問看護師へフィードバックしていくことが重要である。

ケース2：複数診療科の受診が必要でかつ薬剤管理に混乱がみられた独居老人

> 心臓の洞不全症候群、両眼の網膜色素変性症により身障者手帳をお持ちの方。
> さまざまな理由で医療機関が1年間に何回も変わったケース。心療内科、循環器内科は1つの医療機関、眼科は別の医療機関を受診することで落ち着いた。医療機関、担当医が替わり、処方薬品は同じであっても、服用数量、服用時点が変わることは少なくない。患者はその変化に対応できず、何度も薬剤師に薬の効果や服用時点について確認する。また、服用回数が2回から3回になり飲み忘れが多くなったため、主治医に報告し、処方の変更を検討して頂いた。

ケース2は、患者が医療機関へかかりつけ薬局による訪問服薬指導を受けたいと希望したケースである。医療機関が替わる以前から訪問服薬指導を行い、薬剤師が患者とのコミュニケーションをうまく取れているので、服用時点の変更が本人にとって重大な問題であるという理解ができている。複数の医療機関、もしくは複数の主治医であっても、薬局はかかりつけ薬局として1つの薬局がすべての薬剤管理を行うことの重要性を理解して頂きたいと考えている。また、医療機関の規模を問わず、主治医から専門医への連携がスムーズにいく

ことは患者にとって不可欠だと感じている。

I. 業務の実際

■ 在宅患者訪問薬剤管理指導を行うきっかけ

1) 薬局で患者の介護者との会話を通して必要性を発見するケース

薬局で患者の介護者へ服薬指導を行う中で、薬に対する理解が悪い、管理ができていないとわかった場合、主治医に相談する。

また、複数医療機関、複数診療科の薬を1つの薬局で一元的に管理して初めて薬剤師による訪問患者薬剤管理指導の意味があるので、面識のない医師へは情報提供(文書にて報告)することで訪問の指示を得る場合もある。

薬剤師の訪問活動範囲

ある大学病院の複数診療科を受診、入退院を繰り返す独居の方。訪問診察を受けることを検討したが、大学病院からの医師の訪問はできず新たに医師を探すことも難航し、結局本人の強い希望もあり外来受診を続けることになった。

しかし、進行した網膜症により視力はほとんどなく、頻繁に微調整される薬を正しく服用することは困難と思われた。担当医も服薬については心配し保険薬局から訪問することとなった。しかし、医師の訪問指示は得られなかったので薬局としては保険請求に至らなかった。

大学病院を受診される方には重症で複数診療科受診を余儀なくされることが見受けられる。薬剤師による訪問薬剤管理指導が実施され、その結果薬物療法が適正に行われ治療効果を生み出すために有意義である。病診連携、在宅医療について理解が進む中、薬剤師の訪問活動の範囲や保険給付上の条件が緩和されることを願う。

2) 主治医が在宅患者訪問薬剤管理服薬指導の必要性を感じ患者のかかりつけ薬局に依頼するケース

服薬コンプライアンスが悪いために治療効果が出ないと医師が判断した場合である。実際に訪問すると1日3回の服薬のうち1回しか服薬していないため残薬が山積していたり，病識に問題があるなどの患者を取り巻くさまざまな現実に出会うのである。

3) 病院の地域連携室、家族、ケアマネジャーから依頼を受けるケース

退院計画中や、在宅中においても患者が通院困難になるなど様態の変化があった場合である。

薬局として麻薬調剤、在宅患者訪問薬剤管理指導の体制、中心静脈栄養などの無菌調剤などについて薬局の設備、薬剤師の経験、さらに夜間、休・祭日の対応に関する薬局情報を開示しておくことが大切である。

```
1  医療保険：                         1" 介護保険：
在宅患者訪問薬剤管理指導を行う場合     居宅療養管理指導を行う場合
在宅患者訪問薬剤管理指導の実施届出書   介護保険事業実施確認書兼申出書
地方社会保険事務局へ届出              都道府県介護保険担当課へ届出
                     ↓        ↓
       2  医師の指示（処方せんによる指示）

       3  患者の同意

       4  薬学的管理指導計画書の策定

       5  訪問服薬指導の実施

       6  主治医へ訪問薬剤管理指導報告書、居宅療養管理指導報告書の作成、提出
```

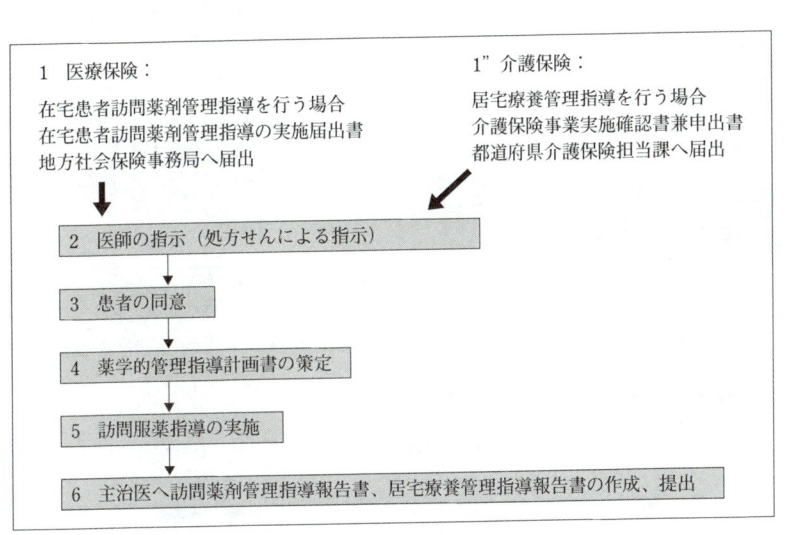

図2　医療保険と介護保険

(くすりのカルテ研究会：スキルアップのための薬歴管理サブノート. p 126, 南山堂, 東京, 2003 より一部改変)

II. 在宅業務の流れ

■ 届出

　医療保険上の在宅患者訪問薬剤管理指導を行う旨を管轄の社会保険事務局に届ける。

　一方、介護保険上の居宅療養指導の実施に際しては、業務の実施する旨を都道府県介護保険課担当へ届けを行う。医療機関コードとは別に介護保険上の事業所番号など、請求に必要な情報が都道府県知事の名で許可証とともに通知される。居宅療養管理指導サービスを行わない場合はみなし指定の辞退をする必要がある。

　なお、一般に介護保険のサービス事業所の指定を受けるためには申請手続きが必要であるが、保険薬局の場合は、みなし指定で介護保険のサービス事業所（居宅療養指導事業所）として特段の申請をしなくても介護保険上のサービスを実施できるようになっている。但し、請求業務のための手続きは必要なので注意する。

介護保険の認定を受けた方

調剤技術料、薬剤料、特定医療材料料など	居宅療養管理指導料

　　　　　　　　　医療保険　　　　　　　　　　　　介護保険

医療保険のみの方

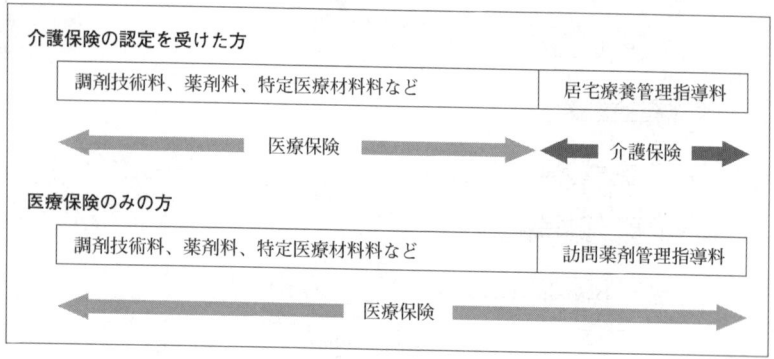

調剤技術料、薬剤料、特定医療材料料など	訪問薬剤管理指導料

　　　　　　　　　　　　医療保険

図3　保険区分

2 介護保険と医療保険の区分および患者負担について

　介護保険の認定を受けている患者については介護保険が優先するため、在宅患者訪問薬剤管理指導料の部分を居宅療養管理指導料として介護保険で算定する。医療保険の負担割合が一割の方であれば介護認定を受けていても受けていなくても自己負担金の総額は同じである。

　共に平成15年4月より、1回目500点、2回目以降4回まで各300点。但し、6日間の間隔があいていることが算定条件である。5回目以降や6日間の間隔があいていないと一切の指導管理料の算定ができないので注意が必要である。平成16年4月にはがん末期患者、中心静脈栄養法の対象患者に対し、週2回かつ8回までの算定が可能になった。

　実際には患者が熱発など急性症状を起こしたり、帯状疱疹など急性疾患の場合、また、一般に訪問服薬指導の導入初期は、丁寧な服薬指導および薬剤管理指導が必要となるので、訪問回数を重ねることになる。その場合は保険給付を超えた訪問活動になるケースが少なくない。

3 患者の同意

　介護保険では「契約書をかわす」、「重要事項説明書をお渡しする」、「同意書を頂く」ということが規定されている。このときに、患者の意思の確認が困難な場合、または患者が署名できない場合は家族にお願いする。特に、保険請求業務において、保険者番号、被保険者番号、要介護度、要介護度の有効認定期間、要介護度認定日など、患者情報が必要になっている。また、このような情報を入手するうえから担当のケアマネジャーとの連携も必要になっている。

4 医師の指示

　医師の指示については、平成15年4月に指示に基づくことの規定はあるが、従来規定されていた処方せん記載の用件ははずされたので、医師の指示を口頭で確認した場合はその旨を処方せんに記録する必要がある。

5 薬学的管理指導計画書の策定

> 薬学的指導計画は、処方医から提供された診療状況を示す文書等に基づき、又は必要に応じて処方医と相談しながら、患者の心身等の特性および処方薬剤を踏まえ策定されるものであり、薬剤の管理方法、処方薬剤の副作用、相互作用を確認したうえ、実施すべき指導の内容、患家への訪問回数、訪問間隔を記載する。
>
> 保医発第 0308001 号(平成 14 年 3 月 8 日)

薬学的管理指導計画書の保存および原則として訪問前に策定、計画の見直しを少なくても月1回は行い、計画的、継続的な管理指導が求められるようになった。

薬学的管理指導計画書作成には患者の心身などの特性を踏まえるとあるように、患者情報収集業務が必須である。医師からの診療情報提供書などによって疾患内容、さまざまな検査値を把握することで、処方の意図をより深く理解で

「薬剤そのものにかかわる課題」	「患者個別の情報」
例1)薬の効果評価	①疾患にかかわる情報(既往歴、受診履歴など)
例2)副作用、相互作用の発現がないか?	②身体機能
例3)身体機能への影響(転倒しやすい)	③心理状況
例4)心理的な影響(副作用、長期服薬に対する不安)	④理解力、記銘力
例5)コンプライアンス	⑤生活状況、介護状況
例6)保管、管理の問題	⑥終末に対する意思
例7)医薬品関する理解の問題	

↓

薬剤にかかわる問題×患者ごとの個別情報=薬学的課題

図4 薬学的課題

(くすりのカルテ研究会:スキルアップのための薬歴管理サブノート. p 131, 南山堂, 東京, 2003 より一部改変)

きるようになってきた。また、本人、介護者、さらにケアマネジャーなど介護関係のスタッフからも得られた種々の情報をもとに薬剤師が行う指導の目標をより明確にし、書面に表したものが薬学的管理指導計画書である。薬の適正使用を推進することが今まで以上に可能になってきた。

さて、薬学的指導計画は、具体的にどうのように作成するのか？

「薬剤そのものがもつ課題」を「患者個別の情報」と重ね合わせて検討すると、課題が特化され(薬学的課題)おのずと実施すべき指導内容もみえてくる(図4)。

具体的な例を下記に示した。

薬学的課題の具体例

「個別情報」

①独居である。家族は多忙である。

②被害妄想的発言多い。

③寒い夜、目的もなく外を歩いていたのを近所の方が発見というエピソードあり。

④本人は覚えていない。

「薬剤そのものの課題」

①マイスリー®5 mg を服用。途中覚醒、記憶消失の恐れ

↓

「薬学的管理指導計画」

被害妄想的発言の頻度、同じようなエピソードがあるかどうか？

この薬による入眠障害、熟眠感の獲得があるのか再確認する。

服薬時間、服用量の確認をする。

場合によっては、処方変更を主治医に提案する。

---

6 訪問服薬指導の実施

訪問時には、併用薬のみならず市販薬そしてサプリメントなどの摂取状況をチェックすることが大切である。また、食生活、栄養状態の把握も大切である。血液検査で把握することとは別に、食事内容、回数、量の把握は患者の療養状況全般を把握するのに有意義である。

7 報告

　原則として月1回在宅患者訪問薬剤管理指導報告書として書面にて処方医に提出するが、緊急を要する場合は適宜、口頭、電話、FAX、メールを利用する。できれば携帯電話の番号、メールアドレスを互いに公開して報告、連絡ができるよう環境を整えておくことが望ましい。

　また、個人情報保護の観点から予め患者、介護者に説明、同意を得ることが前提となるが、必要に応じケアマネジャーへ服用している薬の説明書などとともに送るようにする。ケアマネジャーが担当する患者の介護を必要とする医学的根拠と、治療方針に則った医療サービス内容を把握することは有効なケアプラン作成に役立つ。

III. ネットワーク構築と情報の共有

　在宅患者訪問薬剤管理指導、居宅療養管理指導を行う場合、自分たちが患者を中心とした、医療、介護チームの一員であるという認識をもつことが大切である。

　実際には、各事業者が個別に訪問してサービスを提供するので、はじめはチーム医療を行っているという実感はもちにくい。しかし、ネットワークを共有することで患者を取り巻く療養環境を理解できると自分たちが目標にするべきことや役割がより明確になる。ケアプランという言葉はよく聞くが、何曜日の何時にヘルパーが訪問し何曜日に看護師が訪問するという予定表のことではない。患者と家族の身体的、精神的な関係、もしくは療養環境をこんな方向にもっていきたいという長期的な目標とそれを実現させるための方法論を示したものである。なお、ケアプランはケアマネジャーが作成するが、作成の過程で事業者からの情報提供はよりよいケアプランの作成に欠かせない。

　医療依存度の高い患者の場合は特に家族が心身ともに疲れ、在宅で療養生活を十分にやっていけるのか、必要となったときに受け入れる施設はあるのだろうかなど、不安をもつケースが見受けられる。サービス導入当初は何かとバタバタしがちだが、焦らずに患者、家族の話をよく聞いてその内容に応じて医師とケアマネジャーに伝えることが大切である。

1 ケアカンファレンス

ケアカンファレンスは医師、看護師、薬剤師、訪問介護サービス提供責任者、ケアマネジャーなど、サービスにかかわるスタッフが一堂に会して目標、現段階における問題点について話し合い、今後の方針を確認することをいう。実際には各自の予定を調整するのが難しいのですべてのスタッフがそろうことは少ないのが現状だが、必ずなんらかの情報が得られ発見がある。また、他のスタッフが薬剤師から情報を得ることで安心感をもってくれることもまた嬉しいことである。自分たちの仕事に対して客観的な期待、評価を得ることは、次のステップにつながるので、進んで参加したいものである。

2 薬薬連携(病院薬剤部と保険薬局の連携)

〈退院時服薬指導文書〉

患者が入院中にどのような薬物治療を受けてきたか、処方内容とともに服薬指導内容を記載した情報文書。治療方針や検査値などが記載されている場合もある。さらに調剤上の工夫として、一包化、粉砕、症状に応じて服用量の加減の指示が出ていたものなどの情報が記載されていると、退院後のフォローに大変役立つ。患者が退院後も安心して薬物療法を受けられるよう病院薬剤部と保険薬局の連携は極めて大切である。なお、多くは個人情報保護の観点から病院から直接患者に手渡される。

IV. 高齢者の薬物療法

1 高齢者の生理機能

高齢者は一般に、①複合疾患の状態を示し、②多剤併用し、③その症状が非定型的であること、④副作用や相互作用も起きやすい、⑤生理機能が全体的に低下していること、などはよく知られている。さらに長期にわたって寝たきりの方もいる一方で、かなりの高齢でもADL(日常生活動作)に問題のない方もいるので、暦年齢に基づき薬物投与量を一律に算出することはできない。そしてなんらかの症状が現れたとしても、新たな疾患なのか、単に加齢による症状

なのか、副作用、相互作用なのか判別困難であることが多く、実際には、薬物の投与量を1/3、1/2と少量から始めて様子をみて調整する。副作用の疑いがあるときはとりあえずいったん服用を中止して、経過をみながら判断することになる。しかし、まったく症状の変化に気がつかない場合や、副作用に気づかずに新しい疾病が発生したと考えた場合は、投与薬剤の種類が増えるという事態が生じることもある。

薬剤師としては、個々の薬剤の副作用や相互作用を疑って調べることは大切である。困難なのは患者の表現と添付文書上の表現とが異なるため、われわれはよく患者の言葉に耳を傾け、いわゆる専門用語を患者の訴えの中から実感として捉える能力を養うことが必要となる。

個々の薬剤に精通し、処方作成の段階から情報提供を通して参加し、適正な薬物治療を支援できるようにするには、普段から自分で使いやすいデータベースを構築するのも1つの準備である。

2 体内薬物動態と薬力学

経口薬の場合、まず内服によって胃・腸へ達し吸収され、次に門脈を通じて肝臓に運ばれる。ここで代謝を受けて(肝臓で代謝を受けない薬もある)、血液中へ運ばれた薬物は血液とともに身体全体に運ばれ、次いで標的臓器、薬を必要としている組織へと運ばれる。こうして体内を回った薬は腎臓で排泄される。高齢者の場合は薬物の吸収において大きく障害されることは少ないが、肝での代謝能力が低下しているので血液中の薬物濃度が上がる。一方、腎臓では腎機能が低下して薬物が排泄されずに残り、やはり血液中の薬物濃度が上がることがあり、結果として高齢者では薬物の作用は強く、副作用も発現しやすいということになる。

このような副作用が起きないように血中濃度の測定をすることが最良の策であるが、在宅の場では困難なので、個々の薬物の吸収、代謝、分布、排泄にかかわる特性を把握すると同時に、医師の診療情報提供において、定期的に肝機能、腎機能の検査値の情報提供を受けて継続的なモニタリングをすることが必要である。

3 ニフェジピンの例

ニフェジピンは、よく用いられる降圧剤の一種である。ニフェジピンの薬物

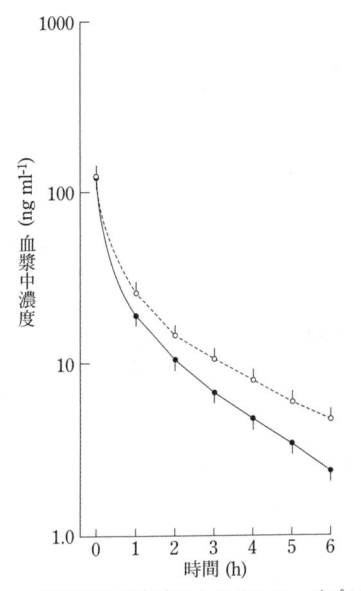

a. 高齢者と若年者におけるニフェジピン 2.5mg 静脈内投与における血漿中濃度の比較

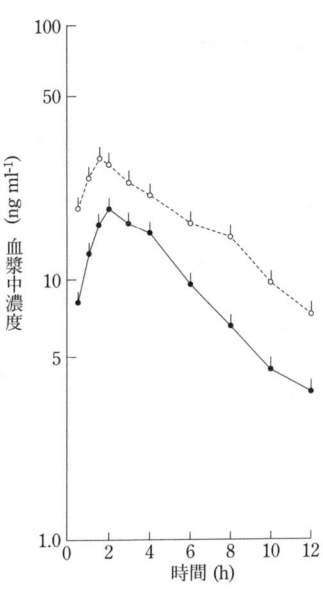

b. 高齢者と若年者におけるニフェジピン徐放錠 10mg 服用後の血漿中濃度の比較

図5 ニフェジピン 2.5 mg、10 mg の薬物動態および薬力学的作用に及ぼす加齢の影響

動態を図5に示す。

図5は、ニフェジピン 2.5 mg を静脈内投与した場合と、ニフェジピン 10 mg(徐放製剤)を内服投与した場合の、ニフェジピンおよびその代謝物の血漿中濃度を液体クロマトグラフィーで定量したものである。図5に示したように、高齢者は若年者に比べて血漿クリアランスが低く、AUC増大、半減期の延長も認められる[1]。そのため予想外の降圧作用が懸念され高齢者のニフェジピン投与には常に慎重に対応していく必要があるといえる。このような高齢者特有の薬物動態は他の薬物でも報告されているので、投与量を減らしたり投与間隔を変更したりと慎重に薬剤管理を行う必要がある。

V. 薬物療法における課題

1 内服薬、外用薬、頓服薬

1）調剤における工夫

　一般に複数診療科を受診するなどの理由で、処方される薬剤の数や種類が多く、服薬について自己管理が難しい高齢者が多い。そのような場合は、薬剤師は、患者の状況を確認したうえで、服薬管理を行いやすいように服用時に分けて一包化したり、嚥下困難を危惧される場合は錠剤の粉砕などを提案し、調剤上の工夫を行っている。

a. 一包化

　複数の診療科を受診していて自分で薬剤管理をすることが困難な患者に対して、薬剤師は診療科ごとに服用時点に一包化して、さらにそれをテープやホチキスでまとめて服用方法をわかりやすくする。デイサービスを利用するときもあるので、本人の了解のうえ、本人がわかりやすいようにフルネーム、服用時点、診療科名、薬効などをわかりやすく、かつ内容を大きく印字する。なお、便宜上、一包化と表現したが、保険点数は算定できない場合があるので注意を要する。

b. 粉砕、割錠

　粉砕や割錠については、一つひとつの薬剤について確認してから行う。腸溶性、遮光性など剤形上の特性によって対応が違うので、ハンドブック、もしくはメーカーに問い合わせて行う。粉砕せずともあらかじめ微温湯で溶解させてから栄養剤に混合させる方法も提案されている。療養環境に合わせて紹介すればよい。顆粒剤など管の目詰まりを起こすことを知られている薬剤もあるので要注意である。

2）薬剤管理方法

a. 薬剤管理ツール①お薬カレンダー

　お薬カレンダーは、1週間分の薬を各曜日の服用時点ごとにポケットに入れるようになっている壁かけのもの。本人の管理能力が落ちて服薬介助やチェックを複数の手で行うときに有効である。訪問看護師、ヘルパーなどスタッフが回数多く訪問する場合、お薬カレンダーをみると服薬状況が一目瞭然で間違え

	朝	昼	夕	寝る前
内服	朝 朝 眼科	昼 眼科	夕 夕 胃薬 夕 眼科	睡眠導入剤 1錠
外用	フランドルテープ 心臓の薬 1日1回貼り替え、胸、背中、脚 モビラート軟膏 おしりの赤くなっている部分に 回数：清拭時に。			
頓服	抗炎症剤 1回1錠1日2回まで 間隔、5時間以上あけて			下剤 ○○（赤）2錠
	注意事項 飲み忘れの場合。 朝の飲み忘れを午後2時までに発見した場合、昼を中止、朝の分を服薬			

図6　○○様　お薬セット表

がおきにくい。

b. 薬剤管理ツール②お薬セット表（図6）

　御本人、家族、ヘルパーにセットをして頂く際のツール。色をつけたり、絵を入れて視覚に訴える方法。

3) 注意事項（飲み忘れの場合どうするか？）

　この場合必要なのは、飲み忘れに気がついたときの処理の判断方法を明確にしておくことである。例えば、「朝の服薬を忘れていることに11時に気がついた。朝を飲んで頂き、昼を飛ばす」など、これらの指示はお薬セット表にあらかじめ記載しておくとよい。変更、追加などはケアマネジャーに紙面で報告、そこから情報発信してもらう。

　他の介護スタッフへはお薬手帳を見て頂くことを約束事にする。訪問介護事業者はヘルパー同士、家族への連絡のために記録ノートをおいている。ヘルパーは必ずこのノートをみるので、あらかじめノートを読んだり必要に応じてノートに記載させて頂くことをケアマネジャーを通じ了解を得て利用させてもらうのも現実的である。

因みに、薬局はノートを別に設置することを推奨する向きもあるが、ご家族やヘルパーが複数のノートに目を通す煩雑さを考えると薬局からの情報はお薬手帳へ集中させた方がよい。

2 頓服薬、外用剤

頓服薬として処方される下剤や睡眠導入剤はそのときの体調に合わせて服用する場合があるが、服用量を超えて大量に飲むことのないよう、服用量の上限下限をヘルパーにも伝えておくことが必要。外用剤は使用部位、範囲、回数の確認が必要となる。

1）剤形選択の検討

薬剤師は個々の患者にとって剤型の選択が適切かどうか、常に患者の療養状況を見守りながら検討が必要である。例えば、坐剤は
①コンテナ（薬品を被包しているアルミ）から取り出しにくい。
②坐剤が途中で排出されてしまうなど、特に高齢者の方には使い勝手が悪く、薬剤が適正に吸収されない問題。
③衛生面での問題。自分で挿入する場合に自分で行う場合は手袋をする人は少なく、前後の手洗いを怠る例も多いという問題。
④スタッフが手袋を装着して行うにしても、他人にそのような行為をしてもらう患者としては抵抗感がある。患者の心理的な問題に対する配慮が必要なケースもある。

以上のように、剤型の特性が逆に欠点になるケースがある。このような欠点を補うべくディスポーザブル注入軟膏剤が開発され[2]、確実に注入ができ、途中排出の防止ができる製剤によって、患者が使いやすくなった。しかし、薬価が高く経済的な負担がかかるなど欠点はあるが、リウマチ患者、慢性膝関節症などにより坐剤を利用しにくい患者の利便性を考慮しているという点は評価できる製剤である。その他、かろうじて経口摂取できる高齢患者では、錠剤やカプセルが大きく、飲み込みにくい、細粒の粒が入歯に挟まるなどの服薬トラブルがある。嚥下補助ゼリーやとろみ剤を利用するなどの工夫も必要であり、薬剤師としてはそのような補助剤についても製品情報の提供ができるようにしなくてはならない。現場の薬剤師は常に使う人の立場に立った薬の使い勝手を考え、使用方法の説明の仕方にも工夫するとともに、場合によっては剤形の違う同種同効品を医師に紹介する必要もある。

3 注射薬

　IVHなどで使用する注射薬の供給は、院外処方せんによって薬局で調剤されるのが望ましいが、医療機関から払い出されて患者宅に届けられているケースが51％にものぼるという結果が報告されている[3]。注射薬の供給と内服薬などの供給が同じ薬局から行われていると、注射薬を含め患者が使用しているすべての薬について1つの薬局が薬剤管理指導を行うことが可能で、それは薬のリスクマネジメントの観点から重要である。しかし、2薬以上の注射薬を混合して供給する場合は無菌製剤処理施設を設けなければならないので、供給要請に対応できる薬局が極めて少ないのが現状である。医薬分業が定着したといわれる今日、薬局としては積極的に注射薬の供給にかかわり、患者が使用するすべての薬剤管理指導に取り組みたいものである。

　適正な薬物治療を推進する観点から医薬品の供給を1つの薬局で行うべきであるという事例を紹介する。

〈事例〉
　糖尿病治療について、インスリンだけが院内調剤で、その他の内服薬は院外処方という大学病院に通院している患者がいた。残念ながら単位数も、打ち方についての正確な情報は得ることはできず、本人から食事をしない場合はインスリンを打つ必要はないと医師から指導されていると伺っていた。しかし、後日、救急搬送の際に医師に面会したところ、Ⅰ型なので食事にかかわらず打つようにという指導をしていたといわれた。これも地域の保険薬局がかかりつけ薬局として患者指導ができるだけの十分な糖尿病治療の知識を有することと同時に、主治医からの病態に関する情報提供があれば、防げたはずである。

VI. 経管経腸、中心静脈栄養、疼痛、褥瘡の管理

1 栄養管理と診療報酬(表1)

1) 薬局の役割　①中心静脈栄養法の場合

一般に、入院患者が退院するときは家族、介護者が輸液製剤の交換方法、ポンプの操作方法など一連の手順を練習してから退院する。患者の不安を解消するうえからも、退院後も入院時と同じ医療サービスを継続することが望ましい。薬局、薬剤師の役目は、以下のとおりである。

①入院時となるべく同じものを供給できるようにするため、退院前に病院の地域連携室などの担当部署と連携をとり、処方内容、輸液ポンプなどの器材(型番)などの正確な情報を得ておくことが大切である。投与ルート、注入方法、特定保険材料、その他、必要な医療材料も再確認し、保険適応外の患者自己負担金額についても提示できる準備が必要である。

②医薬品の情報提供：自宅で注射薬を扱うことは、患者および家族にとっても不安があるので、なぜ高カロリー輸液が必要なのか、また、本薬品輸液の変更や特定の栄養成分の添加など必要が生じたときに、直ちにその説明が十分できることが必要である。

③中心静脈栄養を離脱して、経腸栄養、経口摂取へ移行をするときは、急に止めたりしないで中心静脈栄養を徐々に減量していく。その際は末梢輸液や経腸栄養の併用があるので輸液について保険対象の薬剤だけでなく、幅広く栄養という視点から、知識はもっておくべきである。

④医薬品の情報提供：自宅で注射薬を扱うことは、患者および家族にとっても不安があるので、薬剤師はなぜ高カロリー輸液が必要なのか、状態に応じ基本薬品輸液の変更、特定な栄養成分の添加など必要が生じたときにその説明が十分できることが必要である。

2) 薬局の役割　②経管経腸栄養の場合

①製剤の情報を豊富にもち、情報提供できるようにする(栄養的な面、味、におい、調理方法など)。本人、家族、介護スタッフに対して栄養管理の必要性、個々の医薬品の説明を十分に行う。服用できない場合は、理由をよく聞いて対策を講じる。

表1 栄養管理と診療報酬

		医療機関の指導管理料の種別	投与経路	商品名
医薬品	輸液		末梢静脈	院外処方、対応不可 アミノフリード
医薬品	輸液	中心静脈栄養法指導管理 1. 糖、電解質、アミノ酸、ビタミン 2. 糖、電解質、アミノ酸	上大静脈 ※中心静脈ともいわれる	フルカリック ネオパレン ユニカリックL、M(テルモ) アミノトリパ1号、2号 ピーエヌツイン
医薬品	消化態	在宅成分栄養経管栄養法 栄養素成分の明らかなもの アミノ酸、ジペプチド、トリペプチドを主な蛋白源とし未消化態を含まない	経鼻 経腸 胃瘻	エレンタール(粉末) エレンタールP(粉末) エンテルード(粉末) ツインライン(液体)
医薬品 保険適応	半消化態	在宅寝たきり患者処置 天然の食品を人工的に処理、窒素源としてカゼイン、大豆蛋白が使われている	経鼻 経腸 胃瘻 経口	ラコール、(液体) エンシュアリキッド(液体) エンシュアH(液体) ハーモニックーM(液体) ハーモニックーF(液体) クリニミール(粉末)
食品	半消化態	在宅寝たきり患者処置 食品扱いのものは天然濃厚流動食とも呼ばれる 天然の食品をブレンド 1Kcal/ml程度に濃縮	経口 現場では経管で使われれることもある	テルミール グランケア ハイネックス-R サンエット

1. 中心静脈栄養法とは、
- 消化管機能なく食事のできない期間が2週間以上の場合に選択される。投与ルートは鎖骨下から上大静脈に留置する。
- 皮下埋め込み式と対外式カテーテルの2種類があり、持続注入法と間欠注入法がある。持続注入法の輸液ラインの交換は週1〜2回、間欠注入法 輸液ラインの交換は毎日必要となる。
2. 経腸栄養法(Enteral Nutrition；EN)胃瘻、経鼻胃、経鼻腸
- 消化管機能あり、短期間(4週間未満)の栄養経路長期にわたると予想される場合の栄養管理には経瘻孔法が選択される。

②その他の一般内服薬を服用する際の薬剤の調剤、混合による配合変化などの情報をきめ細かくもち、服薬時間のタイミングにも気を配る。

参考までに院外処方対応の基本輸液以外に使用する主なものを**表2**に示した。

表2　院外処方対応の基本輸液以外に使用する主なもの

	製品名	メーカー
血液凝固防止	ヘパリンナトリウム	三菱ウェルファーマ
	ヘパフラッシュ	テルモ
総合ビタミン製剤	ビタジェクト	テルモ
	MVIキット	エスエス
	オーツカMV注	大塚
微量元素製剤	ミネラリン	日本製薬—武田
	エレメンミック	味の素ファルマ
	エレメイト	味の素ファルマ
脂肪乳剤	イントラファット	日本化薬
	イントラリポス	大塚
	イントラリピット	テルモ

表3　薬局で取り扱う特定保険材料

医師の在宅療養指導管理の種別	院外処方で支給できる特定保険材料
在宅自己注射指導管理料	1. インスリンなど自己注射用ディスポーザブル注射器 2. 万年筆型インスリンなど注入器用注射針
在宅自己腹膜灌流	腹膜透析交換セット
在宅血液透析	対象外
在宅中心静脈栄養	IVH用輸液セット
在宅成分栄養経管栄養法	対象外 医師の加算項目
在宅寝たきり患者処置	栄養用ディスポカテーテル

3）特定保険医療材料

厚生労働大臣が定める価格で保険給付される材料のこと。在宅において使用される器具、医療材料は

①器具使用加算対象
②医療機関から供給
③院外処方せんにて供給

の3つに大別できる。但し特に公定価格がない材料で患者自己負担のものもある。以下、薬局で取り扱う特定保険材料を**表3**に示す。

4)「特定保険医療材料」の設定がなく、医療機関が使用加算を算定して提供する指導管理項目

在宅酸素療法、在宅人工呼吸、在宅持続陽圧呼吸療法、在宅自己導尿、在宅悪性腫瘍、在宅自己疼痛管理、在宅肺高血圧、在宅気管切開者。

2 在宅でのがん性疼痛治療における薬剤師の役割

がん患者のすべてに疼痛が出現するわけではなく、また痛みの原因はがんの湿潤による痛み、がんの治療に伴う痛み、その他がんとは無関係な痛みもある。麻薬製剤に反応しにくい痛みもある。しかし「がん＝痛み」、特に末期になると耐え難い痛みに苦しむと思っている人は多い。そして、麻薬使用については、いよいよ死期が近づいた、いったん使用したら止められない、と考え、結果、痛みを我慢したり、麻薬使用を躊躇したりする。麻薬という言葉のもつイメージが強いので、強い痛みに対応する鎮痛薬の一種という位置づけでオピオイドという呼称を使用した方がいいのかも知れない。在宅において初めて麻薬を使用する患者もいる。在宅では薬剤を単に物質として管理するだけでなく、疼痛、副作用に対する対処をある程度患者、家族が行う必要があるので効果的で適正な使用を支援する必要がある。

はじめは麻薬使用を受け入れ難い様子であった患者に説明し、オピオイドの投与を開始したところ、「久々によく眠れた」という感想とともにオピオイドによる治療を受け入れていくケースもあった。

表4 主なオピオイド製剤（注射剤除く）

	一般名	医薬品の形態	商　品
弱オピオイド	リン酸コデイン	末、錠剤	日本薬局方リン酸コデイン
強オピオイド	塩酸モルヒネ	末、錠剤	日本薬局方塩酸モルヒネ
		水剤	オプソ内服液
		坐薬	アンペック坐剤
	硫酸モルヒネ	錠剤	MSコンチン錠、ピーカード錠
		カプセル	カディアンカプセル、MSツワイスロンカプセル
		細粒、粉末	カディアンスティック粒、モルペス細粒
	塩酸オキシコドン	錠剤	オキシコンチン錠
	フェンタニル	貼付	デュロテップパッチ

オピオイド使用の導入は医師の判断によりなされるが、薬剤師は患者の不安な気持ちを払拭できるように、より具体的な説明を適切に行っていくこと役割だと考える。そして身体的痛みのみならず、全人的な痛みとして理解しようと努め、患者、家族の気持ちに添える態度が必要である。

ここでは、薬剤師がおさえておくべき「痛みとオピオイドの関係」と、「服薬指導」について述べる。

1）がん性疼痛のタイプ

①体性痛は、疼痛部位が限局し麻薬製剤が効きにくい。

②内臓痛は、疼痛部分が明確でなく、しめつけられるような痛みがあると表現される。麻薬製剤は効きやすい。

③神経因性疼痛は、神経組織を破壊されることで起きる。麻薬製剤は効きにくい。

いずれも、鎮痛補助剤の使い方が大切である。

2）オピオイド製剤の服薬指導

a. オピオイドの使用目的を理解して頂く

オピオイドを使用する目的は、痛みをとることでよく眠れ、食欲が改善されるなど本人のQOLを向上させることにあるので、痛みのない状態を維持させるよう、我慢しないように説明する。

b. オピオイド製剤に対する不安や誤解をとく

疼痛治療に用いる場合は薬理学的に精神依存を形成しないこと、耐性がない（有効限界がない）こと、身体体的依存とは薬の突然の休薬や減量により退薬現象が起きることをいうが、適切に使用すればそのような心配はなく減量、中止が可能であることを説明する。

c. 正しい使い方を説明し、支援する

持続性の痛みに対し、鎮痛効果を長く維持するために、患者一人ひとりに個別な量を、規則正しく使用することで効果発現が期待できることを説明し、使用中の管理を支援する。例えば、デュロテップパッチの使用については、貼付の開始日と時間をパッチ自体と、ノートなどにも記録して頂く。薬の効果を評価し、複数枚貼ったり薬の量が増量されたりしたときに、混乱しないようにするためである。

d. 副作用と対策

あらかじめ予想される副作用（便秘、悪心、嘔気、眠気）の説明と、対策とし

て使用する補助薬について説明をする。便秘は多くの症例にみられるが、便通の状況と暖下剤の使用のタイミング、量の加減を関連づけて説明する。

e. レスキュードーズ

レスキュードーズは、定時的に使用する薬剤の補助として頓用する薬剤のことであるが、使用のタイミングを具体的に説明する。このとき、医師の指示と矛盾が生じないようにすることも大切である。効果測定は概ね各薬剤の最高血中濃度に達する時間(Tmax)を過ぎた時点で行い、痛みの状態が改善されない場合は同じ量を追加使用可能であることなどを説明する。

f. 相互作用

複数薬剤を使用することで起こりうる相互作用を想定し、使用方法を検討する。

例えば油脂製基剤のアンペック坐薬と、水溶性基剤のインドメタシン坐薬と併用すると、アンペック坐薬の血中濃度は低下するが、油脂製基剤のボルタレン®坐薬と併用すると、血中濃度は上がるので、薬剤選択と使用間隔に工夫が必要である。

g. オピオイドローテーション

より好ましい効果を得るために他のオピオイドから他のオピオイドに変更することを、オピオイドローテーションという。その際は投与量が適切であるか確かめ、患者にはその目的を理解して頂く。

3) 薬剤管理と廃棄、届出について

薬局は麻薬卸売業者に対して「麻薬譲受証」を交付、「麻薬譲渡証」の発行を受ける。

麻薬帳簿の記載、設置、保存の義務がある。

患者が麻薬施用の必要がなくなったときは、義務はないが、薬局に返却するよう指導し、薬局にて適正に廃棄することが望ましい。麻薬廃棄届、調剤済麻薬廃棄届の提出先は薬局所在地により異なる。

廃棄については、以下のとおりである(神奈川県の場合)。

麻薬廃棄届

　対象となる麻薬は、古くなった麻薬、使用しなくなった麻薬、調剤ミスした麻薬で、予め麻薬廃棄届を提出したうえで、麻薬廃棄日時、場所の調整を行ってから県薬務課または県保健所の担当職員立会いのもと廃棄する。

調剤済麻薬廃棄届

　対象となる麻薬は患者に交付したが、施用する必要がなくなったために患者などから譲り受けた麻薬。薬局の麻薬管理者と他の職員立会いのもと、麻薬回収が困難な方法で行う。
　廃棄後30日以内に調剤済麻薬廃棄届を提出する。

3 褥瘡治療における薬物療法

　褥瘡は高齢者の長期療養時にみられるだけではなく、急性期医療においても発生する疾患である。褥瘡は療養状況、栄養状況などが複雑にかかわっており、単に皮膚の炎症というよりは全身性の疾患と考えた方がよい。創面の消毒や保護をすればよいという治療では済まない点が特徴である。対策の基本は日常生活面から予防に重点をおいて、介護面および栄養面から対応する。

　褥瘡の治療は、病期に合わせて外用剤を選択する必要があり、特に軟膏は基材の特性を考慮して使い分けなければならない。

　在宅療養者は、長期にわたって寝たきり状態にある患者、または、長時間にわたって座位の姿勢を取っている患者が多いので、褥瘡が発生しやすい。体調を崩したときなど短い期間に発生しみる間に進むので注意が必要である。また、褥瘡治療は長期化の傾向で、難治性の場合も少なからずある。

　実際には家族は褥瘡という皮膚症状をみた経験がないので、見逃されてしまう、もしくは別の皮膚疾患だと思うケースが多々見受けられる。家族が「赤くなっているから、なんだろうと思って訪問主治医にみせたら、これは褥瘡だといわれてびっくりした」という具合である。薬剤師は皮膚を観察する機会に恵まれないので早期発見に役立つ存在とはいえないが、寝たきり状態の方、特に栄養状態が落ちてきている場合は褥瘡になりやすいので、注意深く家族の話を聞いて主治医や看護師への情報提供に努めたい。

　実際の創部は時期分類の見分けがつきにくく、全身状態、栄養状態が深く関与するので薬剤師として薬剤および創傷被覆材の適正使用に貢献できるよう研

鑽を積みたい。

褥瘡治療のポイントは、創面の湿潤環境(水分60から70%)を維持して、有効な薬剤を選択することである。**表5**に、水分含有量に合わせた軟膏の組み合わせ例を示した。

おわりに

毎回、さまざまな質問を用意されている患者がいる。その中身は薬剤師の範囲を超えている場合もあるが、どこに聞いたらいいのかを伝えたり、次回の宿題とさせて頂く。患者がコスト意識をもつようになった例である。

訪問薬剤管理指導料、居宅療養管理指導料を頂くからにはそれなりのことをしなければならない。

1. 経営者の経営戦略における位置づけ

最も気軽で安心できる医療相談窓口であることを地域の薬局の役割であると考え、在宅医療に関する情報を紹介できるよう整備する。具体的には在宅医療について、病診連携、すなわち専門医とかかりつけ医が連携して医療サービスを行うシステムであることを説明する。経済的な情報や医療機関の紹介なども必要となる場合もある。ここまでの段階で薬局機能を果たしたと考えるか、訪問薬剤管理服薬指導業務に積極的に踏み込んでいくかは薬局経営者の考え方である。

経営者が「訪問薬剤管理服薬指導業務を行うことにより地域医療に貢献する」という理念をもち、実行するには業務内容を把握し、薬剤師教育の内容もおのずと変わってくることなどを考慮しなくてはならない。業務にかかる諸費用に対して報酬単価は決して高くない。

2. 薬剤師の意識改革

保険薬局の薬剤師の業務は医薬品情報を適切に患者に伝達し、薬物治療にかかわる患者情報を医師にフィードバックし、適切な薬物療法が行われるように専門的な立場から患者、医師など医療者を支えるものに移りつつある。患者が潜在的にもっている薬や医療そのものに対して抱いている歪んだ意識や疑問を察知する人間性、応対技術の習得も必要である。それには、広い範囲の社会問題、とりわけ医療制度や医療費にかかわる諸問題を1人の社会人として関心をもつことが基礎となる。

さらに、医薬品は疾患の改善を目的として使用されるわけだが、残念ながら

表5 軟膏基剤の分類

分類			例	浸透性	製品名	水分量
疎水性基剤	油脂性基剤	鉱物性	ワセリン、パラフィン、プラスチベース	非浸透性	プロスタンディン軟膏	
		動植物性	植物油、豚脂、ろう類			
親水性基剤	乳剤性基剤	油中水型基剤(W/O)	親水軟膏 バニシングクリーム	浸透性	オルセノン軟膏	70%
		油中水型基剤(W/O)	(I)水相を欠くもの 親水ワセリン、精製ラノリン		ゲーベンクリーム	60%
			(II)水相を有するもの 吸水軟膏、穏水ラノリン、コールドクリーム		親水軟膏	35~40%
					リフラップ軟膏	23%
					ソルコセリル軟膏	25%
	水溶性基剤		マクロゴール軟膏	非浸透性(水性分泌物吸着作用)	アクトシン軟膏 テラジアパスタ ソルベース	
	懸濁性基剤	ヒドロゲル基剤	無脂肪性軟膏、グルベース	非浸透性		
		リオゲル基剤	FAPG基剤	浸透性		

浸潤環境	軟膏の組み合せ例	水分含有率(%)	使用時間
Dry ↑↓ Wet	オルセノン軟膏	70	黄 壊死少~赤
	オルセノン軟膏+ゲーベンクリーム(1:1)	65	黄 壊死少
	ゲーベンクリーム	60	黒~黄
	オルセノン軟膏+リフラップ軟膏(2:1)	55	黄 壊死少~赤
	オルセノン軟膏+リフラップ軟膏(1:1)	45	黄 壊死少~赤
	オルセノン軟膏+ユーパスタ(1:1)	40	黄 壊死少~赤
	ソルコセリル軟膏	25	赤
	リフラップ軟膏	23	浅い褥瘡(stageI)
	オルセノン軟膏+テラジアパスタ(3:7)	21	赤
	アクトシン軟膏+オルセノン軟膏+テラジアパスタ(3:3:4)	21	白
	テラジアパスタ+リフラップ軟膏(7:3)	6.9	浅い褥瘡(stageI~II)
	アクトシン軟膏		浅い褥瘡(stageII)

	軟膏の組み合せ例	水分含有率(%)	使用時期
	オルセノン軟膏45g+カデックス5g	7	黄 壊死少~赤
	オルセノン軟膏+デブリサン(4:1)	24	黄 壊死少~赤
	オルセノン軟膏45g+カデックス10g	70	黄 壊死少~赤
	ユーパスタ	76	黄 壊死少
	ユーパスタ+10%デブリサン~30%デブリサン	105~171	黄~赤
	デブリサン+マクロゴール軟膏(1:1)	200	黒~赤
	カデックス+マクロゴール軟膏(1:1)	350	黒~赤

※黒…黒色期 黄…黄色期 赤…赤色期 白…白色期(表中の水分含有量は軟膏基材の水分含有率と吸水量から我々が独自に計算したものである)
(愛知県褥そう治療を考える会(編):在宅医療における褥そう治療薬マニュアル解説による)

その疾患についてよく知らないのが薬剤師ともいえる。訪問活動により、疾患についてその病態、必要な検査、検査値と病態との相関など目でみて理解できるようになる。療養生活が家族、医療者、介護従事者、複数の人々の力で支えられるものであることも実感できるであろう。薬剤師自ら質の向上を目指し訪問薬剤管理、服薬指導業務に積極的に臨んでほしい。また、ケアマネジャーの資格を得て、実務をこなすことも薬剤師として成長できるので、チャレンジを勧めたい。

3. IT化

業務の申し送り、薬歴への記載、医療機関への報告、他の事業者への連絡を含め、書類作成業務は、重複する部分も多く現場において相当な作業量である。業務の効率化を図るためにIT活用を検討する。できれば情報開示義務、守秘義務の双方を満足させる患者本位の地域連携を目指し多くの機関が参加するITネットワークを実現させたいものだ。

「在宅患者訪問薬剤管理服薬指導」が実際の業務の内容をよりわかりやすく表していると考えて使用したが、保険上は「在宅患者訪問薬剤管理指導」となっている。

(岡　豊香、串田一樹)

引用文献

1) Robertson DG, et al : Age-related Changes in the Pharmacokinetics and Pharmacodynamics of Nifedipine. Br J Clin Pharmac 125 : 297-305, 1998.
2) 柳川忠二、ほか：ディスポーザブル注入軟膏剤ジクロフェナクナトリウム(OED25, 50)の製剤学的検討．薬理と治療 26(3)：171(391)-177(397)
3) 串田一樹，ほか：第1回日本在宅静脈経腸栄養研究会　発表．2004.
4) くすりのカルテ研究会：スキルアップのための薬歴管理サブノート．南山堂，東京，2003.

参考文献

1) 中橋慶蔵．ほか：高齢者感染症のすべて　I-9．高齢者への服薬指導．化学療法の領域(増刊号 vol. 20 S-1)：62-69, 2004.
2) 高田寛治：著改訂薬物動態学．薬業時報社，東京，1987.
3) 日本緩和医療学会，がん疼痛治療ガイドライン作成委員会(編)：ガン疼痛治療ガイドライン．真興交易，東京，2000.
4) 上田慶二(監修)，(社)日本薬剤師会(編著)：高齢者ケア薬剤管理マニュアル．薬事日報社，東京，1999.
5) 医学通信社編集部(編)：在宅診療報酬Q&A．医学通信社，東京，2002.
6) くすりのカルテ研究会：スキルアップのための薬歴管理サブノート．南山堂，東京，2003.
7) ターミナル編集委員会(編)：ターミナルケア．がんの症状マネジメントⅡ　Vol. 11，増刊号，三輪書店，東京，2001.
8) 和田　努，ほか：調剤薬局経営．同友館，東京，2000.
9) 宮地良樹(監修)：変容する21世紀の褥創診療．鳥居薬品，2004.
10) 三浦л男：がん疼痛治療とオピオイド製剤．神奈川県薬剤師会雑誌　薬壷 2005.7月．

3. 在宅ターミナルケア

はじめに

　在宅ターミナルケアの基本を考えるときに、1つの生命体である個体（身体と心）と、本人を取り囲む環境（地域・家庭という居住空間および家族ら援助者）を同時に把握した学際的な基盤に立ちたいと思う。換言すれば、人は、生物的存在であり、社会的存在であり、かつ文化的存在であるからである。科学が急速に進歩したこの時代であるが、死は、その人の価値観により、いかに人間らしく、いかに自分らしく納得できる迎え方ができるかが焦点である。それは、死にゆく者と、それを看取る者との協働作業でもある。病院死が多いこの現在、再び在宅の、わが家の最期が社会的かつ文化的に見直されるようになってきた。そのために病院医療技術の在宅化が図られ、介護家族を支援する社会制度が整備されつつある。当然患者は、苦痛、苦悩、不安、疑念からの解放、脱管理（自由への希求）、自己尊厳保持を望んでいる。病む臓器から発せられる諸々の症状については、近年、最新技術の在宅化が図られ、これについては後述するが、在宅医療の核心は病む臓器を抱いた人間すなわち患者を、全人格的かつ総合的に診て看取ることである。

　わが国の歴史と文化に深い洞察から大作を続けられた司馬遼太郎氏は、1983年、当時の大阪大学総長・山村雄一氏との対談「人間について」[1]の冒頭で、次のように述べている。

　「医学というものが進んできて、科学になった。少なくとも膨大な経験から科学的に選択された経験則といった段階から、科学になりました。科学は科学そのものが目的ですから、独り歩きして動きます。そうなると医者は人間から離れる恐れがあります。人間の幸せを目的にしていたのが医療という技術である、という原点が忘れられるかも知れない」とある。

　この文脈の趣旨を、ターミナルケアにも当てはめると、現在のケアはとかく科学的手段を優先させるために、大事な人間の自由意思や最期の別れの交流が二の次にされ、人間らしい取り扱いに欠けていることへの警句、ターミナルケアへの期待とも考えられる。

I. 死亡場所の変遷

さて、わが国は、第二次大戦後しばらくの間在宅死が病院死を上回っていたが(1950年当時在宅死9割)、1977年(昭和52年)を境に、死亡場所は急激に病院死に傾いた。1982年(昭和57年)に行われた内閣総理大臣官房老人対策室の「ついの看取りの調査」による死亡場所調査では、生前希望場所があった人(30.4%)のうち実に94.4%の人が自宅を希望していた。しかしわが国の家族制度の変容と社会構造の急激な変革によって、ますます病院死は増加の一途をたどっていると思われる。

ところで、英国GP生涯教育シリーズ『Terminal Care at Home』[2]から英国人の死亡統計と死亡場所を調べたところ、少し旧いが1983年の統計によれば英国人のその年の死亡者は58万人、在宅死32%であり、がん死も13万4,000人のうち32%が在宅死であった。1983年の全死統計は1965年のそれと比較して在宅の比率はほとんど変わらぬ30%であり、がん死においても、在宅死の比率とほとんど変わらず、全死と同じく30%台である。わが国のがん患者の病院死が9割以上と増す(1993年［平成5年］在宅死6.7%)ことと比較して、驚かざるを得なかった。英国の方が、家族機能が保持されているのか、在宅で看取れる社会システムが確立しているためか、これは、単なる医学的解決だけでは済まされない問題である。最近の英国、米国、日本3国の統計が**表1**である。

表1 がんの死亡場所個別比較

	1) 英国 (1995)	2) 米国 (1990)	3) 日本 (1994)	4) 日本 (2001)
病　院	48.3%	58.2%	91.8%	93.2%
自　宅	25.8%	25.8%	7.8%	6.0%
ホスピス／PCU／ほか	26.1% (ホスピス 13.3%)	13.3%	0.4%	0.8%

出典：1) Office for National Statistics Mortality Data (England and Wales, 1995)
2) 3) 厚生労働省大臣官房統計情報部
4) 日本のホスピス死は病院内に含む
(かとう内科並木通り診療所 加藤恒夫氏より提供)

II. 平成7年度人口動態社会経済面調査の概況
　　（高齢者死亡）：厚生省大臣官房統計情報部

　さて、わが国の死亡場所はその後、どのように変化を遂げているのであろうか。それには『平成7年度(1995)高齢者死亡』がある。これは、1995年4月1〜10日までの65歳以上の死者4,755名の介護家族に対する面接調査である。これは、死因別ではないので、全死とがん死それぞれの在宅死亡の比率は不明であるが、医療現場の実態と国民意識の関係を知ることは、これからのターミナルケアの参考になると考えるので、要点のみを抜き出すと以下のようである。

　①「生活自立できなかった」者について、死亡3年前からの寝たきり度を、「ほとんど寝たきり」と「まったく寝たきり」を合わせた「寝たきり」の割合でみると、「3年前」においては7.7%であったものが、次第に上昇して「1ヵ月前」には53.8%と半数を超え、「死亡前日」には79.4%となっている。

　②生前の生活場所を死亡3年前からの各時期別にみると、「3年前」においては「自宅」の87.1%に対し、「病院」は7.8%となっているが、その後「病院」は次第に上昇して、「1ヵ月前」には「自宅」の46.3%に対し、「病院」は48.5%となって逆転し、「死亡時」には「自宅」26.8%、「病院」69.1%となっている。

　③死亡者が生前、死亡場所について希望していたかどうかをみると、「希望あり」が31.0%、「希望なし」が57.1%となっている。「希望あり」の割合を年齢階級別にみると、年齢階級が高くなるほど増加している。

　④次に、「希望あり」と回答した者の希望していた死亡場所の種別をみると、「自宅」が89.1%、「病院・診療所」8.2%、「その他」2.6%となっている。また、希望していた死亡場所と実際の死亡場所との関連をみると、実際に「自宅」で死亡した者は33.1%となっている(その後は調査されていない)。

III. 在宅ターミナルケアの有用性

　「畳の上で死にたい」とよくいわれているが、患者や家族にとって在宅死の意義は、人間本来の管理されない、自由な存在としてQOL(生命・生活の質)、自己決定尊重の立場から、また遺される者への死の準備教育として極めて意義は大きいと考えられる。

　1980年の日本心身医学会において、シンポジウム「プライマリ・ケアと心

表 2　在宅医療と入院医療の比較

	時間	空間	衣食住	医療対応	中心点
在宅医療	自由	広い	自由	care 中心	人間中心 患者中心
入院医療	制限	狭い	制限	cure 中心	医師中心 医学中心

身医学」が開かれ、筆者は「在宅ケアにおける心身医学的アプローチの有用性について」[3]と題して発表し、患者心理に及ぼす環境を在宅と入院とで比較した。表 2 に示すように、患者の生活は限られた時間と空間の中にある。在宅では患者の時間は、24 時間自由であって、欲しいままに時間を活用することができる。誰にも妨げられずに読み書きもできる。また家族、知人や隣人に自由に面接することができる。この管理せざるを得ない病院からの脱出は家族の手を煩わすが、他人に邪魔されずに情愛込めた交流ができる。限られた時間の中で忘れ難い思い出をつくることは、貴重だと思う。これら介護家族を支援するために、各地にデイホーム、ショートステイ、そして訪問看護や訪問ヘルパーの諸制度が導入されてきている。介護保険も在宅支援を重視している。

これに対して入院は、病院の規則に縛られた団体生活が強いられ、夜早く就眠せねばならず、朝早く起きねばならない。管理は十分行き届くけれども、自由意思は拒否され、読書なども読画も我慢せねばならず、個人の自由時間は大きく制限される。

次に、在宅患者の空間は狭いながらの自宅であっても、隅々まで知りつくした空間であり、家の中にいることによって生活が見え、聞こえ、匂う空間である。そこでは病人は家族と連帯して自立した生活をもち、自己主張できる。一方、入院時の視界はせいぜいベッドサイドの空間に限られてしまう。個室に入ったとしても社会から遮断されており、そこは見知らぬ世界、自己の生活歴の痕跡を留めない場所である。

第二に患者の摂する食事は嗜好差もあり、かつ食欲が障害されていることが多いので、病態に対応した質の高い、しかも味覚のよいものが適している。さらに調理後直ちに配膳されるので、食物の温かさや冷たさを、そのまま患者に配膳できる利点がある（もちろん病態により、カロリー、脂質、そして塩分の量的許容範囲を守らねばならないが）。しかも在宅患者は家族団欒の中にいるので食欲も湧きやすい。一方、入院時の配食はカロリーは計算されているが、コストの制限もあって画一的であり、配膳までに時間を要することは多人数の

ためにやむを得ず、温冷保持もままならない。

したがって、この在宅医療(care)は、より人間的欲求を満足させるものと考えられるので、人間中心、患者中心となる。一方、入院医療の中心は治療(cure)である。その入院期間中に、病気を精確に診断し、治癒に向けての最善の医術が発揮されねばならない。したがって臓器医学、研究医学中心となり、ここでは患者のニーズより医師の判断が優り、ともすれば医師中心、医学中心となるのはやむを得ない。

IV. 在宅ターミナルケアの質

死を学際的に研究するサナトロジー(死生学)が米国で始められたのは1950年代からであるが、1988年 quality of death(死の質)がケネス・ウォールスらによって提唱された。人権が叫ばれる米国ならではであるが、この質を高めるには、インフォームド・コンセントから始まると考えられる。信頼関係は暖かい対話から育まれる。

現在行われているターミナルケアの主流は生物学的延命操作であって、人間らしい死に方、臨終の質を検証していない。このとき必要なことは、疼痛治療をはじめ、諸症状に対する対症療法、心身両面の看護、心理精神面でのサポート技法などであるが、地域の医療介護システムが整備されれば、在宅でこそ環境を配慮した質の高いターミナルケアが可能である。

繰り返すが、ターミナルケアの中での単なる延命医療は、人間としての尊厳を尊重するという観点からも、家族にとっての精神的苦悩という観点からも再考しなければならない。がん末期において、ターミナルの心停止や呼吸停止などに蘇生術を実施することは、患者の苦しみを増すに過ぎないからである。

また、収容施設としての病院は「管理された患者と医療者の関係が一時的となり、高度分業化体制のため継続性ある責任が希薄になる」という不利益が生じている。むしろ在宅ターミナルケアは家族と医師や看護師が一体となった小組織のため、密度の濃いチーム医療をはたすことができる。

V. 在宅ターミナルケアの基本的技術

1 対話(コミュニケーション)

　冒頭の司馬遼太郎氏の言葉のとおり、科学技術が医療の中心に入るにつれて医学は臓器を分析的に捉え、生きる人間を物体のように扱う傾向がみられるようになった。しかし医療の基本は、患者と医療者の濃密な人間関係である。たとえ末期状態でも、その両者の対話、すなわちコミュニケーションが在宅であればより一層重要になる。さらに末期であれば、侵襲的検査や治療法は在宅では不可能であり、五感を活用した患者および家族とのコミュニケーション技術と基本的身体診察法が必要となる。基本的な客観的臨床能力(OSCE)は末期患者の診察に是非活用したい。

　末期であればなおのこと、人間同士の医者・看護師と患者・家族との心温かい面接、コミュニケーション技術がまず求められる。よくいわれるように対話には言語によるものと非言語によるものとがあり、特に後者は大脳支配を直接受けないことから、より本心に近く、意思伝達に有用性が高いといわれている。米国のバードウィステル(1970)は伝達で言語が占める割合は30～35%に過ぎず、メーラビアン(1968)はもっと極端で、メッセージの7%が言語、38%が準言語(トーン・イントネーション・ピッチなど)、そして55%が顔の表情によって伝達されるという。すなわち、対話の中の感性は言語にも込められるが、非言語のeye to eyeの視線、顔の表情、思わぬ行動として態度に無意識に表現されるものである。そして少しでも末期患者と良好な関係を維持するためには、医療者のさりげない行動に笑いを誘い出すユーモアセンスが望ましい。

2 五感を活用した診察技術[6]

　在宅であるから重装備の検査ができるはずがない。基本的な診察法である五感(視覚・聴覚・触覚・嗅覚・味覚)を活用して、患者の心身状況を診察する。

1) 患者の脇に腰をおろす

　医師はまずコミュニケーションを図るために、視線を同じ高さにする。患者の傍らに座るか、腰をかけて、じっくりその訴えを聴かねばならない。言葉は

もちろん、その表情になんらかのメッセージを患者は表出しているに違いない。

2）視ること

医師が患者の視覚の中にいることは患者を安心させる。患者と共有している空間を医師もじっくり視野に入れることが大切である。とかく医療者は、患者から心の中までみられているような不安を覚えて、視野の外に逃げ出そうとする。単に顔や身体を観察するだけでなく、それを通して心の世界を推し量らねばならない。その一方で身体の各部分、頭から足のつま先まで診ていきたい。褥瘡の有無、口腔内の観察も大切である。

3）聴くこと

「聴く」ことは単なる聴覚だけの問題ではない。末期患者の心の内を聞き出す努力が必要であり、容易ではない。死に臨むという限界状況の中で患者の苦しみを傾聴することによって、苦痛、孤独、怒り、葛藤を家庭の中で患者・家族と医師が初めて共有し、共感し合うことができる。そこで患者は癒され、人生のまとめができるのだと思う。

4）触れること

自宅にいれば、患者と触れる機会は自然と多くなる。眼を閉じて自分の内に閉じこもり、対話を拒否しがちな患者への思いは、さすったり、抱きしめることによって伝えられるものである。身体に触れるときは、その心まで届く思いで触れたい。

VI. がん患者のターミナルケア

がん死はここ10余年わが国の死因第1位である。昔からその末期疼痛は激しく、かつ持続的だといわれ、その都度の鎮痛剤注射で患者は紛らわされていた。したがって、在宅での療養ははなはだ難しかった。この手に負えないがんの痛みへの対応方法を、シシリー・ソンダースは1962年発表し、これをもとに世界保健機関はWHO方式がん疼痛治療法として公表した(1987)。この経口的定時的麻薬投与は、在宅でも上手に活用できるので、そのメリットは大きい。

解説の前に聖クリストファー・ホスピスの薬理研究部長であったロバート・

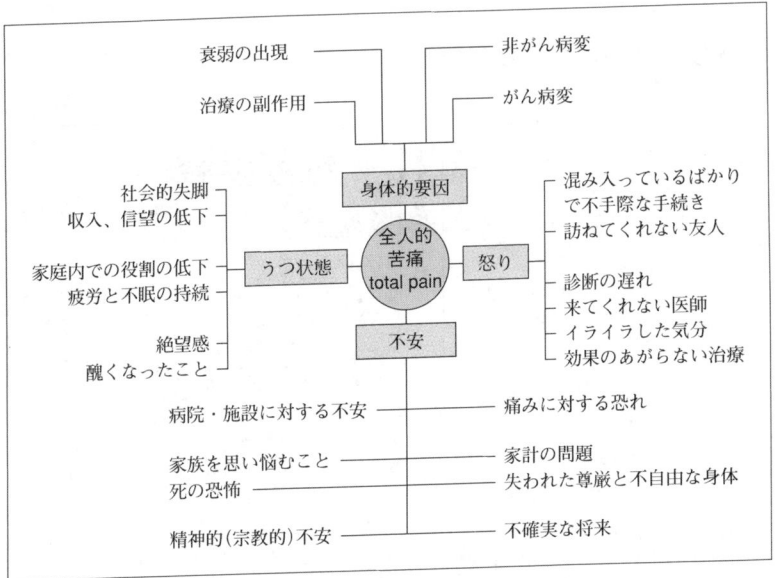

図1 痛みの認知に影響する因子の相互作用

(Robert G Twycross, Sylvia A Lack(著), 武田文和(訳): 末期癌患者の診療マニュアル. pp 2-3, p 187, 医学書院, 東京, 1987による)

トワイクロスの症状コントロールの要点[4]を紹介する。

①治療に先立ち患者の状態を検討する。

②痛みの原因は身体的がん病変のみならず、多くの因子が重なることを理解する(図1)。

③症状の機序をわかりやすく説明する。

④選択する治療法については、患者と話し合い、できる限り患者とともに決める。

⑤治療の内容を家族に説明する。

⑥治療の内容を薬だけに限定しない。

⑦「できることはすべて試みた。もうこれ以上することはない」とは決して言わない。

在宅でもこの原則は守りたい。

1 がん疼痛治療法の実際

がん末期患者の約70%が痛みを訴えるといわれ、その50%が強い痛み(オピオイドの投与を要する)である。

モルヒネは、中枢神経系の運動かつ感覚機能にほとんど影響を与えずに疼痛を低下させるが、注射投与時代の「危険な薬」のイメージは、経口投与法の工夫により「安全で有効性の高い薬」となった。臨床薬理学の知見から血中濃度との関係は図2のとおりである。

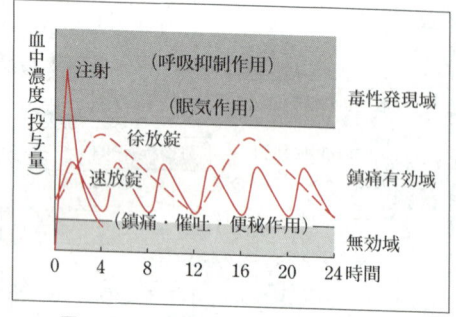

図2 経口モルヒネの定時投与と血中濃度
(武田文和：がんの痛みの鎮痛薬治療マニュアル. pp 65-97, 金原出版, 東京, 1994による)

1) 鎮痛薬の使用法

WHO 3段階除痛ラダーが示すように、効力に応じて、非オピオイド、弱オピオイド、強オピオイドの順に、規則正しく投与する。使用方法概略は下記のとおりである。

①非オピオイド性鎮痛薬

ナイキサン®、ロキソニン®など、ボルタレン®坐剤(1回25〜50 mg、1日2〜3回、1日100 mg限度)

②弱オピオイド性鎮痛薬

リン酸コデイン80〜160 mg/分4、レペタン®坐剤1回0.2〜0.4 mg、1日2〜3回。

③強オピオイド性鎮痛薬

麻薬処方には、麻薬施用免許が必要である。モルヒネ水溶液30 mg/分6、MSコンチン®20 mg/分2より、オキシコンチン®10〜20 mgよりを投与する(MSコンチン®3に対し2の割合で投与。MSコンチン®より便秘、嘔吐の副作用が少ない)、アンペック®坐剤1回10 mg、1日3回より。

④貼付薬ディロテップ®パッチ

V-3. 在宅ターミナルケア

癌経皮吸収型持続性疼痛治療薬デュロテップ®パッチは、本邦での初めての経皮吸収型の持続性がん疼痛治療薬で、選択的μオピオイド受容体作動薬フェンタニルを主成分とする製剤である。この製剤は3日ごと(約72時間)の皮膚添付により安定した血中濃度を維持でき、継続貼付によりがん性疼痛のコントロールが期待できる。

この薬は必ず、モルヒネ製剤から切り替えて使用する。初回貼付時には、先行のモルヒネ製剤の投与量および病態に対応した製剤(2.5 mg、5 mg、7.5 mg)を選択使用する。

初回の貼付時(モルヒネ製剤からの切り替え時)には原則としてモルヒネ製剤と併用投与を行う。

⑤経口剤より皮膚貼付剤への切り替え

その切り替え薬量の目安は、経口剤量 45〜134 mg/日→貼付量 2.5 mg、また、経口 135〜224 mg → 貼付 5 mg、経口 225〜314 mg → 貼付 7.5 mg である。

本剤使用中に突出痛(一時的に現れる強い痛み)が出現した場合には、速効性モルヒネ製剤を追加投与(レスキュー)する。

⑥鎮痛補助薬

トリプタノール®(抗うつ薬)、テグレトール®(抗痙攣薬)、デパケン®(抗痙攣剤)、メキシチール®(抗不整脈薬)、キシロカイン®(抗不整脈薬)、持続注射、ケタラール持続注射(神経因性疼痛によいといわれる)、リンデロン®(ステロイド)内服または静注などがある。

⑦向精神薬

抑うつには、ルボックス®(SSRI)、トリプタノール®など、せん妄にはセレネース®内服、または皮下注。

⑧麻薬処方においてはモルヒネを正しく使えば、耐性、身体的かつ精神的依存は起こらない。

⑨投与法は、経口投与を原則として、次に直腸内、皮膚貼付、さらに注射投与がある。しかも個人の疼痛消失量(by the individual)に従い、時刻を正しく決めて投与する(by the clock)。塩酸モルヒネ剤は4時間ごと、硫酸モルヒネ徐放剤(MS コンチン®)では12時間ごと、弱オピオイドであるブプレノルフィン(レペタン坐剤®)は8時間ごとである。モルヒネ坐剤アンペック®は8時間ごとに直腸内投与をする。

⑩外来および在宅患者には、1枚の処方箋で14日分まで処方できる。

⑪適量調整

- 痛みが消え眠気が強ければ、30〜50%減量し、痛みが残っていて眠気がなければ、30〜50%増量する。小幅の増量では、除痛に日数がかかる。
- 塩酸モルヒネ液として速効的に使用したい場合には、粉末または錠にて調剤しておき、服用直前に水または患者の好きな飲み物に溶かして服用させる。投与後15分以内で痛みは軽くなり始め、30分前後に最大効果となり、次いで効果が減弱に向かう。

⑫増量調整中には、次の投与時刻前に痛みが再発してくることがある。このとき臨時に服用するよう用意しておく薬を rescue dose と呼び、通常、投与中の薬の1回分を臨時投与する。

⑬オピオイド（モルヒネ剤）と非オピオイドとの併用は効果を高める。最近の欧米では、疼痛管理に上述の新オピオイド剤の登場を利用して、オピオイド剤を相互に切り替え、その長短を補うローテーション法を活用し始めている。

⑭モルヒネの注射投与

- 注射に用いる mg 数は、モルヒネが肝で代謝されずに循環血液に入るため、皮下注射または静脈注射の場合も、経口投与量の1/2量を用いる。時には1/3量でもよい。注射経路は、皮下が原則であるが、ワンショットの注射は避け、持続皮下注入とする。持続注射の量は 10〜20 mg/日、経口、坐剤挿入困難時に行う。これには、バッテリー内蔵の注入器（ニプロ製インフュージョンポンプ、テルモ製テルフュージョンシリンジポンプなど）、または、バルーン圧縮式持続注入器（バクスター製インフューザーなど）がある。吐き気などで経口の難しい、またはできない在宅末期患者に適している。
- 持続注入法でモルヒネ投与を開始するときには、開始時に1日分のモルヒネの1/6量をワンショットで皮下注射し、血中濃度を高めておく。経口投与や直腸内投与からの変更時には、最後の経口投与時刻から4時間後、徐放錠では10時間後に開始する。
- 持続静脈内点滴法は、小さな補液瓶にモルヒネを入れ、側管として既存の点滴セットにつなぐのがよい。

2）モルヒネの副作用対策

モルヒネ投与には、必ず副作用の発現を考慮しなければならず、どのモルヒネ製剤の場合でも、最初から制吐剤と緩下剤を併用する。

a. 嘔気・嘔吐対策

モルヒネによる嘔気は投与開始直後から1〜2週間にわたり半数以上の患者

に発現する。嘔気は脳の嘔吐中枢の刺激作用により発生するといわれ、1回の投与によっても出現することもあるし、いかなる経路で投与しても起こりうる。しかし、モルヒネの催吐作用に対する制吐効力は反復投与を続けると約2週で出現する。嘔気は、極めて不快な自覚症状のため、モルヒネ投与開始から2週間にわたり制吐剤を併用することが必要である。2週に及んで嘔気がなければ、防止対策を中止してもよい。制吐剤の投与は、経口投与が基本である。嘔吐があるときには制吐薬を注射で投与し、その後経口投与とする。2剤以上の併用は制吐作用を強める。

①制吐薬の使用法
- メトクロプラミド(プリンペラン®):10〜20 mg/回を1日2〜3回(8〜12時間ごとに)経口投与する。少量では有効率が低い。
- プロクロルペラジン(ノバミン®):10〜20 mg/回を1日2〜3回経口投与する。注射液もある。
- ドンペリドン(ナウゼリン坐剤®):嘔吐があるときに有用である。60 mg/回を1日2回(12時間ごとに)用いる。

b. 便秘防止対策

モルヒネの最大の副作用は、便秘である。その薬理作用は、腸管の輪状筋の収縮と肛門括約筋の緊張亢進に基づく機能的なものである。モルヒネの便秘作用には耐性が生じにくいので、投与開始時から便秘対策を始め、継続する。

モルヒネ投与量と緩下剤必要投与量の間には、大まかな相関があるに過ぎない。モルヒネ投与量が少ないのに比較的多量の緩下薬を必要とする場合もあり、その逆もあるが、一般に比較的多量を要する。少量の水様便が頻回に排出されるときには宿便の疑いがあるので、直腸内指診により確認する。

①緩下薬の使用法
- センナ製剤プルゼニド®の投与開始量は1日2錠の経口投与から始める。
- セノコット®、アローゼン®などの顆粒状製剤は、就寝前1回投与とする。
- ピコスルファート・ナトリウム(ラキソベロン®)は1日10滴から始める。
- 酸化マグネシウム(通称カマ)1回0.5〜1.0 g、1日3回投与:本剤だけで便秘対策が十分行えることは少ないので、他の緩下薬との併用が必要である。

3) 特殊な痛みの治療薬

神経因性の痛みについては、抗うつ薬のアミノトリプチン(10〜25 mg/日)または抗不整脈薬メキシレチン(50〜100 mg/回、1日3回経口投与)、さらに

ケタミン(0.1〜0.15 mg/kg/時間の持続皮下ないし持続静脈内注射)がある。

VII. 在宅酸素療法

　この対象患者の主な基礎疾患は、慢性肺疾患、肺結核後遺症、間質性肺炎、肺癌、慢性心不全、重症貧血症などであるが在宅で最期を迎えたいという人には、病状が進むにつれ、かなり呼吸不全が現れてくるので、血液中の酸素濃度測定が必要になる。故に在宅ターミナルでは、必須の医療技術である。

　適応患者の判定には、1994年よりパルスオキシメーターによる酸素飽和度(SpO_2)から求めた動脈血酸素分圧(PaO_2)を用いてもよいとされた。しかし場合によって直接動脈血を採取し、PaO_2や$PaCO_2$の測定が必要である。それは、CO_2によるナルコーシスの危険がある45 Torr以上をチェックする必要があるからである。

　導入時には、開始による医学的な利点、それに伴う生活上の制約を教える。そして、指示した酸素流量を確保させ、また歩行時や入浴時などの流量を指示する(携帯酸素を備えさせることが多い)。通常は酸素吸入量1 l/分で開始し、訪問診察時にSpO_2の値を調べながら0.5 l/分ずつの増量を行う。労作時の吸入量は、大体安静時の約2倍となる。

　酸素濃縮器の許容範囲は、据置型で1〜5 l/分であり、携帯型では1〜2.5 l/分である。流量がこれ以上必要な場合には、濃縮器を並列するか、濃縮器と酸素ボンベを並列して使用する。わが国で使用されている酸素濃縮器の大多数は吸着型濃縮器である。また、携帯用には酸素ボンベのほか、液化酸素がある。

VIII. その他のハイテク在宅医療技術

　近年の在宅ハイテク技術の進歩は著しく、前述の2つの方法以外にも、在宅栄養法として在宅経腸栄養法と静脈栄養法[中心静脈栄養法(IVH)が代表的である]、自己注射法、自己導尿法、人工呼吸療法、CAPDなどのハイテク技術がある。

IX. 臨死前の徴候

①尿が出なくなる
②水分が飲めなくなる

③発語が減ってくる
④眼の勢いがなくなる
⑤意識障害・傾眠傾向が出てくる
⑥脈拍が触れ難くなる
⑦血圧が低下してくる
⑧手足が冷えてくる
⑨手足にチアノーゼが認められる
⑩冷や汗が出てくる
⑪顔の相が変わる
⑫喉にゴロゴロと不快な音が約2～3時間前から出てくる(死前喘鳴)

以上の観察から臨死期が近づいていることを家族らに知らせる。

X. 在宅ターミナルケアの組織化と連携体制

筆者は20余年間、死の臨床に携わってきて、多くの人が最期は自宅で家族・知人に囲まれてこの世と別れたいという願望をもっていることを確かめてきた。人というものは、本来的に管理体制から逃れて自由に生きたい、子や孫がいる家庭に戻りたいという帰巣本能があることをみてきた。死の床にいる患者にも最近音楽療法が試みられてきているが、ライフレビューによって得られる患者の"こころの歌"は少年少女時代の唄のことが多い。時代が変わり、都市化、核家族化していても、誰でも心の故郷に帰ることを願っている。とすれば、療養環境としてわが家が望ましい。そのためには医師や看護師らの援助者は絶えず患者・家族と連絡できなければならない。それを可能にする社会システムが必要になる。

過去には、医師は1人で往診し、その死にも立ち会ってきたが、今日はチームを組んで在宅死を看取る時代となった。少なくとも医師と看護師のペア(むろん訪問看護ステーションの力も借りて)が必要である。そして何よりも家族の協働意思と介護力がなければ、在宅ケアはターミナルケアとして結実しない。家族にも死を看取る心構えが求められる。しかし一方では、患者も家族も医師や看護師に強い援助を求めている。

この圧倒的な信頼感に対して医師はたじろがざるを得ない。そこで地域の主治医は24時間その要求に応えねばいけない。この解決策として1994年(平成6年)より、24時間連携制度が社会保険上評価されるようになり、主治医と連

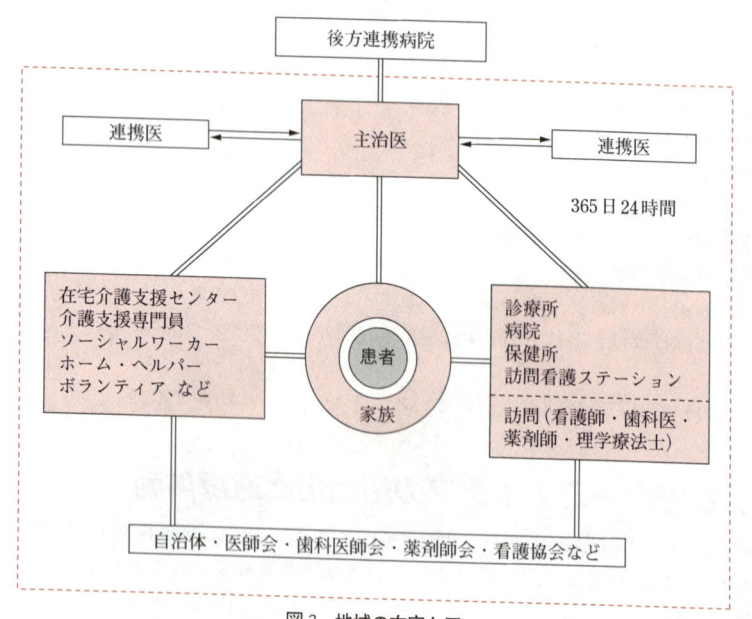

図3 地域の在宅ケア
(鈴木荘一:在宅でのターミナルケア. JIM 9(5):413, 1999 を改変して引用)

携医とはファクスや電話(時には携帯電話)により、チーム医療ができるようになった。ハイテク技術の在宅への導入は進められているが、在宅医療の介護が長期間に及ぶ患者が少なくないことから、家族に代わって社会全体で支えるという理念のもとに、2000年4月から介護保険が開始された。多くの在宅患者が利用している。

おわりに——在宅死を支える医療者

患者が在宅死を迎えるには365日24時間、いつでも患者・家族の求めに応じられる地域の医師や看護師がいなければならない。医療者はどこにいても駆けつける近接性と継続性、さらに責任性を維持したい。またこれを支える地域システムが必要である。そこには病診連携、自治体と医師会などの関係団体の協働体制が必要である(図3)。そして医師や看護師は在宅のターミナルケアを体験することにより、家族の感謝が得られ、自らの死生観または人生観確立に

V-3. 在宅ターミナルケア

役立つことを重視したい。

(鈴木荘一)

文献

引用文献
1) 司馬遼太郎, 山村雄一：人間について. p 3, 平凡社, 東京, 1983.
2) Roy Spilling (編)：Terminal Care at Home. p 2, Oxford University Press, 1986.
3) 鈴木荘一：在宅ケアにおける心身医学的アプローチの有用性について. 心身医学 20(6)：489-496, 1980.
4) Robert G Twycross, Sylvia A Lack (著), 武田文和 (訳)：末期癌患者の診療マニュアル. pp 2-3, p 187, 医学書院, 東京, 1987.
5) 武田文和：がんの痛みの鎮痛薬治療マニュアル. pp 65-97, 金原出版, 東京, 1994.
6) 鈴木荘一：ターミナルケア. 橋本信也, 紀伊国献三, 出月泰夫 (監修), 医療の基本 ABC, 日本医師会, 2000.

参考文献
1) 武見太郎：医療における伝統と教育における伝統. ライフプランニング・センター, 東京, 1980.
2) 鈴木荘一：言語的コミュニケーションと非言語的コミュニケーション. 永井友二郎, 阿部正和 (編), 医療とことば, 中外医学社, 東京, 1988.
3) W フォン ラフー エンゲル (編), 本多信行, ほか (訳)：ノンバーバル・コミュニケーション. 大修館書店, 東京, 1981.
4) 河野博臣, 河野友信：生と死の医療. 朝倉書店, 東京, 1985.
5) 木田厚瑞：在宅酸素療法マニュアル. 医学書院, 東京, 1997.
6) 加藤博史：日本における死の質の指標と構築に関する基礎的研究. 文部省科学研究成果報告書, 1998.
7) A Manpower Policy for Primary Health Care. National Academy of Sciences, USA, 1978.
8) 厚生省・日本医師会 (監修)：がん緩和ケアに関するマニュアル. (財)日本ホスピス・緩和ケア研究振興財団, 2002.
9) 柏木哲夫, 今中孝信 (監修)：死をみとる 1 週間. 医学書院, 東京, 2002.

4. 認知症の在宅ケア

はじめに

「また、お婆さんが外に出て行った……」介護している嫁が慌てて追いかける。「うちの嫁は、またいじわるして食事を出さない……」何度も説明しても朝食をとったことを忘れている義母。

在宅ケアの中で認知症のケアほど、心理的ストレスの強いケアはないであろう。善意でやった介護者の行動がことごとく否定され、言ったことはすぐに忘れ、進行すれば徘徊やせん妄が出現し、家族の生活全体に影響を及ぼしてくる。

認知症は徐々に進行し、身体的次元、精神的次元、社会生活の次元がすべて障害されてくる。在宅ケアとは、認知症の人に対して、身体・心理・社会的アプローチ(Bio-psycho-social approach)を行うことである。本稿では、認知症の在宅ケアについて、3つの次元のケア(身体的ケア・精神的ケア・社会的ケア)に分類して述べたいと思う。

I. 病状についての知識をもつこと
―病状は進行するという認識―

病気の知識をもつことは、ケアにおける最初の入り口である。家族メンバーは認知症についてどのような知識をもっているであろうか。それはメンバーによっても異なる。家族にはつらい現実を認めまいとする「否認」という防衛機制が機能するため、医療スタッフの説明は一度では理解できない。何度説明しても家族が認知症ということを忘れて、対応していることがある。正しい病気についての知識がないと、正しいケアはできない。ただ、それは「否認」が機能するために、スムースにはいかない。

認知症についての知識を簡単に整理しておこう。

認知症とは意識障害を伴わずに生じる認知機能のさまざまな障害によって特徴づけられる症候群と定義されている。認知症によって障害されてくる認知機能には、一般的知識、学習と記憶、言語、問題解決能力、見当識、知覚、注意

血管性認知症

　血管性認知症(VaD)は、傷害される部位や範囲、時期によって症状は多彩である。血管性認知症に共通する特徴としては「比較的急速に生じ、段階的(階段状)に進行し、多少にかかわらず神経症状や意識障害を呈することがあり、まだら認知症で、人格の芯は比較的保たれており、感情や気分の動揺があり、特に感情失禁が多い」と点である。
　室伏は経過から前駆期、発病期、前期、中期、後期と分類している。室伏の記述は、詳細な患者観察から述べられており、実践的で説得力がある。彼の理論に筆者の知見を加えて説明する。

1) 前駆期

　発症前の段階である。高血圧などに伴う、頭痛、しびれ(四肢や頭)、めまい、頭のふらつき、立ちくらみ、不眠などが認められる。症状が日内変動したりすることがある。

2) 発病期

　発症は比較的急激に起こる。ある日突然、服が着られなくなったり、乾いてない服を着たり、外来日を間違えたり、出かけた先で家に帰る道がわからなくなったり、自宅にいるのに家に帰るといって鞄を持ち出そうとするなどの、家族にとって「あれ、どうしたの」という体験から始まる。進行すると、自分でタンスに財布をしまったことを忘れて誰かに盗まれたと警察に行ったりして家族を困らす。

3) 前期

　主に欲動(食欲、睡眠、意欲)や情動、意識などが障害され始め、それが不安定に動揺する時期である。意識障害が出現し、比較的軽度のときには興奮しやすくなる。衝動的であり、動き回ったりすることも増えてくる。落ち着けず、じっとしていられなくなり、出歩いたり、服を脱いだり着たりを繰り返したりする。周囲が行動を制止しようと働きかけると興奮して大声で怒鳴る。一方的な要求を繰り返してのべて、要求が通らないと攻撃的になる。

症状は夕方から夜にかけて生じてくる場合や、1日中続く場合もある。次第に、感情表現はぎこちなくなり、急に過剰になり、涙もろくなったり怒りっぽくなったりする。些細なことで感情が揺れ動く。次第に感情を表出する場面に整合性がなくなる。泣かなくてもよい状況で泣き出したり、怒らなくてもよい状況で怒ったりする。この時期には、「誰かに物を盗られた」というものとられ妄想が出現しやすい。

4）中期

動揺が激しい前期を過ぎると、比較的症状が固定する中期に移行する。感情面では調整障害が前面に出てきて、不適当さが目立つようになる。感情失禁、強迫泣き、強迫笑いといった症状も出現する。つまり、感情が溢れるように出てきて泣き続けたり、笑い続けたりする。認知症の人の要求、行動、態度は自分がおかれた状況に無関係に出現するようになる。要求は状況に関係なく続く。状況判断や計画性は失われ、反応的に瞬間的に行動しやすくなる。

5）後期

この時期になると、精神的な活力が著しく低下し、ぼんやりとした状態に近くなる。起きているのか寝ているのかわからない状態で、目を開いて口を開けたままボーッとしている。人格は形骸化して、人間らしさが薄れていく。

6）末期

さらに進行すると無発動、無反応、無人格の状態になる。多くは合併症や脳梗塞発作、脳出血発作の再発により死に至ってしまう場合が多い。

2 アルツハイマー型認知症

アルツハイマー型認知症（ATD）は、脳神経細胞がびまん性に脱落する疾患である。確実に診断するためには死後の病理解剖による診断を待たねばならない。現在、認知症の 50% がアルツハイマー型認知症といわれている。血管性認知症との合併も多い。一昔前は、日本では血管性認知症の方が多かったが、高齢化が進行した日本では、アルツハイマー型が急速に増えている。

家族にアルツハイマー型認知症がいる家系といない家系では、前者の方が発病の確率が高いことがわかっている。

発病率は高齢になるほど高く、女性の方が男性よりも発病の危険率が高い。

アルツハイマー型認知症の発病初期は、それほど目立った症状はないので、家族は異常に気がつかないこともある。この点が先に述べた脳血管性認知症と異なる点である。症状が顕著になってから、発病の時期を同定しようとしてもはっきりしない。多くの家族は「いつから呆けてきたのかわからない」と言ったりする。

1) アルツハイマー型認知症の進行

アルツハイマー型は血管性認知症のように段階的に進行しないで、徐々に進行するため時期で区別ることは困難である。アルツハイマー型認知症の発病初期には、抑うつ気分を自覚することがある。高齢者の抑うつは、アルツハイマー型の前駆症状の場合もあるので経過を追わねばならない。

最初に目立つ症状は記憶障害である。物を置いた場所を忘れたり、食事をつくる細かい手順を忘れたりする。生活場面では、頻会の置き忘れ、複雑な食事がつくれなくなるといったことが発病のサインとなる。このまま一緒に生活していると、失見当が起こる。失見当とは、自分のいる場所、時間、人物について忘れてしまう症状である。

アルツハイマー型認知症では時間についての失見当が最初に生ずるといわれている。「今日は何日」「今は何時」と聞いても答えられなくなる。

進行すると次第に感情に乏しくなっていく。あまり笑ったり泣いたりしなくなる。そして意欲が低下する。やがて認知症は全般的に進行し、日常生活動作(ADL)の障害が出現する。日常生活能力は記憶障害や認知障害、性格変化が原因になって生ずる。朝食したのにもかかわらず、「朝食を出せ」と要求したりすることが多い。朝食の内容どころか、朝食したことをすっかり忘れているのである。

2) 性格変化について

アルツハイマー型認知症では、性格変化が血管性認知症より激しいのが特徴的である。血管性認知症では性格変化が生じても、どこか「その人らしさ」が残存している。アルツハイマー型認知症では、「その人らしさ」から崩れ落ちていく。いわゆる人格に形骸化が生じる。進行すると歩行、痰の排出、排便などの生命を維持する機能に影響が現れてくる。末期になると自発言語は消失し、寝たきりになり、四肢は硬縮する。末期になると、合併症を併発して死に至る患者が増える。

II. 身体的ケア

認知症が進行すると身体的ケアが必要になる。生活場面では食事、排泄、清潔保持、装いと衣生活についての援助が必須である。

1）食生活

最初に問題になるのは、食べられないということよりも食べたことを忘れることからくるトラブルである。朝食をとっても、そのことをすっかり忘れ「ごはんを出せ」と騒いだりする。食事をしたことを忘れると、しばしば被害妄想を形成する。「嫁がいじわるして食事を出さない」といった言動は、嫁だけでなく、家族関係全体をギクシャクさせる。認知症の人は、そのとき、その場の感覚で一瞬を生きていると思った方がよい。「ごはんだ」と騒いでもお茶を出したり、気分転換に散歩に連れていったりすると「ごはん」のことはもう忘れていることが多い。認知症の人によっては、食事づくりの能力が残っている人は案外多い。長い間、台所に立っていた習慣は、認知症が進行しても残存していることが多いのである。多くは手順を忘れてしまうが、魚を上手にさばいたりして、家族はビックリさせられることもある。家事をやりたがる認知症の人には、できることとできないことを見極めて、できることは、そばにいて援助してあげるとよいであろう。「何かができた」という感覚は認知症の人の自己評価を高めてくれる。

進行すると食欲に異常が出現し、1日に何度も食事をしたがるようになる。この場合には、無理に制限すると混乱することがある。冷蔵庫に鍵をかけたりすると、別な物を食べたりするので、無理な制限はしない方がよい。食欲が旺盛になり、異食といって食べ物とそれ以外「紙」「草」などを食べる行為が出てきている場合は、在宅ケアの限界が近づいていると思った方がよい。

さらに症状が進行すると、自分で自発的に食事をしなくなったりする。介助が必要になってくる。多くは食べやすいものを提供して食べてもらうが、この時期には嚥下障害も進行していることがあるので注意が必要である。無理して、口に運ぶと誤嚥して肺炎などを誘発する。1回1回、飲み込みを確認して援助する。高齢者は脱水になりやすい。特に夏の暑い時期、外を徘徊して歩いてきた認知症高齢者が脱水になることは多々ある。脱水になると精神的に不安定になる。水分補給には注意したい。

2) 排泄

在宅ケアで一番、否定的な感情を家族に引き起こすのが失禁や弄便である。排泄のケアは、食事のケアに比べてたくさんの精神的苦痛を家族に与える。失禁は高齢者にとってもプライドを傷つける出来事である。認知症でなくても失禁は起きるため、高齢者の中には自分でこっそり下着を換えたり、下着を捨ててしまったりする人もいる。認知症では、膀胱そのものの機能低下に加えて失見などがあるため、トイレと別の部屋を間違えて放尿することがある。そんなとき、家族には否定的感情（怒り、落胆）が湧きあがり、過剰に叱責してしまうことが多い。子どもやペットのしつけのように「言ってきかせよう」とするが、それは困難である。この段階の認知症に人は恐怖やストレスとして体験し、不安が助長され、精神機能は低下し、また失禁を繰り返すのである。もしも、トイレがわからないのなら目印をつけたり、色（色は案外最後まで理解している）をつけたりして、トイレの場所を思い出してもらうことである。失禁や弄便は異臭がつきものである。失禁や弄便の匂いは、家族に不快感を体験させる。消臭剤や芳香剤の使用などが重要になろう。

自分でトイレに行かなくなることがある。介護者が時間を見計らってトイレに誘導することで、おむつの使用を避けることができる。おむつの使用は違和感を与えるため、進行した認知症では、便をこねたり、陰部を触るなどの不潔行為に結びつきやすい。どの段階でおむつにするかは、認知症の進行状況と家族の介護能力に合わせて決定するべきであろう。

3) 入浴

認知症が発病すると、入浴したがらなくなる人がいる。風呂好きだったおばあさんが風呂に入らなくなるのは、風呂が嫌いになったのではなく、衣服の脱ぎ方、着方がわからなくなり、混乱するのを自ら避けるからである。1週間も風呂に入っていないことを忘れ「昨日、入ったからいい」といったりする。家族が本人の言ったことを信じていると「異臭」がしてきて、慌てることもある。ある家族は、風呂に行っているから入っているものだと信じていたが、入らずに出てきていたことを1ヵ月して気づいたという例もあった。とりあえず誰かに援助してもらって、湯船に浸ることである。本来、高齢者にとって「風呂」は気持ちのよいものである。「気持ちいいでしょう」「さっぱりしたでしょう」を強調して、風呂に入ることを促す。着替えのことを配慮して、ボタンのない衣類を着せたりすることも大切である。

4）装い

1日中、同じ服で過ごすと時間の感覚がわからなくなってしまう。寝間着と昼間の衣類は交代させてあげた方がよい。進行するとそうもいっていられなくなるが、できる限り時間の感覚を維持するように努める。認知症が進んでいても、「着たい服」というものがある。着たい服は自分から着れることもある。衣類には名前と住所と連絡先を書いておくことは必須である。突然、徘徊が始まったときの助けになる。女性の場合には、化粧が精神的刺激になる。認知症の人に化粧をしてあげることで自己評価が高まり、精神の安定がみられたという報告もある。

5）医療機関とのかかわり

認知症は必ず進行する。かかりつけの医師をもつのが一番大切である。開業医でも病院の医師でもいいが、本人が一番馴染んでいる医師と交流を続けることが大切である。定期的に通院することは刺激になるし、医師の指示は案外覚えていることもある。

筆者は、認知症の専門医でなくても本人と治療関係が築けていれば、外科医でも整形外科医でもかかわりを続けてほしいと思う。そして、身体的合併症（肺炎、発熱、骨折など）のときに臨時対応できる体制を提供することに意味があると思う。医師側の意識変革も必要であろう。認知症と診断された途端、「神経内科」や「精神科」にみてもらってほしいと紹介してしまう医師も多い。実際、認知症が進行すると効果的な薬物や精神療法などはない。むしろ、日常の出会いや身体管理の方が大切なのである。

認知症高齢者は服薬に注意が必要である。本人任せにしておいたら間違えて多くの量を飲んだり、朝と夜を誤って飲んだりしていることもある。服薬管理能力は初期から落ちるので、家族が管理することが大切である。嚥下障害がある場合には、必ず誰かが付き添って、飲み込みを確認することである。最近では、口の中で解ける口腔内崩壊錠も増えてきているので、活用するのも一考である。

III. 精神的ケア

精神的ケアは、認知症高齢者の心の世界を理解することから始まる。ジェーンとビルギッタは、認知症の人の心の機能ごとに分類し、認知症の人の主観的

体験を記載しており、認知症高齢者の心の世界を理解するのに役立つ。具体的な心理的ケアについて述べているので、筆者の知見も加えて説明する。

1) 自尊感情が脅かされる

自尊感情は自分で人生がコントロールできていると感じているときに高まる。認知症になると自分で生活をコントロールする能力が低下する。認知症が進むと失敗を何回も繰り返し、間違った行動をとるために、周囲の人から嫌がられたり、時には怒りを呼んだりするため、自分が劣っていると体験する。彼らの自尊感情は、能力の低下について落胆と、他者からの叱責によって傷つきやすくなっている。

2) 集中力が低下する

認知症になると集中力が短い時間しか続かない。その結果、注意力が散漫になる。集中力が働いているときには案外正常に機能するが、集中力が低下すると能力が低下する。何かを始めても集中力が続かないために、中途半端のまま終わってしまう。注意が散漫になるために、1つのことをやっていても次に興味が移ってしまう。これは、日常の仕事、会話、行動など、すべての面に現れる。

3) 記憶の障害

私が私であるのは、私が体験してきたことの記憶が私の存在を支えているからである。記憶が欠落していくことは、私自身の存在感が希薄になっていくことを意味している。何処に何があり、誰がいて、ここはどこで、このような場合には何をする……という記憶を中心に営まれていくが、認知症は記憶が損なわれるため日常生活が障害される。認知症の人は昔からやり慣れていることは思い出すことができる。よく聴いた歌、ピアノの弾き方、散歩の道筋、よくやった料理などは覚えていたりする。

4) 言葉の能力の低下

認知症になると自分のことを理解してもらうために言葉を上手に使ったり、他人の言う内容を理解したりする能力が低下する。認知症の人の言葉の障害は、正しい言葉をみつけ出すことができないという「言葉の健忘症」である。認知症の人が健康な家族と一緒に会話しているとき、最初は会話に追いついていけるが、次第に会話が理解できなくなると怒ったりし始める。ひとりで取り

残されている感覚が高まるからである。言葉の理解力は低下する反面、口調、表情、身振り、視線などの非言語的態度に敏感になる。認知症高齢者に対しては、何を話すかよりも"どのように話すか"を考えた方がよい。

5) 抽象的な思考能力の低下

認知症になると抽象的な思考能力が低下する。比喩とかユーモアがわからなくなる。家族でテレビを見ていて、ユーモアで笑いを誘うような場面で、他の家族メンバーが笑っても、認知症の人は理解できずにボーッとしていたりする。難しい話は理解できない。将来について考えたり、何かを予測したりする能力も低下する。認知症の人への説明は、具体的でないと相手には何も伝わらない。「火のもとに気をつけてね」と言うよりは、「ここにあるガスの栓はいじってはいけません」というように具体的に言ってあげないと理解できない。

6) アイデンティティーの混乱の出現

誰もが「私は私である」という意識をもっている。それは先に述べた記憶などの援助を受けて形成される。認知症は、「自分という感覚」を弱める。自分が誰なのか、自分の家族はどこにいるのかと疑問をもち、自分の顔や身体も自分のものでないような感覚に襲われる。鏡に映る自分の姿が自分でないように感じたりする。

7) 外界の認識と外界の体験の変化

今日が何日であるのか、自分はどこにいるのか、周りにいる人は誰なのかがわからなくなる。外界はとても自分と縁遠い場所のように体験される。認知症の人の時間認識が障害されると、自分が何歳のときの自分なのかが混乱する。自分の家を自分の生家と間違えたりするようになる。場所の認識も障害される。住み慣れた環境は認知症の人には理解しやすいが、新しい場所に行くと必ず混乱する。病院に入院すると混乱したり症状が悪化したりするのはこのためである。場所を認識する能力は、外界から身近な環境へ、そして自宅へと障害が進む。認知症の人は、わかっているつもりで外に出る。ところが、道に迷いパニックを起こしたり、遠くの方まで歩いたりする。

8) 知覚についての解釈が障害

知覚には聴覚、視覚、触覚、嗅覚、味覚がある。認知症の人は五感は残っていても、それを解釈する能力が低下する。「この音はなんだっけ」「この色は何

色」「この味はなんだっけ」というように感じたことを解釈することができなくなる。聴覚における理解力が低下すると、音に対して敏感になる。視覚における解釈も低下して、目に見えているものが何か思い出せなくなる。触覚についての記憶が事故を起こすこともある。お湯が熱いことを忘れて火傷したりするのはこのためである。嗅覚も衰える。料理が焦げる匂い、腐った匂いがわからなくなる。味覚も悪化する場合があり、それは食欲低下で現れたりする。

9) 幻覚と妄想

記憶力の低下、思考能力の低下、知覚についての解釈が障害されることに関連して、幻覚と妄想が認知症の人には出現してくる。自分が財布をしまっておいて、それを忘れてしまい、「嫁が隠した」と思い込む。幻覚や妄想を訂正しようと周囲は試みるが、あまり強く叱ると逆に被害感や不安を高めて症状を増強する。「誰かが外に来ているみたいで怖いんだね」など、感情をとりあげるとよい。

10) 人間関係の変化

認知症の人の人間関係は表面的で短編的である。その場、そのときだけの関係になっている。昨日の人間関係での思い出は記憶障害のために今日まで保持されない。今日は今日の関係なのである。初めて会った人には、それなりに挨拶や会話ができるが、おそらくその体験は翌日には忘れられている。被害的感情に支配されている認知症の人は、人間関係を避ける。多くの人との交流もストレスになる。認知症の人にとっては、馴染んでいる人と一緒にいるときが一番安心できる。

11) 五感の刺激に敏感になる

普通は、刺激防壁という心の機能を使って、五感からの入力を上手にコントロールしているため、エアコンの音、車の騒音、工事現場の音があっても次第に慣れてきて、生活に適応していける。認知症の人は刺激防壁がかなり障害される。音や光に過剰に敏感になる。ジェーンとビルギッタは「皮膚を喪失した状態」と表現している。すべての刺激が入力され、彼らは混乱したりイライラしたりする。

12) 判断能力の低下

私たちは、状況を把握し、何が適切かを判断しながら生活している。認知症

になると判断能力が低下する。判断するための記憶も欠落しているからである。金銭の管理、献立づくりなどから始まり、赤信号は止まる、タバコの火を消す……といった簡単な判断能力まで低下する。

13）感情のコントロールの低下

感情をコントロールする能力は判断能力とも関係していて、「ここで怒ったら、相手がどう思う」という予測が立たねばならない。認知症の人は脳そのものの障害により、感情コントロール力が落ちているうえに、自尊感情が低下し、被害感に溢れていることが多く、ちょっとしたことで怒ったりする。

14）否認を多用する

不安や恐怖から逃れるために、私たちは否認という防衛機制という機能を働かせる。嫌なことを否認したり、抑圧したりする。認知症の人は否認が多用される。それは記憶力低下、外界の体験の変化、五感の変化などの影響を受ける。問題行動を起こしても都合のよいように忘れてしまうのはそのためである。

15）依存性の問題

認知能力の低下、記憶能力の低下により、認知症の人は誰かに依存せざるを得ない。上手に依存できる人ならよいが、自分の問題点を否認しており、依存することに葛藤があるとなんでも1人でやろうとする。逆に、子ども返りして、本来やれることまで周囲に頼んでくる認知症の人もいる。

16）空想力の低下

誰もがつらい現実から逃れるために空想を活用する。空想力は私たちをストレスから守る働きをしてくれるが、認知症の人は空想力が低下する。空想力の低下はユーモアや遊びごころも低下させる。認知症の人と一緒に楽しみ、彼らが肯定的な感情をもてるように配慮することも大切になる。

17）総合能力の低下

これまで述べてきた①から⑯までさまざま能力をわれわれは関連づけて統合して生活している。私たちの心には、さまざまな機能を統合するコントロールセンターがあるが、認知症になると、それも障害されて統合能力が低下する。認知症が進行すると、他の能力で他の能力を補うこともできなくなる。判断能

力を助けるために記憶能力を活用できなくなったり、外界を正確に把握しようと思っても、五感の解釈が障害されているために困難になったりするため、生活が障害されてくる。

IV. 社会的ケア

　認知症を社会的にケアすることとはどういうことなのだろうか。高齢化に伴い認知症高齢者は増加している。しかし、認知症についての関心は、健康な人の興味の外におかれることが多い。誰もが認知症にはなりたくないし、認知症のケアをしたくないのである。しかし、認知症への対応では早期発見と早期介入が重要である。早期発見された認知症高齢者には、進行を食い止める薬物も開発されており、効果も実証されている。早期発見や早期治療のために、地域社会が認知症に対して取り組むことが社会的ケアの中心である。具体的には、啓蒙活動のために、認知症を理解するための講演会を企画する。高齢者に対してスクリーニングテストを地域で実施することも抵抗なくできるようになると、地域のかかわりは充実してくる。

　発病し進行してしまった認知症患者に対しては近隣住人との連携が重要である。行政が中心になって認知症在宅ケアを支えるためのネットワークを立ち上げ機能させることで、認知症についての住民の意識はずいぶんと変化していくことを実感している。

(渡辺俊之)

文献

1) Engel GL : Clinical Application of the Biopsychosocial Model. Am J Psychiatry 137(5) : 535-544, 1980.
2) 室伏君士:老年期の精神科臨床. 金剛出版, 東京, 1984.
3) ジェーン・キャッシュ, ブルギッタ・サンデル(著):痴呆の人とともに;痴呆の自我心理学入門. 訓覇法子(訳), クリエイツかもがわ, 京都, 2003.
4) 渡辺俊之:高齢者・心のサポートネットワークの構築に関する研究. 東海大学病院在宅医療研究・報告書, 2004.

5. 向精神薬の正しい使用方法

はじめに

　本稿では、主に精神疾患に対する薬物療法について記載した。特に在宅医療の実際の臨床場面においてよくみられる精神疾患に対する薬物療法に焦点を絞り述べた。在宅医療の現場で患者の精神症状と実際に向き合うのは精神科医以外の医療関係者や患者の家族である。このため、精神科医以外の方々にも理解して頂けるよう心がけて記述した。

　本稿の大まかな流れについて説明する。まずはじめに向精神薬についての一般的な理解を深めることを目的として、代表的な向精神薬の分類、種類、使用方法、有害作用などについて概説し、次に在宅医療において多く経験される、せん妄状態、抑うつ状態、認知症に対する薬物療法とそれら精神状態への対応についても若干述べている。

I. 向精神薬の分類

　中枢神経系、すなわち脳に作用する薬剤で、精神機能になんらかの影響を及ぼす薬剤を総称して向精神薬と呼んでいる。つまり、精神科領域で用いられる精神疾患治療薬全体を広く指している言葉と考えてよい。向精神薬はその化学構造や薬理作用などに基づいたさまざまな分類方法があるが、今回は臨床的に表1のように分類した。

表I　向精神薬の分類

> 1. 抗精神病薬（神経遮断薬、強力精神安定薬メジャートランキライザー）
> 2. 抗うつ薬
> 3. 抗不安薬（穏和精神安定薬マイナートランキライザー）
> 4. 抗躁薬（気分安定薬、感情調整薬）
> 5. 睡眠薬
> 6. 精神刺激薬
> 7. その他抗てんかん薬、抗パーキンソン薬、脳機能改善薬、抗酒薬

1 抗精神病薬

　統合失調症に対して、ある程度効果的に作用する薬剤を抗精神病薬と呼んでいる。抗精神病薬の薬理作用は、ドパミン受容体の拮抗作用を主とするが、近年主流を占めている非定型抗精神病薬は、ドパミン受容体拮抗作用に加えて、セロトニン受容体拮抗作用やヒスタミン受容体、ムスカリン性アセチルコリン受容体にも高い親和性を有する。統合失調症以外でも、幻覚・妄想状態などいわゆる精神病的な症状に対して、また、せん妄状態や、興奮状態にも用いる。抗精神病薬は神経遮断薬あるいは強力精神安定薬(メジャートランキライザー)とも呼ばれる。強力精神安定薬という用語はこの薬剤の効果として患者を鎮静する目的にあるという誤解を招く恐れがあるので用いられなくなっている。

1) 分類と種類

　抗精神病薬は大きく定型抗精神病薬と非定型抗精神病薬に分類される。定型抗精神病薬はいわゆる古典的な以前からよく使用されてきた抗精神病薬である。非定型抗精神病薬は新規の抗精神病薬であり、日本においては1996年にリスペリドンが発売され、その後いくつかの非定型抗精神病薬が市場に出ている。現在では統合失調症薬物療法の主流を占めている。非定型抗精神病薬は定型抗精神病薬と比較し副作用が少ない。しかし、注射製剤の非定型抗精神病薬は日本にはないため、注射製剤の使用においては定型抗精神病薬を処方することになる。主な抗精神病薬の分類を**表2**に記した。

表2　抗精神病薬の種類

a　非定型抗精神病薬の分類

	一般名	商品名	剤型	投与量/日
セロトニン・ドパミン拮抗薬	リスペリドン	リスパダール	錠剤 細粒 液剤	維持量 2〜6 mg　分2 12 mg を超えない
	ペロスピロン	ルーラン	錠剤	維持量 12〜48 mg 分3
多受容体作用物質	オランザピン	ジプレキサ	錠剤 細粒	開始量 5〜10 mg 維持量 10 mg　分1 20 mg を超えない
	クエチアピン	セロクエル	錠剤	50〜75 mg より開始徐々に 150 mg〜600 mg まで増量

表2 b. 主な定型抗精神病薬の分類

	一般名	主な商品名	剤型	投与量/日
フェノチアジン系	クロルプロマジン	コントミン ウインタミン	錠剤 散剤 顆粒 注射	50～450 mg 分服(内服) 10～50 mg/回筋注(注射)
	レボメプロマジン	レボトミン ヒルナミン	錠剤 散剤 顆粒 注射	25～200 mg 分服(内服) 25 mg/回筋注(注射)
	プロペリシアジン	ニューレプチル	錠剤 細粒 液剤	10～60 mg 分服(増減)
	チオリダジン	メレリル	錠剤 散剤	30～90 mg 分服 400 mg まで増量可
	ペルフェナジン	PZC	錠剤 散剤 注射	6～48 mg 分服 2～5 mg/回筋注
	フルフェナジン	フルメジン	錠剤	1～10 mg 分服
ブチロフェノン系	ハロペリドール	セレネース リントン	錠剤 細粒 液剤 注射	0.75～2.25 mg から 開始 維持量3～6 mg
	ブロムペリドール	インプロメン	錠剤	3～18 mg 分服 36 mg まで増量可
ベンザミド系	スルピリド	ドグマチール ミラドール	錠剤 カプセル 細粒 注射	150～600 mg 分服 1,200 mg まで増量可
チエピン系	ゾテピン	ロドピン	錠剤 細粒	75～150 mg 分服 450 mg まで増量可

2）処方例

幻覚妄想状態に対して(統合失調症や老年期精神障害など)
  Rp) リスパダール®(1) 2錠 分2(通常は2 mg/日程度から漸増)
  Rp) ジプレキサ®(5) 1錠夕
     (通常は5 mg/日から漸増。糖尿病患者には禁忌)
  Rp) セロクエル®(25) 3錠 分3
     (経過をみて漸増。糖尿病患者には禁忌)

Rp）　ルーラン®(4)　3錠　分3(経過をみながら漸増)
Rp）　リスパダール®液(1 mg/ml)　0.5 ml　就前(高齢者や身体合併症患者で副作用出現を特に注意したい場合は少量から始める)

＊リスパダール液は苦みがあるため、希釈すると内服しやすい。

3) 有害作用

a. アカシジア(静座不能症)

「足がそわそわして落ち着かない」「じっとしていられない」「座っていられない」などと訴える。行動面では歩き回ったり、立ったり座ったりする。患者は非常に不快な気分を訴える。「イライラする」と訴える患者もいるので、精神症状との鑑別が必要である。アカシジアであれば抗コリン薬(アキネトン®1A 筋注)が著効することが多い。対応としてまずはアカシジアの原因となる抗精神病薬の減量を考える。抗コリン薬、βブロッカーやベンゾジアゼピン系薬剤などが治療に用いられる。

b. 急性ジストニア

若年男性に発症しやすく、治療の初期に起こりやすい。ハロペリドールなどの高力価の薬剤で多い。頸部、顎、舌または全身の緩徐で持続的な筋肉の収縮や痙攣が起こる。実際には首が横を向いたままつらそうにしていたりする。抗コリン薬の筋注が効果的である。

c. 薬剤性パーキンソニズム

筋硬直、すり足歩行、前屈姿勢、流涎、振戦などの症状を認め、薬剤誘発性のパーキンソン症状が生じるものである。患者の 15% にみられるとの報告もあり日常診療においてよく遭遇する。

d. 悪性症候群

悪性症候群は生命に危険を及ぼす副作用であり、速やかな対応が必要である。治療のさまざまな時期に生じる。症状は発熱、発汗、筋硬直、意識障害などで、検査所見では CK が増加する。まずは、抗精神病薬を中断し、バイタルサイン、尿量、水分平衡、電解質バランスに注意し、患者を冷却し全身管理を行う。骨格筋弛緩薬のダントロレン(ダントリウム®)やブロモクリプチン(パーロデル®)を用いる。その後は原因薬剤の使用を中止すべきである。

e. その他

眠気、ふらつきなど鎮静作用や口渇、かすみ目、尿閉、便秘などの末梢性抗コリン作用や高プロラクチン血漿など内分泌系作用、起立性低血圧、肥満、不整脈、血圧低下、肝機能障害、汎血球減少などの副作用もある。麻痺性イレウ

スにも注意が必要である。

4）在宅医療・介護現場でのポイント

非定型抗精神病薬の出現により副作用は以前と比し減少した。しかし、身体疾患を有し、特に高齢者が多い在宅医療の現場では、有害作用（副作用）に十分注意する必要がある。副作用に注意するためには、介護者が患者の些細な変化を見逃さないことが大切である。抗精神病薬の使用については少量から始め少しずつ漸増することをお薦めする。高齢者で夜間せん妄の治療に抗精神病薬を用いて鎮静作用が強く出現し、日中も傾眠傾向となり日常生活全般の活動を制限することに注意しなくてはいけない。また、臥床傾向が強い患者の排便コントロールに気を配り、麻痺性イレウスを起こさないことが大切である。悪性症候群を疑った場合は適切な医療機関への入院治療が必要である。アカシジアを精神症状の悪化と誤って理解し、さらに抗精神病薬を増量しアカシジアを悪化させることを避けなければならない。また、てんかん発作を誘発する有害作用があるため、てんかんの既往のある患者や脳器質性疾患の患者には注意する。注射製剤の静脈内投与を行う場合には、血圧低下に注意すべきである。身体状態が悪化した場合には副作用が強く出現しやすく、一時的に薬剤を減量、中止することが望ましい。リスペリドンの液剤は固形物の嚥下が困難な場合に用いやすい。

2 抗不安薬

不安感、緊張感の軽減を目的として使用される薬剤で、ベンゾジアゼピン系薬剤がほとんどである。それに加えて、アザピロン系薬剤のタンドスピロン（セディール®）が加わる。向精神薬の中で睡眠薬と並び、一般臨床家がしばしば用いる薬剤である。不安・緊張の緩和以外にも、抗痙攣作用、筋弛緩作用、鎮静・睡眠作用、健忘作用などがある。睡眠薬にもベンゾジアゼピン系薬剤が多いことからもわかるように、睡眠作用を目的に眠前に処方することがある。

1）分類と種類

抗不安薬は多くがベンゾジアゼピン系薬剤である。よく用いられる抗不安薬の一部を**表3**に紹介した。

表3 よく用いられる抗不安薬

	一般名	商品名	作用	備考
ベンゾジアゼピン系	エチゾラム	デパス	短期	強い抗不安作用
	クロチアゼパム	リーゼ	短期	作用は緩和
	アルプラゾラム	ソラナックス コンスタン	中期	強い抗不安作用 抗うつ効果もあり
	ブロマゼパム	レキソタン	中期	
	ロラゼパム	ワイパックス	中期	
	ジアゼパム	セルシン ホリゾン	長期	筋弛緩作用が強い 痙攣にも用いる
	クロキサゾラム	セパゾン	長期	
	ロフラゼプ酸エチル	メイラックス	長期	半減期が長い1回/日投与可
アザピロン系	タンドスピロン	セディール	短期	筋弛緩・睡眠作用が少ない

2) 処方例（適応）

抗不安薬はさまざまな精神疾患に用いる。不安障害（パニック障害を含む）の一部や不安を伴う適応障害、心身症、また必ずしも病的とまではいえない日常生活上の不安（例えば身体症状悪化に対する不安、事故後の精神不安など）にも一時的に用いることがある。また、アルコール離脱症状の予防、てんかん発作の鎮静にも用いる。以下にそれぞれの疾患ごとの代表的な処方例を示す。

①日常の不安状態
  Rp) リーゼ®(5) 3錠 分3
  Rp) メイラックス®(1) 1錠 分1 夕
  Rp) デパス®(0.5) 1錠 不安時 頓用3回/日まで2時間空けて

②パニック障害（動悸・過換気など）
  Rp) ソラナックス®(0.4) 3錠 分3

③心身症（過敏性大腸症候群、心因性嘔吐など）
  Rp) セディール®(10) 3錠 分3
  Rp) セルシン®(2) 2錠 分2（筋緊張性頭痛の筋弛緩、緊張緩和を標的として）

④アルコール離脱症状の予防
  Rp) セルシン®(2) 3錠 分3（軽症）
  Rp) セルシン®(5) 3錠 分3（重症）
  ＊重症例には静脈内投与するが、呼吸抑制に十分注意する。

3）有害作用

最もよくみられるベンゾジアゼピン系薬剤の副作用は眠気・ふらつきである。日中にもこれが遷延することがある。また、呼吸抑制がみられ、呼吸器疾患の患者に対して用いる場合は注意が必要である。慢性閉塞性肺疾患（COPD）や睡眠時無呼吸症候群のある患者には特に注意が必要である。また依存・乱用・耐性・離脱はこの薬剤にとって大きな問題である。漫然と処方することは避けたい。離脱の症状としては不安、不眠、疲労、頭痛、筋痙攣などがある。離脱を避けるために徐々に減量すべきである。また、健忘や脱抑制もみられるので、患者の発言や行動に注意して観察することが大切である。

4）在宅医療・介護現場でのポイント

抗不安薬の使用上の注意点は依存・乱用である。しかし、注意はしているものの実際の臨床現場ではなかなか抗不安薬を減量・中止できない場合が多い。減量すると、精神症状が悪化する場合が少なくないからである。この際、もし短時間型の比較的強力な抗不安薬を使用していたら、長時間型の薬剤に変更することが1つの方法である。そして短時間型の強力な抗不安薬は頓服的に用い、少しでも抗不安薬の内服回数を減らすようにしていく。この場合、患者や家族にも抗不安薬減量への動機づけをしっかりもって頂く。また呼吸器系疾患をもつ患者に対する抗不安薬の投与は呼吸状態に十分注意する必要がある。高齢者への処方は、夜間のふらつきに特に注意する。トイレに起きたときに転倒することは避けたい。ベンゾジアゼピンとアルコールとの併用は避けるべきである。併用により鎮静、脱抑制、呼吸抑制、健忘などの有害作用が強く出現するからである。在宅は入院治療に比べアルコールを摂取しやすい環境にあるため注意が必要である。

3 睡眠薬

睡眠薬は文字どおり夜間の睡眠の手助けをする薬剤である。現在使用されている睡眠薬は、ほとんどがベンゾジアゼピン系薬剤である。つまり、ほとんどが抗不安薬と同類の化学構造をもっている。睡眠障害は入眠困難、中途覚醒、早朝覚醒、熟眠障害に大きく分かれ、これらの症状にあった睡眠薬を選択する。

1) 分類と種類

現在主に用いられている睡眠薬を**表4**にまとめた。ほとんどがベンゾジアゼピン系薬剤であるが、シクロピロロン系のゾピクロンやイミダゾピリジン系のゾルピデムも使いやすい。

2) 処方例

①入眠困難例
 Rp)　マイスリー®(5)　1錠　就前
 Rp)　アモバン®(7.5)　1錠　就前
 Rp)　アモバン®(7.5)　0.5錠　就前(特に呼吸抑制に注意する患者に対して)

②中途覚醒・早朝覚醒例
 Rp)　ドラール®(15)　1錠　就前
 Rp)　ロヒプノール®(1)　1錠　就前

③熟眠障害例
 Rp)　レンドルミン®D(0.25)　1錠 ⎫
   レスリン®(25)　1錠　　　 ⎭ 就前

＊レスリン®(一般名：トラゾドン)は抗うつ薬だが、熟眠障害に対して睡眠剤と併用して用いることがある。

3) 有害作用

ベンゾジアゼピン系薬剤がほとんどであるため、抗不安薬の有害作用の項を

表4　主な睡眠薬

	一般名	商品名	作用時間	備考
ベンゾジアゼピン系薬剤	トリアゾラム ブロチゾラム リルマザホン クアゼパム フルニトラゼパム エスタゾラム ニトラゼパム	ハルシオン レンドルミン リスミー ドラール ロヒプノール ユーロジン ベンザリン ネルボン	超短時間 短時間 短時間 中時間 中時間 中時間 中時間	筋弛緩作用が少ない
シクロピロロン系	ゾピクロン	アモバン	超短時間	
イミダゾピリジン系	ゾルピデム	マイスリー	超短時間	筋弛緩作用が少ない

参照されたい。但し、ゾピクロンとゾルピデムはベンゾジアゼピン系ではない。ゾルピデムはその薬理作用から筋弛緩作用が少ない。また、ベンゾジアゼピンの中でもクアゼパムはやはりその薬理作用から筋弛緩作用が少ない。

4）在宅医療・介護現場でのポイント

睡眠薬を正しく使用するにはやはり、有害作用に注意することである。"もち越し効果(宿酔作用)"と呼ばれる、翌日への睡眠薬の効果の持続に気をつける必要がある。高齢者や身体疾患をもつ患者にはまずは短時間作用の薬剤を少量から始めることを薦める。一方で半減期の短い高力価の睡眠薬が関与して攻撃的な行動が発現したといわれたことがあり、処方後も睡眠状態や行動異常などを十分注意して観察することは睡眠薬でも例外ではない。睡眠薬を急に中止した場合に"反跳性不眠"という、以前よりもひどい不眠を引き起こすことがあるので注意する。また、抗不安薬と同様に依存や乱用に注意し、患者だけではなく介護者、家族にも薬剤の特性を十分理解して頂くことが大切である。身体疾患の患者や高齢者で呼吸抑制やふらつきの症状に特に注意するために筋弛緩作用の弱い睡眠薬の使用が薦められる。

4 抗うつ薬

三環系抗うつ薬が長期にうつ病治療の主流を担ってきた。その後、四環系抗うつ薬や塩酸トラゾドンなどの薬剤が出現し、最近ではSSRI(選択的セロトニン再取込み阻害薬)やSNRI(セロトニン・ノルアドレナリン再取込み阻害薬)がうつ病治療の第一選択薬となっている。三環系抗うつ薬は抗コリン性や抗ヒスタミン性の副作用の出現が多く、これら副作用の軽減を目的として新しい抗うつ薬の開発が進められてきたといえる。三環系抗うつ薬のクロミプラミンやSSRIは強迫性障害、パニック障害などにも使用される。

1）分類と種類

表5に抗うつ薬の分類を表6に主な抗うつ薬の種類を示した。

2）投与例

SSRI、SNRIが発売されてから、うつ病治療の第一選択薬はSSRIもしくはSNRIで、無効時に、三環系抗うつ薬に変更するのが一般的になっている。また、気分安定薬(リチウム、バルプロ酸ナトリウム、カルバマゼピン)も併用

V-5.向精神薬の正しい使用方法

表5　抗うつ薬の分類

1. 三環系抗うつ薬
2. 四環系抗うつ薬
3. 選択的セロトニン再取込み阻害薬
   (Serective-Serotonin Reuptake Inhibitor ; SSRI)
4. セロトニン・ノルアドレナリン再取込み阻害薬
   (Serotonin・Noradrenarin Reuptake Inhibitor ; SNRI)

表6　うつ薬の主な種類とその投与量

	一般名	商品名	投与量/日
三環系抗うつ薬	アミトリプチリン	トリプタノール	30～75 mg より開始し 150 mg まで漸増分服
	クロミプラミン	アナフラニール	50～100 mg 分服 225 mg まで増量可
	イミプラミン	トフラニール	25～75 mg より開始し 200 mg まで漸増分服
	アモキサピン	アモキサン	25～75 mg 150 mg まで増量
	ノリトリプチリン	ノリトレン	10～25 mg 分服 150 mg まで増量可
四環系抗うつ薬	ミアンセリン	テトラミド	30 mg より開始し 60 mg まで増量
	マプロチリン	ルジオミール	30～75 mg
	セチプチリン	テシプール	3 mg より開始し 6 mg まで漸増
SSRI	フルボキサミン	ルボックス、デプロメール	50 mg より開始し 150 mg まで増量　分2
	パロキセチン	パキシル	10～20 mg より開始 40 mg まで増量　分1
SNRI	ミルナシプラン	トレドミン	30 mg～100 mg 高齢者 60 mg まで分服
その他	トラゾドン	レスリン、デジレル、	75～100 mg より 200 mg まで増量
	スルピリド	ドグマチール、ミラドール	150～300 mg 分服

することもある。

①うつ状態(軽度)

　Rp)　デプロメール®(25)　2錠　分2(ルボックス®でも同様)

　Rp)　パキシル®(10)　1錠　夕

　Rp)　トレドミン®(25)　2錠　分2

②うつ病(中度～重度)

　Rp)　デプロメール®(25)　3錠　分2(1週ごとに漸増、ルボックス®でも同様)

　Rp)　パキシル®(20)　1錠　夕(1週ごとに漸増)

　　　レスリン®(25)　1錠　就前

　　　ロヒプノール®(2)　1錠　就前

(睡眠障害も合併している場合は、レスリン®を併用)

Rp）　トレドミン®(25)　3錠　分3(1週ごとに漸増)
　　Rp）　ノリトレン®(25)　1錠　1×夕(漸増)
　　(SSRI SNRI無効時には三環系抗うつ薬を使用)
③強迫性障害
　　Rp）　デプロメール®(25)　3錠　分2(ルボックス®でも同様)
　　(150 mg/日まで漸増。欧米では300 mg/日まで増量が認められている)
　　Rp）　アナフラニール®(25)　3錠　分3(225 mg/日まで増量可能)
④パニック障害
　　Rp）　パキシル®(10)　1錠　夕

3）有害作用

①三環系抗うつ薬

抗コリン作用は三環系抗うつ薬の一般的な副作用である。四環系抗うつ薬は三環系抗うつ薬より抗コリン作用が少ない。抗コリン作用には口渇、便秘、かすみ目、尿閉などがある。尿閉に対してベタネコール(ベサコリン®)を使用する場合がある。緑内障を合併している患者の場合は注意すべきである。抗コリン薬によって緑内障が悪化することがあるからである。眼科医に相談してから使用した方がよい。また、三環系抗うつ薬によって抗コリン性のせん妄を引き起こすことがある。鎮静や起立性低血圧も引き起こす。起立性低血圧はノルトリプチリンで起こりにくいとされる。その他不整脈やインポテンスなどの副作用もある。

② SSRI

フルボキサミンで最も一般的な有害作用は悪心、嘔吐、便秘、性機能障害、焦燥感などである。パロキセチンでは悪心、頭痛、口渇、眠気、無力感、下痢、便秘、不眠などである。また、断薬症候群はSSRIを急に中止したときに気分、食欲、睡眠などに影響を及ぼす。セロトニン症候群は認知障害、行動障害、発熱、悪寒、運動失調、ミオクローヌスなどを認め重篤になることがある。三環系抗うつ薬でみられるような典型的な抗コリン作用は少ない。また、パロキセチンで18歳未満の大うつ病性障害の患者への投与は自殺の危険が高くなる恐れがあるとの報告があり、日本では禁忌となっている(2005.4月現在)。

③ SNRI

ミルナシプランに特徴的な副作用は排尿障害で、尿閉(前立腺肥大など)のある患者に禁忌とされる。その他、めまい、発汗、不安、顔面紅潮などがある。

他の抗うつ薬と比較すると副作用の出現頻度は低いとされる。

4) 在宅医療・介護現場でのポイント

　身体合併症をもつ患者や高齢者には、抗コリン作用などの副作用が少ないSSRIやSNRIを第一選択薬として用いた方がよい。しかし、SSRIについては嘔気、食欲低下、下痢など、SNRIでは前立腺肥大症を悪化させて尿閉を起こすことがあるため注意が必要である。三環系抗うつ薬の副作用に便秘や起立性低血圧があり、高齢者への使用時は排便コントロールや転倒に注意が必要である。

II. 在宅医療・介護場面における精神症状の評価と薬物療法

　在宅でよくみられると思われる、せん妄、うつ状態、認知症についてそれぞれ症例を挙げ、疾患の概要や、治療などについて以下に述べた。

1 せん妄

【症例1】　数年前に脳梗塞を発症した女性(78歳)です。長男夫婦と孫2人で生活していました。脳梗塞の後遺症として杖歩行をしていましたが、毎日散歩を日課としているくらい日々の生活は元気に暮らしていました。ある日、咳や痰を認めたため市販の感冒薬を内服し横になっていました。食欲もなく、飲水もままならなくなりました。その夜、38℃の発熱があり、家族が患者の様子がどうもおかしいことに気づきました。さきほど就寝したと思っていたのですが、布団から起きあがり、ふらつきながらいるはずもない親戚の名前を呼び、「畑に行って来る」とわけのわからないことを言い、杖をついて外に出て行こうとしました。家族が説得するも、患者は家族のことがわからずいうことを聞いてくれません。その晩はなんとか家族が付き添って大事には至りませんでした。次の日、家族とともにかかりつけ医を受診し、肺炎、脱水、せん妄の診断で総合病院を紹介され入院となりました。入院後せん妄に対してハロペリドールの処方を受け、その夜からは異常な行動は落ち着きました。肺炎が改善するに伴い食事もとれるようになり、せん妄も改善し、精神科薬の内服は中止となりました。退院後、精神的に落ち着き病前と変わらず生活しています。

この患者は、感染症により発熱を認め、脱水状態となり意識障害を起こし、異常行動などのせん妄状態が出現したと考えられる。また、高齢で脳梗塞後遺症があることがせん妄の発症を促進したと考えられる。定型精神病薬であるハロペリドールを内服し症状は改善した。身体疾患が改善すればせん妄も改善するのが通常である。

1) せん妄とは？

せん妄は軽度ないし中等度の意識障害(意識混濁)である。それに不安、興奮、異常行動、幻覚、妄想などが加わった状態である。時間や場所、人物などの見当識は障害される。

2) せん妄の原因は？

せん妄の原因となる身体疾患は多い。脳器質性疾患(脳炎、髄膜炎、脳梗塞、脳出血、頭部外傷など)、水電解質異常(脱水、低ナトリウム血症など)、感染症(敗血症など)、低血糖、内分泌疾患(下垂体機能異常、甲状腺機能異常など)、肝性脳症、低酸素血症、心疾患(心不全、不整脈)、膵機能障害、腎機能障害、ビタミン欠乏症、悪性腫瘍などである。また、アルコール離脱せん妄(振戦せん妄)や術後せん妄もある。また、せん妄を惹起する薬剤としては、抗コリン薬、抗痙攣薬、降圧薬、抗パーキンソン薬、抗精神病薬、抗うつ薬(三環系)、リチウム、シメチジン、抗不整脈薬などがある。

3) せん妄の治療

せん妄治療の第一目標はせん妄の原因となっている身体疾患や状況を取り除くことである。薬物療法としては抗精神病薬を用いる。短時間型のベンゾジアゼピン系睡眠薬を併用することもある。最近は、非定型抗精神病薬を用いた症例報告も多数みられる。

・投与例
  Rp) リスパダール®液　0.5 m*l*　就前
  Rp) セレネース®(0.75)　2錠　分2　夕　就前
  Rp) アモバン®(7.5)　1錠　就前(上記のそれぞれの薬剤と併用することあり)
  Rp) セレネース®1 A/生食水 100 m*l*　側管より緩徐に点滴静注　入眠したら中止

4) 在宅医療・介護現場でのポイント

　せん妄は高齢者によくみられる病態である。身体疾患がよくなれば改善するのが通例である。認知症の認知・記憶障害と誤解してはいけない。せん妄予防としては、昼夜のメリハリをしっかりつけることが大切である。日中は明るい環境で生活したり、テレビやラジオなどの視覚的、聴覚的な刺激を与えることも1つの方法である。身体状況が許す範囲内で日中の活動性を増加することが大切である。但し、アルコール離脱せん妄の急性期などで興奮が著しい場合は、入院治療などまずは患者の保護を第一に考えた対応になる。

2 抑うつ状態

　【症例】　胃癌術後の女性(74歳)です。術後の経過は良好で、退院後は特に問題なく自宅でひとり暮らしをしていました。同じマンションに住む長男夫婦が1日に1回女性の部屋を訪れ様子をみていました。術後3ヵ月ほど経ってから食欲がなくなり、いつもは1人でスーパーに買い物に出かけていたのですが、外出する意欲がなくなってきました。このため、通院していた外科の先生を受診しました。うつ状態の可能性があるとのことで精神科受診を薦められ、受診しました。本人は家族の前では、家族に心配をかけたくないために、不安を多く語りませんでしたが、主治医と関係がとれてくると徐々に、今後の病状の不安やひとり暮らしの不安について語ってくれるようになりました。うつ状態に対し、ミルナシプランを処方し、症状は徐々に改善。2ヵ月ほどで食事がとれるようになりました。しかし、家に閉じこもりがちな面は変わらなかったため、ケアセンターへの通所を導入しました。その後は、センターで友人もでき定期的に通所し、うつ状態は改善しました。

1) うつ状態とは？

　うつ状態の患者は意欲低下、抑うつ気分、不安感、焦燥感、睡眠障害、食欲低下、悲哀感、興味の喪失などを訴える。精神運動抑制症状もみられることがある。これは、思考や行動のテンポが遅くなり判断ができなくなったり、決められなくなったりする。貧困妄想や心気妄想などの微少妄想も出現することがある。軽いうつ症状は日常生活で通常認められるものであるが、これら症状が長期間、常に認められると病的と判断される。身体疾患の患者のうつ病の合併率は高く、例えば入院中のがん患者では約30〜40%に合併しているという報

告がある。また、うつ病者が精神科を受診するのは約10〜20%程度に過ぎないとの報告もあり、うつ病者が専門医を受診する比率は意外に少ない。高齢者ではうつ病症状を認知症の認知・記憶障害と誤って理解されることがあるために注意が必要である。うつの生物学的な原因は神経伝達物質であるセロトニンやノルアドレナリンの脳内での減少が仮説として信じられている。また、環境要因や、心理学的な要因も発症に関与するとされる。

2）うつ状態の治療

うつ病の治療は、心身ともに休養を取ることである。薬物療法としては、SSRI、SNRIなどを第一選択薬として用いる。本症例もSNRIにて改善傾向を示している。また、心理社会的なアプローチも必要で、本症例のようにひとり暮らしの不安や、術後の身体的な不安に目を向け、それらの解消のために生活環境の調整を図ることが大切である。

・処方例…高齢者、身体疾患の患者に対して
Rp）　トレドミン®(15)　2錠　分2(経過をみて漸増)
　　　アモバン®(7.5)　1錠　就前(睡眠障害合併例)
Rp）　パキシル®(10)　1錠　夕(経過をみて漸増)
　　　レスリン®(25)　1錠　就前(熟眠障害に使用)
　　　レンドルミン®(0.25)　1錠　就前(睡眠障害合併例)
Rp）　ルボックス®(25)　2錠　分2(デプロメール®でも同様)

3）在宅医療・介護現場でのポイント

うつ症状を認めた場合は、まずはその症状の背景にある心理的な苦痛や、環境のストレスについて話し合うことが大切である。身体疾患が悪化することを恐れているのかも知れないし、自分の予後について心配になっているのかも知れないし、もしかすると自らの死後の家族のことを心配しているのかも知れない。もっと身近な不安として、頻回に注射することに対する恐れを抱いているかも知れないし、トイレを介助してもらっていることに対して罪悪感を感じているかも知れない。これらについて、患者がどのように体験しているかを理解することが大切である。たとえその原因が解決されなくても、ともに考えてくれる者が近くにいるということで、不安感や抑うつ感は軽減することが多い。

また、一方で薬物療法もしっかり行わなくてはいけない。但し、副作用の出現には十分注意し、より有害作用の少ない薬剤を選択することはいうまでもない。

3 認知症

【症例】 82歳の男性です。2年前に妻が他界しています。この頃から徐々にもの忘れがみられるようになりました。この1年ほどは、何か物を置き忘れてしまうと「ものを取られた」と考えるようになりました。そして、親戚の人を息子さんと勘違いしたり、日時をよく間違えるようになりました。その後、昼夜を問わず引き出しを開けて捜しものをしているような行動をしました。夜間はいったん就寝したかと思うと、みんなが寝静まったあとに起きて何やら家の中をうろうろして、家人が外に出て行こうとする患者を引きとめたりすることがありました。この症状は、この半年ぐらい徐々に悪化しているように思えました。このために、家人とともに精神科を受診しました。脳波検査や、頭部MRI検査などを行い、アルツハイマー型認知症(ATD)と診断を受けました。また、もの盗られ妄想も認められ、老年期精神障害との診断も受けました。向精神薬の処方を受け、夜間の徘徊や、妄想的な言動は減少しました。その後ケアセンターに通所するようになり、日中、夜間のメリハリもできるようになり、穏やかな生活を行えるようになりました。

1) 老年期の認知症

上記症例は、記憶障害や見当識障害(時間や人や場所がわからない)を認め、アルツハイマー型認知症との診断を受けた。おそらく頭部MRI所見上、脳室の拡大や前頭葉皮質の萎縮像など広汎性の萎縮性変化が認められたと考える。アルツハイマー型認知症の症状としては、認知・記憶障害、徘徊などの行動障害、易怒性などの感情障害がある。認知症症状を発現する原因としてはアルツハイマー型認知症(早発性、晩発性)、血管性認知症(VaD)や、Pick病、アルコール性認知症などさまざまな疾患がある。また、この症例ではもの盗られ妄想も出現している。高齢者では脳機能の低下とともに幻覚や、妄想、抑うつなどの症状が現れることがあり、臨床的に従来から老年期精神障害と呼ばれてきた。

2) 治療・処方例

アルツハイマー型認知症の薬物療法として、脳内アセチルコリン系神経の賦活を目的とする薬剤がある。塩酸ドネペジルはアセチルコリン分解酵素であるアセチルコリンエステラーゼを阻害しアセチルコリンを増加させる薬剤であ

る。老年期精神障害の治療は、幻覚・妄想に対しては抗精神病薬を、抑うつに対しては抗うつ薬を、不眠に対しては睡眠薬を用いる。興奮や易怒性にはチアプリド（グラマリール®）を用いることがある。以下に処方例を揚げる。

①アルツハイマー型痴呆症の認知・記憶障害に対して

　　Rp）アリセプト®(3)　1錠　分1（2週間後5 mgに増量）

②脳梗塞後遺症の易怒性、攻撃性に対して

　　Rp）グラマリール®(25)　2～3錠　分2～3

　　　　　　　（症状により150 mg/日まで増量できるが、副作用に注意する）

3）在宅医療・介護現場でのポイント

認知症症状は多彩な症状を示すが、軽症の場合は、薬物療法により症状を緩和することができる。しかし、重度になると家庭内での適応が困難となることがあり、また、介護者の心理的負担は大きくなる。もちろん患者や家族にとってよりよいその人なりの生活を行う場は在宅であることはいうまでもないが、一時的な入院治療も必要になることがある。認知症症状悪化に備え、家庭でのよりよい介護を行うため早期から個々に相談できる関係（通院医療機関のソーシャルワーカーやかかりつけ医など）を築いておく必要があり、日頃からそれぞれの地域の高齢者福祉について情報を得ておくことが大切である。

おわりに

在宅医療において向精神薬を正しく使用すれば、患者の精神的ストレスを軽減することが可能である。そして、二次的に介護者や家族の心理的負担も緩和されると考える。一方で、上述したように向精神薬にはさまざまな有害作用が存在する。在宅医療での向精神薬の正しい使用方法とは、そのリスクと利益のバランスをよく考えて用いることが大切といえよう。

（矢野　広）

6. 在宅における異常徴候の捉え方

はじめに

　本稿では在宅医療において経験する異常徴候の診方の中で、特に高齢者ケアで知っておくべき知識を中心に解説する。

I. 在宅医療対象者の基礎疾患

　われわれの診療所の訪問診療対象者115名の基礎疾患は、脳卒中26％、整形外科疾患18％、認知症17％、末期がん11％の順(2003年)となっている。また、介護保険開始後、著者が記載した介護保険の意見書のうち、外来通院者130名の基礎疾患は、認知症34％、整形疾患17％、脳卒中16％である。このように、訪問診療が必要な狭義の在宅医療の対象者でも、通院可能な広義の在宅医療の対象者においても、基礎疾患の6～7割が脳卒中、整形疾患、認知症の三大老年病で占められている。在宅における異常徴候をアセスメントするうえで、これら三大老年病を中心とした在宅医療のcommon diseaseに合併する臨床的課題の頻度やその病態を知っておくことが重要である。

II. 在宅医療でみられる異常徴候

■ 高齢者の異常徴候を診るときの注意点

　一般的に高齢者の疾患は、かかりやすく、みつけにくく、治りにくい。したがって、きめ細やかな観察と総合的な臨床判断、早期の介入が重要である。

　高齢者の異常徴候は、若年者のように顕著に現れず、非典型的な症状が出現するために発見されにくい。「なんとなく元気がない」「食べなくなった」「やせてきた」「急に呆けたようだ」「立てなくなった」「失禁した」などの「なんとなく…」という症状がしばしば観察される。

　高齢者では1つの異常徴候に対して多くの疾患が想定され、症状と疾患はダ

イレクトに結びつかない。また、疾患の重症度と症状は必ずしも比例せず、症状は軽くても身体の中で重大な問題が起こっている場合がある。例えば、心筋梗塞時にも胸痛などの症状がなく、なんとなくボーッとしているというだけで、診察すると心原性ショックを起こしているということもある。したがって、普段と異なる様子がみられた場合、心身についてのなるべく多くの情報を収集する習慣が重要で、高齢者ケアにかかわる者は、バイタルサインなど［血圧、脈拍、呼吸、意識状態、体温、経皮的動脈血酸素飽和度（SpO$_2$）］をチェックする習慣をつけなければならない。

高齢者は1人が多くの疾患をもっていることが多い。65～74歳の前期高齢者では2つ、75歳以上の後期高齢者では3つの疾患をもつものが最も多い。したがって高齢者は複数の医療機関に通院し、多種類の薬を飲んでいる場合が多く、薬によるせん妄、食思不振などといった弊害がしばしば発生する。高齢者の異常徴候のアセスメントでは、薬による弊害を常に考えておく必要がある。

また高齢者は、多発性脳梗塞⇒誤嚥⇒肺炎、あるいはせん妄⇒転倒⇒骨折といった具合に、もとの疾患と関係ない疾患を引き起こしやすい。そしていったん疾患が発生すると、ADL障害が出現しやすく、病気をきっかけに寝たきりになるケースが多い。在宅長期臥床者が引き起こす廃用性症候群には、肺炎（誤嚥性肺炎）、褥瘡、拘縮、尿路感染、膀胱結石、尿失禁、便秘、起立性低血圧、骨粗鬆症、深部静脈血栓症（肺梗塞）、意欲低下、うつ状態、廃用性知的機能低下などがある。在宅医はこれらの病態について熟知し、「安静の害」についてよく説明し、早期起床、早期リハビリを促す必要がある。

在宅医療では、せん妄やうつ、不眠などの精神徴候がしばしば問題となる。高齢者ではこころの問題と身体の問題は非常に密接につながっており、こころの問題が身体症状として出現しやすく、身体異常を引きがねに精神的症状が出現しやすい。

2 非がん疾患の緩和ケアでみられる症状

在宅医療の対象となる患者は、高齢者を中心としたさまざまな疾患の end of life stage の患者である。end of life care においては、症状はアセスメントする対象であると同時に、常に緩和すべき対象であることを忘れてはならない。

表1は終末期の患者にみられる有症率をみたものであるが、がん、非がんに

V-6.在宅における異常徴候の捉え方

表1 終末期の患者にみられる有症率

症状	症状を有する患者の割合	
	非がん疾患(%)	末がん癌(%)
疼痛	67	55-92
呼吸困難	49	17-90
錯乱、せん妄	38	24-52
食思不振	38	31-79
うつ	36	46-56
便秘	32	31-50
悪心・嘔吐	27	12-57
不安	25	21-56
褥瘡	14	28

(岡田玲一郎(監訳):高齢者の end of life ケアガイド. p 48-49, 厚生科学研究所, 東京, 2001 より一部改変)

表2 非がん疾患と末期がんの症状の比較

	死亡前1年間の症状(RSCD)					
	65歳未満		65～74歳		75歳以上	
	末期がん	非がん疾患	末期がん	非がん疾患	末期がん	非がん疾患
症状の数	8.67	6.32	8.15	6.01	7.71	6.28
痛みの訴え(%)	90.6	82.1**	87.4	75.6***	87.7	72.2**
非常につらい痛み(%)	70.5	61.8	61.4	58.8	54.5	44.3***

*$P<0.05$ **$P<0.01$ ***$P<0.001$

	死亡前1年間の症状(RSCD)
	症状
末期がんに多くみられた症状	痛み(≥ 75, 65-74)、嘔気/嘔吐、口の乾燥、食思不振、嚥下障害、褥瘡、不快な匂い、便秘、排便コントロール不良(≤ 65)、錯乱(≥ 75, 65-74)
非がん疾患に多くみられた症状	錯乱(≥ 75)
同程度にみられた症状	呼吸困難、咳、不安、不眠、排便コントロール不良

(JULIA M, et al : J of Palliative care. 1999 より一部改変して和訳)

かかわらず、終末期の高齢者には疼痛や呼吸器症状、消化器症状、精神徴候、褥瘡などの多彩な症状が出現している。

表2 は1990年に英国で行われた大規模な調査 RSCD(Regional Study of Care for the Dying)において、末期がんと非がん疾患の症状を比較したものである。死亡前1年間において出現した症状の数や疼痛の出現の割合は末期がんで有意に多く、痛みの強さについても75歳以上の後期高齢者では末期がんで有意に強かった。

しかし、非がん疾患でも72.2〜82.1%とかなり高率で疼痛を訴えていることがわかる。また、死亡1週間前の症状では、末期がんでは、痛みに加えて、嘔気・嘔吐、嚥下障害、食思不振などの消化器症状が多く出現しているが、呼吸困難や咳などの呼吸器症状や精神症状については非がん疾患でも末期がんと出現頻度は変わらない。

このように高齢者を中心とした非がん疾患の終末期にも、緩和すべきさまざまな徴候が出現していることに注意を払わなければならない。

III. 異常徴候のアセスメントの実際

高齢者の在宅医療において日常経験する徴候は発熱、痛み、浮腫、食欲低下、咳、痰、呼吸困難、嘔気、嘔吐、排便障害(便秘、下痢、便失禁)、排尿障害、やせ、せん妄やうつ・不眠・認知症に伴う BPSD(Behavioral and Psychological Symptoms of Dementia)などの精神徴候、麻痺、起立・歩行困難などの ADL 障害、外傷、褥瘡などの慢性創傷、皮膚疾患、胃瘻や気管切開など医療処置に伴う徴候などさまざまである。これらの異常徴候のうち他稿で触れられない徴候について解説する。

1 発熱

体温はその人固有のものであるので、普段から時々体温を測定しておくことが重要である。異常な徴候がみられるときには、最低1日2回、朝夕に体温を測定するように指導する。体温を脇下で測定する場合、汗を拭いてから測定すること、脇下をきっちり密着させること、麻痺側での測定や食後や入浴後の測定は避けるなど測定法についての基本的な事柄を指導しておく。

在宅医療では発熱はまず感染症の徴候と考える。特に「肺炎は老人の友」といわれるように、肺炎は在宅高齢者にとってかかりやすく、みつけにくく、命取りになる病気(死亡率は約20%といわれる)である。よく高齢者の肺炎は無熱肺炎といわれるが、本当に無熱の肺炎は数%しかなく、肺炎を起こした直

後では、ほとんどの高齢者は発熱している。

熱は高さよりも何日続いているかが大切で、発熱の程度は必ずしも病気の重症度とは比例しない。また、発熱に随伴する症状の評価が重要で、発熱がおさまってもなんとなく元気がないなど全身症状が改善しない場合は、感染などの原因疾患は改善していないと考える。

身体診察や検査の結果、感染が否定された場合は他の原因を考える。感染症以外の発熱には、腫瘍熱、脱水や外気温による発熱、膠原病に伴う発熱などがある。

2 浮腫

高齢者では水分を細胞内に貯える力が乏しく、心機能や腎機能の低下、低栄養、筋肉量の低下によって浮腫が出現しやすくなっている。一般的に高齢者にみられる足背だけの浮腫は、廃用症候群、低栄養などの複合的な要因によるものが多い。

浮腫の有無は通常、足背、下腿前面を10秒間押して、陥凹するかどうかで判断する。明らかな浮腫を認めた場合、浮腫が急に出現したのか、徐々に出現したのか、体位や時間による変動はないか、呼吸困難を伴っていないかなどを確認する。体重を測れる人は必ず測定し、尿量や尿の回数が減っていないかをチェックする。浮腫に伴って、下肢の熱感や疼痛がないかも観察する。

浮腫をみた場合、心臓、腎臓、肝臓、栄養障害、ホルモンなど内科的全身疾患の有無を評価することが重要である。通常浮腫に加えて呼吸困難がある場合は、心不全、呼吸不全、腎不全による症状を考える。左右差のある浮腫には注意が必要で、下肢の左右差のある浮腫では、片麻痺（完全麻痺）による浮腫、骨盤内腫瘍などによる骨盤内リンパのうっ滞などが考えられ、痛みや発熱を伴う場合は深部静脈血栓症を疑う。上肢の片側の浮腫では肺尖部の腫瘍や乳癌術後のリンパ性浮腫などを疑う。また、寝たきりの高齢者では、体幹や四肢の下側に浮腫が強く出現し、左右差を認めることがある。薬剤による浮腫もしばしば経験する。原因として、降圧薬の一部、消炎鎮痛薬、漢方の一部などが挙げられる。

3 起立・歩行困難、麻痺の診方

高齢者が急に起立歩行が困難になる理由は、肺炎や内臓疾患によって起立歩

行が困難となる場合、あるいは痛みや麻痺などのために起立歩行が困難となる場合などさまざまである。

急に立てなくなった、あるいは歩けなくなった場合、まず麻痺の有無を確認する。在宅医療ではCTなどの画像検査はできないので、神経疾患の診断において身体診察のはたす役割は大きい。在宅患者にはもとから麻痺や反射異常のある患者が多いので、初回訪問時に体系的に診察し、神経所見を正確に記録しておくと急変時に比較することができる。

左右どちらかの上下肢のみに麻痺が急激に出現した場合は、脳血管障害を強く疑う。四肢の軽い麻痺の疑いがあれば上下肢のBarre徴候をみる。意識障害を伴う場合は両手を持ち上げて落としたり、膝立てができるか、痛み刺激で四肢が動くかをみる。筋力の診方としては近位筋は上肢を左右に挙上し、上から押すことで三角筋の筋力をみて、下肢はしゃがみ立ちが可能ならしゃがみ立ちを行い、不可能なら臥位で膝を曲げた状態で検者の手を押させる。

麻痺など神経学的異常がみられないのに起立が困難な場合は、痛みや転倒の既往、発熱などの随伴症状の有無をチェックし、感染症など他の疾患の発生を考える。

4 やせ(体重減少)

先進国においても高齢者の多くが栄養不良状態にあり、在宅高齢者では30～50%が低栄養状態にあるといわれている。栄養状態が悪いと、免疫能の低下を招き、疾患に罹患しやすくなり、疾病の回復が遅延し、死亡率が高くなる。低栄養の患者を効率よくスクリーニングし、的確にアセスメントを行い、早期に予防的に介入することが重要である。

在宅医療においても身長・体重は可能な限り測定し、標準体重比あるいは体重減少率を計算しておくことは栄養評価の基本である(図1)。体重減少率が1ヵ月で5%、半年で10%以上の場合は明らかな異常であり、精密検査が必要である。

このような体重減少をみた場合、想定される疾患としては、悪性腫瘍、低栄養(嚥下障害や認知症も含む)、糖尿病、甲状腺機能亢進症、慢性炎症(膠原病、肺結核などの持続的感染症)、うつ病などによる食欲低下、呼吸不全、腎不全、心不全の終末期などが挙げられる。やせの原因として嚥下障害は頻度が高い疾患であり、嚥下障害のスクリーニング(空嚥下や唾液反復嚥下試験など)は初回アセスメントでルーチンに実施する。

$$\text{標準体重比} = [\text{測定体重} / \text{標準体重}] \times 100$$

%IBW	200	150	120	110	90	80	70%
病的肥満	重度肥満	肥満	過体重	標準体重	軽度低栄養	中等度低栄養	重度低栄養

$$\text{体重減少率(\%)} = \frac{\text{通常体重(kg)} - \text{測定時体重(kg)}}{\text{通常体重(kg)}} \times 100$$

図 I 標準体重比と体重減少率の計算法

明らかな原因疾患がない場合は、食事摂取量を調査し、食事や運動など生活全体をみて、体重減少の要因をアセスメントし、環境整備や適切な栄養処方を行う。

5 食思不振

食思不振は高齢者でしばしばみられる徴候で、感染症、がん、心不全、呼吸不全、消化器疾患、代謝異常などの内科的疾患だけでなく、薬剤や精神的要因、環境変化などさまざまな原因で出現する。はじめに在宅高齢者に高頻度に起こる肺炎や尿路感染など内科的疾患を想定して、随伴症状に注意しながらアセスメントする。同時にうつ病などの精神疾患や薬剤による症状を考える。高齢者のうつ病を疑う場合はGDS15などを用いて評価を行ってもよい。また高齢者では、薬の副作用によって食思不振をきたすことが多い。ジギタリスやテオフィリンなど心臓や呼吸に関する薬、NSAIDsやステロイドなどによる胃粘膜障害、SSRIとベンゾジアゼピン系の薬剤の併用、ビタミンD製剤による高カルシウム血症などにも注意を要する。

6 せん妄

基本的に、アルツハイマーなどの認知症はゆっくりと進行するため、家族が「急に呆けた」と訴える場合は認知症よりもせん妄を疑う(**表3**)。

せん妄は、①意識と注意の障害、②認知の全体的な障害、③精神運動障害、④睡眠・覚醒周期の障害、⑤急激な発症と症状経過の日内変動があること、⑥

表3 認知症とせん妄の違い

せん妄	認知症
急に発症	緩徐に発症
非進行性	進行性
短期間	長年月にわたり存在
意識の動揺	意識障害は稀
発症時刻を正確に知りうる	発症日は確かでない

臨床症状発現の原因と考えられる基礎疾患の存在を病歴や身体診察、臨床検査で確認すること、で診断される(ICD-10)。

せん妄を引き起こす要因にはさまざまなものがあるが、内科的な疾患としては、貧血、脱水、肺炎などの感染症、呼吸器疾患(低酸素血症、二酸化炭素蓄積)、ショック、内分泌疾患などが挙げられる。薬によるせん妄も多く、睡眠導入薬やマイナートランキライザー、H_2ブロッカーなどさまざまな薬剤が関与する。また、入院などの突然の環境の変化やそれによる不安、心因反応によりせん妄が発生することも多い。

7 呼吸困難

呼吸困難は、「呼吸運動に伴って生じる呼吸の不快感」のことで、心肺疾患の主要な症状であるが、貧血やホルモン異常、またしばしば心理的不安など他の原因によっても発生する。したがって急激な呼吸困難の発生をみた場合、心不全や呼吸不全の急性増悪、心筋梗塞や肺梗塞の発症など緊急度の判断が求められる。また、呼吸困難は患者の生活の質を落とす重要な症状であり、多くの呼吸器疾患患者のQOLの規定因子として最も重要であるのみならず、慢性呼吸不全に伴う非常に強い呼吸困難はそれだけで独立した予後因子といわれている。

呼吸困難は「息が吸いたりない」「呼吸がしにくい」「息がつまりそう、窒息しそう」「呼吸が速くて、追いつかない」「胸が締めつけられる」「ゼイゼイする」「大きい呼吸をしたくなる」「胸が痛くなるように苦しい」などいろいろな訴えで表現される。最近では呼吸困難という感覚は1つの感覚ではなく、少なくとも数種類以上の感覚が集まったものだと考えられている。一般的に、労作時に発生する呼吸困難は、心肺疾患や貧血などの徴候である。安静時に発生する呼吸困難は、不安や喘息、不整脈などが考えられる。特に、安静時に、「空気が足りない感じがする」、「大きい息をしたくなる」といった症状は心理的要

素の大きい症状であると考えられている。

身体診察では、眼瞼結膜で貧血の有無をチェックする。呼吸困難を自覚する場合は、安静時や労作時のSpO$_2$をチェックする。心臓の診察では、まず心尖拍動(apex beat)の触診を行い、その位置(左鎖骨中線と第5肋間の交点の内上方に触れるが、左方に偏位している場合は左室肥大を意味する)と広さ(心尖拍動の3cm以上の幅での触知は心不全)、性状［持続性(lift)の場合は心不全を疑う］を観察する。聴診では、III音の有無を重視する(心不全におけるIII音の感度16〜31％、特異度95〜100％)。呼吸音の聴診は、初回アセスメント時や急変時には、肺区域の聴診を行うつもりで実施する。前胸部上はS3、下は中葉や舌区、背部中央からやや上はS6、下はS9〜S10にあたり、肺尖部聴診は前胸部では鎖骨上で、後部では肩甲骨上部での聴取が必要で、S8は下肺野側面での聴診が必要である。また、左右交互に聴診し、左右の呼吸音を比較する習慣は重要である。在宅高齢者に多い誤嚥性肺炎の好発部位はS6、9、10(寝たきりの場合S2にも好発する。右側に多いが左側もあるので注意を要す)で、やはり可能な限り座位で背部を聴診する習慣が重要である。肺炎発症時は通常吸気早期から呼気性の断続性ラ音が増強して聴取され、回復期になると病変部位に吸気後期から断続性ラ音を聴取する。

8 排尿障害

膀胱に貯留している尿を体外に排除するのが排尿であるが、これが円滑に行われないことを排尿障害という。日常的には、①排尿困難、②尿閉、③頻尿、④尿失禁、の4つの症候を総称して排尿障害と呼ぶことが多い。

現在尿失禁患者は600万人を超えており、病院や高齢者施設の入所者では約半数に認められており、在宅医療においても同程度認められると推定される。在宅医療でしばしば経験されるのは、蓄尿期に膀胱が不随収縮を起こし、尿意切迫感を自覚する切迫性尿失禁である。原因としては神経因性の排尿筋過活動があり、基礎疾患として脳血管障害などの神経疾患や前立腺肥大がある。溢流性尿失禁は前立腺肥大や膀胱頸部硬化症などによる下部尿路通過障害による排尿障害、あるいは糖尿病、腰部椎間板ヘルニア、腰部脊柱管狭窄症、直腸癌や子宮癌の手術後などに起こる排尿筋低活動による排尿障害のために、常に残尿があり、膀胱内圧が尿道内圧を上回ったときに溢れ漏れるように尿が出てしまうタイプの尿失禁である。骨盤底筋群の脆弱化によって起こる腹圧性尿失禁は、一般女性にもよくみられるが、在宅医療でもしばしば経験する。通常1回

時　間	尿量 ml	尿意	尿　失　禁	備　　考
8：00	80	あり	少々	
8：50	60	あり		大便とともに排尿
10：10	50	あり		
11：00	60	あり		
12：00	不明			
			トイレにいくまでにすべて排尿し、下着を取り替えた	
……	……	……	……	……

図2　排尿日記の記入例

の失禁量は少ないので、パットの使用が有効で、骨盤底筋訓練や簡単な手術で改善する。また、ADL低下例や認知機能障害のある患者では、トイレに行く行為や動作の障害のために機能性尿失禁が認められる。尿失禁を起こす他の要因としては、尿路感染、多尿、薬剤（利尿薬、リスモダン® など）、心因性、身体運動障害、便秘、環境因子などが挙げられる。尿失禁や頻尿の原因の多くは、尿の回数、排尿時間、尿量、失禁量や失禁時の様子などの詳しい問診の聴取と排尿日誌の記載によって推定できる（図2）。

　在宅医療では排尿困難や尿閉もしばしば経験する。排尿困難には、排尿が円滑にスタートできないこと（hesitancy）、排尿に時間がかかること（protraction）、残尿（感）があること、尿線が弱いことなどが含まれるが、その極限の異常徴候は尿閉である。尿閉は意思疎通の可能な患者の場合は排尿困難感や下腹部の痛みを訴えるので診断に困ることはないが、意思疎通が困難な患者の場合は下腹部の異常な緊満と膨隆で気づかれる。排尿困難や尿閉は、前立腺肥大や神経因性膀胱が原因となることが多いが、薬剤による場合もある。

　通常の排尿障害の原因は単独の要因か多くても2つまでの要因によることが多いが、高齢者では多くの因子がかかわっていることが多く、高齢者の排尿障害では複数の要因がどのようにからんでいるかを明らかにする必要がある。通常、①問診、②身体診察、③尿検査、④血液検査、⑤排尿日誌、⑥腹部エコー検査、の組み合わせで、在宅医でも排尿障害の8割以上は診断可能である。

9 排便障害

排便障害には、排便困難と蓄便困難があり、在宅医療で主として問題になるのは便秘と便失禁、下痢である。

便秘は60歳以上の70％の人にみられ、女性では85％にみられる。寝たきり高齢者の便秘の発生頻度は不明だが、便秘はADLが低下し、寝たきりになるほど出現頻度が増加する。

便秘には、大蠕動が低下し、便の通過時間が遅延し、水分の過吸収をきたすことによって発生する弛緩性便秘、便が直腸まで正常に輸送されているが、便意をもよおさず排便できない直腸性便秘、腸管の運動を司る自律神経の機能異常によって大腸の痙攣性収縮が起こり、便の輸送が障害される痙攣性便秘の3つに大別されるが、在宅医療では前2者が多い。

一方、便失禁の頻度は全人口の1～2％程度であり、半数以上が女性で、1/3が高齢者であるといわれており、在宅医療においては、脳卒中後遺症の前頭葉障害、広範な両側障害、認知症、意識障害のあるケースなどに多くみられる。便失禁は頻度こそ少ないが、患者に与える心理的社会的なダメージは大きく非常に重要な問題である。便失禁は、お腹に力が入ったときに出てしまう腹圧性便失禁、下痢などで急激に便意をもよおしたとき我慢できずに出る切迫性便失禁、もともと便秘があるために、たくさん溜まった状態のときに便が溢れ出す溢流性便失禁、トイレの場所がわからない、歩けないために漏れる機能性便失禁に大別される。

身体診察では、腹部の触診で腹壁の弛緩をみれば弛緩性便秘を疑う。聴診で腸蠕動の亢進を認める場合は腸の通過障害を疑う。腫瘤の触知は大腸癌などの器質的疾患、痙攣性便秘による宿便などを疑う。直腸指診では、直腸性便秘の原因となる痔核や痔瘻などの肛門病変や直腸癌の存在を確認できる。また、直腸内に大量の糞便が残存している場合は直腸性便秘を、直腸が拡張している場合は弛緩性便秘を疑う。また、直腸診では、便の有無や性状、腫瘤や肛門病変の有無を診る以外にも、肛門を締めさせて肛門のトーヌスをチェックし、外肛門括約筋の緊張や随意収縮力をみる。神経学的診察では肛門周囲の知覚(S3-5)をチェックする。またこの肛門周囲の皮膚を刺激することによって、外肛門括約筋が収縮する反射(肛門反射)をみることで、この部位の反射弓をチェックできる。

おわりに

　在宅医は症状が非特異的であり、異常所見に乏しい高齢者やあらゆる疾患の end of life stage の患者を対象としている。しかも、在宅医は十分な検査を行えない居宅という非医療的環境の中で、的確な医学的アセスメントを行い、臨床判断を行わなければならない。在宅医には、これら在宅対象者の common disease とその臨床的課題に精通し、正しい臨床判断ができる高度なサイエンスが求められる。

(平原佐斗司)

7. 痛みの捉え方と処置
身体とこころと暮らしを総合的に診る

はじめに

痛みは全人的なものであり、それを診る視点も総合的でなくてはならない。在宅患者の痛みを診るということは、そういう意味でむしろ利点が多い。そこでは患者の身体ばかりでなく、生活者としてのこころと暮らしを総合的に診るチャンスが広がっている。そのような視点に立つと、単純な加齢に伴う変性による痛みにもいろいろな意味があることがわかり、従来の医学の生物化学的な診断、治療モデルでは捉え切れない痛み、しかも長期化、複雑化した痛みに対する理解をも深められる。痛みをもったがん患者が必要としているのも鎮痛技術だけでなく、総合的な視点に立った在宅ケアである。

I. 良性疾患の痛み

1 急性痛

在宅患者であっても新たな急性痛の発症に対しては敏速な対応が求められる。急性痛の原因としては外傷、感染、炎症、慢性疾患の再燃などが考えられ、それらを考慮に入れた正しい診断と治療が必要であり、場合によっては入院治療が必要である。この場合、治療の目標は、疼痛の除去だけでなく原因疾患の治療である。かかりつけ医の役割はそれと併行して本人と家族の不安の軽減を図り、機能の温存や患者の意思の尊重などにつき病院医師に情報提供を行うことである。

2 慢性痛

在宅には慢性痛を抱えている患者が多い。その種類としては次のようなものが挙げられる。

①痛みのもととなっている疾患が治癒したあとにも持続する痛み(帯状疱疹

後神経痛、脳卒中後の疼痛症候群など)
　②もとの疾患が慢性化して起きている痛み(関節リウマチ、糖尿病性ニューロパチー、変形性膝関節症など)
　③非体性痛(仮面うつ病、心因性疼痛など)
　④原因疾患がわからない痛み

　痛みは主観的でその人のみの情動的体験である。したがってその評価の出発点はあくまでもその人自身の訴えであり、それに注意深く耳を傾けなくてはならない。それに加えて痛みの持続、強さ、性質、増強因子、軽快因子などに着目する。さらに、理学的所見ばかりでなく心理的、社会的因子にも目を向けることが重要である。

1）「障害」としての痛み ── 生活のサポート

　慢性痛の治療目標は、第一には少しでも痛みを軽減しようとすることであるが、完全に痛みを除去できないことも少なくない。そうした場合の目標は、「障害」としての痛みとの共存を図ることである。痛みを絶対的に除去しようとするのではなく痛みを「障害」と捉え、障害をもっていても地域や家庭で残存機能を生かしその人らしく暮らせるよう援助することである。

> 【症例1】　83歳、女性。
> 　転倒し背部を打撲し体動困難となって入院した。胸椎の圧迫骨折である。2ヵ月後、まだ痛みが強く歩行困難な状態であったが退院を迫られた。ひとり暮らしでもあり日常生活もままならず疼痛治療を求めて相談があった。

　対策：このような痛みは保温、マッサージなど保存的治療を加えながら回復を待つ、というのが基本である。長期にわたるため非ステロイド抗炎症薬(NSAIDs)は使わない方がよい。しかし、ひとり暮らしを支えなくてはならない。ヘルパー、訪問看護、訪問リハビリテーションをコーディネートし、栄養、清潔、段階的なリハビリテーションに留意しつつ生活の基本のサポートを行った。

2）慢性変性疾患の治療

　筋骨格系の老化、変性による慢性の痛みを訴える患者は多い。骨粗鬆症、変形性脊椎症、変形性股・膝関節症などである。これらに対しては一律に湿布、

NSAIDs を処方するというだけの対応では不十分である。

a. NSAIDs

関節の炎症を伴った痛みには有効であるが、筋や腱、腱と骨付着部などの痛み、血行障害に付随した痛みにはあまり効かないし長期使用すべきでない。

b. 関節注入

急性の膝関節や肩関節の炎症性疼痛には有効であり、清潔に注意しさえすれば在宅でも可能である。

c. 理学的治療

動作や寒冷によって強くなる痛みは組織の硬化、循環障害、筋や腱への過負荷によることが多く、温熱療法、マッサージ、ストレッチなどが有効である。

d. 生活環境の改善

これらの痛みは繰り返し起きることが多い。加齢に伴う運動機能の低下が関節拘縮や筋萎縮を付随しながら疼痛をもたらすことが多い。したがって、その背景にも注意を向け指導することが大事である。例えば、変形性関節症の患者にとってベッドやトイレの改善は重要である。運動不足、寒く日当たりの悪い居室、不良な排泄、入浴の条件、肥満、逆に栄養失調などにも留意が必要である。骨粗鬆症の高齢者には栄養の偏りが顕著にみられることが多い。在宅患者は早期から ADL(日常生活動作)の評価を行いそのライフスタイルの改善、予防策を立てることが痛みの予防、治療にとっても重要である。

3) 精神的、社会的サポート

慢性痛は身体的原因のみで成り立っていることは少なく、ほとんどがなんらかの心理的、社会的背景をもっている。

【症例 2】 84 歳、女性。
　元来高血圧と狭心症をもっていたが、特定の時期になると決まって胸部痛を訴えた。調べてみると、それは田植え、稲刈りの農繁期の直前時期に重なっており、その時期になると家が空になるので近くの施設にショートステイに出されるのであった。その寂しさと、その間もし発作が起きたらどうしようという不安が高じて胸部痛をきたすのであった。

対策：ショートステイ先の看護者と連携をとり、何かあったらすぐ受診できる態勢をとった。

【症例3】 77歳、男性。
3ヵ月前から持続的な側腹部痛を訴えていたがこれといった理学的所見はなかった。同時に慢性的な肩凝り、頭痛、睡眠障害もあり、うつ的傾向が明らかであった。聞くと、隣接した長男の嫁が子どもを連れて実家に帰ってしまっていた。その孫をたいそう可愛がっていた彼は、すっかり張り合いをなくし臥せってしまったのである。

対策：抗うつ薬の投与、息子に相談して孫と会える時間をとってもらうようにした。

在宅患者だけでなく、その介護者にも同様のことがある。

【症例4】 72歳、女性。
慢性的な腰痛が次第に増悪して来院。脊椎管狭窄症が認められたが、それ以上に問題と思われたのはその家庭背景である。彼女は重度障害となった夫を6年間1人で介護していた。夫はひがみが強く口うるさく、浮気の疑心暗鬼も手伝って片時も妻を離そうとしなかった。彼女もやはりうつ的傾向が強かった。

対策：神経ブロック治療、抗うつ薬の投与、夫を近くのデイケア診療所に紹介して週5回通ってもらった。

【症例5】 51歳、女性。
慢性の頭痛、頸部痛、不安感情、動悸などを主訴として来院した。聞くと、高齢で認知症を伴った姑を長年介護しているという。

対策：若干の向精神薬を投与し、痛みの強いときには神経ブロック治療も併用した。徐々に軽快はしていたが、劇的に改善したのは、それまで理解が浅かった義理の妹が介護の大変さをわかってくれて、姑を毎週末預かってくれるようになってからである。

4）難治疼痛

長期にわたって特殊な痛みを抱えている患者がいる。例えば帯状疱疹後神経痛、脳卒中後疼痛症候群、糖尿病性ニューロパチーなどである。このような痛みは通常、特に在宅では治療が困難であると思われている。しかし、痛む部位だけに着目してなんとか痛みを治療できないかと考えるのではなく、よりよい療養環境を整えて1日1日をできるだけ安心して過ごしてもらう、という観点で考えると案外良好なコントロールが得られる。こうした痛みの理解、ケアには、痛む人をトータルにみる視点が不可欠である。その人のおかれている家庭、社会環境、生育歴、価値観、心理、治療歴などを知ること、その中で何が痛むつらさを増強してきたのか、疼痛を慢性化させてきたのかを考えることが必要である。また、長期に痛みを抱えてきた人はほとんどがうつ傾向をもっていて、それがまた新たな身体症状(全身倦怠感、夜間浅眠または早朝覚醒、頭痛、喉頭違和感など)を引き起こしている。

心身医学的治療として「受容」「共感」「支持」からなる簡易精神療法は身につけておくべきである。それによって初めて患者との間にラポール(親密な関係)が形成される。難治疼痛患者にとっては、このようなラポールの形成過程そのものが治癒の過程になる。話を聴いてくれる、つらさに気づいてくれる、うなずいてくれる、こうした体験こそ患者が求めていることであり、多くの患者はここで深い癒しを経験する。

これを出発点として、いくつかの治療が組み合わせられる。向精神薬として抗うつ薬、マイナートランキライザーは不可欠である。こうした患者には星状神経節ブロックも有効である。星状神経節ブロックは単に頭頸部の緊張性疼痛を軽減するばかりでなく、ホメオスタシスの回復を通してより深い心身の癒し効果をもつ。なお、このような難治疼痛に対してペンタジン®、モルヒネなどは使わない方がよい。

II. 悪性疾患の痛み

1 在宅がん患者の痛み

がんの痛みを抱えながらも、自らの希望で、あるいは病院側の都合で在宅療養している患者が増えている。従来、進行がんの患者が痛みを抱えたまま退院

するということはあまりなかったが、医療を巡る情勢もだいぶ変化してきている。在宅にあっては医療者側ががん患者の苦痛に対していかにきちんと受け止めるかが特に重要である。

痛みの訴えは神経生理学的なものによるばかりではなく、むしろ精神的、社会的、スピリチュアルな条件により左右されるのであり、その意味でストレスのない十分安定した療養環境が整っていれば自宅の方が痛みの訴えも、そのもとにある不安もずっと軽い。治療条件が同じなのに自宅に帰っただけで痛みが軽減するということは珍しいことではない。逆に、病状の変化に対する不安、これまでの医療に対する不信、家族との不安定な状態、つらさを聞いてもらえないこと、死への恐怖、このような条件の中では痛みはより一層強くなる。特に在宅にあっては実際の痛みに苦しむより「もし家にいて強い痛みが出てきたらどうしよう」という不安に本人・家族とも苦しむことが多い。したがって在宅にあっては安心感の提供こそがまず優先されねばならず、それが疼痛の閾値に大きく影響する。

1）在宅での鎮痛技術の基本

a. 在宅での基本的な鎮痛技術

①内服薬

　　消炎鎮痛薬　　⟶　弱オピオイド　⟶　強オピオイド
　　ロキソニン®　　　　レペタン®水剤　　MSコンチン®
　　ナボールSR®など　ペンタジン®　　　カディアン®

②坐剤

　　消炎鎮痛薬　　⟶　弱オピオイド　⟶　強オピオイド
　　バキソ®坐剤　　　　レペタン®坐剤　　アンペック®坐剤
　　ボルタレン®坐剤など

③持続静注、持続皮下注

　　塩酸モルヒネ単独あるいは
　　塩酸モルヒネ＋トランキライザー（コントミン®、セルシン®など）

④神経ブロック

　　硬膜外ブロック

⑤針灸、マッサージ、シーネ固定など

まず内服薬で対処する。消炎鎮痛薬は強度、持続時間、抗炎症作用の程度によって数種類を使い分ける。それで不十分であれば次にオピオイドを使う。レペタン®を水溶液として1日量0.2〜2.0 mg使うことがある。モルヒネに比べ

て副作用が少ないことをねらいとしている。モルヒネを使うときはちょうどよい1日量を決めるのが難しいことが多い。塩酸モルヒネの水溶液で滴定していくことが勧められているが、煩雑でありMSコンチン®でスタートしてもかまわない。少量からスタートして副作用に留意しながら満足いくレベルまでなるべく早くもっていく。内服が困難になったときには、同じ成分の内服薬から坐剤に切り替える。内服薬の3割減くらいからスタートするとよい。このように使った場合呼吸抑制はまったく心配しなくてよい。

内服困難で、体動もほぼベッド上に限られてきたような時期には、塩酸モルヒネなどの持続注入が在宅でも十分行える。静脈路が確保されていれば持続静注、そうでなければ持続皮下注を行う。①〜③を上手に使えれば8割の痛みに対処できるといってよい。これらはある程度の知識と経験があれば専門家でなくても十分可能である。WHO基準に則ったモルヒネの使用に習熟することは在宅療養するがん患者の診療に不可欠である。

2) 各治療法の特徴、問題点

a. 鎮痛薬

鎮痛薬の投与がペインコントロールの柱である。WHO方式を基本にして考える。WHO方式の特徴は、鎮痛薬を、内服で、効力の順に段階的に、時間を決めて規則的に投与するということである。モルヒネの内服投与を中心に据えた本法はわが国でもかなり普及しつつあるが、まだまだ多くの無理解に基づく誤用がみられる。それらのいくつかを取りあげたい。

①がん患者の痛みをすべてがん性疼痛とみなしモルヒネを投与すること：後記するようにがん患者の痛みでもがんに由来しない痛みがある。最近でも、放射線障害による鼻の潰瘍による痛みや胃癌患者の良性の背部痛に最初からモルヒネが投与されていた例があったが、いずれも消炎鎮痛薬からスタートすべきである。

②内服できるのに坐剤を投与すること：WHO方式の大事な原則は、なるべく簡便なルートで、という点である。内服できるのに坐剤を投与したり、または内服と坐剤を無原則に併用してはいけない。

③増量の仕方の誤り：効果不十分の場合増量するのは当然であるが、その方法が間違っていることが多い。MSコンチン®を1回量が不十分なのに回数を1日3回、4回と増やしているのをよくみかける。MSコンチン®の持続時間は10〜12時間であるから、そういう場合は1回量を増やすべきである。1回量が十分なのに次回内服前に痛みが出てしまう、という場合にのみ回数を3回

にしてかまわない。

④モルヒネの効きにくい痛みに対しての無理解：神経因性疼痛や腹満苦などモルヒネが効きにくい痛みがある。それに対して他の治療を検討しないでモルヒネをどんどん増やすのは間違いである。また、末期の意識混迷、不穏行動の時期に痛がっていると誤解してモルヒネを使うのも間違いである。セニラン®坐剤などトランキライザーの方がよい。

b. 持続注入法

持続静注法、持続皮下注とも薬剤の血中濃度を一定に維持でき、方法も簡便で在宅でも容易に行えるという意味では優れた方法である。現在、小型軽量簡便なディスポーザブルポンプが出て在宅での持続皮下注が容易になった。

モルヒネ単独もしくはモルヒネ＋向精神薬（セルシン®、コントミン®など）の持続注入で、痛みだけでなく肺癌末期の呼吸困難や痛みを伴った末期の混迷状態のコントロールが可能である。内服から変更する場合には1/2量でスタートするとよい。

c. 副作用対策

副作用対策は重要で、それに失敗すると治療そのものが困難になる。そのためには患者、家族と十分コミュニケーションをとり即座に対策がとれるようにしておくことが必要である。特に導入初期には頻繁な診察、連絡が必要である。モルヒネの副作用は便秘、吐き気、眠気と決まっているので、その対策を自信をもって行えるようにマニュアルを作成しておくとよい。

便秘は必ず出ると考えてあらかじめ緩下剤を処方しておく。吐き気、眠気は耐性がつく3～7日で消えることが多いので患者への説明が大事である。

3) 在宅でのペインコントロールの基本問題

在宅においてはいろいろな面での制約があり、十分な疼痛治療ができないように考えられがちであるが、いくつかの条件が整いさえすれば大部分の痛みに対処できる。それは次のような諸点である。

①医師、訪問看護師が冷静かつ客観的な痛みのアセスメント能力をもつこと。
②医師がある程度の疼痛治療の知識と経験をもっていること。
③患者と医師との間で頻繁かつきめ細かい連携がとれていること。
④できればペインクリニック医の協力が得られること。

これらの問題はおそらく今現在、多くの医師、訪問看護師が困難と感じていることであり、現実にはそれぞれのケアチームの力量に応じた対応をせざるを

V-7.痛みの捉え方と処置

得ないであろう。その力量の段階としては次のように考える。

①消炎鎮痛薬の使用まででオピオイドは使えない。
②弱オピオイドは使えるが強オピオイドは使えない。
③副作用対策も含めて内服薬、坐剤とも強オピオイドが使える。
④モルヒネの持続注入法や鎮痛補助薬の使用もできる。

できるだけ上の段階を目指して頂きたいが、それでも無理と感じた場合は、十分な緩和ケアが期待できる医師との連携、病院への入院をためらってはいけない。

4）がん患者の痛みの分類

がん患者の2/3がその経過中になんらかの痛みを経験する。私はそれを臨床的に次のように分類している。それぞれに対して在宅療養を前提とした治療を概説する。

a. 胃癌など消化器癌の増大、腹腔内転移による痛み

消化器癌が進行した場合、周辺の臓器を巻き込み、あるいは癌性腹膜炎となり腹部の痛みをきたす。また胃癌、膵臓癌などがその背部にある神経叢を刺激して強い腹部痛をきたす。また肝癌や肝転移により腹水の増大をみたときには特有の腹痛、腹満苦をきたす。

一般的にはモルヒネの内服薬、坐剤の使用で相当程度のコントロールが可能である。末期状態においては、レペタン®またはモルヒネの持続皮下注、持続静注法がよい。しかし、癌性腹膜炎や肝不全などによる腹満苦に対しては効果不十分のことが多く難渋することが多い。

b. 骨浸潤、または骨への遠隔転移による痛み（脊椎転移を除く）

肺癌、乳癌、前立腺癌などは骨転移しやすい。この場合原発巣からくる症状より骨転移による痛みが主要な問題になることも少なくない。但し、それが脊椎への転移の場合、さらに「神経への浸潤による痛み」（後述）に示す神経因性疼痛として別の問題となる。

痛みの程度に応じてNSAIDs→ペンタジン®内服薬→モルヒネ内服薬を段階的に、時に組み合わせて使う。これでほぼコントロール可能である。内服困難になればやはり痛みの程度に応じてNSAIDsの坐剤→レペタン®坐剤→アンペック®坐剤を使う。骨破壊とそれに伴う痛みの程度が強い場合、条件次第では放射線治療が適応となる。

c. 神経への浸潤による痛み

肺癌が腕神経叢を刺激して起こる痛みや直腸癌が仙骨神経叢を刺激して起こ

る痛み、脊椎転移からくる神経痛は神経因性疼痛として別格の診断、治療を要することが多い。三叉神経や仙骨神経への放射線治療に起因する痛みもこの仲間であり後述の「がん治療による医原的痛み」と重なる。

神経因性疼痛は灼熱感や電撃痛を伴うことが多く、あまりモルヒネに反応しないこともあり治療に苦労する。それを知らずやみくもにモルヒネを増量してはならない。鎮痛補助薬としてステロイド、抗痙攣薬、抗うつ薬、抗不安薬が挙げられているが、これらを使いこなすのは大変である。しかし、まずステロイドは試してみる価値はある。神経ブロックも使える。局所麻酔剤の使用によって神経の異常興奮を低下させ、かなり楽にすることができる。硬膜外にカテーテルを入れて持続注入することで在宅でのコントロールも可能である。しかし経験上、長期使用が難しく、単独では完全除痛は無理といった限界もある。放射線治療や交感神経ブロックが適応になることもある。

d. 上記を除く腫瘍の原発巣または転移部位での局所浸潤による痛み

皮膚や頸部リンパ節などへの局所的な転移による痛みである。部位にもよるが概ね NSAIDs またはモルヒネの内服投与でコントロール可能である。頭、首、顔の痛みの場合は特殊な配慮が必要である。痛み自体のうっとうしさが他の部位とまったく違うというほかに、食べられない、話せない、寝返りがうてないなどの基本的な ADL 障害を伴っていることが多く、臀部に限った痛みもその程度によっては座位や歩行を妨げ不快なものである。その場合には精神的障害、主にうつ傾向をもつことが少なくない。向精神薬の投与のほかに積極的な看護介入が求められる。

e. がん治療による医原的痛み

肺癌に対する開胸術後の疼痛症候群、術創やドレーン跡の痛み、骨盤部の広範囲郭清による仙骨神経障害、放射線治療の副作用としての痛み、ストーマの管理不十分による痛みなどである。

これらのうち神経因性疼痛は「神経への浸潤による痛み」で述べたと同じように対処する。またこれらを訴えてくる患者はそれまでの医療に対する不信をもっていることが多く、その点のケアも重要である。新たな信頼関係の構築によって痛みの訴えが減ずることも少なくない。放射線治療後の医原的疼痛に対しても、神経への浸潤/腫瘍の原発巣または転移部位の局所浸潤による痛みに準じた疼痛治療と、合併することの多い機能障害に対するケアとが必要である。

f. その他の痛み

がん自体による痛みではないが、がん患者によくみられる痛みとして、褥瘡

の痛み、帯状疱疹の痛み、口内炎、寝たきりに伴う腰背部痛、うつ状態に伴う頭頸部痛などがある。

5) 痛みの治療とチームケア

　痛みのケアは本人の訴えをもとにしたチームケアが必須だが、在宅にあってはその重要性がさらに増す。介護家族を含めかかわる者すべてが緊密な連携をとり、痛みが強いとき、不安が強いとき、副作用が出たときなどにはすかさず対応できる態勢をつくらねばならない。痛みを抱えた患者、家族は家にあっては常にさまざまな不安の中にいる。痛みの治療に関しても「痛みがとれない」「いびきをかいて寝てしまった」「薬が飲めなくなってきた」「便秘で苦しい」「大声でわめいている」といった問題が日々起こりその都度患者家族は大きな不安を抱き、時には一家でパニックになってしまう。このような事態に即応できるケアチームが必要である。医師や看護師の定期的な訪問、電話連絡が安心感をもたらす。

　在宅患者に対しては継続的できめの細かいチームアプローチがあって初めてペインコントロールが可能になる。

6) ペインコントロールとインフォームド・コンセント

　ペインコントロールには適切なインフォームド・コンセント(IC)が不可欠である。患者が自分の病名、病状、治療方針、今後の見通しなどについて十分理解していないとそれは却って不安、恐怖の原因となる。そのような中では患者は以下のように感じ、反応する。

①痛みの理由の説明がつかず、納得できない。
②どれほど痛みが強くなるのかわからず、常に過大に予測し恐れる。
③痛みを訴えていいものかと遠慮し、我慢する。
④痛みをとる方法があるということを知らない。
⑤痛み治療の内容も知らされず、恐怖感、嫌悪感を抱く。
⑥治療の副作用を恐れ、もし出た場合には治療自体を拒否する。

　どんなに立派な治療マニュアルがあっても、それを実際行うにあたっては、患者自身の理解と納得がないと円滑に進まない。ましてや医療者や薬に対する不信感があればとても困難である。患者自身が十分な情報を得て病状を理解し、納得して治療を受けることが必要である。このことは、在宅ケアにおいては次のような条件がつけ加わることによりさらに重要性を増す。

①本人、家族とも痛みが急に強くなったらどうしようという不安をもっている。
②薬の効果不十分、副作用や思いがけないことの出現に対してすぐ対処できない。
③玉石混じったさまざまな情報にさらされている。
④痛み治療の日々の実行者が患者、家族である。
⑤在宅を選択する人は医療処置全般に懐疑的、否定的な傾向が強い。

　患者自身が自ら治療の主人公としての自覚をもち、それを医療者が絶えずサポートする関係をつくらねばならない。そのためには以下のような点に留意しなくてはならない。
①導入時点で十分な説明を行い、いくつかの選択肢の中から患者自身の考え方や暮らし方に応じた治療法を選んでいくこと。
②どんなことでも心配な点があればいつでも質問できる、答えてもらえる、という信頼関係をつくること。
③患者の質問にすぐ正しく答えられる知識をチームとしてもっていること。

(小笠原一夫)

8. 発熱の捉え方と処置

はじめに

発熱は日常診療において最も遭遇することの多い症候の1つである。また急に発症することも多く、渡部らによれば訪問看護師が受けた緊急電話相談内容の22%が発熱で[1]、太田らによれば医師の緊急往診理由の38%が発熱であったことが報告されており[2]、患者の家族にとっても発熱は対処に困る症候といえるだろう。高齢者の発熱は、判断を間違うと重篤になり、場合によっては生死にかかわる可能性がある。本稿では在宅医療という観点から、その原因の大部分を占める感染症による発熱に焦点を当て、その特徴および対処の方法を述べたい。

I. 発熱の原因 (表1)

高齢者における発熱の原因はさまざまであるが、そのうち約7割、原因不明の発熱を除くと9割以上が感染症である[3]。中でも呼吸器感染症が最も多く、次に頻度の高い尿路感染症と合わせると50%以上の比率になる。在宅高齢者の発熱をみた場合は感染症をまず考える必要がある。

II. 高齢者の感染症の特徴

高齢者は、①基礎疾患の存在、②侵襲的医療行為、③低栄養状態、④免疫機能の低下、⑤生理機能の低下、などが組み合わさって、感染症のリスクが高い状態になっている。しかも症状が非特異的で発症に気づきにくいことが多い。微熱や時に平熱であっても重篤な病態が隠れていることがある。食欲がない、なんとなくいつも違うなど、一見感染症と思われない症状であっても注意が必要である。また発熱の原因は一過性のものであっても、二次的に筋力の低下や廃用性萎縮を生じる可能性が高く、解熱後も経過観察を怠ってはならない。

表1　高齢者における発熱の原因疾患

原因疾患	症例数(件)	%
呼吸器感染症	381	34.5
肺炎	108	9.8
気管支炎	100	9.0
上気道炎	92	9.0
インフルエンザ	68	6.2
胸膜炎	13	1.2
尿路感染症	263	23.8
その他の感染症	135	12.2
敗血症	63	5.7
褥瘡	35	3.2
感染性腸炎	16	1.4
肝胆道系感染症	11	1.0
蜂窩織炎	5	0.5
帯状疱疹	2	0.2
皮膚膿瘍	2	0.2
腹膜炎	1	0.1
その他の疾患	29	2.6
悪性腫瘍	16	1.4
自己免疫疾患	3	0.3
その他	10	0.9
薬剤性		
中枢性		
精神疾患(うつ病など)		
環境因(うつ熱、熱中症など)		
原因不明	297	26.9
合計	1105	100.0

(文献3)より一部改変)

I 高齢者の感染症の特徴

- 発熱の程度が低い：微熱でも注意が必要。
- 疾患特異的な症状が現れにくい。
    - 例)肺炎では咳、痰、呼吸困難などの呼吸器症状が現れにくい。
- 非特異的な症状のみの場合がある。
    - 食欲低下
    - 意識障害
    - せん妄

失禁
離床頻度の低下
全身状態の悪化(なんとなく元気がない、いつもと違う)
ADL の低下(普段できていたことができない)

2 高齢者の易感染性の背景因子

- 基礎疾患
  脳血管障害
  心疾患
  高血圧
  糖尿病
  胆石
  前立腺肥大
- 医療行為
  尿道カテーテル
  手術
  中心静脈ライン
  気管切開
  胃瘻
- 低栄養状態
- 免疫機能の低下
- 生理機能の低下
  嚥下反射の低下
  咳反射の低下
  排尿障害

III. 体温の測定

体温は日本では脇窩で測定するのが一般的である(脇窩温)。脇窩温は口腔温より 0.2〜0.4℃、直腸温より 0.4〜0.8℃低い。脇窩温測定前には、汗をよく拭いて測定する。一般に 37.0〜37.9℃を微熱、38.5℃以上を高熱とする場合が多い。

IV. 重症度の評価

発熱患者をみた際に在宅医療で最も重要なことは、経過観察でよいのか、すぐにでも病院を受診させる状態なのかといった判断である。

まずはバイタルサインをチェックする。バイタルサインに変化がある場合は、原則として入院の適応であるため、すぐに病院を受診させる。尿量低下などの脱水が疑われる場合も入院の適応となる場合が多い。また病歴聴取と全身の診察を行って、感染の局所所見がないか評価する。

発熱があってもバイタルサインに変化がなく、全身状態がよいと判断した場合には数日様子をみてもよいが、水分補給をしっかり行い、衣服、寝具、室温に注意して体温調節を行う。3日以上発熱が続くとき、症状に変化があったときは再評価を行い、必要があれば医師の診察を勧める。

1）発熱をみた際の主なチェックポイント

- 体温の測定
- 意識障害の有無
- バイタルサイン：血圧、脈拍、呼吸数
- 酸素飽和度（パルスオキシメーターによる測定）
- 尿量、尿回数
- 症状
  頭痛、咳、痰、咽頭痛、呼吸困難、腹痛、下痢、皮疹、局所の疼痛、腫脹、嘔吐。
- 所見：咽頭、リンパ節、呼吸音、腹部所見、皮疹、関節痛など。

V. 検査

　高齢者の発熱は若年者と比較すると細菌感染症が占める割合が多いことから、抗生剤が使用されることが多い。抗生剤は抗菌スペクトラムの広い新世代のものが使用されることが多いが、耐性菌増加防止のためにも、まず感染源を同定するのはもちろんのこと、できる限り起因菌を同定して、適切な抗生剤を選択することが望ましい。そのためには発熱患者をみた際には必要に応じて採血、検尿を施行し、白血球数、CRP、血沈、尿比重、尿中白血球数を検査する。高齢者では感染症があっても白血球数は正常から軽度上昇に留まることが多いため、白血球分画も検査し核の左方移動（桿状好中球の増加）を必ずみる。痰が採取できる場合はグラム染色および培養検査を行う。必要があれば血液培養も同時に行う。

　ここで注意しておきたいのは、各種培養で同定された菌が必ずしも起因菌とは限らないということである。皮膚、口腔、鼻咽腔、腸管、腟などには一定の寄生微生物が正常細菌叢を形成しており、外界由来の病原微生物の侵入を防ぐ役割をはたしている。培養検査で常在している定着菌が検出されても必ずしも

感染症を起こしているとは限らない。また抗生剤を長期間使用すれば正常細菌叢に変化が起こり、その抗生剤に耐性をもつ菌が残る。これを菌交代現象というが、定着菌と同様に必ずしも感染症を起こしているとは限らない。培養の結果を解釈する場合には、検出された菌が感染症を起こす能力があるか、臨床的に感染症を起こしている所見があるか、グラム染色などの他の検査結果と一致するか、といったことを総合的に判断することが重要である。検出された菌が感染症の起因菌でないと判断した場合には、抗生剤治療は行わない。

1) 発熱をみた際に行うべき検査

- 喀痰グラム染色、喀痰培養
- 血液検査(白血球数、CRP、血沈)
- 尿検査

表2 訪問の際に準備しておきたいもの

体温計
血圧計
パルスオキシメーター
聴診器
ペンライト
舌圧子
採血セット
尿テストテープ
検尿用スピッツ

Ⅳ、Ⅴで述べたような身体診察や検査をいつでも行えるように、訪問の際には**表2**のものは常備しておくとよい。

VI. 発熱に対する処置

発熱が38.5℃を超えないような場合には、全身状態が良好であれば必ずしも体温を下げる必要はない。高熱あるいは苦痛が強いようであれば、局所の冷却を行い、解熱剤を使用する。局所の冷却は太い血管の走行している腋窩や鼠径部を中心に行うとよい。額の冷却は体温冷却には意味がないが、患者の苦痛が和らぐようであれば行ってもよい。解熱剤の使用は基礎疾患を考慮し、副作用に注意して選択し、定期的投与は避け頓服を基本とする。

1 解熱剤の種類と特徴

解熱剤として一般的に使用されている薬剤には大きく分けて非ステロイド性抗炎症薬(NSAIDs)とアセトアミノフェンがある。NSAIDs は強い効果が期待できるが、副作用も強いため、在宅で使用する場合にはアセトアミノフェンを第一選択とするとよい。また坐剤は急激な体温低下や血圧低下をきたす可能

性もあるため、可能な限り経口投与を基本とする。

1) 非ステロイド性抗炎症薬(NSAIDs)

ステロイド以外で抗炎症作用をもつ薬物の総称で、抗炎症作用と解熱鎮痛作用を併せ持つ。

副作用で最も多いものは胃腸障害(3〜15%)である。一般にジクロフェナクナトリウム(ボルタレン®)よりロキソプロフェン(ロキソニン®)のようなプロドラック(注：吸収前は活性がなく、体内で代謝をうけて活性をもつ薬物)の方が副作用が少ない。またジクロフェナクナトリウム(ボルタレン® のようなアリール酢酸系よりもロキソプロフェンロキソニン)、イブプロフェン(ブルフェン®)などのプロピオン酸系の方が比較的副作用が少ないとされている。

次に多い副作用は腎障害、肝障害である。したがって腎機能障害、肝機能障害のある患者ではアセトアミノフェンを選択するか、使用する場合には投与量、投与間隔に注意し、慎重に投与する必要がある。

気管支喘息のある患者では、発作を誘発する(いわゆるアスピリン喘息)可能性がある。この場合アスピリンのみでなく、すべてのNSAIDsおよびアセトアミノフェンが禁忌となる。但し以前にも投薬されており、発作を起こしていないことが確認できれば使用してもよい。ニューキノロン系抗生剤の投与を受けている患者では、NSAIDsとの併用で痙攣を起こすことが報告されているので、メフェナム酸(ポンタール®)を選択する。

2) アセトアミノフェン

アセトアミノフェンには抗炎症作用はなく、NSAIDsと比較して解熱鎮痛作用はやや弱いが、安全性の高い薬であるのが特徴であり、リスクの高い高齢者では第一選択として用いられるべきである。主な副作用には肝機能障害が挙げられる。

その他、程度は低いがNSAIDsと同様の副作用がある。その他総合感冒薬としてアセトアミノフェンを代表とする鎮痛、解熱薬に加えて抗ヒスタミン薬、カフェイン、鎮咳去痰薬などを配合したものもある(SG®顆粒、PL®顆粒など)。

VII. 予防

　高齢者にとって、感染症はそのものが致死的になることがあるだけでなく、発熱をきっかけに日常生活にかかわる機能が低下し、寝たきり状態になる可能性がある。残存機能を維持し、生活の質(QOL)を高く維持するためにも感染症の予防は非常に重要である。またインフルエンザなどの家族内感染を起こしうる疾患は、患者本人のみならず、家族全員の感染予防も重要である。

1) 日常のケアにおける感染予防

- 尿路感染症の予防：水分摂取、陰部の洗浄、不必要なカテーテルの抜去。
- 褥瘡の予防：体位変換、除圧、栄養管理。
- 介護する側の家族の予防接種、手洗い。
- 誤嚥性肺炎の予防
  口腔内ケア：食後のうがい、歯磨き。
  摂取方法の工夫：ペースト食、半固形食、食事中の座位の保持、食後すぐに横にならない。
- 予防接種：インフルエンザ、肺炎球菌。

VIII. 代表的な感染症

1 肺炎

　2004年の死亡統計によると、年間約9万5,000人が肺炎により死亡している。これは、死亡総数の9.3%にあたり年々増加しており、三大成人病に続いて第4位である[4]。肺炎の死亡者の90%以上が65歳以上であり、高齢者では化学療法が発達した現在においても致死的な疾患であることを忘れてはならない。

1) 診断

　一般的な肺炎の症状は発熱、咳、痰、胸痛、呼吸困難などであるが、高齢者

では特異的な症状に乏しい。胸部所見の特異度は85〜98%と高いものの感度は低く、最も感度の高い捻髪音(crackles)でも肺炎の36%に認められるに過ぎない[5)6)]。つまり、胸部所見があれば肺炎の可能性が高いが、ないからといって肺炎を否定できない。これに対し、バイタルサインの変化(体温>37.8℃、脈拍>100/分、呼吸数>20/分のうち少なくとも2つ以上)は特異度は低いものの、感度は97%と極めて高い。つまりバイタルサインの変化がなければ、肺炎を否定できる可能性が高い。

白血球数は重症肺炎では減少することもあり、非定型肺炎では正常から軽度上昇に留まることが多いので、白血球数は重症度の指標にならないことに注意する。

高齢者の痰の検査は、十分量の膿性痰を採取するのが困難なため、その価値は議論されているが、痰が出るようであれば採取する。できるだけ深い咳をさせ、唾液などの混入を極力さけて検体を採取する。高齢者における市中肺炎の予後を悪くする因子として合併症の存在、バイタルサインの変化、酸素飽和度の低下などが挙げられる。

2) 治療

できる限り起因菌を同定して、適切なスペクトラムの抗生剤を投与する。起因菌が同定できる場合はターゲットを絞って抗生剤を選択する。起因菌としては肺炎球菌による肺炎が最も多く、インフルエンザ桿菌などのグラム陰性桿菌、黄色ブドウ球菌がこれに続く。高齢者では嫌気性菌による誤嚥性肺炎など、若年者と比較してグラム陰性桿菌による感染症が多い。

2 インフルエンザ

インフルエンザによる死亡者の80〜90%が65歳以上で、高齢者では死亡率の高い代表的な呼吸器感染症である。典型的な症状は急性発症の頭痛、発熱、悪寒、筋肉痛、関節痛、全身倦怠感、咳、咽頭痛などで他の感染症と比較すると全身症状が強いのが特徴である。しかし他の疾患と同様に、高齢者では特異的な症状は出ないことも多い。

また、肺炎などを引き起こすリスクともなる。流行期前にはワクチンを接種しておくことが望ましい。

1) 診断

流行期に、全身症状が強い発熱をみたら疑う。30分以内に判定可能な迅速診断キットが市販されており、在宅でも使用可能なので積極的に利用する。

2) 治療

抗ウイルス薬(アマンタジン、ザナミビル、オセルタミビル)があるが、これらは発症後48時間以内に内服しなければ効果がないとされている。インフルエンザ以外には無効なので、薬剤耐性、コストなどの点からも、使用する場合はインフルエンザであることを確実に診断することが前提である。

抗インフルエンザ薬の主な副作用として、腎機能障害、肝機能障害などがあり、アマンタジンでは幻覚などの精神症状が報告されている。高齢者では半量投与が望ましい。

a. 抗インフルエンザ薬の種類

・A型インフルエンザに有効
　　アマンタジン(シンメトレル®)：経口
・A、B型インフルエンザに有効
　　ザナミビル(リレンザ®)：吸入
　　オセルタミビル(タミフル®)：経口、ドライシロップ

3 尿路感染症

尿路感染症(Urinary Tract Infections；UTIs)(膀胱炎、腎盂腎炎、尿道炎、前立腺炎など)は高齢者の敗血症の原因として最も多い。高齢者が尿路感染症を起こしやすい因子として尿道カテーテル留置、排尿障害(残尿、尿の流出障害、失禁など)、腟内の自浄作用低下が挙げられる。これらの因子は細菌繁殖の機会を生み、高齢者における尿路感染症の罹患率が高い原因となっている。

1) 診断

膀胱炎の典型的な症状は排尿時痛、頻尿、残尿感、下腹部痛、血尿であり、腎盂腎炎をきたしていればさらに側腹部痛、背部痛、発熱、嘔気、嘔吐を訴える。

2）無症候性細菌尿

培養で検出された菌が起因菌とは限らないことは前述したが、尿検査で細菌尿があった場合も、この菌が尿路感染症をきたしているわけではないことも多い。これを無症候性細菌尿といい、治療や予防的抗生剤の投与は行わない。

3）起因菌

大腸菌を代表とするグラム陰性桿菌が中心であるが、尿道カテーテル留置時には緑膿菌が原因となることが多い。このほか頻度は少ないが、ブドウ球菌、腸球菌、嫌気性菌なども起因菌になりうる。

4）治療

全身状態が落ち着いていれば、経口抗生剤で治療を行う。尿のグラム染色と培養で起因菌を同定する。患者の30％は複合感染であり、耐性菌が多いため、広域スペクトラムのニューキノロン系抗生剤の7日間投与が推奨される。ノルフロキサシン（バクシダール®）、シプロフロキサシン（シプロキサン®）、レボフロキサシン（クラビット®）などを使用する。腎盂腎炎が疑われる場合は高齢者では入院治療を原則とする。治療を開始して3日経っても解熱しないような場合は敗血症や腎周囲膿瘍などが疑われるため、医師の診察を勧める。

IX. 感染症以外の発熱

感染症以外にも以下のような疾患が発熱の原因になりうる。感染症が否定されても発熱が続く、繰り返すときには疑う必要がある。

1）うつ熱

衣服、寝具、空調など外部環境による体温の調節が不適切なために、熱を放出できず体内に溜まるため生じる。高齢者は自分で外部環境を調節するのが困難なことに加え、体温調節機能そのものが低下しているため、うつ熱をきたしやすい。外部環境の調節に注意を払うことが重要である。特に夏場は屋内にいても、熱射病になる可能性があるので注意する。

2）腫瘍熱

悪性腫瘍がある場合、腫瘍から出る発熱物質や、腫瘍組織の壊死により発熱

3) 薬剤熱

薬剤によるアレルギー反応や、薬理作用の結果などにより発熱することがある。使用している薬剤は内容を把握しておく。

4) 中枢性の発熱

体温調節の中枢は脳幹部にあるため、脳血管障害や脊髄小脳変性症など脳に病変があると体温のセットポイントが上昇し、発熱をきたすことがある。基本的に治療の必要はないが、高熱になる場合には脱水にならないように注意する。

5) 自己免疫性疾患による発熱

随伴症状がある場合、繰り返す発熱がある場合には疑う。

X. 高齢者の発熱を診るポイント

- 発熱の程度のみで判断を下さない。
- なんとなくいつもと違うサインを見逃さない。
- まず細菌感染症を疑う。
- バイタルサインをチェックする。
- 血液検査、尿検査を行う。

（麦谷　歩、前野哲博）

文献
1) 渡部洋子，渡辺久美子：在宅療養者の緊急電話相談の検討．訪問看護と介護 9(2)135-140, 2004.
2) 太田秀樹：在宅高齢者の医療と介護；医師の役割．JIM 9(5)402-406, 1999.
3) 上野久美子：高齢者に多い発熱疾患．訪問看護と介護 6(9)722-725, 2001.
4) 厚生統計協会（編）：国民衛生の動向．第51巻第9号, 2004.
5) 前野哲博：肺炎，気管支炎，家庭医療ハンドブック，pp 292-300, 中外医学社（編），東京, 2004.
6) Malbye H, et al：Diagnosis of pneumonia in adults in general practice. Scand J Prim Health Care 10：226-233, 1992.
7) 川人　明, 佐々木睦美：在宅ケアに役立つとっておき！クスリ, 治療の知識 熱が出た！さあ, どうする. COMMUNITY CARE 1：46-49, 2002.

8) Mouton CP, Barbara, Espino DV, et al：CommomInfections in Older Adults. American Family Physician January 15：2001.
9) 大滝純司：発熱（微熱，不明熱を含む），家庭医療ハンドブック，pp 160-165，中外医学社，東京，2004.
10) 青木 眞：レジデントのための感染症診療マニュアル．pp 239-240，医学書院，東京，2003.
11) 川人 明，佐々木睦美：在宅ケアに役立つとっておき！クスリ，治療の知識 不明熱，どう考える！？．COMMUNITY CARE：68-71，2003.

9. 皮疹へのアプローチ

はじめに

在宅患者はなんらかの理由により行動が制限されている患者であり、そのような状況下で特に注意すべき皮疹を念頭におきつつ皮疹へのアプローチを概説する。以下の5点が皮疹を診るときのポイントである。
①悪性腫瘍を見逃さない
②薬疹を見逃さない
③水疱症を見逃さない
④感染性皮膚疾患を見逃さない
⑤湿疹・皮膚炎群の適切な診断をする

これらの疾患について診断をするためには、まず皮疹を適切に解釈することが肝要である。

I. 皮疹の診方

皮膚ならびに粘膜に生じた変化は、まずその発疹がどのようなものであるか検討し、そして出現した場所について注意を払うことによって診断に近づくことができる。局所における変化としては記載皮膚科学の教えるところの原発疹、続発疹という考え方はまだなお重要である。すなわち、出現している皮疹は以下の各種変化に分類できる。実地診療上、介護スタッフ、非専門医としては、代表的な変化を習得していれば専門医への紹介の機会を逸することがなくなるものと思われる。

1 原発疹 ── 皮膚疾患のためにまず生じている変化

1) 皮膚から隆起しているもの

a. 丘疹あるいは小結節

表皮あるいは真皮の構成細胞の増加による小隆起(径1cm以下)である。炎症性のものを丘疹という傾向にある。

b. 結節あるいは腫瘤

径1cm以上のものをこう呼称することが多い。表皮あるいは真皮の構成細胞の増加のほか、血管成分の増加(血管腫)、良性あるいは悪性腫瘍細胞の増殖による。

c. 水疱

漿液性の液体を入れた皮膚内の変化で、外方へ突出する。水疱の場合は、その組織学的な位置が重要で、表皮内の水疱か、表皮下の水疱かを鑑別する必要がある。表皮内の水疱ではしばしば疱膜(水疱の膜)が弛緩性であり、また容易に破れてびらん面を形成する。爪甲大より大きな水疱が生じている場合は、特に口腔粘膜などの粘膜疹に注意する必要がある。水疱内容が膿性の場合、膿疱と呼ぶ。

d. 膨疹

限局性の浮腫である。限局性という意味は出現する範囲が境界明瞭であるということと、発疹が持続している期間が限られているということである。しばしば看護側で用いる膨隆疹という言葉は皮膚科医は用いないが、おそらくその用例からみて膨疹に必ずしも相当していないようである。皮膚の変化一般を指す用語としては皮疹の方が望ましい。

2) 皮膚と同一平面上にあるもの

a. 斑(紅斑、紫斑、白斑、色素斑)

血管の拡張に伴う一様な色調の変化を紅斑という。厚いガラスの板で圧迫する(硝子圧診という)と色調が消褪する。これに対して、圧迫しても色調が残る場合、血管外への血液細胞の漏出(出血)と考えられ、紫斑と呼ぶ。なお、毛細血管のくも状の拡張は硝子圧診によっても消褪しない。周囲の色調に比べ明るい場合、色素の減少による変化であり、白斑と呼ぶ。また、周囲よりも色調が濃い場合、色素斑と分類される。

2 続発疹

上記の原発疹に引き続き生じる次のような変化が診断上重要である。

a. 落屑

表皮は基底層から分化が始まり、有棘層、顆粒層を経て角層に至り、ついに剥離・離脱するが、この過程で角質の剥離遅延あるいは表皮の増殖亢進により角層が肥厚すると、普通に「あかがおちる」状態が「うろこがついたような」

状態になる。また水疱形成に伴う角層の剥脱も原因として挙げられる。それぞれの病態に応じて7〜20種に分類されているが、実地上は形状(環状か局面状か)、性状(硬い感じか、軟らかい感じの角質の肥厚か、また鱗状に剥がれるか膜状に剥がれるか)の観察で十分であろう。

b. 痂皮

滲出液と好中球・赤血球などの血球成分が乾燥したものである。その割合によって暗赤色から黄色までありうる。

c. びらん

水疱の破裂などによって生じる。境界明瞭な紅色の湿潤する局面である。

d. 潰瘍

悪性腫瘍の自潰、炎症性病変に続発、血行障害(動脈性、静脈性)に伴う変化、そして化学的あるいは物理的刺激によって生ずる表皮・真皮の欠損である。

e. 萎縮

加齢あるいは皮膚疾患の結果として表皮、皮膚付属器(汗腺、毛嚢など)の減少が生じた状態である。さらに毛細血管拡張、色素脱失、色素沈着が加わった状態を多形皮膚萎縮症(poikiloderma)という。

II. 皮疹の出現部位とその特徴

皮疹の出現部位別に皮疹へのアプローチを示す。

1) ほぼ全身に皮疹が分布している場合

広範な分布の皮疹をみた場合は粘膜疹の有無、リンパ節の腫脹をまずみる。そのうえで皮疹の性状について検討する。

水疱が多発している場合は、薬疹、自己免疫性水疱症(尋常性天疱瘡、水疱性類天疱瘡など)を考える。薬疹の場合、滲出性紅斑(図1)が基盤にあり、その一部が水疱を形成し、粘膜疹をも示すスティーヴンス・ジョンソン症候群と、さらに重症で、水疱形成が著明で広範囲に熱傷様のびらんを呈する中毒性表皮壊死症(toxic epidermal necrolysis;TEN)がある。後者の場合、皮膚に痛みを感じることが特徴的で、死亡率は30%前後、白血球数の低い症例では予後が悪いことが知られている。どちらも入院治療が必要である。薬剤使用歴についての詳細な問診・調査が必要である。

水疱形成が主徴で、薬剤の影響が否定できる場合、自己免疫性の水疱症を疑

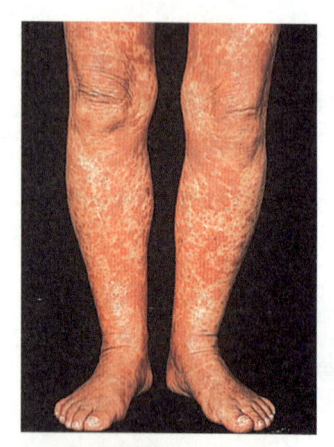

図1　滲出性紅斑（薬剤性）

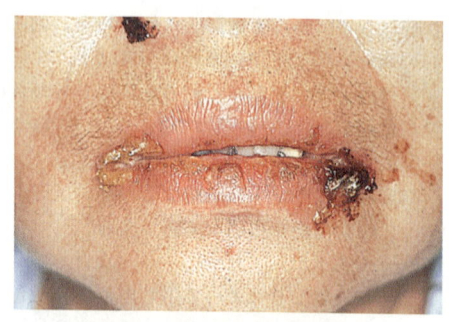

図2　尋常性天疱瘡；口唇のびらん

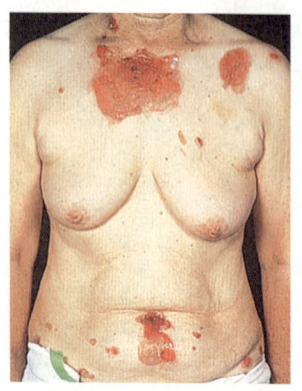

図3　尋常性天疱瘡；水疱とびらん

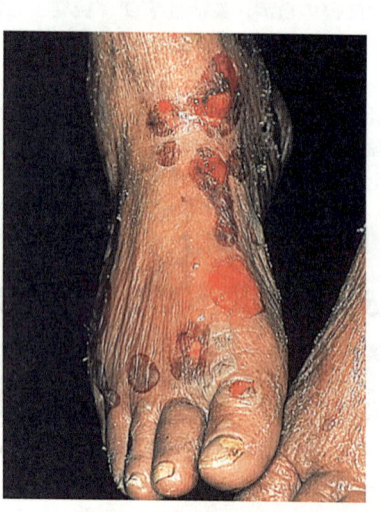

図4　水疱性類天疱瘡

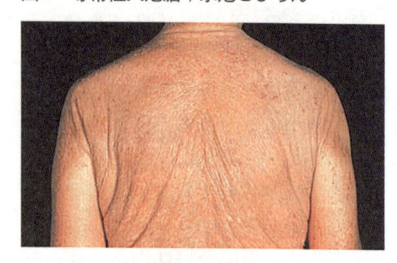

図5　紅皮症

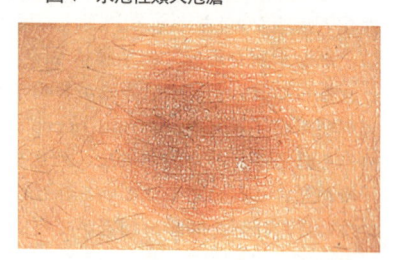

図6　固定薬疹

う。尋常性天疱瘡では口腔粘膜が侵されることが多く、皮膚には表皮内水疱が生じる(図2、3)。水疱性類天疱瘡では表皮下水疱であり、緊満性の水疱が多発する(図4)。どちらの場合も組織学的診断が必要であるが、近年対応抗原の研究からELISA(酸素免疫測定法)による簡便な検査が導入され、血清診断も比較的容易になりつつある。

　小児の場合、水疱・びらん形成する病態としてブドウ球菌性熱傷様皮膚症候群がよく知られているが、成人の場合では極めて稀である。したがって、成人で伝染性膿痂疹のようにみえるびらん面が拡大する場合は落葉状天疱瘡も考える。限局性の緊満性水疱が主に下腿に分布する場合は、水疱性類天疱瘡のほかにノミ類などによる刺症を疑う。

　全身広範囲にわたる紅斑と落屑が主徴の場合、紅皮症(図5)であり、高齢者に多い原因疾患は湿疹であり、不適切な治療あるいは不十分な外用(独居老人の場合特に)がその基底にあることがある。腫瘍(悪性リンパ腫、白血病、上皮性悪性腫瘍など)、水疱症、角化異常症(乾癬、扁平苔癬その他)なども原因となりうるので、紅皮症状態をみた場合は入院し、精査加療を行うことが望ましい。

2) 特定の部位に決まって皮疹が出現する場合

　紅色から紫紅色の境界明瞭な斑で、時に水疱を形成し、また色素沈着を残して治癒する場合は固定薬疹(図6)を考える。本人は皮疹に気がついていても薬の影響だと考えない場合がある。発現当初は蕁麻疹様でもある。場合によっては次第に水疱を形成するが、繰り返すことによって反応が増強する。時に中毒性表皮壊死症へ移行するので原因薬剤の同定が必要である。薬疹を疑う場合は詳細な問診が必要なのは論を俟たない。

　紅暈を伴う小水疱が集簇して限局性に出現するときは単純疱疹ウイルスによる皮疹を考える。感染性が強いので乳幼児との接触を避ける。最近では成人でも未感染例が多いので、介護にあたっては注意が必要である。抗ウイルス薬の適応であるが、しばしば二次感染を伴うので症状により抗生剤も併用する。似た水疱が神経の支配領域に沿って帯状に出る場合があるが、これは帯状疱疹であり、水痘帯状疱疹ウイルスによるものである。帯状疱疹では皮疹から直接感染することはほとんどないとされている。感染は皮疹出現前から皮疹出現直後のウイルス血症の時期に起きうるが、その際は被感染者に水痘として発症し、帯状疱疹としては発症しない。概ね2週間程度で略治するが、皮疹の治癒傾向が遷延する場合や、神経の支配領域を越えて散在性に皮疹が分布する場合は免

疫能の低下、悪性腫瘍の合併に注意する必要がある。高齢者の場合、帯状疱疹後神経痛が生ずる場合が多いので、早期の抗ウイルス剤投与（発症数日以内の投与で疼痛が軽減するという報告がある）ならびに疼痛管理に注意する。この際、腎機能により抗ウイルス薬の血中濃度が変化するため、投与量に注意が必要である。

3）光の影響を受けやすい部位にある場合

光の影響を受けやすい部位とは頬部、耳介、口唇（特に下側）、前胸部、項部、前腕、手背である。光の作用は指間にはまずみられない。炎症性の変化で一番問題となるのは光線過敏症型の薬疹である。症状としては日焼けの増強された形で始まり、経過とともに色素沈着、色素脱失などが生じる。サイアザイド系の降圧剤、フェノチアジン系の向精神薬、フロセミドなどの利尿剤、テトラサイクリン系の抗生剤、スルフォニル尿素（経口血糖降下剤）などは光毒性物質として知られている。光毒性物質とはある程度の量が皮膚に沈着し、適当な波長の光が十分に照射されればすべてのヒトに反応が惹起されるというものである。この際、適当な波長が長波長紫外線領域にあることに注意しなければならない。すなわち、ガラス越しの光でもこの波長域の光は皮膚に到達する。上記の薬剤を投与されている場合、ガラス張りのサンルームでの日光浴も危険な場合がある。また、これ以外の薬剤でも時に光線過敏症の発症が報告されている場合があるので、上記の部位に集中して皮疹がみられる場合は光線過敏症を考え、皮膚科専門医に受診する。露光部にあるということはすなわち光の影響を考える部位であると同時に、air borne contact dermatitis のようなエアロゾル状になった有害物質による作用も忘れてはならない。

腫瘍性の変化として、日光角化症（前癌病変：図7）をはじめ皮膚悪性腫瘍の発生に注意する必要がある。次項にまとめて述べる。

4）被髪頭部にある場合

被髪頭部に皮疹をみる場合、それが腫瘍性のものか炎症性のものか、また腫瘍性のものならば放置してもいい疾患か、治療が必要な疾患か検討する必要がある。露光部の角化性小腫瘍（皮角を含む）は時に前癌病変である日光角化症である場合があるので、増大傾向のある場合は皮膚科受診が望ましい。腫瘍性のもので放置してはいけないサインは次のとおりである。

①急速な増大傾向、②色調の変化、③潰瘍形成。

色調が不均一な黒色調で、辺縁が不整、直径6mm以上である色素斑をみ

V-9. 皮疹へのアプローチ

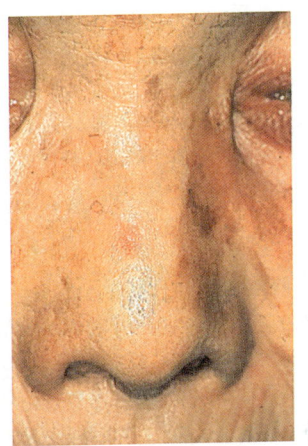

図7 日光角化症；鼻背部の角化性小紅斑

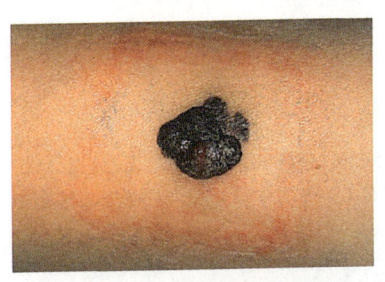

図8 悪性黒色腫

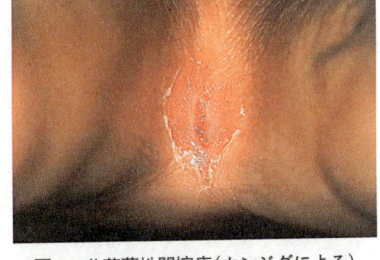

図9 分芽菌性間擦疹（カンジダによる）

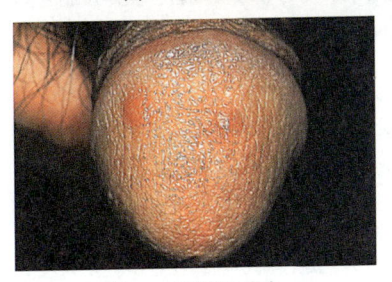

図10 亀頭部の疥癬

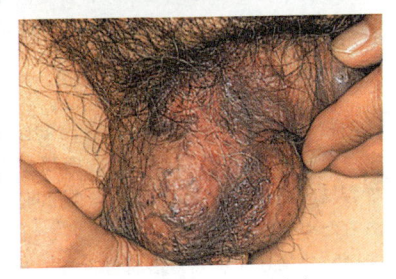

図11 乳房外パジェット病

575

たら悪性黒色腫を考える(図8)。不整形で褐色から紫紅色で浸潤を触れる局面をみた場合は血管肉腫を疑う。また、転移性皮膚腫瘍の可能性もあり、上記の特徴が1つでもあるようならば皮膚科受診とする。

炎症性の疾患として落屑が著明な場合、粃糠様の落屑が主体の脂漏性皮膚炎、銀白色のやや大型の落屑が主体の尋常性乾癬が鑑別に挙げられる。膿疱を形成する場合、ケルズス禿瘡(深在性白癬)も考えられる。

5) 間擦部にある場合

間擦部に出現しやすい皮疹として、汗疹・汗疹性湿疹のほかにカンジダなどの真菌症が挙げられる。紅斑に膜様の落屑と黄白色の小膿疱が散在する。診断確定のためには鏡検を行い菌糸を確認することが必要である。しばしば汗疹と誤診されており、皮疹がステロイド軟膏などの治療により軽快しない場合は検査を行い診断を確定するべきである。間擦部で注意すべきはもう1つ、疥癬トンネルの存在である。小丘疹にごく小さい点をみる場合、疥癬トンネルがみつかることがある。皮膚の一部を採取して顕微鏡で確認する。この場合、指間にも同症をみることがあるので一緒に観察する。

6) 脂漏部にある場合

脂漏部とは被髪頭部、眉毛部、鼻翼、頤部、前胸部、上背部である。しばしば不適切な洗顔により脂漏性皮膚炎が生じている。すなわち、粃糠様の落屑を伴う紅斑であり、脂ぎった状態を呈する。洗顔が不十分な場合に多く生ずるので、洗顔が可能な例では生活指導によって著明に改善する。石鹸がいけないという考えから生じている例もいまだ散見され、そのような場合、垢が皮脂と固着し蠣殻状になるいわゆる「アカツキ病」の状態に至っていることもある。

7) 指間、趾間にある場合

指間部でみるべきものはびらんと丘疹である。びらんはカンジダによる感染を考える(図9)。幅の狭い第3指間に多い。丘疹は疥癬を疑う。なお、拘縮して容易に観察できない手掌も、訪問時には視診を行うべきである。湿潤環境にあるためカンジダが増殖しやすく、また時に疥癬の皮疹をみる場合がある。足では特に第3-4趾間に落屑をみることが多い。足白癬が疑われるが、安易な抗真菌剤外用は接触皮膚炎を誘発し、また原因菌発見が遅れるため鏡検を行うことが望ましい。しばしば不適切なスキンケアによって湿疹が生じている場合がある。難治性の場合、糖尿病を考え検査を施行する。

8) 手掌・足底にある場合

手掌足底に膿疱が多発する場合は、白癬などの真菌症、疥癬を除外できたら掌蹠膿疱症を考える。一見、鶏眼様にみえる角化性変化は疣贅のことがあるため、疑わしい場合は表面を削り、点状にみえる毛細血管の拡張の有無を確認する。みつかった場合、液体窒素で処置をする。

9) 外陰部に変化がある場合

環状の紅斑を生じ、落屑を伴うときは頑癬を考え、真菌検査を行う。陰嚢、亀頭部に丘疹をみた場合は疥癬を疑う(図10)。外陰部の萎縮、白斑様変化をみた場合は硬化性萎縮性苔癬、白板症を考え生検を考慮する。外陰部に難治性の湿疹様病変を認める場合、真菌症のほかに乳房外パジェット病(図11)の可能性を常に考えなければならない。本症の確定診断には生検が必要である。パジェット病の場合、腋窩にも同様の病変が生ずる場合がある。外陰部はとかく観察がしにくく発見が遅れる場合があるので、定期的に視診を行うべきである。

10) 爪の変化

爪は比較的観察が容易である。ばち指、爪の白濁、爪の層状剝離など内臓疾患に関係する変化のほか、爪の肥厚に注意する。爪の肥厚の場合、爪白癬と爪の疥癬の可能性があるため鏡検を行うべきである。爪白癬の場合、放置すると感染源となるので治療が必要である。この際、外用では現状では治癒が期待できないため内服剤の投与を検討する。

11) 口腔粘膜の変化

口腔粘膜の観察は義歯の当たる側も行う。難治性のびらんをみた場合、歯科的な影響を除外しつつ扁平苔癬か水疱症か検討するべきである。

III. 褥瘡への対応

褥瘡において、まず肝要なことは予防である。しかし、患者の状態によっては数時間で褥瘡が発生してしまうことも多々ある。状況に応じた適切な管理・指導が必要である。

予防

1）状態の把握

a. 全身状態

ここでいう全身状態とは、患者のADL、栄養状態、骨突出の有無などであり、これらの悪化は褥瘡発生のリスクを高めるため、除圧の強化が必要となる。

b. 視診

仙骨部・大転子部・踵部などは骨突出が生じやすく、除圧が不完全になりやすいため、褥瘡の好発部位となる。介護者に確認させることはもちろんだが、時に医師の眼でも確認するべきである。圧迫を取り除いても消えず、指などで押しても消えない発赤はⅠ度の褥瘡であるが、体位変換の際に一時的にでも紅斑を生じている部位、特にそれが骨突出部であれば、褥瘡発生の危険性が高い部位と考える。

2）除圧

a. 体位変換

正しく適切な体位変換は人の手で行える最も基本的な予防法である。指導に際しては看護師に委ねることが多いが、医師として患者や介護者にその必要性を十分に説明し、理解を得ることも重要である。

b. マットレスなどの除圧器具

患者の状態に合わせた適切なマットレスや車椅子用除圧クッションなどの使用は褥瘡の予防という意味だけでなく、介護の負担軽減にもつながる。最近では、在宅介護センターなどを通じて、高性能のマットレスなどが借用できる（有料）。マットレスの選択については成書に譲るが、コ・メディカルとの連携が必須である。しかし、器具のみで褥瘡の予防が可能と考えてはならない。

2 治療

1) 評価

a. 急性期
発症早期の褥瘡は、臨床的には暗赤色から赤色で境界不明瞭であることが多い。1～2週間は除圧強化と保護、経過観察となる。この時期は壊死組織の範囲が不明瞭のため、特に在宅においてはデブリードマンを行うべきではない。マーキングなどで拡大の有無を確認する。

b. 慢性期
経過の評価法は多種報告されているが、筆者らは日本褥瘡学会の DESIGN を用いている。これらの評価法に加え、ポラロイドやデジタルカメラなどによる画像記録を併用することで、より客観的な記録となる。

注意すべきは創部の感染である。赤腫熱痛(発赤・腫脹・熱感・疼痛)と排膿、触診上の波動は感染兆候として見逃してはならない。乾燥固着した壊死組織の深部に膿瘍形成を診ることがある。この場合、嫌気性菌感染を生じており、敗血症に進展する可能性があり、入院管理を要する。しかし、壊死組織と膿とを間違い消毒を繰り返すことは、肉芽形成や上皮化を遷延させる。

仙骨部や坐骨部では下痢などによる創部の汚染を確認する。排便管理・栄養状態改善は褥瘡治療にも重要である。

2) 処置

a. 洗浄
処置の基本であり、最も重要な作業である。低刺激性の石鹸で創周囲を優しく洗い、可能な限り大量の微温湯で十分に洗い流す。シャワー浴が可能であれば行うよう指示する。

b. デブリードマン
壊死組織を認めた場合、デブリードマンが適応となる。在宅で施行する場合、壊死範囲が明瞭となって、十分に浸軟したものに対して行う。少量の壊死組織は自己融解を待ち、管理のできない出血源をつくらないよう注意する。

c. ドレッシング
保険制度などの問題のため、在宅の現場で使用できる薬剤や被覆材は限られている場合が多い。それぞれの特徴と適応を把握し、使い分ける必要がある。

この際注意が必要なのは、披覆材やガーゼによる皺や段差も圧迫源となることである。これによる新たな褥瘡を発生させてはならない。また、仙骨部など、便汚染が危惧される場合、市販のフィルム材などで創部への汚染を予防することも必要である。

3）手術適応

入院が必要であり詳細は成書に譲るが、全身的な管理が良好で、感染徴候のない褥瘡に対しては、治療期間の短縮が可能となる。

その他褥瘡に関しては「褥瘡の予防の処置」（104頁）を参照。

おわりに

皮膚科専門医の間でも近年、往診についての関心が高まりつつあるが、在宅患者の皮膚科受診についてはまだなお十分とは言い難く、現状では既存の医療体制によるところが大きい。本稿が在宅患者の生活の質の向上に寄与すれば幸いである。

（近藤章生、塗木裕子、小澤　明）

10. 口腔領域へのアプローチ

はじめに

　在宅ケアの現場で歯科の役割は少なくないが、現場で十分なケアが行われているわけではない。かつて口腔ケアがおろそかにされていた時代は長く、口腔ケアなどの歯科的対処の重要性が認知され始めたのは最近になってからである。そのため、地域や現場によって口腔に対する意識に大きな温度差がある。

　このようなことから、口腔に対するケアの正しい知識を広く社会に広め、社会としての意識を向上させていく必要がある。本稿では、訪問歯科診療のはたす役割と口腔ケアの意義と実践について述べる。

I. 訪問歯科診療

　訪問歯科診療には4つの役割がある。1つは、一般的な歯科診療。特に在宅高齢者が多い現場では義歯の臨床が多い。2つめは口腔ケア。3つめは摂食・嚥下障害に対するアプローチ。そして4つめは在宅ケアを支える一員としての役割。

　本来、歯科は咀嚼機能の回復を目的としている。在宅ケアの現場では、「食」機能の維持・回復が求められており、歯科のはたすべき役割は大きい。近年、歯科界は「8020(ハチマルニイマル)運動」として、80歳になっても20本以上の自分の歯を残し、健康的に老年期を過ごすことを提言している。しかし、現実的には80歳以上の高齢者の平均残存歯数は10本未満であり、義歯に頼るところは大きい。実際、在宅高齢者の歯科診療依頼の大半は義歯に関するものである。

　また、高齢者に特徴的なむし歯に「根面う蝕」というものがある(図1)。いろいろな要因から、歯の根元付近から水平方向にむし歯が進行し、歯冠部(歯の見えているところ)が折れ、歯の根だけ口腔内に残ることがある。このようなむし歯は、疼痛を伴うことは少ないが、残存した根の周囲が不潔となり、口腔周囲に重篤な炎症を起こすことがある。このような虫歯への対処も重要となる。

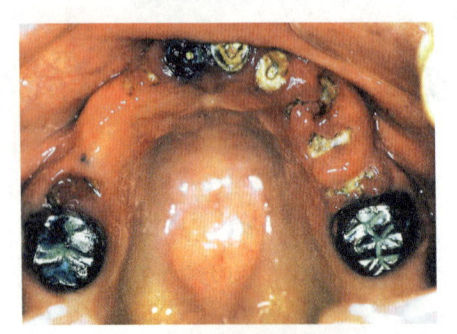

図Ⅰ　根面う蝕（上顎咬合面観）

さらに、在宅療養者が高齢で脳卒中の既往をもつものも多いことから、摂食・嚥下障害へのアプローチは欠かせないものとなっている。周知のように、摂食・嚥下障害に対しては、医師、看護師、栄養士、言語聴覚士、さらには介護職などを含め多職種のかかわりが必要である。中でも歯科のはたすべき役割は少なくない。Feinbergは、「誤嚥の大部分は咽頭期の最中、あるいは咽頭期後に起こっていたが、大多数の症例においてその原因は口腔期の機能障害にある」と示した。歯科界の中でも十分に理解されているとは言い難いが、今後のパラダイムシフトが望まれる。

訪問歯科診療は在宅ケアの一支援者である。最近では、訪問歯科診療も充実してきており、診療機器や診査器など、診療室と同等の性能をもつようになってきた。その結果、診療室における外来診療と同レベルの診療を期待できるようになってきた。しかし、在宅の現場に、診療室を持ち込むことがあってはならない。われわれは、あくまでも在宅における生活をベースにした診療を心がけなければならない。

以前、末期がん患者の義歯を作製した。意識レベルも低く、問いかけにわずかにうなずく程度であった。栄養は非経口的で、わずかに水分を口に含ませる程度であった。とうてい機能するとは考えられなかったが、家族の希望が強く、上下の総義歯を作製した。装着日、家族が集まり、義歯を装着した顔を見て大喜びされた。その雰囲気を察知した本人が満面の笑みを表した。当日の夜、その患者は永眠したが、家族からは最期に笑顔をプレゼントされたと今でも感謝されている。

在宅の現場は生活の場である。生きることも死ぬことも包含した現場の中で、訪問歯科診療は行われなければならない。

V-10. 口腔領域へのアプローチ

II. 口腔ケアの意義

1 口腔ケアの効果

最近、口腔ケアという言葉を多方面から聞くようになった。それだけ重要性が認知され始めたということである。ここでは、口腔ケアの基本知識を解説する。

口腔ケアを最も簡単な言葉で表すならば「歯磨き」である。歯磨きは、食後に口腔内の食物残渣を除去する作業であると考えがちだが、実際はむし歯や歯周病、さらには口臭の原因となる細菌除去を目的としている。

本来口腔内は、細菌培養に適した環境である。37℃前後の温度、唾液による湿潤、そして食物という栄養の三条件が揃っているうえ、歯肉と歯との境目にある歯周ポケットや歯と歯の間にある歯間空隙など細菌が生息しやすい物理的な条件もそろっている。この口腔内には、通常約300種類、数千億の細菌が常在するが、口腔内の清掃を怠ったり、唾液の分泌が少なくなったり、さらには嚥下障害が生じるとその数は1兆にも及ぶ。このような細菌を物理的、および化学的に除去することが口腔ケアの1つの側面である。

口腔ケアには別の側面もある。それは、細菌を除去するという行為に伴い、口腔周囲を刺激するということである。周知のように、口腔内は鋭敏な感覚器官であり、そこを清掃器具ないしは手指でブラッシング、マッサージ、ストレッチなどの刺激を与えることにより舌、頬粘膜、口唇の機能が向上することがわかってきた。これは、単に筋や組織が軟らかくなるというだけではなく、唾液分泌の増加や嚥下機能の向上、さらには意識レベル・認知機能の向上ということも含んでいる。

さらに、口腔ケアは、人間と人間とのふれあう場としてケアの側面をももっている。口腔内を他人に見せるという行為は、ともすれば不快な行為である。お互いのコミュニケーションが成立し、信頼関係を築くことで初めて可能になるケアであることを忘れてはならない。近年の研究から、口腔ケアによって認知機能の低下予防効果をはたすことが示唆されている。これも口腔ケアにケアの側面があるためであると推察される。

口腔ケアの効果は、細菌除去、口腔周囲組織の刺激、そしてケアという3つの因子により構成されており、これらの因子が全身に有益な影響を与える。

2 誤嚥性肺炎のリスクと口腔ケア

　口腔ケアの効果の中で最も注目されているのは老人性肺炎の予防効果である。周知のように、高齢者における肺炎は「死に至る病」として恐れられている。これに対し、薬剤投与などの対応がされているが、再発や耐性菌の発現などもありベストな対応といえないのが現状である。このような肺炎に対し、口腔ケアが予防効果をもつことが示されたとき、関係者に大きな驚きを与えた。そこで、口腔ケアが肺炎に及ぼす影響についてまとめる。

　老人性肺炎の中で誤嚥性肺炎の割合は特に高い。誤嚥性肺炎に至るには、次の3つの因子が考えられる。1つは口の中の細菌、もう1つは誤嚥、そして肉体の抵抗力の低下。

　前述したように、人間の口腔内は細菌にとって大変繁殖しやすい環境である。しかし、健全な食生活、正常な唾液分泌と嚥下、そして日常的なブラッシングができていれば細菌の繁殖と殺菌、除去が拮抗し、一定量の細菌数が維持される。これに対し、高齢者、特に要介護高齢者の口腔内は異なる状態である。1つは、口腔乾燥状態。高齢者は平均8～10種類の薬を服用しており、これらの薬の副作用として口腔乾燥が現れることがある。健常であれば唾液を1～1.5 l 分泌し、嚥下するという過程の中で口腔内細菌を殺菌、洗浄していくが、口腔乾燥状態では全唾液量が半減するという説もあり、殺菌効果は低下する。

　また、摂食・嚥下障害があると咀嚼する機会がなくなり、唾液の流出は減少し、咀嚼運動による物理的な細菌除去効果も期待できない。さらに、口腔ケア（いわゆる口腔清掃）が行われなければ口腔内の細菌数は増加し、細菌叢も変化して病原性が増加する。

　2つめの因子は誤嚥である。Kikuchiらのグループは、高齢者の唾液の嚥下状態を観察するために、次のような実験を行った。被験者を老人性肺炎罹患の既往高齢者と健康な高齢者との2群に分けた。それぞれの被験者の歯肉にアイソトープを塗布して就寝させ、翌朝、そのアイソトープがどこに移動したかを観察した。その結果、肺炎既往高齢者群の70%は、肺の中へアイソトープを誤嚥していた。一方、健康高齢者群で誤嚥がみられたのはわずか10%であった。この結果、高齢者の肺炎と口腔内細菌を含む唾液の誤嚥との関係を示唆するものとなった。

　3つめの因子は全身的な抵抗力の低下である。特に、要介護高齢者において

は、高齢および低栄養により体力が低下し、全身の感染免疫力が低下しており、症状の発症が促進される。

　高齢者の誤嚥性肺炎はこれら3つの因子が絡み合って発症していると考えられる。これら3つのリスクに対し、口腔ケアの3つの効果が有効に働き、予防効果を発揮する。口腔ケアにより口腔内細菌を減少させ、口腔周囲を刺激することにより嚥下障害のリハビリとなり、誤嚥を減少させ、栄養摂取を十分に行うことで全身的な抵抗力を向上させる。そのうえ、認知機能を維持することや唾液を流出させることなどが複合的に関与し誤嚥性肺炎の予防効果が生じる。

　Yoneyamaらは、口腔ケアの臨床的意義の解明を目的に次のような研究を行った。特別養護老人ホームにおいて高齢者を口腔ケア群と対照群とに分け、数ヵ月の追跡調査を実施した。その結果、口腔ケアを実施した群の発熱日数、肺炎発症者数、さらには肺炎による死亡者数が有意に少なくなることを証明した。このことから、口腔ケアには誤嚥性肺炎予防効果があることが臨床的にも示唆された。

III. 口腔ケアの実践

1 口腔評価

　在宅高齢者の口腔ケアは大きく2つに分けることができる。専門職種による訪問口腔ケアと、本人、家族または介護者による日常の口腔ケア。口腔ケアは、ある一時期口腔内をきれいにしようとするものではなく、日常的に清潔にしておくことが目的であり、訪問口腔ケア時は、専門的な器具を用いたプロフェッショナルなケアに加え口腔内状態の評価、さらには日常ケアの指導、評価などが必要となる。

　実際に口腔ケアを行う際、口腔内の状況を確認する必要がある。専門的な歯周疾患やむし歯の状況ではなく、以下のようなことをチェックするとよい。

a. 形態の確認
- 歯の植立位置、残根状態
- 歯石、プラーク、舌苔
- 唾液の量、粘性

b. 機能の確認
- 嚥下状態

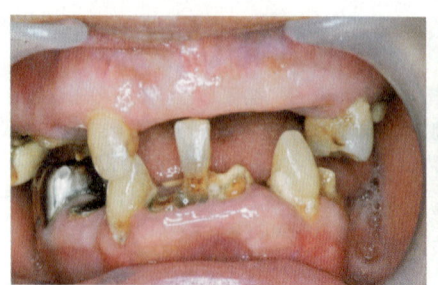

図2　孤立歯と残根

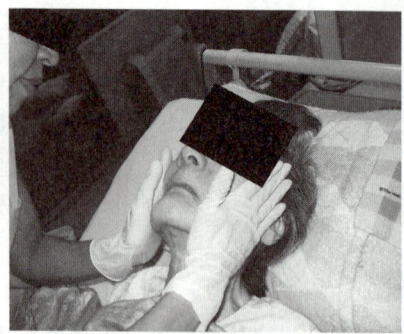

図3　口腔周囲のマッサージ

- 頬、舌の動き
- 発声

　これらのチェックにより、口腔ケアの方法、目標を設定していく。形態的に、上下無歯顎(歯が1本もなく総入れ歯を入れる状態)であればケア方法は容易であるが、数本の歯が孤立して植立していたり、歯冠が破折した残根があればブラッシングが困難になる(**図2**)。また、唾液が粘液性(ベタベタ)であれば口腔内に食物残渣や細菌が停滞しやすくなるが、漿液性(サラサラ)であれば口腔内は比較的清潔に保たれる。

　機能の確認で最も簡易で有効なのは「うがい」の状態観察である。支障なく実施できる人では口腔ケアも容易であるが、水を含んだだけでむせてしまったり、「ブクブク」という動きができなかったり、さらには強く吐き出すことのできない人では口腔ケアが困難であり、嚥下機能低下の目安となる。

2 口腔ケアの実際

　口腔ケアを実践する際、最も重要なのはコミュニケーションである。お互いの信頼関係があって初めて「ケア」が成り立つ。そこで、どんなときでもしっかり声がけを行い、現場を和やかな雰囲気にすることが最優先である。

　次に両手で口腔周囲をマッサージしていく(**図3**)。頬から頸部、さらに口唇にかけてやさしくマッサージしていく。これには3つの役割がある。1つはコミュニケーション。口腔ケアが決して不快なものでないことを示すこともできる。もう1つの役割は、周囲組織の緊張度をとっていくことである。わずか数

分のマッサージでも組織が弛緩する。また、毎回実践していくと周囲組織の緊張度の目安にもなる。拘縮が強い場合でも、マッサージ効果から軟らかい組織へと変化することも多い。3つ目の役割は口腔内を潤すことである。マッサージによって唾液腺を外側から刺激するため、漿液性の唾液を出すことができる。これが最初の口腔ケアといっても過言ではない。

次に、うがいをする。前述したように、うがいは口腔ケアの頻度や嚥下状態を観察するのに最適な目安となる。「口に水を入れる→口に水を溜める→ブクブクする→強く吐き出す」とメリハリをつけて行う。この間、どこかに異常はないか、またどこに異常があるのかをしっかり観察する。また、順調にうがいができる体勢や道具を工夫することも必要である。

ここから実際のブラッシングに移っていく。歯ブラシは、毛先が小さく、軟らかいものが便利である。「ソフト」と「ウルトラソフト」という分類にあたる歯ブラシは重宝で、口腔内に入れたときの抵抗感が少ない。ブラッシングでは、食物残渣だけではなく、歯面に付着したプラークをしっかり落としていく。このとき、力を入れるのではなく、ブラッシングの回数で落としていくよう心がける。また、残根や細かい汚れを除去するにはポイントブラシ(図4)を用いると便利である。さらに、歯間ブラシやデンタルフロスなど状況に応じて補助アイテムを使用していく。

ブラッシングの目安は、歯面と歯冠と歯肉との境界部のプラークを除去していることである。但し、歯石はブラッシングでは除去できないので歯科衛生士や歯科医師に除去してもらうようにする。

舌表面に付く舌苔(ぜったい)の除去も必要である。舌苔とは、食物残渣、唾液成分、細菌、剥離上皮などが堆積したもので、白色ないしは黒色になっている。舌専用ブラシも市販されているが、軟らかい歯ブラシで丁寧にブラッシングすることで十分効果を挙げられる。基本的には一度のブラッシングで除去できるものではないが、毎回のケアによって改善していく。

このようなブラシとともに有効なのが「くるリーナ」ブラシである(図5)。このブラシは口腔介護の現場からつくられたもので、口腔ケアや口腔リハビリに欠かせないものとなってきている。毛先は軟らかく、無理な力を加えなければ口腔内を傷つけることもない。

この「くるリーナ」にはいくつもの機能がある。口腔清掃ブラシの役割。口腔内でブラシのように使用するだけでなく、「くるくる」回転させることで食物残渣や多くのプラークが除去できる。また、頬粘膜や口唇を外にゆっくり押し出すようにして口腔周囲のストレッチやマッサージを行うこともできる(図

図4 ポイントブラシ

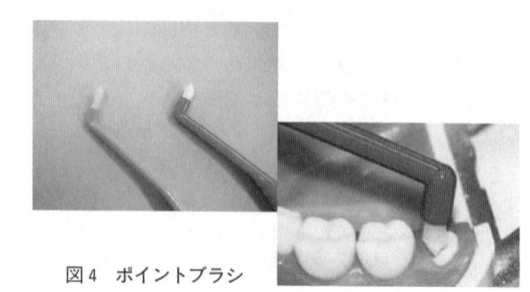

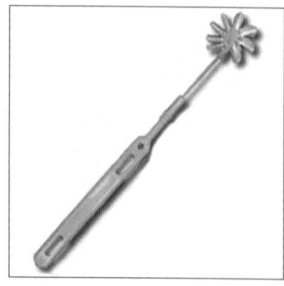

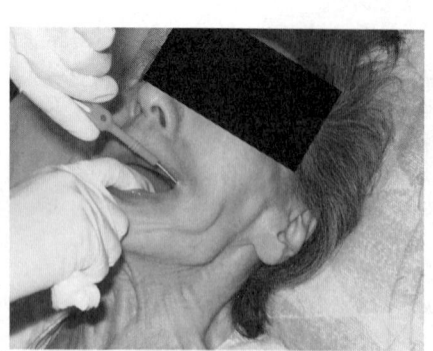

図5 「くるリーナ」ブラシ

図6 「くるリーナ」ブラシによるストレッチ

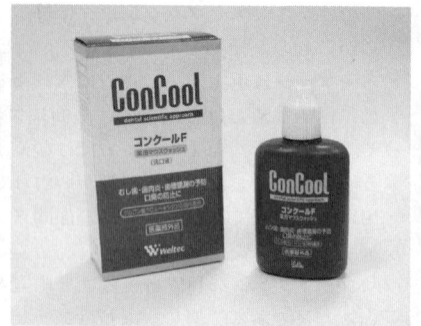

図7 CHG含有洗口液

6)。廃用性萎縮を起こした口腔などでは大変有効である。

　拘縮が強く、歯ブラシを口の中に挿入できない方がいた。最初は十分な口腔ケアを実施できなかったが、口腔周囲のマッサージと「くるリーナ」ブラシによる数回の口腔ケアで開口量が倍増し、口腔環境が劇的に改善した例もある。

　さらに、口腔ケアと同時に痰を絡め取ることもできる。これも歯ブラシと異なり、ブラシが球状に植立しているため、回転させることで痰を除去することができる。

　ブラッシングが終わればうがいをして終了する。このとき、グルコン酸クロルヘキシジン(CHG)含有の洗口剤を使うことも有効である(図7)。

3 摂食・嚥下障害者の口腔ケア

摂食・嚥下障害者の口腔ケアは特に大事である。本来であれば咀嚼、嚥下を通して口腔内を清潔に保つことができるが、障害があるケースでは口腔内が細菌の温床になることも多く、小まめな口腔ケアが必須となる。このようなケースで留意しなくてはならないのは「体位」と「水分の排出」の2点である。

口腔ケアを行うときの姿勢は、座位を取れるケースやベッド上で行う場合もある。座位を取れるケースでは、体幹が安定するようマットやタオルを利用して固定し、横に倒れていかないよう支持する。要介護者の姿勢だけでなく、口腔ケアを行う自分の姿勢にも留意する。多くの場合は要介護者の右斜め前方に立つとケアをしやすい。また、後方部に立って自分の腹部で頭部を固定しながらケアをする方法もある。このとき、要介護者が上方を向いてしまわないよう注意する。ベッド上で口腔ケアを行う際は、ベッドの上半身を45～60度挙上し、下半身も軽く膝を曲げるようにして全身を固定する。このとき、頸部をやや前屈させるよう枕やバスタオルを入れておくことで誤嚥を予防する。側臥位で行わなければならない場合は、頸部から下肢にかけても横にして固定する。麻痺が生じていれば、健側を下にすることで誤嚥のリスクが軽減する。

もう1つ重要なことは、口腔内の唾液および水分の排出である。洗面台で口腔ケアを行う際、その洗面台自体が高いケースが多く、吐き出すときに顔が上方を向いてしまうことがある。このようなことがないようガーグルベースンを積極的に使用する。自分で水分の排出ができないケースでは、軟らかいブラシで口腔の奥の方から水分を掻き出すようにしてガーグルベースンやガーゼで水分を受ける。

最近では、自宅にある吸引器を使用できるように吸引カテーテルを付属した歯ブラシ(図8)やくるリーナブラシが発売されている。ほかにも吸引器を付属した歯ブラシなど、介護現場で使用価値のある商品が考案されており、このようなものも有効に利用しながら誤嚥のない口腔ケアを目指す。

4 口腔乾燥

口腔乾燥は介護現場の1つの大きなトピックである。多くは唾液の分泌低下が原因で、その原因もいくつか考えられる。薬剤の影響(抗うつ薬、抗精神病薬、抗パーキンソン薬、抗高血圧薬、鎮痛薬、睡眠薬など)や開口状態、口呼

図8　吸引歯ブラシ　　　　　　　　　　　　　図9　保湿剤

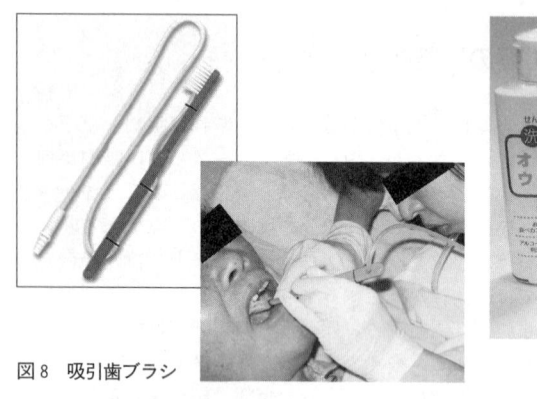

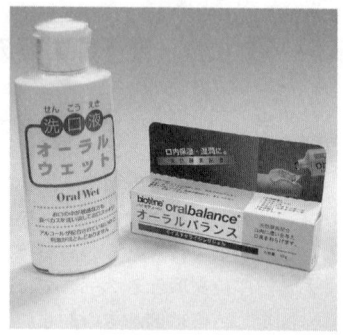

吸や脱水症状、シェーグレン症候群や糖尿病の症状としても発現する。口腔乾燥があると粘膜面が傷つきやすく、義歯の使用も困難となる。もちろん口腔内細菌も増加し、味覚も減退する。

このようなとき、唾液腺マッサージを含む口腔周囲のマッサージを入念に行い、その後、口腔内に適度な水分をもたせた軟らかいブラシで丁寧にブラッシングを行う。口蓋に剝離上皮が付着しているような場合、ピンセットでゆっくり除去していく。しかし、疼痛が生じたり、うまく除去できないときは無理をせず、保湿剤(図9)を含ませたガーゼを塗布し、数分放置してからブラシないしはピンセットで除去する。なお、簡易的にごま油を利用するのも有効である。

5 義歯

最近注目されている口腔ケアの1つに義歯のケアがある。「デンチャープラーク」という義歯に付着するプラークにより肺炎を発症する可能性も示唆されている。

義歯の場合、1日に2～3回、口腔内より取り出してしっかりブラッシングをする。水洗だけでは不十分である。局部義歯は設計によって形態、大きさが多種多様にあるが、どんな小さい義歯であっても必ず外してからケアをする。一般的に局部義歯にはクラスプ(図10)という針金が付いているのでその周囲は丁寧にブラッシングしなくてはならない。

V-10.口腔領域へのアプローチ

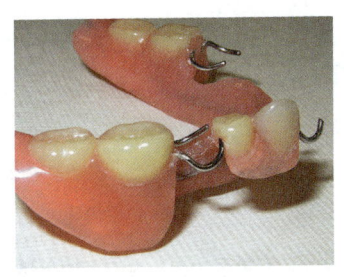

図10 局部義歯についてるクラスプ

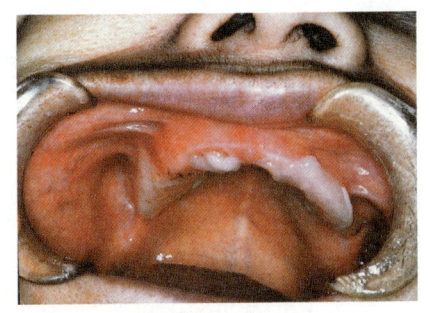

図11 口腔内に残存する義歯安定剤

　義歯のブラッシングにおいて、専用ブラシも市販されているが、一般の歯ブラシでも十分に清掃できる。市販の義歯洗浄剤は有効であるが、必ずブラッシング後に使用する。
　また、義歯安定剤を使用している者も多くいる。いろいろな種類のものが存在し、それぞれの特性をもっている。中には粘性が強く、口腔内に残存するようなものもあり（図11）、義歯を外した後、口腔内の清掃も必要となる。もちろん、安定剤など使わない状態がベストである。

おわりに

　口腔ケアの重要性はいろいろな現場で認知され始めている。しかし、重要なことは、口腔消毒ではなく、口腔ケアであるということである。口腔ケアの究極の定義は、「口をケアすることではなく、口を通してケアすること」である。

（五島朋幸）

11. 神経難病の在宅ケア

はじめに

　神経難病は原因の解明が難しく、治療が難しく、病気をかかえての生活が難しいことから難病といわれる。在宅ケアの対象となる疾患は身体障害を伴うものが多いが、その中でも神経難病は身体障害が進行性であること、希少なものが多いため疾患自体を理解しづらいこと、疾患特有の症状があり、人工呼吸器などの特殊な介護が必要となる場合があること、疾患や進行に対する受容や終末期の迎え方などの精神的、倫理的なケアも必要となる場合がしばしばあることなどから対応が難しいと感じることも多いと思われる。本稿では上記のような特徴を踏まえ在宅ケア時に気をつけたいことを中心に述べる。

I. 神経難病全体に共通すること

1 神経難病とは

　厚生労働省は難病を「原因不明、治療方法が未確立であり、かつ、後遺症を残す恐れが少なくない疾病、および経過が慢性にわたり、単に経済的な問題のみならず、介護などに著しく人手を要するために家庭の負担が重く、また精神的にも負担の大きい疾患」と定義している。これらのうち希少難治性疾病を特定疾患と呼び(狭義の難病)厚生労働省保健医療局エイズ疾病対策局が所管している。118の希少難治疾患が指定されており、うち45疾患に医療費補助などが行われている。特定疾患に指定されている主な神経難病としては、パーキンソン病関連疾患(7万1,008人)、脊髄小脳変性症(1万8,702人)、重症筋無力症(1万3,336人)、多発性硬化症(1万0,391人)、もやもや病(1万0,169人)、筋萎縮性側索硬化症(6,774人)、スモン(2,077人)、神経線維腫症(1,895人)、多系統萎縮症(7,415人)、ハンチントン病(641人)などが挙げられる。括弧内は平成15年度の特定疾患受給者証交付件数であるが、パーキンソン病は重症にならないと申請できないため交付件数は、実際の患者数よりも少ない。また

遺伝性疾患の場合、敢えて申請しないケースもあり、ハンチントン病などは実数よりも少ないと思われる。

また、患者数が多いため特定疾患には指定されていないが、有効な治療法がなく進行する疾患としてアルツハイマー病や進行性筋ジストロフィーなども挙げられる。

実際に、在宅の場で遭遇する可能性が高いのは、ある程度の頻度があり、ADLの低下を伴う疾患や医療処置が必要な疾患である。

2 疾患の理解について

疾患が希少なために、患者も患者家族も疾患をイメージしにくく、進行に対しての受け入れも困難な場合がままある。原因のわかっていない疾患も多いためによりわかりにくいと思われる。また、生じた症状がはたして疾患によるもので治療法がないのか、合併症なのかと迷うことも多いと思われる。在宅に移行すると神経内科専門医との関係がなくなってしまう場合があるが、主治医が専門外の場合は神経内科専門医に問い合わせや受診ができる経路を確保しておくことも重要である。病名の告知や理解が不十分な場合は必要に応じて現状を報告し、再度依頼した方がよい。在宅ケアにかかわるスタッフも神経難病についてある程度知識と理解が必要になるため、専門医を交えて勉強会やケース会議を開くことも有用である。また、自身がケアをしている患者が疾患や進行に対して十分な理解が得られていないと感じる場合には、正しい理解が得られるように説明するか、その内容に応じて適当な専門医療スタッフ(医師や看護師など)に相談した方がよい。

3 状態悪化時や終末期ケアについての方針

神経難病の中には進行の早いものも遅いものもあるが、特に進行の早く致命的な疾患の場合は延命治療など医療処置をどこまで望むかを含め終末期の迎え方などを検討しておく必要がある。同時にその方針にそって在宅ケアでどこまで支えるのかも決めておく必要がある。

また、状態悪化時の受け入れ先も確保する必要がある。神経難病であるだけで入院を断られることもあり、また、医療処置が多いために入院先も限定されることが多いからである。入院からの在宅移行時には退院前に状態悪化の場合の処置や入院について方針を決めてから移行した方がよい。

4 在宅難病医療で注意が必要な障害

実際にケアにかかわる共通する障害としては、①四肢の機能不全およびADLの低下、②呼吸不全、③嚥下障害、④自律神経障害、⑤コミュニケーション障害、に大別できる。脳血管障害（脳梗塞や脳出血）などもこれらの障害をきたすが、1回のエピソードごとに障害が後遺症として固定されるのに対し、神経難病は大概進行性である。

ケアの基本手技については他稿に譲るが、特に神経難病で問題になる点について述べる。

1）四肢の機能不全

原因がなんであれ上肢機能不全をきたすと日常生活動作（ADL）に大きな影響がでる。書字はもちろんのこと食事や着衣、入浴、排泄処理などそれぞれ機能障害に合わせた対処が必要となる。下肢機能不全は移動能力の低下が問題となる。特に転倒による骨折をきたすとADLが著明に低下するので、安全を確保した移動手段をとる必要がある。スプリングバランサーや手すりや歩行器など、さまざまな福祉機器が役に立つので、進行に則して適宜そのときの状態に応じた機器を提示するように理学療法士や作業療法士を導入するなどして、工夫するようにする。

特に、進行性の場合、これまでできていたことができなくなることに対して患者が受け入れられず、能力以上の行為を自力ですることに固執する場合がある。無理でもその行為を自分ですることに生き甲斐を見い出している場合はQOLの観点から尊重すべきと思うが、危険が伴う場合は現状を理解するように促し、代替の方法を提案する必要がある。

2）呼吸障害

神経難病の疾患によっては筋萎縮性側索硬化症や進行性筋ジストロフィーのように呼吸筋障害をきたし、呼吸筋そのものの筋力低下から自身の呼吸を十分に保つことができない場合がある。徐々に血中二酸化炭素濃度が上昇し、意識状態が低下するCO_2ナルコーシスという状態になり、続いて血中酸素濃度も低下し、ついには呼吸不全で死に至る。このような症状がどの程度の速度で進行するかは原疾患によるが、現在のところ根本的な治療法がない神経難病においては、呼吸状態を改善する方法としては人工呼吸器の導入しかない。呼吸リ

ハビリも有用ではあるが、進行期には却って状態を悪化させることがあるので注意が必要である。

人工呼吸器にも大きく分けて気管切開を前提とする閉鎖式の侵襲的人工呼吸療法(IPPV)と鼻にマスクをして呼吸補助する持続陽圧呼吸療法(NIPPV)がある。球麻痺を伴う場合はNIPPVだけでは呼吸不全の改善は不十分なことが多いが、マスクや条件設定を変えていくことでIPPVに近い状態にすることも可能であるので、NIPPVを選択した場合はどこまで延命を希望するか、IPPVへの移行の希望も含めて治療方針を固めておく必要がある。また、その場合どのような状態になったら入院するのかも前もって決めておいた方が混乱が少ない。

CO_2 ナルコーシスの具体的な症状としては、特に夜間睡眠時に呼吸抑制をきたしやすく、夜間の寝汗せ、頻回の覚醒、幻覚、覚醒時の頭痛などが挙げられる。そのほか初期の呼吸不全の症状としては食事や入浴後の呼吸困難感、起座呼吸などを認める。このような状態になったら少なくともNIPPVの導入についての検討が必要な時期である。

また、嚥下障害を伴う場合は呼吸困難感はさらに増強し、誤嚥性肺炎も伴いやすいので誤嚥対策、感染症状に注意が必要である。呼吸筋障害がある患者に呼吸器感染症を合併した場合は致命的になる可能性があり、早期発見・早期対処が必要となる。感染症のための人工呼吸器装着であっても感染症治癒後に人工呼吸器から離脱できなくなる可能性があるので、感染症が予想される場合にも十分なインフォームド・コンセント(IC)を行ったうえで本人の希望を確認することが必要である。

3) 嚥下障害

神経難病のさまざまな疾患で嚥下障害をきたす。栄養状態が悪くなると筋力低下が進行するばかりではなく、感染症にかかりやすくなったり、褥瘡ができやすくなったりするので、安定した在宅生活のためにはしっかりした栄養管理が必要である。また、誤嚥性肺炎をきたしやすくなるので、感染症状の把握が必要である。嚥下障害の対処方法に関しては他稿を参照されたい。

さまざまな方法を用いても食事に時間がかかり過ぎるときや、たびたび誤嚥をして経口摂取が危険と判断したときには経管栄養が適応となる。この場合も経鼻経管と胃瘻による経管栄養があり、どちらも長所と短所があるが、嚥下障害の予防の面では胃瘻による経管栄養が望ましい。このことに関しても十分なインフォームド・コンセントを行い、実際に必要になったときにはどうするか

を前もって決めておき、導入時期が遅れないようにする。特に呼吸筋障害のある症例では呼吸筋障害が進行してからでは経内視鏡的胃瘻造設術の施行が困難となるので導入時期を適切に判断する必要がある。

4）自律神経障害

　疾患によっては自律神経障害が強く、日常生活に支障をきたすことがある。具体的には便秘やイレウス、頻尿や尿閉などの膀胱直腸障害や起立性低血圧、睡眠時無呼吸などが問題になる。それぞれ薬物療法やリハビリテーションが必要となるが、起立性低血圧については他の身体機能が保たれていても起き上がると失神するために寝たきりの状態になることがあるので、薬物療法とともに弾性ストッキングを使用したり、下肢を挙上した体位をとらせたりして対処し、臥位から座位になるときにも徐々に起こすようにするなどの日常生活上の注意が必要である。また、神経因性膀胱になると尿路感染症をきたしやすいので、日々のケアの中で、水分を十分とり、尿混濁や排尿痛など感染症状の観察が必要である。排便状況にも留意し、そのような傾向のある場合は食事療法や薬物療法を用い少なくとも数日に１回の排便を確保するようにし、腹痛、嘔気などのイレウス症状に注意する。一般には繊維質の多い食事がよいとされるが、むしろ低残渣食にした方がよい場合もあるので栄養士に相談するなどして試してみるとよい。

5）コミュニケーション障害

　言語障害が進行すると言語によるコミュニケーションが制限される。書字で代用できる場合はよいが、麻痺などで困難な場合は簡便な入力機器で音声対応のあるもの（トーキングエイド、レッツチャットなど）やコンピュータの導入を考える。進行性の難病で将来的に言語機能が障害されることが予想される場合は前もって使いこなせるようになっていた方が必要時に導入しやすい。コンピュータも一体型になって操作が簡便なもの（伝の心など）や手持ちのコンピュータにインストールするソフト（オペレーションナビなど）があり、入力機器にもさまざまなものがあるので、機能障害に応じて使い分けるようにするとよい。インターネット接続をすることで、機能障害はあっても広くコミュニケーションをとることが可能となる。入力機器など次々に新製品が出ており、かかわる医療従事者はインターネットをチェックするなどして、ある程度最新の知識をもっておくとよい。

5 神経難病の福祉的側面

　神経難病の多くは国の難病対策事業の特定疾患に指定されている。身体障害者施策や介護保険と同時に、この制度によりどのようなサービスが受けられるか、複数の制度に該当する場合の優先順位についても知識が必要となる。一般的にはまず介護保険を適応し、次に身体障害、特定疾患の順に適応となる。地方自治体によっても異なるため、確認が必要である。

　介護保険においても神経難病の一部は表1のように第2号被保険者(40〜65歳)適応疾患として認められている。逆にいうと、いくら介護が必要でもこれ以外の疾患は65歳未満のうちは介護保険の適応にはならない。その場合は身体障害制度や特定疾患制度で対応することになる。

表1　介護保険第2号被保険者の適応難病
- 筋萎縮性側索硬化症
- 脊髄小脳変性症
- パーキンソン病
- シャイ・ドレーガー症候群
- 初老期認知症(アルツハイマー病)
- 後縦靱帯骨化症
- 関節リウマチ
- 慢性閉塞性肺疾患
- 脊柱管狭窄症

II. 代表的な疾患について

　在宅医療で必要となる難病の知識としては表2のような項目が挙げられる。以下、比較的在宅ケアで遭遇する頻度の多い疾患を中心に述べる。

1 パーキンソン病

1) 病気の概要

　原因不明に中脳黒質のドパミン産生細胞が変性脱落をきたす疾患で、症状としては振戦(ふるえ)・無動(表情や動きが固くなる)・固縮(身体が固い)・姿勢

表2　在宅医療で必要となる難病の知識
- 病気の概要(稀少疾患が多く、患者や家族も理解が難しい)
- 症状や進行について(予測を立てた医療が必要)
- きたしやすい合併症・副作用について(日常診療で気をつけることは何か)
- 治療法についての知識(特殊な治療や治療試験など)
- 社会福祉的な知識(特定疾患、介護保険認定(2号)、患者会など)

反射障害(バランスを崩すとふんばれない)をきたし、運動がスムースにできなくなる病気である。老人に多い疾患であり、近年の高齢化に伴い患者数も増えている。65歳以上の有病率は100人に1人といわれ、決して稀な疾患ではない。頻度は少ないが遺伝性の場合があり、一部原因遺伝子が同定されている。これらの遺伝子の検索から病気そのものの原因解明が期待されている。

2) 症状や進行について

　神経難病の中では症状を改善する治療法がある疾患である。いずれも症状緩和の効果であり、根本療法ではないが、投薬にて約10年は日常生活が送れる程度のADLを保つことができる。長期になると疾患自体の進行のため、投薬量が徐々に増え副作用が問題となり、徐々に寝たきりになるが、高齢の発症が多いのでほぼ天寿を全うする。

　振戦は安静時にあるのが特徴で、動作時には強くないので日常生活上はあまり困らないことが多い。時にとても激しい振戦を認める場合があり、このような場合は投薬が必要となる。動作緩慢(無動)や固縮はADLにかかわるため治療介入が必要な場合が多く、特に歩行障害をきたしたときには転倒しやすいので治療が必要である。小刻み歩行や手の振り、前傾姿勢などは投薬により改善するが、すくみ足は治療が困難な場合が多い。

　症状は投薬に左右されるため、血中濃度の違いにより、十分に効果があるonの時間と効果が切れてしまい症状が悪いoffの時間とがあり、波があるものである。ケアを行うにあたっては、このようによい時間と悪い時間があることを理解し、大体の1日のパターンを把握したうえでケアプランを立てる必要がある。

3) きたしやすい合併症・副作用について

　徐々に動けなくなるため、誤嚥、褥瘡に注意する。また自律神経障害をきたし便秘になりやすいが、便秘は抗パーキンソン病薬の吸収にも関係するので排便コントロールが重要である。抗パーキンソン病薬の副作用として幻覚が出やすいので、特に多発性脳梗塞や認知症などがある症例では非定型抗精神病薬の併用など工夫が必要である。また、急に服薬量が変わったり、脱水になると悪性症候群(高熱をきたし、筋融解が起こる)になることがあるため、できるだけ服薬を継続する必要があり、なんらかの理由で服薬できないことが続くときは主治医に相談した方がよい。

4) 治療法についての知識

多種の抗パーキンソン病薬があり、それぞれに特徴がある。長年使うと効果の程度や持続時間が減少するため、多剤を併用するのが一般的である。薬を増量しないとADLが保てないことが多いため、トータルの投与量も徐々に増えてしまう。患者によっては錠数が多いことや種類が多いこと自体に抵抗のある方もいるが、副作用の面などから必要な治様法であることを十分に納得してもらう必要がある。さまざまな症状や副作用も投薬の使い分けで改善できる場合があるので、気になる症状があったら主治医に相談するとよい。

副作用として多いのは麦角系の治療薬では吐き気が、非麦角系の治療薬では眠気が問題となる場合がある。薬の血中濃度が高過ぎると不随意運動を生じるが、周りからみると大変そうでも、患者本人はむしろ動きやすいことが多いため、よほどそのためにADLが低下することがない限り、同じ投薬量で続ける。また、服薬するかどうかはどの程度困っているかどうかで決めるもので、あくまで患者本人の必要度により投与量は調整してよいと思われる。ほかに外科治療や移植治療が行われている。

5) 社会福祉的な知識

特定疾患に指定されているが、重症度分類(Yahrの分類)で3度以上でないと申請できない。また、40歳以上であれば介護保険の2号該当になる。全国にパーキンソン病友の会など患者会がある。

2 筋萎縮性側索硬化症

1) 病気の概要

原因不明に一次および二次運動ニューロンの変性脱落をきたし、筋萎縮や筋力低下などの運動機能のみが進行性に障害され、最後は寝たきりになる。呼吸筋の麻痺により呼吸不全で死亡することが多いが、人工呼吸器を用いての延命が可能である。有病率は2〜4人/10万人でやや男性に多い。

2) 症状や進行について

典型的には人工呼吸器を用いなければ約2〜4年で死亡する。中には進行の緩徐な症例もあり、ばらつきがある。四肢筋力低下、構語障害、嚥下障害、呼

吸筋障害をきたし、呼吸筋障害による呼吸不全や感染症が死因となる。進行が早いので病状の見通しを立て、各問題に早めに対処する必要がある。適切な告知は必須だが、告知の仕方には経験と熟練を要するため、専門医療機関に依頼して行ってもよい。

比較的進行が早く、致命的な疾患のため、病気に対してや症状の進行に対して受け入れられない患者も多い。その時々に合った繰り返しの説明と精神的ケアも大切である。十分に病気を理解した患者は疾患の受け入れもしやすいようである。身体機能が低下しても心のQOLは低下しないという研究結果もあり、気の持ちようでQOLがずいぶん変わってしまう。ケアにあたるものは十分に疾患が理解できているか、受け入れられているかなどに気をつけて接し、不十分なときには担当医への連絡をするなど問題解決を図るようにしたい。

3）きたしやすい合併症・副作用について

嚥下障害をきたすため、誤嚥や感染症に注意が必要である。栄養障害が筋力低下の進行を促進するので栄養管理が必要。筆者は大まかにいって経口摂取に1食1時間以上かかるようならば経管栄養（主に胃瘻造設）を併用開始としている。コミュニケーション障害が必須のため、早期にコンピュータの練習を開始した方がよい。呼吸筋障害の進行の程度を把握し、人工呼吸器装着の有無などの対処を熟考する必要があり、そのためにも早期から病名告知と進行の説明をし、本人の延命治療に対する意思確認が必要である。

4）治療法についての知識

根本的な治療法はない。進行を（約3ヵ月）送らせると期待されるグルタミン酸拮抗薬リルゾールが唯一保険適応となっている。副作用として嘔気、肝機能障害が出やすいが大概1ヵ月で問題にならなくなり、副作用で服薬中止になる例は少ない。臨床試験として神経栄養因子の髄注療法、ラジカットなどが行われており、症例によっては有効であったと報告あり、今後の検討結果が俟たれる。また、そのほかにも再生医療による治療など期待されている。

5）社会福祉的な知識

特定疾患に指定されており、若年者でも介護保険の2号該当になる。全国に患者会あり。

3 遺伝性脊髄小脳変性症

1) 病気の概要

小脳症状がメインの緩徐進行性の病気を脊髄小脳変性症(spinocerebellar degeneration ; SCD)というが、その40%は遺伝性であり、Spinocerebellar ataxia(SCA)やDentate-rubro-pallido-luysian atrophy(DRPLA)に代表される。前者は種々の遺伝子異常が報告され、報告順にSCA 1〜26まで番号がつけられている。日本ではSCA 3, 6が多いが地域によって分布が異なる。SCAやDRPLAの遺伝子異常はトリプレットリピート病と呼ばれる特定の塩基配列の繰り返しであり、ポリグルタミン酸の異常があることがわかってきたが、その異常の発病への関与は不明である。

2) 症状や進行について

小脳症状として、ふらつきやろれつが回らないことが徐々に出現・進行する。SCAはタイプにもよるが、比較的緩徐進行性で数十年の経過で進行する。遺伝性の中でも日本人に多いDRPLAはてんかんや舞踏様運動などをきたし、より多彩な症状を示す。

3) きたしやすい合併症・副作用について

ふらつきが多いため、転倒の予防が大切である。進行すると徐々に寝たきりとなり、誤嚥をきたしやすく、感染症に注意が必要である。

4) 治療法についての知識

現在のところ、有効な根治療法はない。ヒルトニン®(TRH)の注射やその経口薬であるセレジスト®の内服が有効な症例もあり。

5) 社会福祉的な知識

特定疾患に指定されている。平成16年度より遺伝性脊髄小脳変性症と多系統萎縮症とはそれぞれ異なった申請用紙となった。介護保険認定(2号)の対象。

4 多系統萎縮症

1）病気の概要

脊髄小脳変性症の 60％ は非遺伝性であり、その多くは多系統萎縮症である。臨床的には従来はオリーブ橋小脳萎縮症(Olivopontocerebellar atrophy；OPCA)、黒質線状体変性症(Striatonigral degeneration；SND)、シャイ・ドレーガー症候群(Shy-Dragar syndrome；SDS)と呼ばれていた疾患が、進行期には病理学的に均一の疾患群をなすことから、現在では多系統萎縮症としてまとめて捉えられている。それぞれの初発症状がどのような系統の障害が多いかによりそれぞれ小脳症状は OPCA(MSA-C)、錐体外路症状は SND(MSA-P)、自律神経症状は SDS(MSA-S)と臨床的には診断される。進行するとどのタイプでも同様の症状が出現してくる。

2）症状や進行について

障害が多系統に及ぶため症状は多彩で、小脳症状として、ふらつきやろれつが回らない、錐体外路症状としてのパーキンソン症状、自律神経症状としては起立性低血圧や尿閉などの膀胱直腸障害などをきたし、遺伝性の脊髄小脳変性症より進行が早く、約 10 年前後で寝たきりとなる。

3）きたしやすい合併症・副作用について

遺伝性同様転倒の予防が大切である。進行すると寝たきりとなり、誤嚥をきたしやすく、感染症に注意が必要である。起立性低血圧が著明だと失神を繰り返すようになり、そのためにベッド上の生活になってしまうことがある。パーキンソン病薬は初期には効果があるが、増量しても幻覚などの副作用をきたしやすい。

4）治療法についての知識

現在のところ、有効な根治療法はなく対症療法が中心である。遺伝性同様ヒルトニン®やセレジスト®を用いることもあるが、有効性には疑問がある。

5）社会福祉的な知識

特定疾患に指定されている。平成 16 年度より多系統萎縮症として申請する

ようになった。介護保険認定（2号）の対象。

5 ハンチントン病

1) 病気の概要

常染色体優性遺伝を示す遺伝性疾患。舞踏様運動をきたし、徐々に精神症状や認知症症状が進行する。精神症状が強いうえに身体機能障害をきたすと在宅での療養も困難になることが多く、ケアの面で大きな問題を抱えている。有病率 0.38人/10万人といわれるが、特定疾患の届出数は大幅に下回る。

2) 症状や進行について

舞踏様運動を主とする不随意運動と、認知症・性格変化などの精神症状が代表的な症状。舞踏様運動が次第に強くなり、歩行障害が進行し、10～20年で寝たきりになり、多くは合併症で死に至る。精神機能も徐々に廃絶し、コンタクトがとれなくなる。

3) きたしやすい合併症・副作用について

進行すると嚥下障害が出現するため、誤嚥、褥瘡に注意が必要。

4) 治療法についての知識

根本的な治療法はなく、症状を抑え込むための対症療法として向精神病薬を大量に必要とするため、副作用に注意が必要である。

5) 社会福祉的な知識

特定疾患に指定されているが、介護保険の2号該当がないため療養生活を支えるための経済的な問題も出てくる。ハンチントン病の会など、患者会あり。

精神症状が強く、身体障害もあるため、一般病院や精神病院に受け手がないことが多い。遺伝学的配慮も必要であり、福祉社会的な問題も多い疾患である。

6 筋ジストロフィー

1）病気の概要

筋萎縮、筋力低下が徐々に進行する筋自体の病気で、筋肉の構造組織に先天的な異常をもっている場合が多い。孤発性のことも家族性のこともあるが、遺伝子異常の確認されている病型も多い。

2）症状や進行について

タイプによるが、ヅシャンヌ型は進行が早く20歳までに亡くなる例が多いが、それ以外は数十年の経過をとることが多い。人工呼吸器を使用することにより生命予後を改善できる。

3）きたしやすい合併症・副作用について

徐々に動けなくなるため、誤嚥、感染に注意が必要。最終的には呼吸障害の管理が問題であり、心疾患の合併も多いので心不全に注意が必要である。

4）治療法についての知識

根本的な治療法はなく、対症療法が中心だが、遺伝子治療は動物レベルでは成功しているものもあり、今後の臨床応用が期待されている。また、人工呼吸器の使用について熟考が必要。

5）社会福祉的な知識

身体障害申請、全国に患者会あり。

7 認知症疾患

1）病気の概要

原因不明に大脳神経細胞が変性脱落をきたし、進行性の認知症症状をきたす。代表的なものはアルツハイマー病であり、認知症疾患の中では一番頻度が多い。次に多いのがパーキンソン症状を伴うびまん性レビー小体病である。

2) 症状や進行について

初期には加齢に伴うものと軽視され病気として認識されにくい。徐々に進行し、身体機能も低下し、最後は寝たきりになる。徘徊や不潔行為など管理が困難な場合がある。

3) きたしやすい合併症・副作用について

精神症状(被害関係妄想など)をきたすことあり。進行すると嚥下障害、痙攣などをきたし、錐体外路障害(パーキンソン症状など)をきたすこともあり。

4) 治療法についての知識

根本的な治療法はないが、進行を抑制する治療薬としてアリセプト® がある。副作用として嘔気が出やすい。

5) 社会福祉的な知識

若年者でも介護保険の2号該当になる。認知症老人のショートステイなどの受け入れ先に限りがあり、介護者疲労の問題あり。

8 多発性硬化症

1) 病気の概要

原因は明確にはなっていないが、なんらかの免疫の異常により中枢神経に脱髄病変をきたす疾患。欧米に比し日本では発症率は少ない(約1/10)が、病型としては欧米(数%)に比べ視神経脊髄型(10%)が多い。有病率は3〜4/10万人で中枢神経のどこに病変が起きてもよい。

2) 症状や進行について

脱髄発作の頻度、程度は症例により異なり、脱髄をきたした部位に相応する症状が出る。進行すると、再燃がはっきりしなくなり、緩徐進行型となる。

3) 合併症・副作用について

感染や予防接種を契機に再燃することあり。発熱にて再燃とは異なるが、一時症状が悪化することあり(ウートフ現象と呼ばれる)。

4）治療法についての知識

再燃発作時にはステロイドパルス療法を用いるが、一般にステロイドホルモンは再発予防効果はない。再燃予防に現在保険適応となっているのはインターフェロンβ（ベタフェロン®）であり、1日おきに皮下注射するものである。発症して間もないとき、再発の頻度が多いときには適応になる。副作用として感冒様症状は必発であり、注射部位の皮膚反応も症例によりさまざまで、発赤、硬結、時に潰瘍をきたすことがある。その他難治例には免疫抑制薬、血漿交換なども用いることもあり。

5）社会福祉的な知識

特定疾患に指定されているが、介護保険の2号該当でない。そのため若年者の救済は乏しい。全国に多種の患者会あり。

おわりに

以上、難病ケアに必要と思われる疾患の概要などについて簡単に述べた。各疾患の詳細については成書を参考にされたい。治療はいずれも対症療法にならざるを得ないので、その選択においては患者自身の意思を反映させたものにすべきと考えている。難病ケアは多岐にわたるので、多職種がかかわり、チーム医療として対応するべき疾患が多い。お互いの連絡を密に取り合いよりよいケアとなるように情報交換が大切である。

（荻野美恵子）

12. 在宅ケアにおける感染症予防対策

はじめに

わが国では、高齢化社会や疾病構造の変化を反映して在宅ケアの比重が増している。在宅ケアは高騰し続ける医療費の歯止めになると期待されるだけでなく、住み慣れた家庭で生活の質(quality of life；QOL)の向上を目指した療養を願う患者の希望も叶えてくれる。在宅ケアの対象には高齢者が最も多く、末期悪性腫瘍や難病の患者も含まれる。高齢者は老化に伴う免疫や臓器・組織の生理的な機能低下に加えてなんらかの基礎疾患をもっているので、感染に対する抵抗力の低下がみられ、感染症が発症すれば重症・難治化しやすい。在宅自己導尿、在宅透析療法、在宅呼吸器装着、在宅経静脈・経管栄養、在宅自己血糖測定・インスリン自己注射などのハイテク在宅医療、さらに尿道カテーテル留置が行われることも多く、時としてこれらが感染助長に作用する。他方、家族や医療/介護スタッフが在宅ケアを通して感染症に罹患することもある。このため、患者のみならず、家族や医療/介護スタッフにとっても安全で快適な在宅ケアの環境が確保できる感染予防対策の整備と実践が大切である。

I. 医療/介護スタッフの感染予防

1 隔離予防策

医療/介護スタッフの感染予防は、「うつさない、うつされない」を原則とするが、この遵守がケアを受ける患者の感染予防にもなる。感染予防には、感染症の有無を問わず、すべての患者のケアを対象とした標準予防策(standard precautions)を基本に、必要に応じて特定の病原体による感染症の伝播を遮断する感染経路別予防策(transmission-based precautions)が追加される(**表1**)。

表1 病院における隔離予防策

隔離予防策	標準予防策	感染経路別予防策		
		空気予防策	飛沫予防策	接触予防策
適応	・すべての患者(感染症の有無を問わず)	・結核、麻疹、水痘(播種性帯状疱疹を含む)	・インフルエンザ、ムンプス、風疹、侵襲性インフルエンザ菌b型感染症、マイコプラズマ肺炎、咽頭ジフテリア、百日咳、A群β溶血連鎖球菌咽頭炎	・多剤耐性菌(MRSA、VREなど) ・下痢症(ディフィシル菌、腸管出血性大腸菌、A型肝炎など) ・単純疱疹ウイルス、膿痂疹、疥癬、ウイルス性/出血性結膜炎、ウイルス性出血熱など
感染媒体	・血液、体液、汗を除く分泌物・排泄物(血液の有無を問わず)、傷のある皮膚、粘膜	・飛沫核(粒子径≦5μm) ・気流により拡散	・飛沫(粒子径>5μm) ・飛散距離:<1 m	・直接接触 　手-皮膚、皮膚-皮膚 ・間接接触 　汚染器具・環境
手洗い[*1]	・上記の感染媒体との接触後に行う ・患者接触後、次の患者へ移る前に行う ・手袋を脱いだあとに行う			
手袋	・上記の感染媒体との接触のときに行う ・使用後、速やかに外して手洗い			・患者ケアのときに手袋を着ける ・汚染物との接触後に交換する ・退室前に手袋を外して抗菌性石鹸や消毒液で手洗いを行う
マスク、ゴーグル、フェイス・シールド	・血液、体液、分泌物、排泄物の飛散による目、鼻、口の粘膜の汚染の可能性のある処置や患者ケアのとき着ける	・入室時にN95マスクを着ける	・患者から<1 mでケアするときマスクを着ける	
ガウン	・血液、体液、分泌物、排泄物の飛散による衣服の汚染の可能性のある処置や患者ケアのとき着る ・汚染したガウンは直ちに脱ぎ、手洗を行う			・患者、環境表面、病室物品との接触の可能性のあるとき着る ・失禁、下痢、人工肛門、被覆のない創部のある患者のケアのとき ・入室時に着て、退室前に脱ぐ
器具	・血液、体液、分泌物に汚染された器具は皮膚・粘膜、衣服、他の患者や環境を汚染させないように取り扱う ・再使用可能な器具は適切な洗浄・再処理を徹底する			・できれば器具を患者専用とする ・患者間共通のときは他の患者に使用する前に適切に消毒する

V-12. 在宅ケアにおける感染症予防対策

表1 (つづき)

隔離予防策	標準予防策	感染経路別予防策		
		空気予防策	飛沫予防策	接触予防策
リネン	・血液、体液、分泌物、排泄物に汚染されたリネンは皮膚・粘膜、衣服、他の患者や環境を汚染させないように使用、運搬、処理する			
医療従事者の安全	・針、メスや他の鋭利物は使用直後に適切な耐貫通性容器に入れる ・蘇生には、マウスピース、蘇生バッグや他の換気器具を使用する			
患者配置	・環境汚染が不可避なときは、患者を個室隔離する ・個室がなければ、感染対策専門職員の助言を求める	・個室隔離 ・ドアの開放禁止 ◎個室の条件[*2] 1. 室内圧:陰圧 2. 換気回数:≧12回/時(現存施設では、≧6回/時も可) 3. 換気:適切に戸外かHEPAフィルターを通して室外へ ・個室がなければ、同じ病原体による活動性感染症をもつが他の感染症を認めない患者の集団隔離も可能である	・個室隔離ないし集団隔離 ・上記が不可能であれば、他の患者や面会者との間隔を>1m(できれば>2m)に保つ	・個室隔離ないし集団隔離 ・上記が不可能であれば、病原体の疫学や該当患者数を考慮して対応するが、感染対策専門職員の助言を求める
環境対策	・環境表面、ベッドとその周辺、他の頻回に触れる表面の日常的管理、適切な方法による清掃や消毒を行う			・感染病原体と環境の汚染量によっては患者の退院時に特別の清掃や適切な消毒を行う
患者移送		・制限 ・移送が必要なら、外科用マスクを着ける	・制限 ・移送が必要なら、マスクを着ける	・制限

[*1] 手の衛生については、目にみえる汚れのときに抗菌性や非抗菌性石鹸と流水、目にみえない汚れのときにアルコール含有の速乾式手指消毒薬ないし抗菌性石鹸と流水で行う(CDC:Guideline for hand hygiene in health-care settings. M MWR 51(RR-16):1-45, 2002). 手と指の全表面に対して、石鹸による泡立て揉み洗いを行う時間を少なくとも15秒間とする。石鹸を洗い流したあとはペーパータオルで拭き取る。アルコール消毒薬による擦り込みは乾燥するまで行う。

[*2] CDC:(Guidelines for preventing the transmission of Mycobacterium tuberculosis in health-care facilities. MMWR 43(RR-13):1-132, 1994)

(Garner JS:Hospital Infection Control Practices Advisory Committee;Guideline for isolation precautions in hospitals. Am J Infect Control 24:24-52, 1996による)

1) 標準予防策

 ヒトからヒトへ伝播する病原体は血液、体液、分泌物(汗を除く)に含まれたり、傷のある皮膚、粘膜に付着している。しかし、感染性の病原体をもつ患者の特定が困難であるうえに、患者の感染症は診断されているものだけとは限らない。それで、すべての患者の血液、体液などの湿性生体物質には感染性があると考えて対処すれば、感染曝露の機会が減るはずである。標準予防策は、病原体や疾患の如何を問わず、すべての在宅の患者ケアに適用される。

 手洗いは標準予防策の根幹をなし、一医療行為、あるいは同一患者でも一処置ごとに1回の手洗いが必要である。血液などの湿性生体物質との接触後、次の患者に移る前、手袋を外したあとにも行う。手洗いは目に見える汚れのときに抗菌性ないし非抗菌性石鹸と流水、目で見えない汚れのときにはアルコール含有の手指消毒薬ないし抗菌性石鹸と流水で行う。石鹸は洗い流したあとペーパータオルで拭う。手袋、マスク、ゴーグル、フェイスシールド、ガウンなどの個人用防護具(personal protective equipment；PPE)は処置、ケアの種類や内容、患者の症状により適宜選択する。手袋は血液や体液などに触れるときに着け、手洗いと同様に、処置ごと、患者ごとに替える。次の処置や患者に移るときに手袋を着けたままアルコール含有消毒薬を使ってはならない。ケアや処置に応じた滅菌と非滅菌の手袋の使い分けも大切である(表2)。手袋を外したあとも、手袋の微小な穴や外すときの汚染のために手洗いが必要である。血液や体液の飛散、排泄物による大量の汚染があるときはプラスチックエプロン、必要ならマスク、ゴーグルなども使用する(咳込みを伴う気管内吸引な

表2 在宅ケアの処置からみた滅菌手袋と非滅菌(清潔)手袋の使い分け

処置	手袋 滅菌	手袋 非滅菌(清潔)
尿道留置カテーテルの挿入	○	
間欠的自己導尿カテーテルの挿入*		○
経鼻胃管の挿入		○
口腔内吸引		○
気管内吸引 慢性疾患例の長期ケア*		○
毎回滅菌カテーテル使用	○	
創処置　創との直接接触　なし		○
あり	○	
患者の日常的ケア		○

*在宅ケアの患者では、適切な洗浄と消毒による間欠的自己導尿カテーテルや気管内吸引カテーテルの再使用は清潔操作のもとで許容される。

V-12. 在宅ケアにおける感染症予防対策

ど)。血液や排泄物などによる床の汚染は手袋を着けてティシュペーパーやガーゼで拭き取ったあとで消毒薬(0.05〜0.1％次亜塩素酸ナトリウムなど)で清拭する。針刺し防止には、使用済みの針付き注射器をリキャップせずに堅牢な針捨て容器に廃棄する。

2) 感染経路別予防策

　病原体は空気、飛沫、接触、一般媒介物(食物、水、薬剤、医療器具など)、媒介生物(昆虫など)を介して感染する。在宅ケアでも、病院内と同様に、前3者による伝播が重要である。疫学的に重要な伝染性の病原体には、それぞれに特有の伝播経路を遮断する感染経路別予防策が標準予防策に追加される。空気予防策(対象：結核、麻疹、水痘)は陰圧個室への隔離とN95マスク(径1μmの粒子を少なくとも95％捕捉できる性能)の着用を要する。在宅ケアでは結核を扱わないが、医療/介護スタッフが結核疑いの患者や結核専門病院へ搬送前の塗抹陽性の結核患者、時に塗抹陰性の結核患者と接触することがある(塗抹陽性は感染性の強い結核を意味する)。陰圧個室は在宅にないので、個室を使用してドアは閉じておく。医療/介護スタッフの入室にはN95マスクの着用が必要である。患者が室外に出るときには外科用マスクを着ける。咳をするときにマスクがなければティシュペーパーやハンカチ、タオルで口を覆ってもらう。N95マスクは機能する限り汚れの目立つまで使える。麻疹や水痘に免疫の医療/介護スタッフは患者ケアにマスク不要である。感受性ならばN95マスクを着けるが、ワクチン接種が勧められる。飛沫予防策(対象：インフルエンザなど)では、医療/介護スタッフが患者から1m以内でケアするときに外科用マスクを着ける。接触予防策(対象：メチシリン耐性黄色ブドウ球菌 methicillin-resistant *Staphylococcus aureus* ; MRSAなどの多剤耐性菌、O157を含む腸管出血性大腸菌など)には手袋の着用が必要となる。免疫不全患者が多い急性期病院と違って在宅や介護施設のMRSA保菌者のケアに手袋は不要である。

2 隔離予防策に対する患者と家族への教育・啓発

　訪問看護や各種介護支援による在宅ケアが進んでいるとはいえ、初対面のときから医療/介護スタッフが個人用防護具、特に手袋やマスクを着けていると患者や家族は不安、差別、不快の感情を抱いてしまう。在宅ケアの多くはまだ家族介護に頼っているので、丁寧な助言や指導を通して標準予防策の必要性を

表3 ワクチン接種による医療/介護スタッフの感染予防

対象感染症	接種前検査	ワクチン接種スケジュール
B型肝炎	HBs抗原/抗体検査	抗体陰性者に遺伝子組換えワクチン接種3回/シリーズ(3〜6ヵ月間)
結核	二段階ツベルクリン反応検査	2回目陰性者にBCG接種の勧奨
インフルエンザ	なし	1回接種(毎年11月中旬)
麻疹、水痘、風疹、ムンプス	ウイルス抗体検査	抗体陰性者に生ワクチン接種(生ワクチン接種間隔:>1ヵ月間)

患者と家族に理解してもらえるように根気強い教育・啓発が大切である。

在宅ケアで使用する皮膚などの消毒には、品質管理や対費用効果の面から、滅菌済み単包のアルコール綿やポピドンヨード綿棒の使用が勧められる。

3 ワクチン接種による医療/介護スタッフの感染予防

医療/介護スタッフは献身的な患者ケアの中で思いもかけない重症・難治の感染症に罹患するばかりか、時に死の危険すらある。妊娠中のスタッフに重大な影響を及ぼしかねない感染症もある。また、スタッフが患者にうつしかねない感染症もある。これらの多くはワクチン接種で予防可能である(表3)。BCG再接種の予防効果は確立されていないが、多剤耐性結核菌には適当な化学予防薬や治療薬がないので、エイズや多剤耐性結核の患者と接触する可能性のあるツベルクリン反応陰性のスタッフにはBCG接種が勧められる。

4 針刺し対策

針刺し(患者に使用した注射針や鋭利物による誤刺や切創)により感染する病原体では、B型肝炎ウイルス(hepatitis B virus;HBV)、C型肝炎ウイルス(hepatitis C virus;HCV)、ヒト免疫不全ウイルス(human immunodeficiency virus;HIV)の3つが曝露頻度と感染危険度からみて最も重要である(表4)。HBVでは、母子感染防止事業により新生児のキャリア化が年間0.03%以下に激減した。HBe抗体が陽性化したあとも肝機能異常の続く症例からの針刺しは変異株による劇症肝炎の危険が高い。わが国の成人のHCV抗体保有率は1〜2%であるが、入院患者では約10%に達する。実際、病院医療スタッフにHCV関連の針刺しが最も多い。在宅ケアでの医療/介護

表4 主な血液媒介ウイルスと職業感染症の危険度

ウイルス	感染経路別危険度			感染媒体となる可能性		
	経皮負傷 (針刺し/切創)	粘膜/傷のある 皮膚との接触	咬傷 (加害者側)	報告あり、 確実性高い	報告ないが、 ありうる	ほぼなし
B型肝炎 ウイルス (HBV)	2～40%[*1]	報告あり (下記2者よ り高い)	報告あり	血液、血液 製剤	精液、腟液、血 性体液、唾液	尿、糞便
C型肝炎 ウイルス (HCV)	3～10%	報告ないが、 ありうる	報告なし	血液	血液製剤、血性 体液、精液、腟 液	唾液、尿、 糞便
ヒト免疫不 全ウイルス (HIV)	0.2～0.5%	報告あり (推定危険率 0.1%)	報告あり	血液、血液 製剤、血性 体液	精液、腟液、髄 液、母乳、滲出 液、漿液、羊 水、歯科処置中 の唾液	唾液、尿、 糞便

[*1]感染危険度はHBeAb陽性例の2%からHBeAg陽性例の40%にまで及ぶ(HBeAg:hepatitis B e antigen;HBeAb:hepatitis B e antibody)。
著者註:seroconversion((HBsAg陽性、HBeAb陽性))した感染源からの針刺しによる顕性肝炎を発症する危険は1～6%であるが、不顕性感染例も23～37%に達する。
Seroconversion後も肝機能検査に異常をみるHBeAb陽性例の血液による針刺しでは医療従事者に劇症肝炎が起こることがあるので注意を要する。
(Gerberding JL:Management of occupational exposures of blood-borne viruses. N Engl J Med 332:444-454, 1995による)

スタッフの針刺しは、病原体や発生状況を問わず、訪問看護ステーションの事業所の責任者に所定の文書で報告する。

1) B型肝炎

B型肝炎はワクチンによって予防可能なので、血液曝露の危険のある医療/介護スタッフにはワクチン接種が勧められる。針刺しの血液曝露には、曝露後24(遅くとも48)時間以内に抗HBsヒト免疫グロブリンが単独ないしワクチン接種と併用される(**表5**)。ワクチン接種後に十分な抗体反応がみられたら数年後に血中抗体価が低下してもワクチンの追加接種は必要ないとされる。

2) C型肝炎

HCV関連の曝露後予防には、高力価の免疫グロブリンもインターフェロン(IFN)も無効である。急性肝炎にはIFN治療の有効性が高い。HCV抗体陰性の医療/介護スタッフは曝露後4～6週と4～6ヵ月の血清学的検査と肝機能検査から急性肝炎を早期に把握してIFN治療を開始する。

表5　B型肝炎ウイルス(HBV)に対する曝露後感染予防

曝露した医療従事者[*1]のワクチン接種と抗体反応状態	感染源のHBsAg保有状態からみた医療従事者に対する処置		
	HBsAg陽性	HBsAg陰性	HBsAg不明ないし検査拒否
ワクチン未接種	HBIG[*2]投与1回とワクチンシリーズ[*3]の開始	ワクチンシリーズの開始	ワクチンシリーズの開始
ワクチン既接種 　既知反応者[*4]	無処置	無処置	無処置
既知不応者	HBIG投与1回とワクチンシリーズの再開、あるいはHBIG投与2回[*5]	無処置	ハイリスクの感染源では、HBsAg陽性に準じる
反応不明者	HBsAb検査[*4] 1.抗体陽性：無処置 2.抗体陰性 　HBIG投与1回と追加免疫	無処置	HBsAb検査[*4] 1.抗体陽性：無処置 2.抗体陰性 　追加免疫と1〜2ヵ月後抗体検査

[*1] HBV感染の既往があれば免疫を獲得しているので曝露後予防は不要である。
[*2] hepatitis B immune globulin(抗HBsヒト免疫グロブリン)；HBIGは曝露直後、できれば24時間以内に投与する。曝露後7日間以上では、効果が不明である。
[*3] 1シリーズは曝露直後(できれば曝露後24時間以内)、1ヵ月後、3〜6ヵ月後の3回接種からなる(2回目と3回目は少なくとも2ヵ月間隔てる)。感染曝露が初回ワクチンシリーズの途中で起これば、このシリーズの完了が目標となる。
[*4] 反応者はワクチン接種によりHBsAgに対する血清抗体(HBsAb)が≧10 mIU/mlを示した者(抗体陽性者)、不応者は＜10 mIU/mlの者(抗体陰性者)である。
[*5] HBIGとワクチンシリーズの併用はまだ1回しかワクチンシリーズを受けていない不応者に選択し、ワクチンシリーズを2回完了している不応者にはHBIGを曝露直後と1ヵ月後の2回投与する。初回ワクチンシリーズ不応者の30〜50％が2回目のワクチンシリーズに反応すると見込まれる。
(Centers for Disease Control and Prevention：Updated U.S. Public Health Service guidelines for the management of occupational exposures to HBV, HCV, and HIV and recommendations for postexposure prophylaxis. MMWR 50(RR-11)：1-42, 2001による)

3）エイズ/HIV感染

　HIVの感染性は前2者よりも低く、抗HIV薬による曝露後予防も有効である。予防内服はハイリスク要因も考えて曝露後数時間以内に開始し、1ヵ月間続ける(処方例：ジドブジン＋ラミブジンを基本に、必要に応じてネルフィナビルの追加)。HIV抗体検査は曝露後6週、12週、6ヵ月、必要なら1年後も行う。

II. 在宅ケアでみられる感染症と対応

在宅ケアの患者が再入院となる理由の約40%が感染症である。呼吸器感染症、尿路感染症、皮膚・軟部組織感染症の3つが最も多い。

■ 呼吸器感染症

1) 肺炎（誤嚥性肺炎を中心に）

在宅ケアで経験する肺炎は誤嚥エピソードの有無によって通常の肺炎（肺炎球菌などの強毒菌による単独感染）と誤嚥性肺炎（嫌気性菌を含む口腔咽頭常在菌叢による混合感染）に大別される。発症機序はともに口腔咽頭定着菌の下気道吸引に起因する。通常の肺炎は強毒菌の不顕性誤嚥 microaspiration（微量）、誤嚥性肺炎は低病原性の常在菌叢の顕性誤嚥 macroaspiration（多量）によると考えてよい。気道クリアランス（嚥下・咳嗽反射、粘液線毛輸送系などによる気道浄化）や免疫能の低下も肺炎の発症を助長する。嚥下と呼吸は補完し合う運動なので神経機能の低下は誤嚥を起こしやすい。高齢者の不顕性誤嚥は睡眠時に増大するが、中枢神経系疾患（脳血管障害などによる意識障害、大脳基底核の梗塞、認知症、パーキンソン病など）の合併や寝たきり状態に伴って嚥下反射や咳嗽反射が低下すると食物や吐物の誤嚥も多くなる。高齢者は唾液分泌の低下から口腔内が乾燥に傾き、口腔内菌数が増加する。寝たきり状態では口腔内にグラム陰性桿菌が増加する。嘔吐に伴う胃内容物の気道内吸引は胃酸による気道粘膜傷害（重症例では、化学性肺臓炎ないしメンデルソン症候群 Mendelson syndrome）を契機に口腔咽頭細菌の感染を誘発しやすい。また、固形物の誤嚥では気道閉塞から肺炎への進展もある。誤嚥は食道疾患（食道裂孔ヘルニアなど）、経鼻胃管、気管内挿管や気管切開でも助長される。

高齢者の肺炎は自・他覚症状に乏しい。全身状態の微妙な変化から肺炎を疑うことが大切である。症状は微熱、倦怠、食思不振、痰の絡みといった不定愁訴に近いことが多い。精神状態の急性変化、特に認知障害、失禁や緩慢な動作も感染症を示唆する。聴診所見も既存の呼吸器疾患と判別しにくい。多くは白血球数、CRP、胸部写真（肺背下側に陰影出現）の検査で初めて肺炎と診断される。高齢者の肺炎は急速に進展して抗菌薬の全身投与、酸素吸入、栄養補給などの全身管理を必要とするので、早急に入院治療に移行させる。

高齢者の肺炎、特に誤嚥性肺炎の予防（**表6**）には、まず嚥下菌量の減少のた

表6　在宅ケアにおける肺炎予防策

口腔ケア	歯磨き、ポビドンヨードないし臭化ドミフェンによる口腔内清拭
誤嚥防止	
食事摂取法	チューブやストローの使用
食物形態	ゼリー食、増粘剤の添加
嚥下訓練	食事姿勢、嚥下筋の強化、呼吸法
外科的治療	輪状咽頭筋切断、喉頭挙上術、咽頭縫縮術、気道食道離断術
気道クリアランスの改善	
去痰	加湿、吸入、体位排痰、タッピング
薬物治療	カプサイシン、抗パーキンソン薬、アンジオテンシン変換酵素阻害薬
経管・経静脈栄養	経鼻胃管、胃瘻造設術 在宅中心静脈栄養
胃食道逆流の防止	食後の起座位や上半身高位：1～2時間
沈下性肺炎の予防	寝たきりに対する頻繁な体位変換
ワクチン接種	インフルエンザワクチン　肺炎球菌ワクチン

めに食後の歯磨きや口腔ケアが大切である。食物形態や食事摂取法の工夫(ゼリー状の食物、増粘剤の添加、ストローやチューブの使用など)や嚥下訓練による機能回復(食事姿勢、呼吸法、嚥下筋の強化など)も大切である。嚥下障害に対して経鼻胃管も使用されるが、誤嚥や副鼻腔炎を誘発することもある。最近は、嚥下障害の高度な高齢者に侵襲の比較的少ない胃瘻造設によるチューブ留置を行うことも多いが、不顕性誤嚥に対する口腔ケアを疎かにしてはならない。経管栄養では、胃食道逆流の防止のために起座位や上半身高位を食後1～2時間保持する。嚥下機能を補う外科的治療(輪状咽頭筋切断、咽頭縫縮術、喉頭挙上など)もある。気道食道離断術は誤嚥を防止できても発声が犠牲になる。また、誤嚥性肺炎のために経口摂取が在宅中心静脈栄養に切り替えられることもある。カテーテル関連菌血症が合併しやすいので、中心静脈栄養の安易な開始や漫然とした継続は慎むべきである。気道クリアランスの改善には、加湿や吸入、体位排痰、タッピングによる去痰が行われる。さらに、嚥下反射や咳嗽反射の機能回復には、両反射のメディエーターとなるサブスタンスPの放出促進や分解阻害のための薬物治療(カプサイシン、アマンタジンなどの抗パーキンソン薬やアンジオテンシン変換酵素阻害薬)が試みられる。なお、寝たきり状態には、頻繁に体位変換を行って沈下性肺炎(寝たきりによる肺下葉背側のうっ血に伴う発症)を予防することも大切である。

　高齢者のインフルエンザは原発性肺炎や肺炎球菌などによる細菌性肺炎を合併して予後不良のことが多い。インフルエンザ関連死亡の約90％は65歳以上

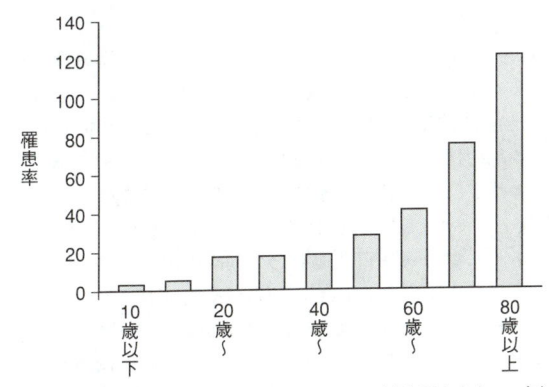

図1　年齢階級別にみた人口10万人あたりの結核罹患率(2001年)
(2002年厚生労働省結核発生動向調査)

である。65歳以上の高齢者や慢性の心肺疾患などの基礎疾患をもつハイリスク患者はいうまでもなく寝たきり患者、介護施設の通所や短期入所よる利用者、患者家族や医療/介護スタッフにも、ワクチン接種が勧められる。ワクチン接種は発症を防げなくても症状を軽減したり、発症を契機に起こる日常生活動作(ADL)の低下や寝たきり状態への移行を阻む効果も期待される。同居家族のインフルエンザ罹患によるハイリスクの高齢者に対する緊急的な感染予防には、オセルタミビル投与も考えてよい。他方、高齢者や免疫不全患者での肺炎球菌感染症は菌血症を合併して重症化しやすい。また、肺炎球菌のペニシリン耐性を含む多剤耐性化も進行して(ペニシリン耐性肺炎球菌、penicillin-resistant *Streptococcus pneumoniae*；PRSP)難治例も多くなっている。このため、肺炎球菌ワクチン接種の臨床的意義も大きい。

2) 結核

わが国の結核は人口の高齢化を反映して高齢者新規登録患者の多いことが特徴である。2002年には、70歳以上の新規登録患者が41.5％に達した。年齢階級別にみても、人口10万人あたりの罹患率は高齢者で急上昇する(図1)。因みに、医療従事者、特に看護師では、結核罹患率が同世代女性の2倍と高い。

高齢者の結核は、その多くが結核蔓延時代に自然感染した人たちの加齢に伴う免疫能の低下に乗じた既感染病巣の再活性化に起因する。高齢者はなんらかの基礎疾患(糖尿病、慢性の肝・腎疾患、胃切除、悪性腫瘍、心疾患、脳血管

障害を含む中枢神経系疾患、慢性呼吸器疾患など)をもつことが多く、その療養中に低栄養状態から免疫能の低下が起こる。このことが既感染病巣の再活性化や再感染と深く関係する。3世代が同一家屋に同居することの多いわが国では、高齢者の発病が家族、特に孫への感染から学校での集団感染に進展しかねない。また、多剤耐性の高齢者結核も少なくない。多剤耐性結核菌は感染力が低いとされてきたが、若年者に初感染結核を起こしうるので注意を要する。

2週間以上続く咳や痰、また抗菌薬無効の肺炎をみたら積極的に結核を疑うことが大切である。糖尿病や胃潰瘍などの基礎疾患をもつ患者、ステロイドや抗腫瘍薬を1ヵ月間以上投与されている患者や塵肺患者を含む未治療の結核既感染者、さらに胸部写真に陳旧性肺結核所見をみる65歳以上の未治療高齢者には、イソニアジド予防内服(ほぼ90%の発病防止効果)も勧められる。

2 尿路感染症

尿道留置カテーテルは閉鎖式導尿を用いても留置2週間後には尿路感染症がほぼ必発する。尿路感染症の慢性化や難治化はカテーテル表面に付着・増殖した細菌によるバイオフィルム形成に起因する。寝たきりに対する排尿介助や尿失禁に対する省力化のためのカテーテル留置は厳に戒めるべきである。留置期間が長くなると予想される場合は、自己導尿や間欠的導尿への移行を試みる。

カテーテルの長期留置例にみる症状に乏しい慢性尿路感染症は、良好な尿流動態と尿路内低圧を保ちさえすれば急性増悪、つまり実質臓器の感染性炎症に進展することが少ないので、経過観察も許容される。急性増悪の予防にはカテーテル内腔の閉塞による尿路内圧の上昇を防ぐことが最も大切である。カテーテル交換は塩類付着による内腔閉塞がなければ4週間に1回でもよい。他方、入浴や清拭による陰部の清潔保持も大切である。長期カテーテル留置例の外尿道口の毎日消毒や抗菌軟膏の塗布には感染予防効果を望めない。短期カテーテル留置では、感染予防から原則的に膀胱洗浄は行わない。なお、おむつの使用は外陰部の清潔と乾燥が確保されない限り感染予防効果を期待できない。

高熱を伴う腎盂腎炎などの急性尿路感染症は抗菌薬治療の適応であり、敗血症への進展も早いので全身管理の可能な入院治療が勧められる。

3 皮膚・軟部組織感染症

1) 褥瘡感染症

寝たきり状態の高齢者では、体重の持続的圧迫を受けやすい仙骨部や大転子部に褥瘡が発生しやすい。低栄養状態や尿・便失禁による皮膚の浸軟、糖尿病のような基礎疾患は褥瘡を増悪させ、感染助長に働く。褥瘡感染症は褥瘡の尿や便の汚染に起因し、膿瘍形成や蜂巣炎に留まらず、骨髄炎や敗血症に進展する。褥瘡感染症は創傷局所(創の拡大・深部波及と治癒の遷延)のみならず、全身状態も悪化させ、悪循環に陥る。分離菌には、プロテウス、緑膿菌や黄色ブドウ球菌、特に MRSA が多く、悪臭を放つ膿には嫌気性菌も関与する。

褥瘡の局所管理には2時間ごとの体位変換や補助具による圧迫軽減や体圧分散、罹患部とその周囲の清潔や乾燥、デブリードマン(切開排膿を含む壊死組織の除去、創面洗浄による滲出物や壊死組織片の除去)、さらに適切なドレッシング材と創傷治癒・肉芽形成促進剤による局所療法(湿潤環境の保持と組織修復の促進)が重要である。全身管理として、栄養状態の改善が最も大切であり、発熱、白血球数、CRP などに反映される強い感染症状には抗菌薬が投与される。

2) 糖尿病性足病変

糖尿病は血管合併症として神経障害や閉塞性動脈硬化症を伴いやすい。靴擦れや鶏眼、深爪、熱傷、外傷が知覚低下のために気づかれないうちに壊疽、潰瘍や膿瘍に進展する。血行障害のために創傷治癒が遷延しやすく、高血糖の存在下では感染症が重症化する。在宅ケアの糖尿病患者では、足病変予防のために日頃から靴下を脱がせて観察することが大切である。

3) 疥癬

疥癬はヒトヒゼンダニ(疥癬虫)の表皮角質層内寄生による瘙痒性の皮疹を主徴とする。赤い丘疹が腹部、腋窩や外陰部に出現するが、指間や手首屈側の尺骨側にみる疥癬トンネルが特徴的である。近年、老人病院や介護施設を中心に散発性の発生がみられる。健康人の疥癬は 10 匹ほどの寄生虫体数に過ぎないが、免疫不全患者では 100 万匹以上に達して全身皮膚の角質がカキ殻様に肥厚する。これがノルウェー疥癬であり、その伝播性は強い。感染経路は主に直接

接触であり、衣類やリネン類を介した間接接触もある。疥癬虫の体外での生存は室温(25℃)で2〜3日間に過ぎず、高温にも弱い(50℃、10分間で死滅)。

医療/介護スタッフは患者ケアに長袖予防衣と手袋を着用する。患者の衣類やリネン類は50℃、10分間の処理のあと普通に洗濯する。アイロンもかければ十分である。嵩張る患者用品は10日間以上ビニール袋詰めにして虫体を死滅させたあと適切に処理すればよい。入浴による伝播の可能性は低いが、タオルは患者専用とする。伝播防止には、部屋の消毒よりもダニ対応の電気掃除機による入念な吸引清掃が大切である。他方、ノルウェー疥癬には厳格な隔離予防策が必要になる。治療には、硫黄製剤、クロタミトン、安息香酸ベンジル、γBHCが使用されているが、1〜2回の内服で有効なイベルメクチンの保険適用が望まれる。なお、疥癬治療中は介護施設の利用を控える。

III. MRSA 保菌者の在宅管理

MRSAは抗菌薬投与による菌叢撹乱を契機に患者菌叢に獲得される。抗菌薬投与の中止後、菌叢中のMRSAは徐々に減少するが、検出限界以下となるだけで、通常、抗菌薬の再投与とともに再出現する。MRSA感染症は主に高齢者、血管内カテーテル留置(中心静脈栄養や血液透析など)、栄養不良(褥瘡など)、手術後状態(特に胃切除後)、免疫不全(悪性血液疾患など)を背景に発症する。MRSA検出例の大多数は単なる保菌や定着に過ぎず、明確な感染症例は少ない。MRSA保菌の呼吸器疾患例でも、MRSA呼吸器感染症を発症する割合は約400例に1例と低い。MRSA保菌と感染発症の間に直接的関連はない。喀痰や咽頭粘液からMRSAの分離が最も多いが、肺炎に早期膿瘍形成と空洞化を伴えばMRSAの関与している可能性が高い。また、本来無菌の血液や髄液などからの分離やグラム染色での好中球貪食像は原因菌としての意義を示唆する。

抗菌薬投与がなければMRSAの患者菌叢内定着はまずない。急性期病院では、抗菌薬投与中の免疫不全患者が多いために、MRSA保菌者だけでなく、感染発症例も多い。在宅ケアでは、MRSA保菌の患者がいても抗菌薬投与を受けていない家族や医療/介護スタッフにMRSAが感染する心配はない。このことはMRSA保菌者の介護施設への入所やその利用にも当てはまる。MRSA保菌者の隔離や入所時のMRSA情報は不要であり、他の入所者と同様のケアでよい。ただ在宅中心静脈栄養の患者では、MRSA保菌の如何を問わず、厳重なカテーテル管理が必要である。また、医療/介護スタッフを介し

て在宅患者間にMRSAの交差感染があってはならない。なお、MRSAだけに目が向きがちであるが、同様のことは緑膿菌などの多剤耐性グラム陰性桿菌やバンコマイシン耐性腸球菌(vancomycin-resistant enterococci；VRE)などにも当てはまる。

IV. 在宅ケアにおける単回使用器材の再使用

　間欠的導尿カテーテルや気管吸引カテーテルは単回使用(ディスポーザブル)の市販医療器材であるが、従来より経済的な理由や患者専用の物品であることから洗浄、消毒、乾燥を適切に行ったうえで再使用が許容されている。再使用の潜在的危険も否定できないが、現在まで特に問題視されていない。毎回新しい滅菌吸引カテーテルを使用する場合には、滅菌手袋を着けて無菌操作で行う必要がある。長期ケアを考えるとその経済的負担は大きい。

V. 室内清掃と洗濯

　室内清掃は通常の清掃で十分である。患者の衣類やリネン類の洗濯も通常の洗濯で十分である。膿性滲出液や咳き込みによる気管切開口からの分泌物で汚れた衣類やリネン類は80℃、10分間の熱水処理や家庭用漂白剤(次亜塩素酸ナトリウム：0.1％、30分間)による浸漬のあとで通常の洗濯を行えばよい。

VI. 在宅医療廃棄物処理

　在宅ケアの普及とともに、感染性をもつ廃棄物の適正処理が問題となっている。感染性廃棄物は医療関係機関などで発生する廃棄物を指し、適正処理が義務づけられている。他方、在宅ケアでもこれと同等の注射針や血液付着ガーゼなどの廃棄物が排出されるが、法的な規制はない。感染性の医療廃棄物が一般廃棄物として排出されると、廃棄物回収者が針刺しなどの重大な健康被害を受ける。在宅医療廃棄物は感染性による分別、形状や性状による廃棄法の選択、血液や体液の付着した廃棄物の取り扱いに従って適正に処理する必要がある。医療廃棄物の発生場所で感染性を判別して、注射針や鋭利物はバイオハザードマーク(図2)を明示した蓋付きの耐貫通性容器に廃棄する。血液や体液の付着した廃棄物は衛生的処理の点から他人に触れないように袋に密閉して廃棄する。表7に、名古屋市の「訪問看護における在宅医療廃棄物の安全処理マニュ

赤色：血液などの液状物
橙色：血液などの付着した固形物
黄色：注射針などの鋭利なもの

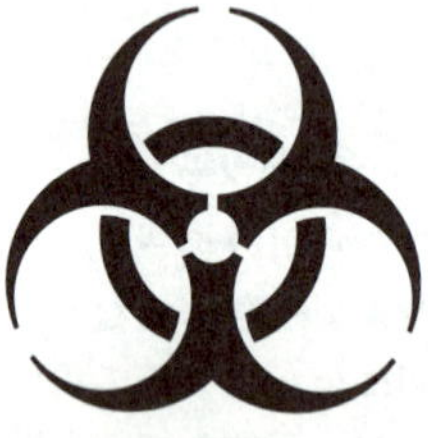

図2　バイオハザードマーク

表7　廃棄方法別にみた在宅医療廃棄物の種類

廃棄先やごみの種類	医療廃棄物の種類
医療関係機関などへの返却[*1]	針、注射器、膀胱留置カテーテル
不燃ごみ	輸液ライン(針部以外；針部は針として扱う) ガラス製点滴ボトル プラスチック製手袋(血液や体液の付着なし)
可燃ごみ[*2]	カテーテル類 ・間欠的自己導尿などの尿路カテーテル(膀胱留置カテーテルを除く) ・気管内吸引チューブ、口腔内吸引チューブ プラスチックバッグ類 ・点滴バッグ、CAPDバッグ、ストーマ袋 プラスチック製手袋(血液や体液の付着あり) 紙おむつ、ガーゼ、脱脂綿
資源	空き缶類 ・缶入の経管栄養剤

[*1] 原則、医療関係機関(病院・診療所、訪問看護ステーション、薬局)へ持参するか、あるいは往診医・訪問看護師へ手渡す。注射針などの鋭利物はバイオハザードマークを明示した蓋付きの堅固な廃棄容器に捨てる。膀胱留置カテーテルは交換時に医療関係機関などへ持ち帰ってもらう。
[*2] 衛生的観点から血液や体液などの付着している廃棄物は袋に密閉して他人に触れないような処理をしてから廃棄する。残液は捨て、排液や汚物はトイレに流す。
(訪問看護における在宅医療廃棄物の安全処理マニュアル. 名古屋市, 2003年11月より改変)

アル」(2003年11月)に記載されている適正処理法を紹介した。他の地方自治体でもこうしたマニュアル作成を契機に在宅医療廃棄物の適正処理と医療関係機関や訪問看護師への啓発も行っていく必要がある。

おわりに

訪問看護制度や介護保険制度の整備によって、かかりつけ医の指導と管理に基づく訪問看護や各種介護支援が行われ、在宅ケアは広がりをみせている。訪問看護ステーションなどの在宅ケア関連事業所の管理者は、各事業所で作成したマニュアルに従って、看護/介護ケアスタッフに対して健康管理だけでなく在宅ケアにおける感染予防対策の教育、啓発を定期的に実施する必要がある。さらに、個々の患者に応じた感染予防対策の適切な指導も求められる。現状では院内感染予防対策が在宅ケアにもほぼ当てはまると考えられているが、必ずしもそうとは限らない。このため、在宅感染症の疫学的調査(感染症の種類と頻度、発生動向、地域内アウトブレクの調査)を全国的、地域的なレベルで実施して、その結果を適切な感染予防対策の確立に役立てていく必要がある。

(舟田 久)

文献
1) 舟田 久:医療従事者への感染の予防. 臨牀と研究 81:1151-1157, 2004.
2) 小林寛伊(監訳):在宅ケアにおける感染対策. へるす出版, 東京, 2002.
3) 名古屋市環境局作業課作業係, 矢野久子, 白井みどり:訪問看護における在宅医療廃棄物の安全処理マニュアル. 2003.

13. 臨終時の心構えと対応

はじめに

　生を受けたものは、いつかはその終焉を迎えなければならない。

　ところが、死を目前にした本人にとっては「決して自分の死を知覚することはできない」のである。もし私が私の死を知覚することができたなら、知覚しうる私がまだこの世に存在していることになるから、私は死んではいないことになる。はたまた、死が私の知覚のすべてを消失させるということであるのなら、私は私の死を知覚しないままにこの世を終えてしまうわけで、私が知覚することによって実感するような私の死というものはここには存在し得ない、つまり私は私の死を知らないことになる。要するに、主観の私にとっては「私が死ぬ」ことを実感することは決してあり得ない。言い方を変えれば「私にとっては私の死はあり得ない」のである。常に死というものは、たとえ医師が死亡診断書を振りかざして、「君は死んだ」と死者に向かって宣言したとしても、彼にとっての死は永遠にあり得ない。科学的な死とその人の死とは違うのである。

　このように、「私は死なない」のであるから、死とは初期には客観的に捉えられるものであって実感しうるものではない。そして、その人の人生の中で幾度もの人の死を、実際に、あるいはヴァーチャルにであれ、経験しながら自分のものとして受け止めてゆく行程の中で、その人が思い描く死の実像が次第につくり上げられてゆくのである。したがって、死がいかほどにその人に多大な心理的影響を与えるのか、あるいは、他人事としか思えないような単なる客観的な情報として処理されてしまうのかは、ひとえにその人の経験と実感によるのである。

　死は、私を育んでいる今生きられるこの世界との片道切符の別れである。取り戻すことができない、かけがえのない世界と私の関係を、私の中にいかに切実なものとしてつくりあげてゆくかが問われるのである。

　臨終時の心構えとは、それ故に心—すなわちその人の意思—の構え（構造）にほかならない。心が「私を育んでくれた世界に対して構える」当のものとの関係性—まるで他人事のように突き放して冷やかにみつめるのではないところの

―まさに自分のものとして受け止めてゆく構造について語られなければならないのである。それは死を目前にして、今生きられる世界との真の対話が行われ、そして本人自身が塗り変えられてゆくことであり、はたまた、彼を見送る人々にとっては、そのように生き抜き変わってゆく彼とともにあり続けることなのである。

I. 意思

　人が自分の境遇をある日には素晴らしいものと感じ、あるときには奈落の底に突き落とされたように思いながらも、日々なんとか生きているということにおいては、常に彼から見えるその景色は彼の心にあり、彼の意思というキャンバスに描かれた絵のようなものである。このように意思があるとは、それが志向する対象をその内に含む[1]*1)ことになる。

　彼が生活しているその状況に私が関連しているなら、私は彼の意思を形成する要因になっているといえるわけで、私の影響が一切含まれないような、純粋な客観としての「彼の意思」はあり得ない。したがって、ただ単に（客観的な意味での）個人の権利などという巧みな語句で、あたかもその意思を尊重しているかのようにみせかけたり、単純に権利の名の下に、その意思を軽々しく実行（例えば安楽死）させたりするようなものではないのである[2]。

　図1は、自然科学的知覚の範囲のできごとでさえ、種々の要因が意思の構成に深く関与することを示している。知覚はそれぞれ分離した五感が単純に足された集合体ではない。単に「コーヒーカップを見る」といっても決して視覚だけが機能しているのではなく、知覚はそのすべてを動員しながら、その全知覚によってたまたま「見る」という視覚的語句を使用しているに過ぎないのである。これを知覚の全体性という。

　図2においては知覚全体の変容が示されている。絵に出ている彼はまぶしい太陽の下で楽しさを満喫していたのだが、カラスが彼の知覚（視覚）の中に入り込んだ途端に、彼が感じる領域に単純にカラスが足された集合体としてではなく、たった一羽のカラスのために彼の領域は一瞬にしてその全体が変容し、不吉な様相を呈してしまったのである。

　カラス如きでさえ彼の意思の内部に入り込み、全体を瞬時に変えてしまうぐらいであるから、白衣を着た気むずかしそうな医師の説明を聞く場面など、患

---

*1) ブレンターノの記述心理学における心的現象の解釈。

図1 知覚の全体性

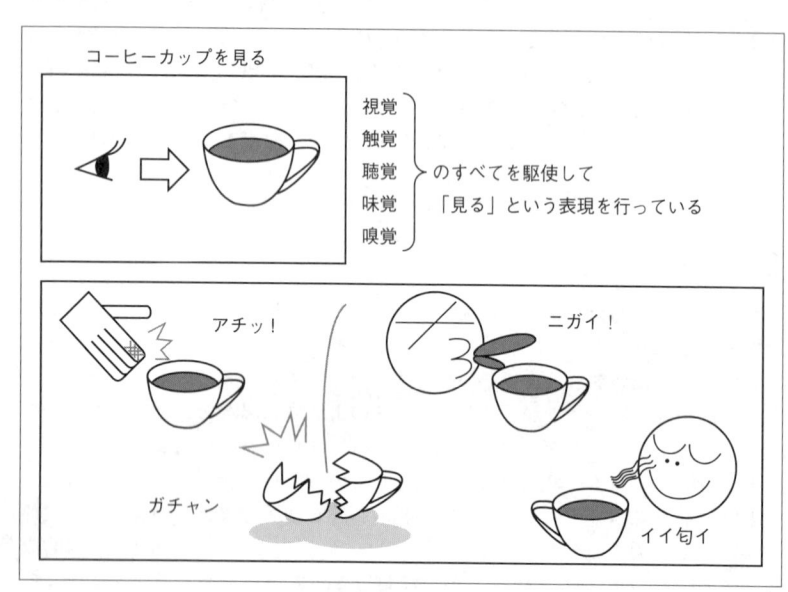

者はおどおどして言いたいことも言い出せないことが日常茶飯事なのである。そこで「患者さんの意思を確認しました」などと、まるで客観的にその意思を把握したかのように堂々と言い放つ鈍感な医師になってはいけない。

彼の意思を私が理解(納得)するという作業においては、観察者がその意思を客観的対象として把握するなどというような、近代的認識論[3]*[2]による主―客分離型の捉え方では表層的な妥協しかなされないし、むしろ理解されていないのである。彼と私という両者においては、既に彼の意思に私が入り込んでいると同時に、私の意思にも彼が重要な役割を既に演じているという、分離されたそれぞれではない互いに含み合う全体(1つの全体)として[4]*[3]機能しているのである。図3はそのことを端的に示している[5]*[4]。

---

*[2] 近代的認識論:近代的合理主義とも呼ばれる。認識と実践において理性を原理とする態度。

*[3] 1つの全体:分離不能なそれ自体で全体特性をもつもの、全体は部分の総和とは異なるというゲシュタルト心理学の用語。

*[4] 人の関係性における「情報」とは、それを収集する主観の私と、情報の発信源となる客観的対象との(総和とは異なる)全体を意味する。

まぶしい太陽を見る彼の知覚世界は
太陽に届いている

知覚世界の範囲

ところが
カラスが横切った

一瞬にして不吉な知覚世界に変容

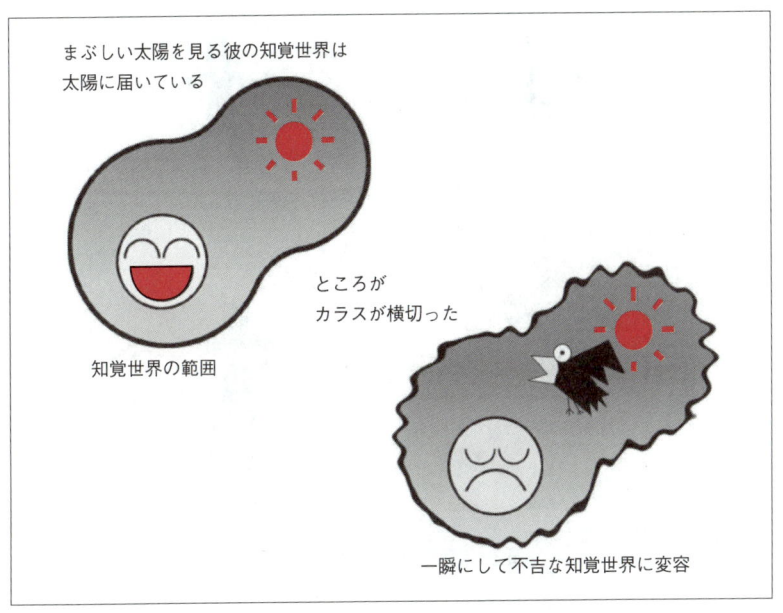

図2　知覚(意思)の変容

　一方では医師自身が深く患者の意思に影響していることを患者本人は感じ取っているにもかかわらず、それでいて他方では、医師は自分が影響を与えていることなど微塵にも感じないで、客観的な対象としてその意思を把握したと思っているとしたなら、これは凄まじい両者の心の断絶に相違ない。
　まずは、患者の意思を理解しなければすべての医療は開始されない。
　そして、彼の意思を理解するということは、決して客観的に把握したり評価したりすることではなく、対面した医師一人ひとりが、目の前の患者との生の関係性をつくり上げることなのである。それは「患者の意思」が横糸に「医師の意思」が縦糸でもあるように織り成されてゆくこと。気持ちに寄り添う、自己移入[*5]する、共感するなどという語句に示されるような両者の全体性を作

*5) 自己移入：メルロ＝ポンティは、他人の体験を自分のように感じる「自己移入」は、もともと自他の区別をもたない匿名的な身体作用として行われるものであって、「自己」の移入という観念や言葉自体に問題があるとみている。

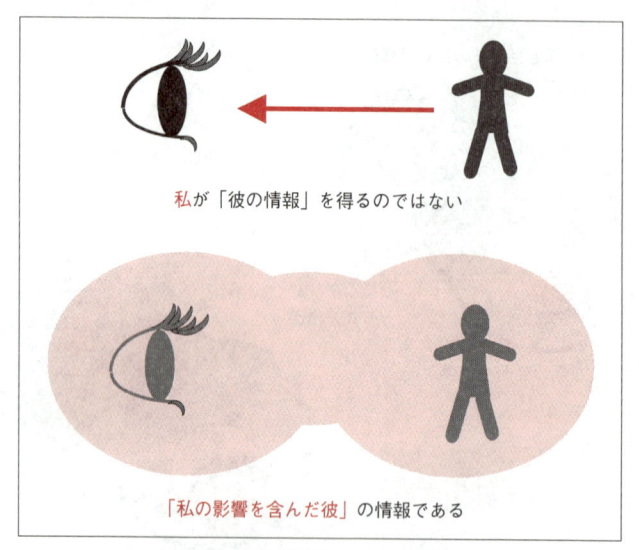

図3 人間の関係性における情報

っていくことにほかならない。

●まとめ

① 気持ちを理解しようとすれば、医師その人自身とそのような態度自体が、既に患者の意思に多大な影響を与えることになる。したがって、常に医師の影響をも含んだ患者の意思であることを理解しなければならない。

② これはまた、患者や家族の QOL を純粋に客観的なものとして把握することは不可能な理由でもある。生活の質という心理的要素の大きい状況に対しては、これを把握する作業とその観察者自体が心理構造に多大な影響を与えるものであり、このことについてなんの疑問ももたずに客観的データとして結果を出すことは極力避けられなければならない。

③ 患者に対する自分の影響を、医師はあらかじめわきまえておく必要がある。医師の影響によって、著しく患者の意思のバランスが損なわれてしまわないような気遣いが必要である。

④ 気遣うということはそこに在る患者に対して、医師自らが影響していると同時に、実は医師も患者に影響されていることを示す。気遣うことから患者

の苦悩や憤りを「なるほど！」と感じられるようになる、他者経験を自分の経験とする[6]動きが自然に起こってくることが大切である。

⑤　したがって、「患者が希望する医療を行う」ということの意味は、一方的に主観としての、i)医師がよりよい医療を提供する、のでもなく、一見患者側に主体性をもたせたかのようにみせかけるような、すべてを客観としての、ii)患者に選択させる、のでもなく、主観と客観の互いを乗り越えて、iii)患者と医師の共同主観性[*6]がまず構築され、その全体がよいと思った医療を決定するのである。これが全人的医療の根幹を成すものである。

II. 意思とその状況

医師が理解しようと努める患者の意思は、生きている状況との関係において日々刻々変化してゆく。自分が生きているこの状況を意味として捉えながら、そこから新たな影響を受けて彼の意思は再構成されその全体が変容し、さらに新たな意味づけを状況に対して与えてゆくという、絶え間ない彼とその状況との、切っても切れない影響し合う関係性の只中で生きているのである。

したがって、人と状況との関係の最小単位はこの両者の全体性に集約され、そこでは、状況に対して意味づける「意味付与者」としての彼と、「意味付与される状況」とのリアルタイムの有機的な全体が彼の立場を決定する。

現在の状況について思いをめぐらすということは、その状況は彼にとっての志向的対象となるから彼の意思の内部にあることとなり、状況は意思に含まれた形をとる。

がんの告知を受けたある患者の言葉：「病院の外来で子宮癌と言われたんです。その後のことは何も覚えていません。ハッと気づいたら外来の玄関口に立っていたんです。薬をもらったのかしら？　と慌ててバッグを開いてみたらちゃんとありました。私、薬の引き換え券を出したんだわ。とわかったのですが、そのことを覚えていないんです。会計を済ませたのかしら？　と不安にな

[*6] 共同主観性：間主観性、相互主観性などの同義語がある。身体知覚が皮膚の界面を越えて広がったり、他人の反応の中で知覚されるものが身体自我として感知される自己であったりする（広松　渉、ほか（編）：共同主観性の現象学. p 212, 世界書院, 東京, 1986）ような、他者のわれわれの内への、われわれの他者の内への相互内属（メルロ＝ポンティ In：滝浦静雄、ほか（訳）：見えるものと見えないもの. p 254, みすず書房, 東京, 1990）を起源とする。

り、財布を開いてみたら領収書がありました。無意識のまま会計を済ませてたんですね……玄関を出て空を見上げたら、来るときにはきれいな青空で、帰る今の青空も雲1つない空なのに、なぜかどんよりかすんで見えました。しっかりしなきゃ。と自分に言い聞かせながら、とぼとぼと道を歩いて帰ったことを今でも忘れません」。

彼女にとっての晴れやかな青空は医師の一言で一変した。薬をもらったことも、会計で支払いを終えたことさえも、彼女の記憶にはないほどの大変な影響を受けたのである。そのときから、彼女は今までとは違う世界を生き抜かなければならなかったことだろう。一方で、どんよりかすんだ世界の中に暮らしている(病気でつらい世界にいる)彼女は、他方では、彼女の意思の中にその世界を含んでいる(病気でつらいと思っている彼女がある)のである。

●まとめ

① 意思と状況の関係性においては、常に意思は志向的対象として状況をその内に含む構造様式をとる。

② しかしここでの「対象」とは、自然科学的な客観性を示すものではない。意味を付与する私と意味付与される状況との関係性は、ルビンの壺として有名な図4のように、それぞれが分離独立しているのではなく、互いの全体性によって成り立っているのである。この図4では、壺は向き合う顔によって壺として表出させられていると同時に、壺自体が顔を表出させる契機となっている。図4全体においては、顔と壺それぞれが独立して存在しているのでもなければ、その両者を単純に足した集合としての「全体は部分の総和」というものでもない。顔と壺は互いの地と図を共有し、かつ互いの境界線を共有している。つまり集合論[7]*[7]が当てはまらない。

③「全体は部分の総和とは異なる全体としての特性」がこの図にはあり、各々は互いに「地」と「図」の関係を時により反転させながら私たちに見せている。この全体構造をゲシュタルト[8]と呼ぶ。

④ 意思と状況の関係性は③に代表される。

---

*[7] 集合論における独立性:2回またはそれ以上の施行が、互いに独立であるという概念は確率論の中心的課題である。

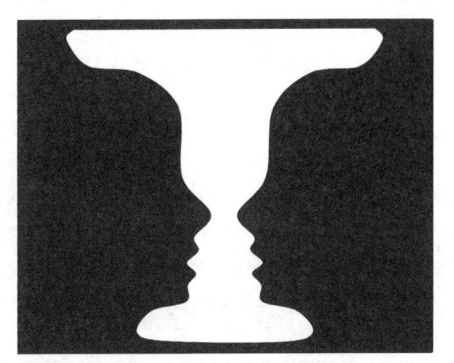

「顔、壺のどちらを「図」あるいは「地」として捉えるかによって向き合った顔にもなり、壺にもなる。

図4　Rubinの壺

III. 正常な構造化

　私たちは既に個人としての自覚に目覚めているため、何事についても「思う私」と「思われる対象」との2項対立の図式を考えてしまう。しかし実際にはこの生きている状況と私は切っても切れない関係性の中にあるわけで、それが前項の②のルビンの壺のような関係に置き換えられる。

　小児心理学において生まれて3ヵ月ぐらいまでの赤ちゃんは、外見上は確かに母体とは異なる1つの独立した存在であるが、彼の意識は母親と地続きであって決して切り離されてはいない全体となっている時期を経過して、その後に知覚が次第に彼と母親(彼以外の世界)との差異を感じ取ってゆくと考えられている。

　そうしてみると、はじめに自我を他我からまったく切り離された個人としてしまったうえでその断絶をどう乗り越えるのか、という他我問題の立て方がそもそも間違っていて、むしろ初めにあるのは「我と汝に関して無差別の体験の流れ」である[9]と考えられる。自我意識の発生から自然に帰結する関係性の有様とは、独立した二者の間の関係性をどのように構築するかということではなく、もともと同じ地平にあった「それぞれ分離しているのではない全体」から始まっていたのだということを再認識することでもある。

　対峙して存在しているのではない様式。もろもろのすべて、すなわち状況と

同じ生地でつくられている[10]のが私であり彼であるのなら、織物が創り出されるその「織られ様」の狭間に出現するルビンの壺のような境界が、ただ差異として両者の間に意味を生み出しているといえるだろう。彼が創り出す意味なのではなく、彼と世界との間に間断なく意味が発生してくるのである。

この、否応なしに出現する意味の嵐とどのようにつきあえばよいのだろうか。そしてそのように悩むことになる「彼にとって忌まわしい状況」をどのように消化すればよいのだろう。日々の生活の中では思いがけない出来事に遭遇して驚いたり、理不尽な状況に腹を立てたりするものである。そのような、いわば打ち解けない状況というものはなにかしっくりこないし、またいつまでも心の底に澱のように淀んでしまうものである。

もろもろの出来事と彼との関係性は、その状況と彼との両者の全体構造がどのような形をとるのかによって、落ち着くべきところに鎮座しもすれば、安定する場を失っていつまでも心の平衡状態に達しないままに位置が定まらなくもなるのである。だから、そのように思っている彼と思われている状況との、調和した構造が探られなければならない。これを「正常な構造化」という概念で考えてみたい。

正常な構造化とは、(例えば)幼児の態度が新しい態度の中でもはや位置すべき場所をもたなくなるように、行動を根本的に再組織する構造化のことである[11]。行動を根本的に再組織するということはどのようなことなのだろう。人は間断なく状況を知覚しては新たな意味をその状況とのはざまで生み出している。そのとき、その都度の新たな両者の関係とそれ以前の関係との違いに着目しなくてはならない。

新たに加えられた状況の変化は、単純に以前の関係に足し算された総和(図5)に移行するのではない。新たな状況の変化が生じた場合には、その変化を含みながらも関係の全体が変わり、まったく異なる新たな関係に生まれ変わることになる(図6)。したがって、そのように変わってゆく彼と状況のはざまにおいては、以前の両者の形態が新たな形態の中に以前の形のままで残っていることは原則的にはあり得ない。形態の全体が再構成され、以前とはまったく違う新たな関係として成り立つことになる。もともと心・知覚・意思は分離不能な全体として成り立っているため、十分な再組織化が成されたならば、そこでその全体が平衡状態に達して(心が)落ち着くことになる。

彼と状況との関係において、乗り越えられるべき(以前の)構造が、(新たな)高次の構造に統合されないままに孤立的断片として残っているならば、それは正常な構造化を阻む抑圧された意識として出現してくることになる(図7)。し

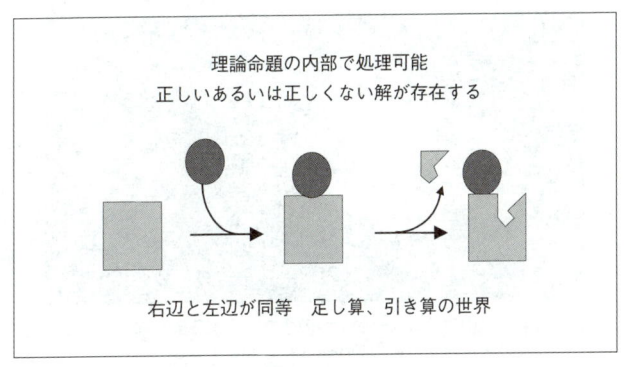

図5　科学（集合論）が通用する世界

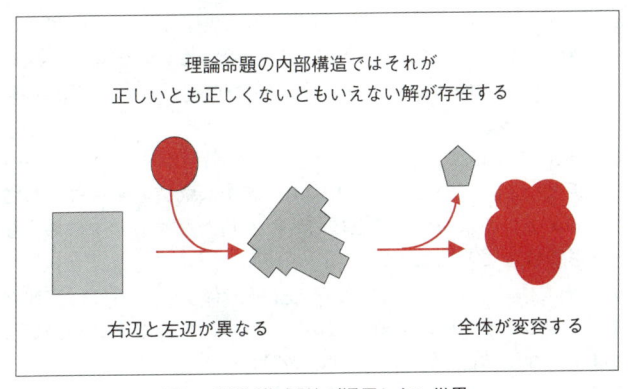

図6　科学（集合論）が通用しない世界

かし、両者の関係の再組織化によって以前の構造がより高次の構造に統合されたならば、もはや以前の形を留めることはあり得ない。そしで彼の心と状況との間には調和が訪れることになる。

●まとめ

① 心がしっくりこない、悩む、イライラするなど、一般的に抑圧された心理状況というものは、「以前の意思と状況との関係性」が新しい事態を迎えた際に、新たな構造への十分な再組織化が行えずにいる状態を指す。

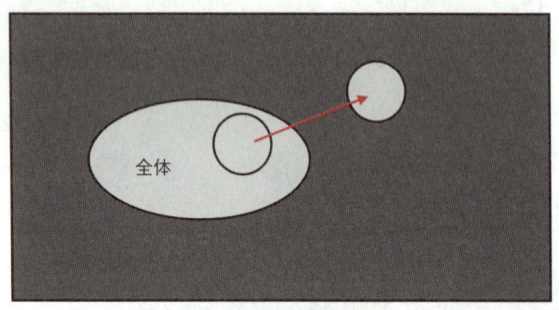

図7　全体の中でその部分が1つの系を構成するような場合には、その系に対する新たな仕組みを必要とする

② 再組織化が十分であるためには、新たな全体構造がゲシュタルトとして成り立たなければならない。「それらが全体的に集まり、相互に関係し合うことによって持続的全体を生み出すのでなくてはならない。各場所の状態と出来事は原則上、系のあらゆる他の領域の諸条件に依存する」という状態[12]が求められる。

③ 再組織化が不十分である場合には、以前の構造が新たな構造の中に孤立してある状態となる。このとき以前の構造は新たな構造の中に独立しているので、それ自体が1つの系をつくり上げており、新たな構造の中にありながら分離した営みを続けることになる。

④ したがって③の状態を少しでも安定な構造にするためには、独立している系を排除するという手段がある。しかしこれは、新たな高次の構造をつくりあげるには至らない状態であり、以前の構造レベルのままに経過しながらも不安定な状態を最小限に食い止める手段となる。これは自分を変えずに状況の側を変えようとする方向性である。この排除法が物理的にかなう(例：がんを手術でとった。空を飛びたいので飛行機を考え出した)ならば取りあえずは安定した状態となる。

⑤ 独立している系を内部に組み入れ溶け込ませて構造を再組織化し、全体を再度組み上げることによってもはやその内部には独立した系は存在しなくなるという、意思そのものの再変容による高次の構造への移行が促される場合がある。これは単に意思と状況との関係性のはざまに自然発生的に起こってくるような受動的な変化とはやや異なり、意味づける主体としての意味付与者自らが変わることによって、全体が再組織化される方向性であるといえる。

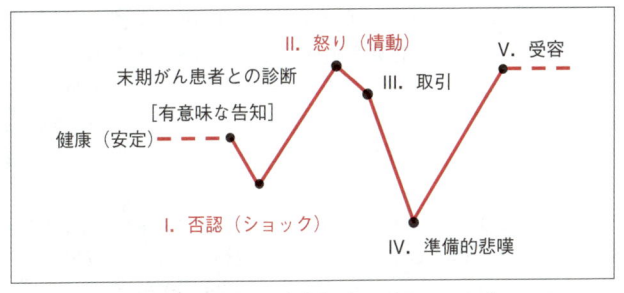

図8 5段階の心の変化(E. キュブラー・ロス)

IV. 心の葛藤と受容

　図8はE. キュブラー・ロスが、末期がん患者とのインタビューから導き出した5段階の心の変化を示している。この図においては否認、怒り、取引、悲嘆を経て受容に行き着く心の経過が横軸に、心の浮き沈みを縦軸にして描かれている。この5段階のそれぞれの段階は、順を追ってあたかも継続しながら移行してゆく線形関数のようにみえる。しかし、否認、怒り、取引、悲嘆として表現される1〜4までの段階と、最後の5受容の段階を比較すると、非線形で不連続な異なる2つの事象として捉えられなければならない。

　否認、怒り、取引、悲嘆などの各種の心の葛藤はそれぞれ語句を異にしてはいるが、いずれもその時点における以前の意思と状況との関係における構造（私は死ぬはずがない）が、新たな構造（私は死を迎えるだろう）の中に孤立している状態として、再組織化されずにあり続けているといえるだろう。したがって以前の構造は新たな構造と融合することなく、その中に1つの独立した系として居座り続けるのである。この構造上の軋轢は、本人の死にたくないという意思とがんになった身体、悩んでいる本人と親身に対応してくれない医師・家族・友人などの他者、自分を救ってくれはしないかと頼る神仏との関係においても表れてくる。この軋轢がすなわち否認、怒り、取引、悲嘆などの語句に転移して表現されているのである。図5・7はこの状態を図式化したものである。

　では最後に示されている受容の段階とはどのようなものだろう。

　療養者の1人が、「病院でALSと告知されたときには唖然として憤りでいっぱい、食べるものも砂を嚙むようで、晴れわたった空もどんより土色にみえ

た。ところがある日ねえ、病院の窓からきれいな朝焼けをみたんだよ。ALSのこの身体が俺にこの美しい世界をみせてくれているとわかった途端に、今まで全部に腹立てて恨んでいたことが情けなくなってねえ、この身体とみんなに感謝しなくちゃなあ、と本当に思えているんだ。今じゃきっぱり覚悟はついたよ」と言ったのである。その日からALSにとらわれない生き方が始まったのである。

いくつかの悩みを経由した後に、あるいは立ちどころにこのような境地に行き着く人がいる。今ここにあることを、彼と彼が生きられる世界との生の関係としてそのままに受け止め、かつ委ねている姿勢が受容の根底にあるといえるだろう。

受容とは、要するに彼が彼の身体やもろもろの他者、そしてここに至った境遇・状況のすべてとのかかわり合いの行動を完全に再組織化して得たものである。そしてそれは私と状況との単純な2項対立ではないことに気づくことでもある。

通常、生きられる世界すべてとの、このような正常な構造化に達するのは容易ではない。逆上がりができなくて悔しい思いの小学生が、ある日突然できるようになって晴れ晴れとした言動や楽しそうな振る舞いになるのとは規模が異なる。安穏な生活を継続しながらの、それに支えられながらいささかのわだかまりや軋轢に一時悩むのとは違い、自分を支えてくれていたすべてとの関係の再構築を要するのである。

●まとめ (図9)

① 心理的葛藤の5段階の変化は、線形関数として表されるものではなく、「否認」、「怒り」、「取引」、「悲嘆」の心理状況と、「受容」との間において非線形の形態となる。

② 最初の4段階までは、乗り越えられるべき以前の構造(私は死ぬはずがない)が、新たな構造(私は死を迎えるだろう)に統合されないままに孤立的断片として残っている状態を、種々の語句によって表現している。

③ 受容とは正常な構造化に代表されるように、乗り越えられるべき構造が高次の構造に統合されることではあるが、その内容が卑近な出来事の再統合のような、存在し続けられる安定があることを基本にしてその中で処理されてゆく問題ではなく、存在そのもの＝世界との関係そのものの再統合を要するレベルの構造化である点に違いがあるといえる。

④ 受容されてゆく背景には、「思う私」と「思われる世界」という分離した

V-13.臨終時の心構えと対応

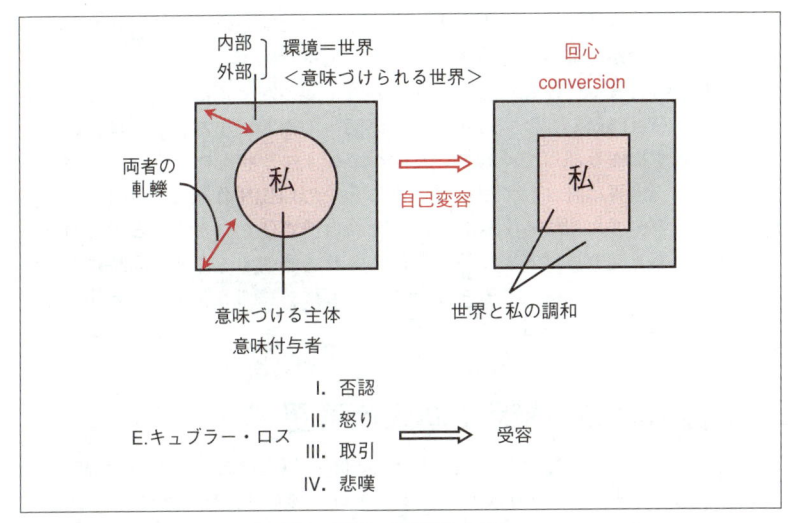

図9 受容：私が変わること

二者の対立を解消する概念があるのではなく、「それぞれ分離しているのではない全体」に再統合されること―すなわち「自然的われ」の再確認[13)*8)]である。

V. 許し

これを許しの観点で捉えると、病気をもった身体やそこに至った状況などを決して許していなかった自分が、あるときを境に、ひどい世界だと思っていたものを許すということになる。

許さないということは、許さない当のものに対する責任転嫁を意味する。「こんな身体になって悔しい」「だれも俺のつらさをわかりゃしない」等々はがんの方々の口をついてしばしば出てくる言葉だが、ここでのがんの身体やわかってくれない家族などは、本人に張り付いて本人とともにあったはずの身体や

---

*8) 自然的われ：私の身体は、私が自分の責任で自分の在り方を決定する以前に、自然な営みを世界と応答しながら行っているような生命活動の主体、知覚世界の構成者。

家族が、本人の身体感覚や意思の中に統合されずに部分化し、それらとの共通感覚という基礎から逸脱してしまっている状況を意味する。

しかしあるとき責任転嫁をしていた自分に気づいたときに一気づくということ自体が一(責任転嫁に関する)すべての事柄への謝罪になる。それは、いつも私から離れずに寄り添ってくれていたすべての人々や状況にもう一度気づくことでもあり、世界に許されて生きていたことを思い出す作業でもある(図9)。このようなすべてに対する全き許しは完全な自己責任を有することでもある。

それ故感謝と謝罪とは表裏一体の関係にあり、感謝することが同時に謝罪することであるという両義性をもっているとともに、感謝も謝罪も無条件に繰り広げられるものなのである。

VI. 臨終時の心構え：本人と周囲

仙台往診クリニックでは9年間でおよそ600人以上の方々を在宅で看取ってきた。その大部分90%の方はキュブラー・ロスの第4段階までにしか到達しなかったと見受けられる。

否認・怒り・取引の間はそれぞれの状況下における対象が存在するため、まだ状況の中に完全に孤立した自分としては意識されない。まだ多少は救われるのである。

この第4段階までの心理状況を有する人に対しては、基本的には「見守る」「寄り添う」という態度が重要である。それまでの状況を疑いもせずに生きてきた本人が、ある日その状況に裏切られるのである。認めるわけにもいかず、かといって突っぱねるわけにもいかないその状況の中に一孤立的断片として統合されない中に一本人に寄り添う誰かがいることは、絶望的な状況の中にありながらも、本人に孤立からの脱却と再統合への道を見い出させる端緒となるのである。本人のナラティブ：物語の中には必ず出会った人が登場人物として内在する。物語が破綻しないためにも穏やかな登場人物でいることが最低限必要なことである。

否認の段階にはセカンド・オピニオンが必要になる場合がある。最初の診断における誤診を防ぐ意味でも、複数の裁定がもたらす本人の納得の度合いが深まる意味でも有効となる。

怒りの段階ではしばしば家族にその矛先が向けられることとなる。家族も本人同様に向けようのない憤りをもっているが、本人にとってはその気持ちを家族と共有している実感がないことが多いようである。制御できない怒りに対し

ては、親・親戚・上司・友人などで本人に特に影響力のある人物に諭してもらうことが有効である場合がある。

　取引には種々の形態がある。信心深くなかった人がしばしばお宮参りをしたり、仏壇でご先祖様を拝んだりするようになるのはみんな神仏との取引をし始めた証拠である。健康食品に手を出したり代替療法のパンフレットを集めたりするのも、普段は見向きもしないものに代わりのものを探すという見返りを無意識のうちに求めるものといえるだろう。取引の対象とのやりとりを継続しているうちは、その状況に意思を委ねているため本人の感情は比較的穏やかである。

　しかしその期待がすべて徒労に終わることが判明したとき、すなわち悲嘆の時期においては、怒る対象として罵声を浴びせていたがんの身体さえも、もはや虚しいものでしかなくなる。すべてに見放された存在、凄まじい心理的身体的な虚脱感が襲う。居る場がない本人にとって、励ましは却って心理的閉塞感をさらに増加させる場合がある。寄り添うことが大切でである。

　バスケットボール部のキャプテンを務めていた 17 歳の高校生：左大腿骨の骨肉腫で下肢切断の上に肺転移を生じ、在宅酸素療法と疼痛緩和を必要とした。「おかあさん泣かないで。僕はちっともつらいなんて思ってないよ。そりゃ手術をしたときは大好きなバスケもできなくなって落ち込んだけど、今は全部が勉強なんだと思えるんだ。いろんな生き方をする人がいる中でこんな生き方があってもちっとも不思議じゃないし、だからこうやっていることもそのまま受け入れられるんじゃないかな。だから泣かないで」と話す彼の傍らで、母親は真っ赤な目で泣きはらし、「神も仏もない！　なんでうちの子だけがこんな目に遭わなきゃならないの」と怒りで一杯である。

　17 歳の彼は既に受容の域に達し、しかしその母親は怒りの段階にいるのである。受容するということは年齢を経れば獲得されるものではない。何かの修行を積めば到達できることでもなく、あがいてどうなるものでもないのである。つまり受容の域に達する有効な手段があるのではなく、今ここに生きられる世界のもとにあることをそのまま受け入れることから開始されるように思われる。状況に対する無条件の感謝は本人の生かされている実感を高めていく 1 つの方法かも知れない。

　QOL に代表される質や価値などの基準をもとにした客観的評価の世界とは異質でありながら、確実に救われる実感が人にもたらされている受容の世界がここに同時に開けているのである。

● まとめ

① 結果としてもたらされたならば、受容は本人にとって世界との最も安定した「正常な構造化」といえるだろう。

② 受容に行き着かない段階に留まる人の方が多数であり、その際には「寄り添う」態度が重要である。その示す態度は、患者のナラティブの登場人物になることであり、自分も含まれて登場している物語が不安定にならないように計らうことでもある。

③ 受容は客観的に評価を下すべきものではなく、当事者が実感することをそのまま是認することである。

VII. 臨終時の対応：緩やかな看取り

看取りに至る過程には2種類あり、1つは緩やかな身体状況の変化である。人が次第に衰えてゆく行程には、必ず歩行困難、嚥下困難、呼吸低下、血圧低下、意識低下などが順次起こり最期を迎える。人にとって自然なこの営みの変化を「悪化しました」「危険です」などという言葉で表現するならば、すべての人は悪化して危険な状態を経て死に至ることになる。これでは救われない。

身体状況は右肩下がりを呈したとしても、その人が悔いのない人生を歩む行程においては悪化でも危険でもない。むしろ右肩上がりに羽ばたく準備段階にさしかかっているともいえるだろう。本人や家族を不安にさせるような無意味な言動は控えるべきである。

● まとめ

① 人はその体力に見合った処理能力しかない。嚥下困難になったときにさらなる栄養・水分補給を積極的に行うか否かをその人の生きられる日数と処理能力から勘案し、家族に対しては「体力の衰えは回復不可能なこと。体力の衰えに従って処理能力も衰えること。処理能力以上の栄養・水分補給はむしろ本人に対して苦痛を与えること」を順序立てて説明し、家族の納得を得る。処理能力以上の補給は、胸水、腹水の貯留をきたし、全身浮腫、眼球結膜の浮腫を引き起こす。さらに過剰な水分は唾液分泌を高め頻回の吸引を余儀なくされる。医師が水分過多の原因を平気でつくり、看護師にその後始末としての吸引を間断なくさせるというような本末転倒な作業は止めるべきである。

② 臨終に向かって、SpO_2 の低下がたとえあったとしても、患者の意識状

態が既に傾眠傾向であり、苦痛を訴える意識作用が消失しているのであれば、家族との申し合わせのうえに酸素添加をわざわざ行う必要はない。呼吸苦を訴えるときにはその度合いごとに酸素量を増やし、その過程の中でCO_2ナルコーシスになることも、本人や家族には事前に説明を行い了承を得ることが必要である。吸入酸素量が分時換気量を上回っているにもかかわらず呼吸苦が持続しているときには、それ以上の酸素の増量は無意味であり、モルヒネなど鎮痛薬の増量、精神安定剤の投与を含めた鎮静について本人・家族との協議が開始されなければならない。

③ 血圧低下は看取りへの到達時間の指標になる。血圧が 80 mmHg、70 mmHg を切るごとに死期は日単位、時間単位で変化する。早めにこの関連性を知らせておき、親族縁者への連絡が滞りなく行われるようにする。

④ 最終段階に近づき意識低下をきたしたときには「一切の苦痛から解放されている状態であること」を話し、意識低下＝悪化という関係を払拭してあげることが必要である。家族は自身のつらさ、悲しさを本人に投射して、あたかも本人がつらい思いをしているというように意味づけてしまう。「本人はつらくないこと」「つらいと思っているのは家族であること」「家族自身のつらさを本人のつらさであるかの如くに取り違えないこと」を説明しなければならない。同様に臨終間近の下顎呼吸、臨終喘鳴なども本人がつらくないことと、家族のつらさとの乖離を説明することによって無駄な不安を取り除くことができ、家族も安らかな看取りに参加した充足感をもつことができる。

⑤ 臨終のその場所に医師がいることは原則的にはない。看取りの時間は家族の時間であり、これまでの紆余曲折もみんなで支え合った有意義な行程であったことを振り返りながら、安らかな旅立ちに集うのである。在宅の看取りは通常呼吸停止をもってかかりつけ医師に報告され、そのあとに初めて医師が行動を開始する。心電図を装着するなどの必要はなく、視診、聴診、触診で十分な確認となる。近しい親族の到着を待って死亡診断を行ったり、死亡したことは事実として目の当たりにしていても心が受け入れられず、家族が納得するまでしばし待って診断することもありうる。

⑥ 居宅での看取りを経験することがないために、ほとんどの家族は亡くなられたあとの手続きに疎いことが多い。死亡診断書の発行、葬儀社への連絡、御身体の処置などについて丁寧に説明するように計らわなければならない。

VIII. 臨終時の対応：急変

　在宅医療を行っている医師は、受けもっているすべての患者・家族との間で急変に対する事前の対応について協議しておかなければならない。寝たきり老人であれば脳卒中、心筋梗塞、誤嚥による窒息が、がんの場合は各部位からの出血による失血死が、呼吸器装着を行わないALSなどの神経疾患は誤嚥による窒息が、COPDや重症心疾患の場合は急性心不全などがそれぞれの急変として予想される。

　通常、急変時の対応といえば選択の余地はなく「救急車を呼ぶ」1点だけになる。しかし在宅医療においては、もう1つの選択肢「救急車を呼ばない」対処が普通に行われている。特に居宅における看取りを行うことが明確である場合には急変の意味合いが大きく異なり、むしろ「もはや救急はあり得ない」といった方が適切であろう。

　急変した場合には本人は意識がない場合がほとんどであり、したがって事前の本人に対する説明はもちろんのこと、さらに家族に対しての適切な対処の説明こそが一層重要となる。救急医療の必要性の是非については、家族との協議の中で法的根拠、医療・介護の制度、本人と家族の意思、周囲の状況などを十分に吟味したうえで倫理的にも問題のない範囲に収まるのであれば「もはや救急はあり得ない」対応がなされる。居宅で看取ることを前提としている以上、医師には24時間、365日の緊急往診体制が求められることとなる。

IX. 家族の歴史と死の教育

　表1は病院と居宅における看取りの変遷を示している。1970年には病院での看取りがわずかに19%であったものが1994年には74%となり、逆に居宅での看取りは77%から激減して24%となっている。**図10**は親世代、子世代、孫世代がおよそ30年周期となっていることを示している。1970年と2000年の30年間の隔たりは、子世代、孫世代に対して居宅での看取りを経験しない状況にしてしまったのである。看取るという実感を継代してゆくことは、人間個人の歴史に留まらず、親から子へ、子から孫へと引き継がれる人間全体の歴史性を培うことでもある。

　2015年の高齢者介護[14]においては、虚弱化した場合に住む場所についての調査で約60%の人が自宅を望んでいることがわかっている。虚弱化してもなお生活する場を居宅に求めている以上は、生活の中での終焉が当たりまえにな

表 1　日本の高齢者(70歳以上)の死亡場所：年代別

年代＼死亡場所	病　院	自　宅	その他
1970（昭和45年）	19%	77%	4%
1980（昭和55年）	46%	51%	3%
1985（昭和60年）	61%	37%	2%
1994（平成6年）	74%	24%	2%

(厚生省「人口動態統計」．1994による)

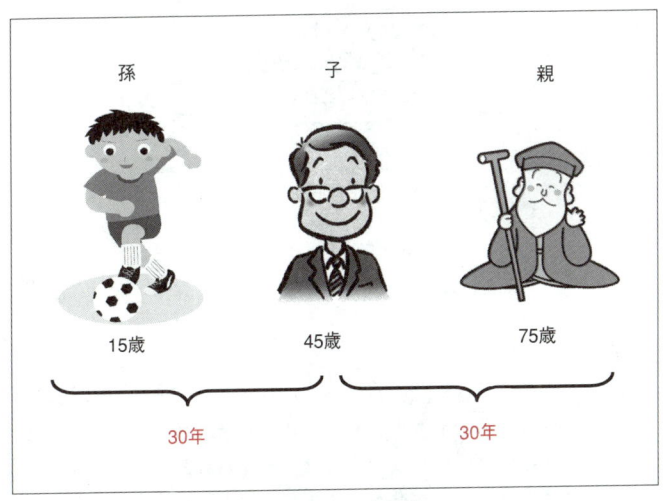

孫　　　　子　　　　親

15歳　　　45歳　　　75歳

30年　　　30年

図10　継代30年周期

ることが今後求められてゆくであろう。

　また、DPCの導入と入院日数の削減により病院機能は外来部門を切り離し、病棟病院として自立していかなければならなくなった。紹介と逆紹介を増やして外来部門を担う診療所との密な連携がこれまで以上に重要になる。

　これからの病院医に求められることは「病院死を回避すること」である。すなわち病状に対する回復可能、現状維持、回復不能の判断を素早く行い、いずれの事例も生活の場に帰す能力を必要とすることになる。

　そして在宅医に求められる能力は「在宅の看取りを普通に行えること」である。人は生活の中に生きて生活の中である日その終焉を迎えるのである。

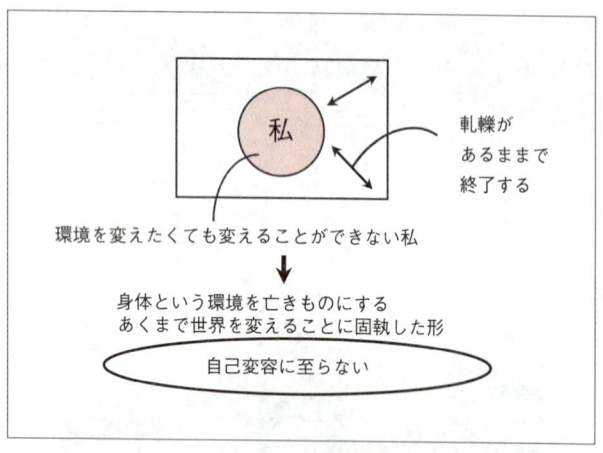

図11　安楽死の問題点

おわりに

　訪れるもの：誰しもが立ち会いたくない見たくない人の死——。その中にあって、死に向かいつつある生を少しでもよりよく生きることができるように、今を生きる実感をもつために必要なことは、与えられた今をそのままに受け入れることではないだろうか。死をそのままに、がんをそのままに受け入れようとしても、がんや死という意味の呪縛があるうちはそのままではないのである。意味に囚われないような受け止めを日々の中に培うことが肝要である。

　安楽死：自分を変えることを放棄し意味に囚われたまま、不都合な身体という環境を最期まで変えようとすることに固執した最終形(**図11**)は受容の対極にあるものである。死がその結果を検証不能にしてしまう以上、死を手段とした結果論に組するわけにはいかない。

　見送る人：臨終とは、去りゆく人と見送る人が互いに拠って立っていた地に、違う立ち方を探しにゆかなければならないときのことである。彼が離れたこの地には、しかし確かに彼の足跡が刻まれているのであって、そして私はまだこの地を踏みしめて暮らしてゆくのである。

（川島孝一郎）

文献

1) 木田 元, ほか(編): 現象学辞典. p 177, 弘文堂, 東京, 1994.
2) 川島孝一郎:「意思決定とは何か」から考える. 訪問看護と介護 8(4): 300-305, 2003.
3) 下中 弘(編): 哲学辞典. p 357, 平凡社, 東京, 1992.
4) クルト・コフカ(鈴木正彌訳編): ゲシュタルト心理学の原理. 福村出版, 東京, 1990.
5) 川島孝一郎: 在宅医療の基本概念と近未来. がんと化学療法 30(suppl I): 10-13, 2003.
6) 高崎絹子: 看護援助の現象学. pp 107-111, 医学書院, 東京, 1997.
7) 根元伸司(訳): 確率論の基礎概念. p 10, 東京図書, 東京, 1991.
8) 木田 元, ほか(編): 現象学辞典. 弘文堂, 東京, pp 110-111, 1994.
9) 木田 元, ほか(編): 現象学辞典. 弘文堂, 東京, pp 96-97, 1994.
10) 鷲田清一: メルロ=ポンティ 可塑性. p 265, 講談社, 東京, 2003.
11) 鷲田清一: メルロ=ポンティ 可塑性. p 53, 講談社, 東京, 2003.
12) 滝浦静雄(訳): 行動の構造. p 82, みすず書房, 東京, 1989.
13) 木田 元, ほか(編): 現象学辞典. p 193, 弘文堂, 東京, 1994.
14) 高齢者介護研究会(厚生労働省老健局長研究会)(編): 2015年の高齢者介護; 高齢者の尊厳を支えるケアの確立に向けて. p 19, 2003.

第 VI 章

在宅医療を取り巻く諸問題

1. 在宅医療の倫理問題

I. 日常診療の中の倫理問題

　日常診療の現場は、病気や障害を抱えた弱い立場の一般人と、専門家としての医師とが1対1で対峙するインターフェイスの最前線の現場といえよう。しかも「生、老、病、死」といった人間の根底にかかわる問題をめぐって。

　生命倫理、医療倫理、臨床倫理というと臓器移植、遺伝子治療、クローン胚、ES細胞研究といった先端医療に限った話で、一般外来や在宅医療の現場とはあまり関係ないと思われがちではあるが、実際には日常すべての医療行為に倫理的思考が必要ともいえる。広い意味では医療にかかわらず、専門家と一般人がかかわるすべての局面、インターフェイスで倫理的思考が必須だ。すなわち閉鎖された専門領域で行われることを一般社会の座標軸に照らしてその妥当性を評価してみるのが、倫理的な議論といえるだろう。

　日常診療の現場で双方が「うーん、どうしたらいいのだろうか？」とふと思いあたる問題点、そして「これでいいのだろうか？　もう少しなんとかならないのだろうか？」といったちょっとした疑問点、そのすべてに必ず倫理的問題が潜んでいる。そして本来は医師、サービス提供サイドから、ではなく患者、サービス利用者サイドからそういった倫理的問題提起がなされるべきである。

II. 倫理問題に光が当たるとき

　「先生、いくら家族が希望するから、といってAさんの点滴、まだするんですか？　浮腫ってるし、痰も多いし、もうやめた方が、Aさん自身は、いやがってるみたいですし」。

　肝臓癌末期で在宅ケア中、既に意識も薄れてきて、残された時間は日数単位、と予想されるAさんへの点滴の続行についての担当ナースの意見だ。この提言こそ、在宅医療現場で今、まさにこの倫理問題が起こっているんだ、ということを気づかせてくれる。

　家族ができる限りの延命を願って希望し、医師が指示を出し、ナースが実際に点滴の手技を行い、Aさんが点滴を受ける。この治療の流れの中でこれ以

上の延命治療としての点滴がAさんにとって苦痛ではないか、可哀いそう、というナースの情緒的（emotional）な心の動きが、そこに倫理的（ethical）な問題があることを浮かび上がらせてくれる。そんなとき、流れに任せてそういった問題意識を吹き消してしまうのではなく、素直な感情から出た「これでいいのだろうか？　なんとなくすっきりしないけど」という違和感を大切にしてそれを拾い上げ、もう一度立ち止まって考えてみる。そういった作業が倫理問題の検討のスタートなのである。

III. 倫理問題を浮上させられる環境設定、在宅ケアでの特殊性

したがってこのケースでも、看護師が医師に対してこういった投げかけをできる、チーム内でそういう雰囲気がなければ何も始まらない。看護師がこの医師は聞く耳をもたない、と判断していればあり得ない問いかけであるからだ。今まで日本で社会的問題となり、倫理を問われた多くの安楽死、尊厳死に関するトラブルでは、必ずこの医療チーム内の意思疎通の欠如が問われている。医師が単独で決断、問題行動を起こしているケースが多い。

在宅ケアの現場では、スタッフが医療関係者に限られる病院内とは違って、介護、福祉のスタッフ、家族、そしてあるときはボランティア、さらに近所のおばちゃん、といった多種多様な、医療とは違ったフィールドに属する支援者が多くチームに参加している。例えていうならば、野球選手だけで行う野球の試合ではなく、ありとあらゆる人が参加する町内会の運動会、といったところだろうか。高度に専門化された医療に比べて介護、福祉サイドに立脚した視点は、画一的、高圧的になりがちな医療のそれと違って、一般市民の視点に近い、という有利さをもっている。われわれ医療者が気づかない一般市民の感性をもち、本人、家族に近い視点での発言が可能であるということである。利用者である患者本人、家族の発言力がまだまだ弱い現状ではケアにかかわるスタッフの代理発言が重要である。

しかし、例えばケアカンファレンスの場でヘルパーが、ケアマネジャーがあるいは家族、本人がいろいろな問題に関して自由に意見を述べる、ということは医師を頂点としたヒエラルキーの幻想にいまだに捕われている医療、福祉の現場では困難なことも多いのが現実だろう。サービス利用者としての患者や家族の思いを代弁する、という形の提言を医療サイドが受け入れる姿勢をもたないなら、在宅ケアの現場でのチームワークは成り立たない。在宅ケアの現場で

は、さまざまな視点の支援者が交錯する。

その中から提案される問題は、われわれ医療サイドにとっては当たりまえのことであったり、とんでもないことであったりするかも知れない。

その提言は時としてわれわれ医療者にとっては到底容認できないものであったりするかも知れないが(例えば、寝たきりの方が介護が楽だから、リハビリなんかしない方がいい、といったような)、それは異なった価値感に基づくものとして切り捨てるのではなくとりあえず議論されるべきだろう。

IV. 在宅ケアの現場での臨床倫理、4つの視点から

在宅ケアの現場でいろいろな問題が浮かび上がってきたときに、まず問題を整理する方法として、筆者はまず最初に以下の4つの視点から問題点を整理してみることにしている。そうすることによって誰がどうしたいのか、それには何が問題なのか、という状況が明らかになることが多いからだ。

①本人の視点
②家族の視点
③サービス提供者の視点
④社会の視点

■ 本人の視点

もちろん常に一番に尊重されるべきポイントで、本人の意思表示がはっきりしておれば、倫理問題の争点は明確になる。すなわち、①、VS②、③、④の相違点を調整するという作業に集中することとなる。実際の現場では本人の意志表示がはっきりしないことが多くそれを憶測しながらの検討作業となるため、問題の本質がみえにくくなる。既に本人の意識がなく、意志の確認のしようがない場合、認知症のため意思決定が困難、そして"本当のこと"を知らされてないために本人の意思決定が正しい状況判断に基づいて行われない、などのケースである。がん末期の場合など、がんであるという病名告知は行われていても、予後や余命について正しく知らされていないため「もう少しよくなってから退院したいけど今は……」といったように事実に基づいた意思決定ができず、それを取り巻く周囲が混乱するケースがみられる。またいくら本人が正確な情報に基づいて自己決定したとしても、例えば早く安楽死させてくれ、といった決定の場合は現在の日本では④の社会の視点からは容認されないことに

なる。今後は事前指定、LIVING WILL といった形で本人の自己決定の支援を推進していく必要があるだろう。

2 家族の視点

　日本では特に家族の意向が占めるウエイトが大きい。核家族化、さらには独身者が増加、この家族重視の構造は今後、崩壊していくかにみえるが、いまだに大きなファクターとなっている。かつて大家族の家長や、村社会の長老がすべてを采配していた、古き時代を引きずっているのだろうか？　20歳までは親が決め、60歳を超えれば、認知症がなくても息子や娘が決めてしまう。人生80年のうち自己決定できるのは20〜60歳までの40年間、半分に過ぎない？　というのが日本文化の特徴であろうか？

　予後不良、といったバッドニュースをまず家族に伝えて、本人へ伝えるかどうか、を尋ねる、という現状にもみられるように、本人に事実を伝えないことで自己決定を奪ってしまい、問題をややこしくしてしまう。また、その家族の幅もいろいろで配偶者や子ども、といった近親者から遠くの親戚まで"家族"の定義も難しい。本人および同居の家族の同意を得て在宅でのホスピスケアを行っていたところ、たまに訪れた遠くの親戚から「こんなに弱っているのになんで入院させないんだ」と横やりを入れられたという経験を耳にすることも多い。あるは同居者との関係が不明確（内縁関係など）で戸惑うケースもある。家族間での意思統一が図れていないケース、告知を望む家族とそうでない家族、在宅ケアの継続を望む家族と、入院、入所を望む家族といったように家族間で意思統一が難しい場合も調整が困難となる。ひと口に家族、といっても円満な関係ばかりとは限らない。患者本人に冷たい家族を批判するのは簡単だが、そこにはやむにやまれぬ事情がある可能性もあり、一概に家族を責めることは慎みたい。

　このように家族関係への介入はわれわれ医療者にとって困難、という印象も大きい。しかし家族という社会の最小構成単位はそれ自体、自らまとまろうとする力、自分達で問題を解決する能力をもっているということを忘れてはならない。その家族関係のバランスを壊している疾病、障害といった問題を専門的立場から援助するのがわれわれの役割である。

　家族が落ち込んでいる悪循環のパターンを客観的にみることができれば問題解決に向けてのアプローチが可能となる。そのアプローチに際してわれわれは家庭内、すなわち往診、訪問看護といった形で居宅への侵入？　が可能である

という利点をもっている。通常は他者の侵入をあまり許さない居宅内で、家族がみせる素顔に触れる、という人間関係を維持できれば家族の視点からの問題解決におのずとつながっていくだろう。

3 サービス提供者の視点

病院では医療者と限定できるのだが、在宅ケアの現場では医師、看護師、薬剤師、PT（理学療法士）、OT（作業療法士）といった医療関係者だけでなく、ケアマネジャー、ヘルパーといった福祉、介護のスタッフの視点が大切である。第三者の目が入りにくいある意味で密室で行われる在宅ケアでは、在宅ケアでは倫理的問題が表面化しにくく隠蔽されやすい。医師を頂点としたヒエラルキーにより抑圧された環境では、内部告発、といった方向へのリスクさえはらんでいるともいえよう。在宅ケアにかかわるスタッフが問題に気づき、それを表在化し共通認識とできるかどうか、ナースが、医師が聞く耳を、度量をもっているかが、そのケアチームが倫理問題に行きつけるかどうかの鍵を握っている。

またここでもスタッフが情報共有したうえで議論できるか、という点が問題となる。本人の予後不良を知る医療チームと、知らされていない福祉チームとの間での議論が初めからうまくいくはずがない。例えば訪問入浴中に死亡してもそれはそれで大往生、と超高齢利用者の入浴を許可する医師と、入浴中に急変されたのでは大変、と考える訪問入浴スタッフ、といった具合に。

情報共有に関しては守秘義務、個人情報の保護、といった違った側面もありもちろん本人の承諾が前提であるが、ケアカンファレンスの現場などでは今後、こういった情報共有の可否自体が倫理問題、となりうる可能性もあるだろう。

一方でどのスタッフも職業として利用者にかかわっている、ある意味で利潤を追求するビジネスとしてケアを提供している、という側面を忘れてはならない。それぞれの所属する機関の方針、理念がスタッフの行動に影響する可能性がある。収益に直接結びつかない倫理問題のケアカンファレンスなんか無駄だ、という経営理念が優先されるとすれば、倫理を論じる資格はない。しかし生業としてのケアを行っている限り、経営が成り立たないならケアの提供自体が不可能となってしまう。バランス感覚が求められるのはいうまでもない。

4 社会情勢の視点

　狭い意味では医療保険、介護保険、支援費といった社会制度、コストにかかわる問題である。本来は倫理的問題がこういった社会制度、コストなどに左右されるべきではないのかも知れないが、現実は大きく影響してくる。医療費を含んだ社会保障全体の抑制、自己負担増という流れの中で、経済的な制約が治療を含んだ支援をはばんでしまう、といった問題も今後は無視できない。例えば1人の利用者のケアに際限なく社会資源、コストを注ぎ込むことは残念ながら許されることではない。

　また広義には本人、家族が合意して医師が安楽死を行った場合、法的にどうなのか、といったケースも出てくるだろう。あるいは認知症患者への抑制しながらの透析、意識がない状態での経管栄養、がん末期患者への高カロリー輸液の継続、あるいは中止といった問題は、医療者のみ、医療者と患者、家族のみで解決できる問題ではない。

　また倫理的に正しい、とされることが法的に必ずしも認められるとは限らないというジレンマも起こり得る。倫理感はその時代、社会、文化、宗教といったさまざまな背景で変化する。

　在宅ケアの現場での倫理問題を密室でのクローズなものに終始させず、地域に、社会に向けて発信し一般市民を交えて議論していくことで、その社会全体の共通認識としての倫理感を創造していく必要がある。

V. 臨床倫理学の基本用語（原則）の説明

　簡単に、臨床倫理学でよく用いられる「原則」や「用語」を紹介する。ここでは必ずしも倫理学の分野での正確な定義というよりも、臨床の現場で使いやすいという視点で解説を加えることにする。

　恩恵の原則（beneficence）：困っている人を助ける義務＝他者の正当な利益追求を助ける義務。

　無害性の原則（non-maleficence）：害をなさない義務。

　恩恵と無害性の原則：上記2つを組み合わせたもので、「医療的な介入の利益をそのリスクに照らして患者への益が最大になるような方法を選ぶことを医師の義務とする」旨を示唆している。ほとんどの医療決断はこの考え方の上に成立している。

無益性の原則(futility)：「脳死判定後は、いかなる治療も無益」という、かなり限定的な狭い意味での原則。やや意味を拡大したとしても、客観的医学的に瀕死の状態で、いかなる治療をしても数時間後に死が避けられない状態の場合に用いる。日本の在宅現場で、安易に頻用されるべき単語ではない。なぜなら、「無益性の原則」＝介入の終結という結論に直結する原則であり、最終的選択として捉える方が適当であろう。すなわち、多くの臨床問題は、「恩恵と無害性の原則」に立脚し両者のバランス（「均衡の原則」）として、まずは医学的な側面から純粋に評価されるべきである。また、「自律性の原則」を加味すれば、1つの最終的結論のみを提案するのではなく、その介入によりどのようなメリット・デメリットが生ずるか？ できるだけ正しく予測し評価し、これを患者や家族にわかりやすく説明しアドバイスができることが大切で、これは医師（他の職種でなく）が責任をもって遂行すべき重大な任務である。

自律性尊重(autonomy)：「患者の意思を尊重すべき」という原則。

代理の原則(proxy consent)：本人以外の者が、患者のために物事を決める権限がある場合には、その決定は、患者の幸福を促進するものでなくてはならない。これには2つの方法がある。

①代行判断(substituted judgement)：患者をよく知る人が、患者が過去に述べた事柄や、本来の患者の価値観に立脚して、「患者ならこう決定するだろう」と慮って、代行決定する。

②最善の利益(best interests)：患者の意向がわからない〜明らかでない場合、代理人の決定は、本人の幸福を促進するものでなければならない。幸福とは、苦痛の緩和、機能の保持や回復、「理性的な人間なら誰もが同じような状況におかれた場合に選ぶと思われる生活の質と範囲」についての選択と定義されている。

公正：ある患者には、豊富な医療・福祉資源が供給されるが、そのためにその地域資源が不足し、その他の必要とする人々に欠乏をきたしているような場合は、公正の原則に反している。すなわち、社会や地域を含めた倫理観である。

正義：正義感に立脚すること。但しこの正義感は医療職としての専門的知識・技能と、豊かな人間愛に根ざしたものでなくてはならない。

誠実：医師は、患者のニーズにまず応えることとされており、医師は患者に対して忠実であらねばならない。

VI. その他の了解を得たい事項

- 臨床医学は、一般の人々からみるとかなり完成された学問のように写っているかも知れないが、実際は約100年前に William Osler が言ったように「医学は不確実性の科学で、確率のアート」であることを強く認識する必要がある。この不明瞭さがあるからこそ、倫理的問題が派生するともいわれている。
- その延長上として、「ごく低い確率(不確実な)の最良の結果を求めて、どこまで戦うのか?」、言い換えれば「ここで、われわれは何を成し遂げようとしているのか?」という非常に素朴な疑問が、倫理的議論の発端になることも多い。
- また、結果予測の不確実性の故に、倫理的検討の結論も、「結論に疑いの余地がなく、揺るぎないもの」であることは稀で、せいぜい「すべてを考えると、どちらかといえば妥当だ」という程度の結論に至ることが多い。

VII. 臨床倫理の4分割法による考え方

倫理的課題を検討するための4分割法(図1、2、表1)を紹介する。これは、『臨床倫理学』(邦訳)に詳しく紹介されており、興味をもたれた方々にはぜひ読んで頂きたい。

4分割法は、その名のとおり4つのパートから構成されている。すなわち、

1. 医学的適応	2. 患者の意向
3. QOL	4. 周囲の状況

図1 4分割法の基本構造(症例検討シート)

ある症例に関するすべての問題点を以下の4項目のどれかにわりふってみる。全体がみえたところで何を優先させるかを考える。

1) **医学的適応**(medical indication) "beneficence, non-maleficence" 恩恵と無害の原則 (チェックポイント) 1. 診断と予後 2. 治療目標の確認 3. 医学の効用とリスク 4. 無益性(futility)	2) **患者の意向**(patient preferences) "autonomy" 自己決定の原則 (チェックポイント) 1. 患者の判断能力 2. インフォームド・コンセント(コミュニケーションと信頼関係) 3. 治療の拒否 4. 事前の意思表示(living will) 5. 代理決定(代行判断と最善利益)
3) **QOL(生きることの質)** "well-being" 幸福追求の原則 (チェックポイント) 1. QOLの定義と評価(身体、心理、社会的側面から) 2. 誰がどのように決定するのか(偏見の危険、何が患者にとって最善か) 3. QOLに影響を及ぼす因子	4) **周囲の状況**(contextual features) "justice-utility" 公正と効用の原則 (チェックポイント) 1. 家族や利害関係者 2. 守秘義務 3. 施設方針と連携 4. 経済 5. 公共利益 6. 法律 7. 慣習 8. 宗教 9. その他

図2 4分割法の項目

①医学的適応(medical indication)、②患者の意向(patient preferences)、③QOL(生きることの質)、④周囲の状況(contextual features)、の4つである。

1つのケースのある問題について、①〜④の4つの側面から検討を加えるが、このとき2つの枠に入るような問題があれば、両方に入れ、4つのどれにも入らないような問題は④の「周囲の状況」の中に入れる。そして「どの枠にもなんらかの問題点やコメントを入れる」ようにする。4つの表に記入しながら、検討を進めることがポイントである。

倫理的な問題はある1つの面だけが強調されることがあるが、実際の症例では多くの課題が入り組みこの4つがお互いに関連し合っている。関連し合っているから1つにまとめてよいかというと、それでは不適切で、敢えて4つに分けて考えることでいろいろなことが見えてくる(からんだ糸のもつれを解くに

VI-1. 在宅医療の倫理問題

表1 4分割法の具体的質問事項（例）

〈医学的適応〉
1. 患者の医学的問題点、病歴、診断、予後はどうか？
2. 急性の問題か、慢性の問題か？ 重篤か？ 救急か？ 回復可能か？
3. 治療の目標は？
4. 成功の可能性は？
5. 治療に失敗したときの対応は？
6. 総じて、医学治療と看護ケアでこの患者は恩恵を受け、害を避けられるか？

〈患者の意向〉
1. 患者がどのような治療をしたいと述べたか？
2. 患者は利益とリスクについて情報を与えられ、理解し、同意したか？
3. 患者の精神的対応能力、法的判断能力は？ 判断能力がないという根拠は？
4. 事前の意思表示があったか？
5. 判断能力がないとしたら、代理決定は誰か？ 適切な基準を用いているか？
6. 患者は治療に協力しようとしないのか、できないのか？ もしそうなら、なぜか？
7. 総じて、倫理的・法的に許される限り患者の選ぶ権利が尊重されているか？

〈QOL〉
1. 治療した場合と、しなかった場合の患者がもとの生活に戻る可能性は？
2. 偏見をもった評価者が、患者のQOLにバイアスをかけて見ていないか？
3. 治療が続けば、患者はどのような身体的、精神的、社会的不利益を被るか？
4. 患者の現在や将来の状態は、患者が耐え難いと判断するようなものか？
5. 治療を中止する意思やその理由づけはあるか？
6. 患者を楽にする緩和的ケアの予定は？

〈周囲の状況〉
1. 治療の決定に影響を与える家族の問題があるか？
2. 治療の決定に影響を与える医療提供者の問題があるか？
3. 財政的、経済的な問題があるか？
4. 宗教的、文化的な問題があるか？
5. 守秘義務を破る正当性があるか？
6. 資源の不足の問題があるか？
7. 治療決定の法的な意味合いは？
8. 臨床研究や教育の問題があるか？
9. 医療提供者や施設間の利益上の葛藤があるのか？

(文献1)より翻訳)

は、少し緩くして広げて観察するように）。

　例えば、意見の食い違いがあったときなど、その食い違いがこの4分割法のどこにウエイトをおくかで各人の主張のずれが生じていることがわかったり、誰かの誤った思い込みが判明することもしばしばである。すなわち、意見の食い違いの多くが、ある人は、②「本人の意向」を特に重視した意見を述べ、別の人はその選択肢をとったときの③「QOL」の変化に注目し、別の人は、介護者の負担と家族の意見＝④「周囲の状況」に着目し、別の人は、①「生命予後」

を重視して議論をしていたら、当然意見はすれ違う。全員が、①〜④について、お互いの意見(各自の知識と経験、ならびに対象者の価値観に各自の価値観を含め)を交換することでかなり話がかみ合い始めると思う。

それぞれのBoxの内容を説明する。

I 医学的適応(medical indication)

恩恵と無害性の原則 "beneficence, non-maleficence" が背景である。
(チェックポイント)

a. 診断と予後

臨床倫理というと、この面は軽視されているように思うかも知れないが、この「診断とQOLの変化を含めた予後の予測(判断)」は、倫理的決断の根幹となる最も重要な要素である。最終的に本人が決断するにしても、それぞれの選択肢をとった場合のできるだけ正しいQOLの変化を含めた予後予測がないと何も選択できない。また、たとえ生命延長の望みが途絶えたときでも、最後までこの任は医師についてまわり、できるだけ正確な予測が求められる(必ずしも生命予後という意味ではない、むしろ、機能予後や予測される苦痛への対処法の保証が主体)。とはいえ、実際の臨床では個々の症例の診断や予後判定をすることは難しいこともあり、最新文献や各種のガイドライン、インターネットなどからの最新情報、さらにはその道の専門家の意見を聞くなどの努力も必要であろう。すなわち、しっかりした臨床医学が根本なのである。

b. 治療目標の確認

どのようなことを治療の目標にするかを確認しておくことも当然大切である。これが一致していないと討論にならない。また、病気の経過に合わせ治療目標の再検討も必要である。一般的な目標は、以下のように分類される。

①健康を増進し、病気を予防すること
②症状、痛み、苦しみを緩和すること
③病気を治療すること
④予期しない死亡を防ぐこと
⑤機能を改善する、あるいは安定している状態を維持すること
⑥病状や予後について患者を教育し、相談にのること
⑦ケアを受けている患者に害を与えないこと

c. 医学の効用とリスク(medical efficacy and risks)

検査や治療の効果と患者の苦痛、副作用などの兼ね合いを考える。当然、

「medical indication(医学的適応)」に属したすべての項目は、関連し合っている。また、ここでもできる限り臨床疫学的な客観的データがほしいところである。例えばその中には、「入院を3ヵ月すると、生命予後が2ヵ月延びる。すなわち在宅で生活できる期間は1ヵ月減る」といったデータも患者にとっては必要となることも予測される。

d. 無益性(futility)

前述(用語解説)。

2 患者の意向(patient preferences)

"autonomy" 自律性尊重の原則を背景にしている。日本人の"autonomy"に対する姿勢は、少し前までは患者は自分の意見をはっきり言わず「おまかせ」の医療を望んでいる向きもあったが、ここ10年間で特に急速に変貌してきたように感じている。都会と田舎などの地域差もあろうが、特に悪性腫瘍の治療面や、内視鏡的治療の進歩など治療の選択肢の幅の広がりにより、比較的急速に日本も"autonomy"が実践されてきている。

また、高齢者の抱えた問題は、最新医学でも決定的に治しうる状況でないのも事実で、本人たちもそれを悟り、自分の死を日々にみつめ考えている明治・大正生まれの人も多い。こういった人たちは、はっきりとした残りの人生(生き方〜死に方)について自分としての理想をもっている人も少なくない。医療者は、今後は患者の気持ちを汲み取りコミュニケートしながら協力して、本人の意思を尊重した医療を進めるように配慮しなければならない。また、いくら本人が言葉として発言しなくても、「本人の意向がない」ということはあり得ないと理解すべきであろう。日本的で奥ゆかしい患者からも、希望を聞き出せる技術も必要と思われる。

(チェックポイント)

a. 患者の判断能力があるか

これは、大変重要なことである。神経科・精神科の専門医による判定が必要な場合もある。すなわち、意識障害や認知症の場合には、本人自身では適切な判断ができないケースがありうる。その場合には、本人の発言をそのまま本人の意見として採択することは正義に反する。また、うつ病・うつ状態の場合も判断が適正にできないことが十分予見できるので(悲観的な判断をしやすいなど)、判断の保留などの対応が必要である。判断能力が欠如していると判定された患者に臨床的な決断(判断)が必要になった場合には、事前の意思表示(リビ

ングウィル：後述)や、代理決定(代理の原則を参照)を尊重することになる。

b. インフォームド・コンセント(IC)

主に、①の medical indication(医学的適応)＋③QOL と、②patient preferences(患者の意向)を情報交換を通し融合させるものである(当然、厳密には④もかかわる)。①③だけでも②だけでも倫理の視点からすれば不十分である。日本の倫理問題のケース検討では、ここの IC に問題点が見い出されることが多いと白浜は指摘している。すなわち、IC とは、①③の情報と②の希望をわかりやすくお互いに話し合い、1つの方向性のある結論を構築するという共同作業であり、倫理問題が具体的なアクションとして現れるフェイズである。その際のわれわれ医療者のとるべき姿勢を示唆する表現として、柏木哲夫氏が提唱している ICC(informed communication consent)、ISC(informed sharing consent)とがある。ICC は、患者の理解力に応じたコミュニケーションをとり、十分患者がわかるように説明して、患者がわからない部分を解消したうえで納得すること、ISC は、情報を一方的に伝えるのではなく感情を含めて共有することを強調した単語であり、こういった姿勢で取り組むことが大切である。

また現在、法律で正式には認められていない在宅でのある種の医療行為(点滴など)も、この IC の手順を正しくとることで、現実的に対応せざるを得ないことも事実である。

c. 事前の意思表示(living will)

簡単には、「自分が不治の病に陥ったときには、これこれの延命的治療はしないで下さい」などという文書を残しておくことで(実際はかなり複雑になる)、近年そのまま、「リビングウィル」として知られている。文書には残さないまでも、患者が常々、家族・周りの人・主治医に「どのような最期を望む」と話していたか、などを聞くことも PC 現場では大切である。また長期にフォローアップしている患者には、自分の最期はどのような治療を受けたいかを日常の診療の中で聞いておくことも有用であり、在宅医療への導入時も、確認のタイミングとして絶好である。

d. 代理決定(substitute judgement)

誰が患者に代わって患者の希望を代弁するかは、日本では難しいこともある。これも書式で残されていることは少なく、たまたま遠くに住んでいる長男(実際の最近の事情には疎い)が決定権をもつことも比較的多いのが日本である。日頃から、この長男(などのキーになる人)とコンタクトをとる努力が必要である(最近では、海外出張などで、容易に連絡がとれないことも多いが)。そ

れができず、在宅で頑張っていた人が急変などした場合、この遠方のキーパーソンは(おそらく良心の呵責から)「最善を尽くして延命してほしい」と述べることもしばしばである。これは、本人の意向に添わない決断となるばかりか、在宅で頑張ってきた主介護者や医療スタッフやコメディカルにとって、ショックな一言となることもある。その場合、代理人の原則①を思い出すべきなのだが、この代理人には、それを1人では背負いきれないのである。こういったときには、主治医をリーダーに、それまでの主介護者を交えた家族会議をもつことが有効である。すなわち、主治医から、病気の経過とその決断の経過(患者と主治医と介護者間での話し合いの内容。この中には、患者の価値観が必ず入ってくる)を説明し、その患者にかかわった人々の意見をできるだけ集める。主治医から、元気なときや急変前に述べていた本人の死生観などを話しながら、特に主介護者の労をねぎらいつつ、「どうしてあげるのを、御本人は望まれていると思いますか?」と水を向けたりする。こういった話し合いがもてれば、その過程で自然に最も適切と思われる結論に導かれることが多いと実感している(キーパーソンの罪悪感を軽減する機能をもたせる配慮も必要)。

また適切な代理決定人がいない老人などのために「成年後見人制度」が2000年4月から開始された。

e. 治療拒否(treatment refusal)

インフォームド・コンセントの延長上にある1つの極論的な選択肢であるので、特別扱いは必要ないのかも知れない。当然、前提として前述の「患者に判断能力のあること」の確認が必要である。また、「本人が正しく情報を理解している」「拒否した場合の結末も正しく理解できている」(IC に含まれること)も必須である。

それがクリアできれば、本人の意思を尊重して、治療をしない選択も容認される。また、医師自身が、治療しない患者の管理をその後も継続して診療することに非常に強いストレスを感ずるならば、本人の了解を得て、他の医療機関を紹介し継続した診療が受けられるように取り計らうなどの対応を講ずれば、みずからは身を引くことも許される。

3 QOL

(日本語では生きることの質、生命の質、人生の質などいろいろな意味を含んでおり、そのまま QOL という言葉を使うことが多い)"well-being" 幸福追求の原則による。

(チェックポイント)

a. QOLの定義と評価

いろいろな評価法が提唱されているが、その評価には幸福感(happiness)、満足感(satisfaction)、調和(harmony)などの3つの要素や、身体、精神、社会などさまざまな観点からの検討が必要になるが、本人の価値観により決めるのが基本である。

b. 誰がどのように決定するのか

患者自身が患者自身の価値観に基づいて評価するのが原則である。判断力がない人では代理決定(前述)が必要となるが、この際、代理の原則を守ることが大切である。よくある誤解は、「私ならこうしてほしい」という考えである。

代理人が発言すべき意見は、「私なら…」ではなくて、「あの人だったら、こういうときには、○○○と決断するだろう。理由は、いつも、△△△と言っていた」という考え方(代行判断)なのである。決して、自分の価値観を押しつけてはいけない。代理人のもう1つの原則は、「理性的な人間なら誰もが同じような状況におかれた場合に選ぶと思われる生活の質と範囲」(最善の利益)についての選択である。この方法を選ぶのであれば、できるだけ多くの人の意見を聞く方が意見の偏りを防げる。プライバシーを伏せた形でのインターネット上での各種の専門家を交えた討論なども、今後は1つの選択肢となるかも知れない。

c. QOLに影響を及ぼす因子

当然であるが、QOLを向上させる因子を取り入れ、低下させる因子を除く方向に思考を広げていく。

4 周囲の状況(contextual features)

"justice-utility" 公正と効用の原則による。

(チェックポイント)

a. 家族や利害関係者

日本では米国などに比べ医療に家族の意向が強く反映される(本人の意向より、家族の意向がより重視される傾向の強い日本の家族制度)。これが、時として、現在の日本の在宅の倫理問題で最も難しい側面をみせる。"autonomy"と「資産管理」「扶養義務」のあたりを不明確にしたままの日本の家族制度と関連しているようにも思える。一方、従来の社会では、「世間の目」や「強い家族制度」がある程度コントロール機能を発揮してきたが、現在は両者が崩れ

ていることに加え「介護の長期化」「老老介護」が加わり、悲惨な状況になりつつある。ここで、介護保険の登場となるのであるが、民間の自由競争とはいえ、対人サービスが家庭内生活に密着して入り込み、利用者と介護者や家族と各種のサービス提供者の間で、ある一定の連帯感や感情が生ずると思われる（対人サービスは機械にはなりえない）。すなわち、ここでは、ある一定の「世間の目」＝「小倫理委員会的機能」が自然発生する予感をもっている。その中で、倫理問題がうまく見い出され、評価され、解消されていくことを期待している。

b. 守秘義務(confidentiality)

患者の状態についてどこまで、誰に伝えてよいのか？　非常に微妙な問題である。田舎などで、狭い閉鎖した地域では、ヘルパーが近所の人という場合もあり、精神疾患や感染症についての偏見などの問題もあり、常にプライバシーについては慎重な配慮が必要である。

c. 各関連施設の方針、研究教育など

在宅医療〜ケアには、各種の施設サービス機関や居宅サービスの機関（業者）が協力して、いろいろなサービスを展開し、ネットワークを組む。それ以外にも、民生委員や各種ボランティア活動も関与してくる。それらの資源は、患者にとってサポーターの役割を担うのであるが、各々のポリシーや利点・欠点を十分把握しておく必要がある。医学的資源のみならず福祉資源も、QOLの改善に寄与する大きな可能性を秘めている。知らなければ損をするのが、残念ながら現状である。またサービスの縦割りによる弊害、サービスの柔軟性の問題などもこれからますます考えなければならないところであろう。

d. 経済(costs)

個人的な経済状況、すなわち、衣・食・住が必要十分なだけ確保されているか？　経済的に困窮していないか？　自分の意思で自分の財産を管理できているか？　年金などコンスタントな収入があるか？　月々使用できる金額の限度は？　実子など扶養してくれる人材がいるか？　など、まさにプライバシーに関する内容である（守秘義務にも関連する情報）。また、身体障害の認定の有無や、実際に介護保険で要介護度がどの程度と判定されたか？　など多岐にわたる。他方、医療保険財政や介護保険財政、地方ならびに国の財政赤字などのマクロの経済問題も総論的には避けて通れない問題である。

e. 公共利益(public interest)

希少資源の有効活用などの問題。例えば特別養護老人ホームの長期入所がいっぱいで、入所適当と判定された人が待っている間に亡くなってしまうなどの

問題。また結核や疥癬などの患者に対し、一次隔離などの処置を講ずることなどは、いずれも公共利益を念頭においた考え方である。

f. 法律(law)

結核予防法などによる感染症の報告や、精神保健法による精神科患者の入院など、PCで知っておかねばならない法律も多い。介護保険は、在宅医療の推進と実質的にはペアであるはずだが、在宅医療に必要な法整備が十分になされているとは言い難いのが現状である。むしろ厳密に解釈すると、在宅は医療の現場として法的に確立された場所とはいまだ考えにくい。確かに、安楽死に関する判例など、押さえるべきポイントはあるが、過去の判例への過度なとらわれは、在宅医療への意気込みをつみ取る方向に作用する場合が多いようである。これを乗り越えても在宅医療を推進しようとする原動力となりうるのは、患者や家族の希望とその他の4分割法の各種要素をもとに考えて得られた倫理的結論にほかならないと考えている。

g. しきたり(convention)

地域の「風習」や「儀式」、「言い伝え」、「願掛け」なども、無視することができないローカルな倫理環境を形づくることがある。これらが、あまりに現代の医学常識や世間の一般的考え方からかけ離れていはしないか（少なくとも患者に害を与えないか）をチェックする姿勢は必要である。

h. 宗教(religion)

いわゆる宗教のみならず、占いや民間信仰による治療を受けている人は意外に多く、それらと一般の医師が行う医療との兼ね合いという側面や、末期の患者の生き甲斐や希望としての役割の側面など、多面的な検討が必要である。

i. その他

これまでの分類には入らないが検討すべき倫理的問題。

VIII. 4分割法の使用例

前述したいろいろな状況で、倫理問題がわれわれの心を悩ますことになるが、例えば、「チーム内での意見のズレ」を挙げて考えてみよう。

【事例】　86歳、女性。
　軽い誤嚥性肺炎を起こし自宅で抗生剤の点滴、補液、絶食で加療中。これで、今年3回目の肺炎。前回は、一時酸素吸入が必要で入院加療したが、生命もかなり危なかったという。

VI-1.在宅医療の倫理問題

医　　　師：誤嚥を繰り返す在宅患者には、内視鏡的に胃瘻の造設が最も有益であるのではないかと考えている。
訪問看護師：IVHを皮下の埋込み式にしてもらうと一番よいと、時にポロッと言っている。
ヘルパーA：どうせあと何年も元気でいられるわけでもないし、可哀そうだから、食べられるだけ好きなものを口から食べさせてあげればよいのに、と心では思っている。でも、発言はほとんどしない。
家　族　B：このまま普通の点滴を毎日してもらうとよいと感じている。
親　戚　C：病院に入院させてあげればいいのに、と思っている。
本　　　人：「つらくなければよい……。みんなのよいようにして……」「鼻から管だけはごめんだけれど……」「入院もしたくはないが、みんなから行けと言われると……」と言っている。

　以上のケースの問題点はなんだろうか？　いろいろな切り口があると思うが、著者は以下のようにまとめてみた。
　①多様な意見があり、主に、それは各自の知識や体験に基づいている。
　②多くの選択肢のうち、実行できるのは1つの行動のみである。
　③自分のイメージするものとかけ離れたチョイスがされたときは、各自の心の中で葛藤が生ずる。
　④それは、チームの機能不全のきっかけとなったり、最悪の場合、訴訟のきっかけになるリスクを潜在的にはらむ。
　⑤チームの中でコミュニケーションが成立していない。
　⑥このままではケアに影響し、患者もカンファタブルではなくなる可能性を秘めている。
　したがって、こういった場合、チームで意見交換をしてほしいのだが、カンファレンス時にデータシートとして、簡単でわかりやすいのが、この4分割法である。
　例えば、「胃瘻なんかつくるのは可哀そうでしょう」という漠然とした意見が出たときに、「では、胃瘻をつくったときの問題点を4分割法を使ってみんなで少し詳しく考えてみましょう」と言って、この表に書き込みながら検討してみてほしい(以下の情報は簡素化してある)。

665

①純医学的な、利点と欠点は？―その場合の予後の差は？

②患者の意向は？―患者が正しく胃瘻のことを理解（イメージ）できていての意見か？　説明のしかたは十分適切だったか？

③QOLは？―胃瘻があっても食べられるか？　胃瘻があっても風呂に入れるか？　胃瘻によって何か身体的制限や精神的苦痛が加わるか？

④周囲の状況は？―胃瘻のために、家族や介護者の負担が増えるか？　その他の負荷される不都合はあるか？

などと、みんなで考えてみてはどうだろうか？　当然そのほかの、IVHの場合、末梢点滴のみの場合と、それぞれの評価をグループで（あるいは個人で）考えてみるのである。

　漠然とした「可哀そうでしょう」という個人的な倫理的コメントが、やや客観的・具体的になり、他のスタッフと討論がかみ合いやすくなり、お互いどこの要素で最終的意見のズレが生じているかも明らかになる。また、どこの要素をどう変えれば、よりよい結果になるのかも浮かび上がる可能性ももっている。例えば、①本人が正しく医療者の説明を理解できていないために、本人の意思決定が誤った方向になされている可能性が検討により浮かび上がり、再度わかりやすい説明をされて、本人の意向が自然に変わっていくこともあるだろう。②胃瘻をつくっても必ずしも絶食でなくてよい（食べることができる）。風呂にも入れる。必要がなくなったら、簡単に在宅で抜去できる。入院しなくても胃瘻をつくってくれる施設があるなどの情報が入ったら、各人のQOLの評価はどう変わるだろうか？

　少し話の方向を変える。倫理の考え方の基本は、当然、本人の意見を尊重することである。すなわち、かかわったスタッフが自分の意見をむりやりに押しつけることは問題がある。しかし、討論の中で自分の気持ちや意見を述べることは適切であり、むしろ促進されるべきことと理解している。これは、小倫理委員会的な一般住民の意見の1つ（場合により専門家の1人）として述べていることとも理解できるし、偏った自分の意見を他の人との間で調整し、時には自分の心の中にある良心の呵責を軽減させる作用ももつものとなる。言い換えれば、今回呈示のケースで、実際に実行できることは、誰かの意見の1つのみであるが、十分話し合った後であれば、その他の意見を思い浮かべた人も、「なるほど本人にとっては、確かにみんなで考え本人が選んだ○○という結論がよいのだろうな」と比較的容易に思えると考える。

　最後に、このケースの倫理的解答は、以上の提示データからだけでは導かれない。さらなる情報収集と本人とのコミュニケーションと、それに基づいた

ICが必要となる。

　そのほか、介護放棄や虐待の疑われるケースに遭遇した場合も、この4分割法での評価が役立つ場合もある。評価表を介護者を責めるために使うのではなく、その家族の状況として欠乏している要素をみつけ、補うようにすれば、解決の道が開けるかも知れない。その場合には、本人や介護者の精神的状態についての評価も、この表に書き入れる必要があるだろう。4分割法に対し「簡単に倫理問題の結果の出るシステム」といった過度の期待は避けねばならないが、ある程度倫理問題の論点を明確化させてくれるツールとしては、有効であると感じている。

IX. 在宅ケアでの臨床倫理、今後の展開

　極端にいえば、密室で行われる在宅ケアは、利用者が声をあげなければ一方的にサービス提供サイドの理論ですべてが運ばれる可能性がある。医療、福祉、介護のサービス提供のトップに立つ医師が、あるいはケアマネジャーが聴く耳をもたなければ、倫理問題はおろか苦情処理さえ不可能だ。在宅ケアの現場では唯一、ケアカンファレンスがそういった一連の問題を関係者間で共通認識しうる場、といってもいいだろう。

　在宅ケアの導入期、気管切開、胃瘻造設、といった利用者にとっての大きなターニングポイント、がん末期患者のホスピスケアへの導入時や最終段階などそれぞれの重大な局面でさまざまな視点、立場でのその方針を検討する必要がある。そのためにはそれぞれの立場から問題提起し得るチームワークが最低条件だ。さらにその問題提起は本来サービス利用者である患者、家族から行われるべきだろう。がん末期の患者から安楽死の倫理問題を議論してくれ、というリクエストがくる時代は近い。

　そしてケアカンファレンスの概念を大きく拡大して、地域でそういった「生、老、病、死」にかかわる倫理的問題を話し合っていく場の設定が必要であろう。そこに本人、家族はもちろん同じ病気の経験者、遺族、そしてこれから病人、遺族になり得るすべての一般市民が参加できたとすれば、専門家からの一方的な押しつけの倫理とは違った「本来の倫理感」が創られ社会全体のコンセンサスとなっていくと思う。

　「どうもおかしい」「なんとかならないだろうか」、といった現場での情緒的（emotional）な心の動きから出た問題提起を、一度情緒的思考から切り離して倫理的思考（ethical）に委ねてみる。さまざまな人との議論の中で、それぞれ

の個人の感情から抽出され、昇華された形での共通理念としての倫理的概念がみえてくるのではないだろうか。そして、今度は再び原点に帰って現場で利用者のケアの向上に結びつけられるように努力してみるという、心のこもった(soulful)視点に戻る。こういった作業の繰り返しそのものが、利用者に寄り添うケアにつながっていくのだと思う。

（桜井　隆、田坂佳千、白浜雅司）

文献

1) Jonsen AR, Siegler M, Winslade WJ：Clinical Ethics；A practical Approach to Ethical Decisions in Clinical Medicine. 4th ed, McGraw-Hill, New York, 1998.（赤林　朗，大井　玄（監訳）：臨床倫理学；臨床医学における倫理的決定のための実践的なアプローチ．新興医学出版社，東京，1997．）
2) 加藤尚武，加茂直樹（編）：生命倫理学を学ぶ人のために．世界思想社，京都，1998．
（生命倫理全体の主要なテーマとその論点を知るのに便利である）
3) Journal of Clinical Ethics：University Publishing Group.
（臨床倫理を取り扱った年4回発行の雑誌，毎回特集テーマが組まれている）
4) http://square.umin.ac.jp/masashi/discussion.html「臨床倫理の討論のページ」（これまで白浜が佐賀医大の学生との討論を中心に国内外の人たちと行った臨床倫理の事例検討などをホームページにまとめて掲載したもの．関係する論文も読める．何か相談のある方はそのページからメールを送って下さい）．
5) 赤林　朗（編著）：ケースブック医療倫理．医学書院，東京，2002．（さまざまなケースを実際に誌上で議論する形でわかりやすい）
6) 浅井　篤：医療倫理．勁草書房，東京，2002．
7) 平山正美（編著）：ケアの生命倫理．日本評論社，東京，2004．

2. 在宅医療で発生する廃棄物の適正処理

はじめに

　高齢社会の到来により、在宅で療養する患者が増えている。在宅療養者は、在宅で介護を受けるだけではなく、必要に応じて医療処置を受けることもあり、これら医療処置により発生する廃棄物が家庭から排出される。これらの廃棄物の中には、注射針のような鋭利なもの、血液の付着したもの、紙おむつなどが含まれ、その中には感染性を有する廃棄物が混在している。しかし、これらの廃棄物の排出場所が患者自宅ということから、法律区分は一般廃棄物に該当する。在宅療養者から排出される廃棄物の適正処理の難しい点は、このように医療処置に伴って感染性廃棄物が患者自宅から排出されることにある。

　一方、感染性廃棄物の適正処理は「廃棄物処理法に基づく感染性廃棄物処理マニュアル」[1]（以下、マニュアルと略す）に基づいて行われていたが、平成12年法律105号および平成15年法律93号の内容を反映するために、平成16年3月16日に廃棄物処理法にもとづくマニュアルが改正された。そのため、現在、改正マニュアルをもとに、感染性廃棄物の適正処理が推進されているので、在宅療養者から発生する廃棄物の適正処理もこの改正マニュアルに準じて行うことになる。

I. 医療廃棄物の定義

　「医療廃棄物」は平成元年11月に通知された衛環第174号通知別添として医療廃棄物処理ガイドライン（以下、ガイドラインと略す）が通知されたときに使用された用語である。医療廃棄物は、ガイドラインの目的（第1章総則1.1目的）の中に、「医療関係機関から排出される医療廃棄物のうち感染症を生ずるおそれがある廃棄物」と記載され、このガイドラインの用語の定義では、「医療廃棄物」は医療関係機関における医療行為に伴って発生する廃棄物とされている。しかし、一般に医療廃棄物の用語は広義の意味で医療関係機関から排出される廃棄物の総称として、その後も漠然と使用されていた。医療関係機関から排出される廃棄物は、診療活動に伴う廃棄物のほかに、事務系から排出される

廃棄物、患者や職員が排出する日常ごみなど、多岐にわたる廃棄物が含まれているにもかかわらず、医療廃棄物のすべてが感染性廃棄物であるかのような誤解を招きやすいため、廃棄物の排出状況や性状によって名称を正しく使い分けるようになってきた。現在では、法律に基づいた感染性廃棄物、特別管理廃棄物(産業、または一般)の用語を使用するようになった。法律用語ではないが状況に応じてわかりやすい表現として、鋭利な廃棄物、毒性を有する廃棄物、医療系廃棄物などの表現が用いられるケースもある。

II. 廃棄物の分類

　廃棄物は「廃棄物の処理および清掃に関する法律(以下、廃棄物処理法)」によって、産業廃棄物及び一般廃棄物に区分されている。産業廃棄物は、ごみ、粗大ごみ、燃え殻、汚泥、ふん尿、廃油、廃酸、廃アルカリ等の19種類が、廃棄物処理法及び同法施行令で定められている。また、廃棄物のうち、爆発生、毒性、感染性その他の人の健康または生活環境に係る被害を生ずる恐れがある性状を有するものとして政令で定めるものを特別管理廃棄物と規定している。図1に示したように廃棄物は区分される。

　廃棄物の適正処理を推進するうえで制度上の矛盾が存在している。廃棄物の区分は図1に示したとおりであるが、同じ廃棄物でも発生場所によって区分が変わることがある。例えば、紙おむつ、輸液バッグ、点滴セットなどを例にとると、それらが病院で排出されると産業廃棄物に該当し、さらに、血液等の汚染があるものは感染性廃棄物に該当するので特別管理産業廃棄物として分別回収する。一方、在宅医療を受けている患者が自宅でこのような廃棄物を排出す

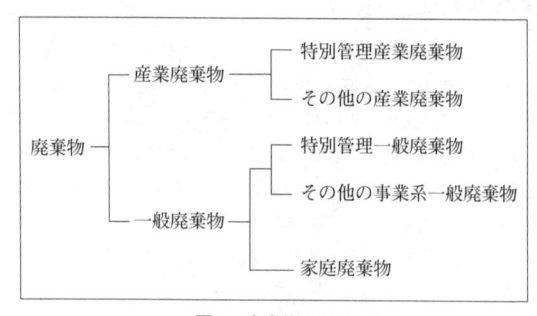

```
                    ┌─── 特別管理産業廃棄物
            ┌─ 産業廃棄物 ─┤
            │         └─── その他の産業廃棄物
  廃棄物 ─┤
            │              ┌─── 特別管理一般廃棄物
            │              │
            └─ 一般廃棄物 ─┼─── その他の事業系一般廃棄物
                           │
                           └─── 家庭廃棄物
```

図1　廃棄物の区分

ると一般廃棄物に該当する。一般廃棄物は市町村の収集になるが、在宅医療では感染性廃棄物や注射針のような鋭利な廃棄物が発生するので、これらの廃棄物を収集しない市町村が多い。そのため、市町村によって対応も異なるので、市民は市町村の清掃担当窓口に問い合わせをして、その指示に従って適正処理を行うことになる。

III. 排出者責任と不法投棄

　医療関係機関等から排出される廃棄物は、他の産業分野から排出される廃棄物と比べて極めて特徴的な性状を有した廃棄物が排出される。それは、医療行為に伴って血液等の付着した感染性廃棄物が排出されること、注射針のような鋭利な廃棄物が排出されること、および医療器具のディスポ化に伴いプラスチック系廃棄物が多く排出される点にある。このような医療系廃棄物に関心が寄せられるのは、廃棄物の不法投棄が各地でみつかり、その中に必ずといっていいほど医療系廃棄物が混入し、その不法投棄の規模の大きさだけではなく、感染性廃棄物が与える環境への影響が危惧されているからである。

　一方、法律区分によって廃棄物を分類すると、在宅療養者が排出するごみは一般廃棄物に該当し、その中で在宅で医療処置を行っている患者から排出される医療系廃棄物も一般廃棄物になる。同じ医療行為に伴って排出される医療系廃棄物であっても、入院患者から排出される医療系廃棄物は産業廃棄物に該当し、在宅療養者から排出される医療系廃棄物は一般廃棄物に該当する。ここに、法律上の矛盾が存在している。

　市町村が収集処理に責任をもっている一般廃棄物にも不法投棄が見受けられる。最近では、医療機関の患者指導、医療機関の対応、市町村の対応が整ってきているので、在宅療養者から排出される医療系廃棄物の適正処理が推進されるようになった。表1に新聞記事から抜粋した一般廃棄物へ混入した医療系廃棄物の不法投棄実態を示す。ここで示された実態は、排出者の責任を強く促すことになった。

IV. 厚生科学研究「在宅医療廃棄物の適正処理方策に関する研究」[2]

　在宅医療の進展とともに、一般家庭からも注射筒・針や輸液バッグなどの医療系廃棄物が排出されるようになり、表1に示したように感染性廃棄物の不法

表1 医療廃棄物の不法投棄実態(新聞記事より抜粋)

1) 東京都八王子市内の診療所が、使用済み注射針など感染性の恐れがある廃棄物を一般家庭が出す不燃ごみ集積所へ不法に捨てていた疑いが強まり、警視庁と八王子署は廃棄物処理法違反の疑いで家宅捜査。同署によると、使用済み注射器、点滴針、血液がついた脱脂綿などをビニール袋などに詰め、家庭ごみ集積場に捨てた疑いがもたれている。
 (96.06.27 読売新聞東京版 夕刊)
 (96.06.28 毎日新聞東京本紙 朝刊)
 (96.07.12 読売新聞東京読売 夕刊)

2) 松山市内で一般家庭ごみと一緒に使用済みの人工透析容器が大量に捨てられていた問題をめぐり、在宅医療用の容器を患者に送った製薬メーカーと、一般ごみを収集する松山市清掃事業所との間に、ごみの捉え方に大きな隔たり。松山中央保健所は「個人使用とはいえ医療行為の一環であり、医師会などを通して病院への返還を要請している」。今後、在宅医療が進めば、今回のようなケースが増えることが考えられるので、関係機関の検討が早急に必要。
 (96.08.09 愛媛新聞)

3) 使用済み注射筒40本を不燃ごみの袋に入れて捨てた疑いで、函館市内の産婦人科病院と管理責任者の婦長が廃棄物処理法違反の疑いで函館地検に書類送検された。
 (96.09.03 毎日新聞北海道本紙 朝刊)

4) 海南市の民間病院などが使用済み注射針などの感染性廃棄物を、事業所ごみとして市に収集させていた問題で、市はこれまで収集していた非感染性廃棄物を含むすべての医療廃棄物の収集中止を決め同市医師会に伝えた。同市医師会所属の48医療機関のうち24医療機関が事業所ごみの処理を委託。しかし、ごみに使用済み注射針などが5年間混じっていたことから、今回の収集中止となった。
 (97.10.31 毎日新聞大阪本紙 朝刊)

5) 人間の臓器の一部がホルマリン漬けされたガラスの容器など約70個が、愛知県東郷町の粗大ごみ集積場に捨てられていたことが15日までに分かった。臓器は手術で切除されたものとみられ、愛知署は産業廃棄物処理法違反で(不法投棄)の疑いで捜査を始めた。ガラス容器は大きさの異なる二種類の円筒形で、10年ほど前の日付や病名とみられる「虫垂」の文字、患者とみられる人の名前が書かれたものもあった。
 (98.07.15 産経新聞 夕刊)

6) 京都府警生活環境課と伏見署は24日、医療廃棄物を不法に捨てたとして、京都市伏見区内の内科・循環器科医院の院長と妻を廃棄物処理法違反の疑いで書類送検した。調べでは、2人は伏見区内の資源ごみ収集場所に、治療に使った後の血の付いた注射筒や点滴用チューブ、輸液ボトル、脱脂綿などを黒色ごみ袋に入れて不法投棄した疑い。
 (98.07.25 毎日新聞 朝刊)
 (98.07.25 毎日新聞地方版京都)

7) 常陸太田市と周辺町村の一般廃棄物の焼却処分をしている市の清掃センター敷地内から、血液らしい液体が入ったままの小瓶や注射針、点滴用の瓶など医療機関から出たと思われる大量の廃棄物がみつかった。注射針などがみつかったのは、敷地内にある一般廃棄物の中間処理場。ここには1971年から83年までの12年間に、同市など周辺自治体から一般廃棄物が持ち込まれた。これらの廃棄物の出所について同事務所は「当時は、不燃物も可燃物も区別されずさまざまなごみが持ち込まれたようだ。医療廃棄物もそのころに持ち込まれたのではないか」という。
 99.04.22 朝日新聞朝刊茨城版

8) 東久留米市の家庭ごみ集積所にビニール袋に入れた人の血液が置かれていた事件で、血液の中に医療用の生理食塩水が混じっていたことが、警視庁捜査一課と田無署の調べでわかった。注射器数本も一緒にみつかり、同課などでは医療廃棄物が一般ごみとして捨てられたとみて調べている。
 (2000.06.06 読売新聞 朝刊)

9) 赤平市のごみ処理場に持ち込まれた資源ごみ袋の中に針付きの注射器が混入、手作業で分別していた男性嘱託職員の左手人差し指に刺さる事故が起きたことが14日、わかった。この職員は血液検査で肝炎の疑いはないと診断されたが、C型肝炎は潜伏期間が6カ月程度あるため、今後1年間、定期的に血液検査を受ける。
 (2000.09.15 毎日新聞地方版 北海道)

10) 那覇市環境センターの最終処分場で20日、点滴ボトルなど医療廃棄物が運び込まれていたことが分かった。繰り返される医療廃棄物の搬入に、那覇市長は同日、県に医療廃棄物の適正な管理・処理について医療機関などに指導徹底するよう申し入れた。
 (2001.04.21 琉球新報 朝刊)

11) 松江市が収集している事業系ごみの抜き打ち検査で、本来なら別に処分しなければならない注射器などの医療・実験系のごみが一部混じっていたことがわかった。病院などから誤って捨てられたのが理由で、同市は該当した市内の6施設に処理方法を見直すように指導した。
 (2002.11.06 読売新聞東京 朝刊)

投棄もあることから、適正処理システムの構築が求められるようになった。平成9年度に厚生科学研究「在宅医療廃棄物の適正処理方策に関する研究」が行われ、この報告の中で、6つの類型の収集システムが提案された。この報告では、生活環境保全上の観点から廃棄物処理が適正に行われることと併せて、在宅医療推進の観点から各関係者の連携の在り方を示した。

(ア) 医療機関→患者→市町村（一般廃棄物の標準的な類型）

法律どおりの基本的な収集システムである。しかし、感染性廃棄物や鋭利な廃棄物の収集対象にはならない。

(イ) 医療機関→患者→医療機関（医療機関回収類型）

例として、インスリン自己注射の場合が想定されるが、患者自ら医療機関に受診時に持ち込むケースである。医療機関には、回収用の窓口がある。この場合は、主に薬剤部に設置されていることが多い。

(ウ) 医療機関→薬局→患者→市町村（患者が院外処方せんにより薬局から薬剤注射器等の提供を受ける場合）

この場合は、(ア)に準じるが、医療機関からではなく、薬局から院外処方せんによって薬剤、医療材料などが提供される。

(エ) 医療機関→薬局→患者→医療機関（患者が院外処方せんにより薬局から薬剤等の提供を受ける場合）

(イ)と(ウ)がミックスした類型であるが、薬局から提供した薬剤等が廃棄物になったので、薬局の収集義務が新たに発生している。

(オ) 医療機関→患者→訪問看護ステーション

訪問看護師が訪問看護を通して感染性廃棄物等を持ち帰るケースは少なくない。患者の安全や療養環境の改善ということから今後も続くと思われるが、制度上の訪問看護ステーションの位置づけを検討する必要がある。

(カ) 医療機関→薬局→患者等→薬局

薬局が院外処方せんによって薬剤等を供給しているが、(エ)で指摘された薬局の責務を果たす方法がこの類型である。宮崎県薬剤師会などのように県薬剤師会が主導的に回収システムをつくりあげた地域もある。

以上、6つの類型が示されたが、基本の考え方はサービス提供者が責任をもって回収することである。その点では、薬局と訪問看護ステーションについては制度上の位置づけを検討する必要がある。

V. 環廃産発第040316001号に明記された市町村に関する事項[1]

　平成16年3月16日に環境省大臣官房廃棄物・リサイクル対策部長名で、各都道府県知事・各保健所設置市市長殿宛に環廃産発第040316001号が通知された。この通知の中で、市町村に関する対応の在り方が明記された。この(1)に、非感染性となる処理を経た廃棄物については、その処理に協力することが具体的に示された。訪問診療活動の一環として、医療処置に伴う廃棄物を主治医が診療所などへ持ち帰ることがあり、郡市医師会として大きな処理上の課題になっているが、今回非感染性となる処理をした廃棄物について市町村の対応が示されたことは、感染性廃棄物の適正処理推進の選択肢を増やすことになった。

市町村に関する事項

　(1)市町村は一般廃棄物の処理に関する責任を有するとともに、地域の保健衛生の確保・向上の観点から、地域の実情を踏まえ、感染性廃棄物の適正な処理の実施に協力すること。特に診療所等の小規模施設から排出される非感染性となる処理を経た廃棄物については、その処理に協力すること。このため、都道府県との連絡を密にするとともに、排出事業者、郡市医師会等の関係団体および市町村廃棄物部局が協議する場を設けること。

　(2)感染性廃棄物の排出及び処理の状況の把握に努め、排出事業者と処理業者から必要な情報の収集、整理を行うとともに、これらの者が相互に必要な情報を提供しあえるよう、必要な措置を講ずること。

　(3)感染性一般廃棄物の処理については、排出事業者や郡市医師会等の関係団体から事情を十分に聴取し、一般廃棄物処理計画の中に位置づけ、その処理の推進を図ること。

　(4)市町村が感染性廃棄物の処理を行う場合には、感染性廃棄物の排出場所、排出方法等、排出事業者が留意すべき事項を指示するとともに、一般廃棄物の処理に関する事業に従事する職員に対し、医療行為に伴って生ずる廃棄物の全てが感染性廃棄物ではないこと、また、感染症の予防を図る上で必要な知識その他について、知識の普及に努めること。

VI. 感染性廃棄物の判断基準[1]

　改正マニュアルでは、感染性廃棄物を広義と狭義に分けている。広義の感染

表2 感染性廃棄物の判断基準

> 感染性廃棄物の具体的な判断にあたっては、1、2、または3によるものとする。
> 1 形状の視点
>   (1)血液、血清、血漿および体液(精液を含む)(以下「血液等」という)
>   (2)手術等に伴って発生する病理廃棄物(摘出または切除された臓器、組織、郭清に伴う皮膚等)
>   (3)血液等が付着した鋭利なもの
>   (4)病原微生物に関連した試験、検査等に用いられたもの
> 2 排出場所の観点
>   感染症病棟、結核病床、手術室、緊急外来室、集中治療室および検査室(以下「感染症病床等」という)において治療、検査等に使用された後、排出されたもの
> 3 感染症の種類の観点

性は「医療行為等により廃棄物となったもののうち、人が感染し、若しくは感染する恐れのある病原体が含まれ、もしくは付着し、またはこれらの恐れのあるもの」と定義されているが、狭義の感染性は「広義の感染性廃棄物のうち、医療関係機関等から発生するもの」を感染性廃棄物と位置づけている。

感染性廃棄物に該当するか否かの判断は、「形状」、「排出場所」または「感染症の種類」から客観的に判断することになっている。この改正マニュアルは、医療関係機関等から排出される廃棄物を対象としているので、医療関係機関等に指定されていない患者の「自宅」から排出される廃棄物は対象外である。そのため、自宅で療養している在宅療養者から排出される廃棄物は、廃棄物を排出した時点で一般廃棄物に該当しているので、市町村の処理になる。しかし、それらの廃棄物には感染性を有する廃棄物や鋭利な廃棄物が含まれることがあり、それらを適正に処理するには、改正マニュアルに基づいて感染性廃棄物の判断が求められる。表2に感染性廃棄物の判断基準を示した。

さらに、今回の改正マニュアルでは、輸液点滴セットについては、参考(1)で、輸液バッグ以外のチューブと針は感染性廃棄物として明記されている。そのため、輸液バッグは非感染性廃棄物として処理が可能になった。

VII. 在宅療養者から排出される廃棄物の内容

在宅療養者から排出される廃棄物の内容は、日常生活に伴う廃棄物から医療処置を受けた場合に排出される廃棄物に至るまで、多種多様である。訪問診療時に行う医療処置の中で、注射針等の感染性の恐れのある廃棄物は、そのまま主治医が持ち帰り、医療機関の感染性廃棄物と一緒に処理することになる。ま

表3 在宅療養指導管理に伴い排出される廃棄物

在宅療養の種類	廃棄物の内容
1）在宅自己腹膜灌流（CAPD）（腎不全など）	CAPDバッグおよび附属チューブ類
2）在宅自己注射療法 　（糖尿病、血友病、小人症など）	ディスポーザブル注射器、ペン型注入器、自動注入シリンジポンプ、脱脂綿、試験紙、採血用穿刺針など
3）在宅酸素療法 　（高度慢性呼吸不全など））	チューブ類、脱脂綿類など
4）在宅成分栄養経管栄養法 　（経口摂取困難など）	経管セット、脱脂綿類など
5）在宅中心静脈栄養法 　（腸管大量切除など）	輸液セット（輸液バッグ、チューブ類、ディスポーザブル注射器、脱脂綿類など
6）在宅自己導尿 　（脊髄損傷など）	導尿バッグ、導尿用チューブ、脱脂綿類など
7）在宅人工呼吸 　（呼吸不全など）	気管カニューレ、チューブ類など、脱脂綿類など
8）在宅悪性腫瘍患者 　（悪性腫瘍）	ディスポーザル注射器、中心静脈用カテーテル、脱脂綿類など
9）在宅寝たきり患者 　（寝たきり老人、特定疾患）	膀胱留置用カテーテル、導尿用カテーテル、鼻腔栄養用チューブ、脱脂綿類など
10）在宅自己疼痛 　（難治性慢性疼痛など）	インフューザー、脱脂綿類など

た、インスリンの自己注射のように、定期的に、外来受診が可能な場合は、患者外来受診時に医療機関に持参する。一方、医療保険の給付対象になっている在宅療養指導管理に伴う医療処置は在宅で継続して行われることから、**表3**のような廃棄物が患者自宅から排出される。これらの廃棄物は、血液等の付着した廃棄物、注射針のような鋭利な廃棄物、輸液バッグのようなプラスチック系廃棄物が排出され、医療機関と同じ内容の廃棄物が排出されている。このような指導管理を受けている患者の大部分は、外来通院が難しい場合がほとんどであり、廃棄物を医療機関に自ら持参することは難しいので、医療サービス提供者が訪問時に持ち帰ることになる。このように、在宅療養者から排出される感染性廃棄物、および鋭利な廃棄物は直接一般ごみとして市町村の拠点回収には出せないので、在宅療養者も分別などの努力が必要である。

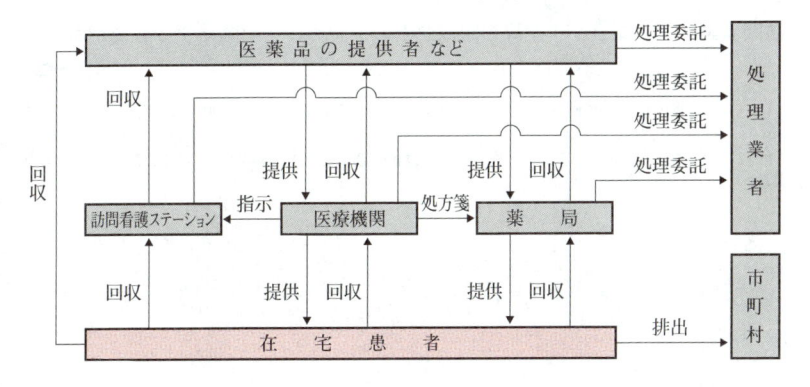

VI-2.在宅医療で発生する廃棄物の適正処理

*処理ルートは、廃棄物の種類などに応じて異なる。
*医療機関などについては、施設内処理もあり得る。
図2 総合的な処理システムの概念図

VIII. まとめ

　高齢社会の到来により、医療・保健・福祉の在り方が大きく変わりつつあり、これにかかわる分野の社会システムが制度と実際の運用面から見直しが必要になっている。その1つの課題として、在宅療養者から排出される廃棄物の適正処理がある。現在、医療機関は在院日数の短縮に取り組んでおり、今後ますます医療依存度の高い患者が在宅医療へ移ると想定される。在宅療養者から排出される感染性廃棄物や鋭利な廃棄物は一般廃棄物として市町村の拠点回収には出せないので、サービス提供者の負担になっている。

　IVに示した「在宅医療廃棄物の適正処理方策に関する研究報告」の中で、今後の課題として総合的な処理システムの概念が示されている(**図2**)。これは1つのイメージとして提示されたが、この中で在宅療養者が排出する廃棄物の回収が示され、市町村、医療機関、訪問看護ステーション、薬局および医薬品の提供者などが回収先として示されている。廃棄物の収集ルートとしては現実的な提示と思うが、一般に、「清浄な医療サービス」を提供するルートが廃棄物の回収ルートとして共存できるのかという点は、今後の研究が必要である。また、地域保健医療を整備するうえから、このようなシステムに位置づけされる

677

訪問看護ステーションや薬局の医療法上の位置づけを明確にする必要がある。

(串田一樹)

引用文献
1) 環境省大臣官房廃棄物・リサイクル対策部長：環廃産発第040316001号, 平成16年3月16日.
2) 財団法人　廃棄物研究財団：在宅医療廃棄物の適正処理方策に関する研究報告, 平成10年3月.

3. 在宅医療における支援体制との連携

はじめに

わが国では、近代医学が普及した以降においても医師が患者の自宅を往診し医療を提供することは、日常的な診療の1つの型であった。しかし、高度経済成長とともに医療機関は整備され、病院と病床数が著しく増加、長期療養患者や高齢者の入院需要を満たすことになった。また、医療の質の確保を求めるニーズの高まりから、限られた環境の中での患家への往診による医療は減少してきた。しかし、一方で高齢社会の到来とともに要介護高齢者などの社会的入院の増加が医療費高騰をもたらし、医療保険財政に深刻な影響を及ぼすようになった。

在宅医療は、高齢社会の到来を迎え、高騰した老人医療費の抑制のために医療提供の場を医療機関から在宅へ政策的に誘導することにより推進されてきたといえる。

しかし、2000年に介護保険が施行され、従来から行われていた要介護高齢者などに対する措置的なサービス提供から、利用者の自己選択による契約に基づくサービス提供が定着することになった。

このことは、医療経済的な理由より、むしろ住み慣れた地域で自分らしく療養生活を送りたいとの患者本人や家族の希望を満たすことになり、さまざまな支援体制の充実と整備を前提にして、従来の在宅患者への往診とは質的に異なる訪問診療が確立されることになった。

I. 往診と訪問診療

在宅医療は、医療保険においては従来から行われている往診と訪問診療が規定されている。往診とは、患者の求めに応じて患家に赴き診療を行うもので、定期的ないし計画的に患家に赴いて診療を行うものではないとされている。すなわち、往診は、急性の症状に対して患者あるいは家族からの単発的な依頼に応じて患家に赴くものであり、外来診療の延長ともいえる。当然、原則的には他の職種と連携して継続して医療を提供することは想定されていない。

一方、訪問診療は、居宅において療養を行っていて疾病や傷病のために通院困難な患者に対して、その同意を得て、計画的な医学管理の下に定期的に訪問して診療を行うものとされている。すなわち、継続的な医療を必要とする患者に対して、患家などにおいて専門的技術を内容とする医療を提供するものであり、訪問看護や後方支援病院などのさまざまな社会資源による支援と連携体制を構築することにより実施される。なお、定期的・計画的な訪問診療を行っている患者が、病状などの急変や急性疾患罹患などの場合、患家の依頼により単発的に往診が行われることはある。

II. 在宅医療の支援体制と連携

　往診は開業医にとって、従来から一般的な医療の在り方であった。また在宅医療に対する社会的理解・支援体制・社会資源などが整備されていない時代は、患者、家族、医師のごくわずかな当事者間の単純な関係性の中で在宅での医療が行われていることが多かった。

　医師は、在宅での医療を継続維持する意思決定を、医師個人の経験、技量、慣習、思想を背景に独占的裁量権から直感的に行い、医師と患者と家族周辺の限定的な閉鎖的関係において信頼を基礎に自己完結型医療により概ね目的を達成してきたといえる。

　しかし、医療保険において訪問診療が体系づけられ、さらに介護保険が施行されることにより、在宅医療の概念が大きく変化した。

　すなわち、介護保険が導入され介護支援専門員によりアセスメントツールによる客観的課題分析が行われ、在宅医療継続のための問題点の所在が明確となり、さまざまな居宅サービス担当者とのケアカンファレンスが実施され、ケアプランが提案されることにより、従来の主観的医療が白日の下で評価されることになった。

　医師や看護師は、個々の在宅療養者の医学的ケアについての意思決定の場面において、臨床的な根拠に基づいて効率的で最良なものを提案する必要がある。在宅ケアにかかわる居宅サービス事業者の専門スタッフからは、客観的な了解と認知を得て信頼されることが、支援体制と連携の構築に大切な要件となる。

III. 社会資源の特性

　質の高い在宅医療を維持継続するためには、医療の提供だけでは困難であり、地域のさまざまな社会資源の活用と連携が重要である。

　地域の社会資源は、公的に制度化されたフォーマルサービスと非公的なインフォーマルサポートに分類できる。

　フォーマルサービスは、代表的には行政による制度化された公式のサービスであり、医療、介護保険サービス事業、許認可を受けた民間事業、行政福祉サービスなどであるが、地域の住民参加型の民間サービス事業で安定に事業運営されているものを含むことがある。フォーマルサービスの特徴は、サービス適用に関して一定の利用手続きや基準が設定されていること、計画的な事業運営により安定した継続的なサービスの供給が可能で、また専門的で良質均一な内容のサービスの提供が期待できることである。一方、サービスが画一的で縦割りであったり、利用基準の厳格性や金銭的負担のために利用できないことがあるなど、さまざまな面において柔軟性に欠けるのも特徴である。

　インフォーマルサポートは制度化されていないサービスであり、支援という意味合いからサポートと表現されることが一般的である。すなわち、家族、親戚、友人、同僚、知人、近隣住民、ボランティア、NPOのほか、制度化されていない当事者組織などがある。インフォーマルサポートの特徴は、篤志的な動機づけから成立した支援であり、利害を含まない善意や愛情を基本としている。そして、柔軟できめ細かな対応とともに、利用者の情緒的ニーズを充足することも可能である。特に家族による支援は柔軟な対応が可能な最たるものといえる。一方では、サポートの母体の組織が脆弱であることから、継続的で安定した供給に不安を内包していたり、信頼性や専門性に欠けることもある。

　サービスの提供にあたっては、フォーマルサービスとインフォーマルサポートを適切に組み合わせ、それぞれの特性を考慮して切れ目のない連続した支援ができるように調整することが求められる。

■ 医療機関の相互支援体制と連携

　医療機関相互の連携は、在宅医療を安全に実践し良質に提供するために大変重要な要件であり、病診連携と診診連携がある。病院から退院し在宅医療に移行する場合、入院中の主治医と訪問診療する医師との連携が必須であるが、1枚の診療情報提供書による紹介のみのことが少なくない。本来は、退院が予定

され在宅医療に移行することが患者や家族に了解されたときに、訪問診療する医師は病院を訪問して患者と面談し、さらに主治医から画像などの検査結果を含めた情報の開示を受けることが望ましい。退院前に主治医と訪問診療する医師がコミュニケーションの機会を得られれば、患者や家族も安心して在宅療養に入ることができる。また、担当看護師や病院のケースワーカーと退院調整を行い緊密な連携を取ることにより、緊急時の入院や検査などの必要なときに機動的に対応してくれることが期待できる。診療所の医師にとって在宅医療は一般的なことであるが、病院の医師にとっては患者の地域での生活の様子や在宅医療を知ることは必ずしも容易なことではない。訪問診療する医師は、平素から病院の医師と連絡を密にして在宅医療に対する理解を深めてもらうように啓蒙することも必要なことである。

　診診連携は、訪問診療を行う診療所相互の連携とともに専門診療科の診療所医師の支援による連携である。訪問診療する医師は、概ね個人診療所であり、24時間年中の緊急時に対応することは困難である。このために、主治医の不在時に補完するシステムが求められるが、診療所医師によりグループを構築して患者の急変時に対応を保障している地域もある。また、在宅医療の継続中には、内科的疾患のみならずに褥瘡などの外科的疾患、整形外科、皮膚科、眼科、耳鼻科、婦人科、泌尿器科、精神科領域などの疾患の合併をしばしば経験するが、これらの専門診療科の医師に往診を依頼することも必要であり、平素から連携に努めるとともに往診応需の情報を収集することも必要である。また、訪問歯科診療と連携することも多いため、地域で往診応需している歯科医師の情報も収集しておくことが求められる。

2 訪問看護ステーションとの連携

　在宅医療において最も緊密に連携を要するのは、訪問看護ステーションである。訪問看護ステーションは、1991年老人保健法の一部改正により、老人訪問看護制度として創設開始されたが、このことはわが国の看護制度史の中で最重要なことといえる。

　保助看法において看護師の業務は、患者に対して独自の判断が可能な療養上の世話と診療の補助が規定されている。従来、施設内での看護は診療の補助が主体であり、医師に従属する関係が支配的であったといえるが、訪問看護ステーションが制度化され、看護師にとっては自由度があり独自に活躍できる療養上の世話に専門性が発揮できるようになった。訪問看護師の業務遂行には医師

の訪問看護指示書を必要とするが、医師従属から自立を果たしたといえる。

さらに1994年の健康保険法改正により訪問看護制度が創設されたことで、老人のみならず、すべての年齢の在宅療養者に対して訪問看護が提供できるようになった。

また2000年に介護保険制度が施行され、訪問看護は医療保険と介護保険の両制度にかかわることになり、医療機関にとっては、訪問看護は介護保険との接点としてより重要な位置づけとなった。

しかし、在宅医療にとって訪問看護師による専門的な療養上の世話とは何かは必ずしも明確ではなく、また訪問介護における身体介護と行為的には重複することが多い。訪問看護師は、医療の専門職としてその位置づけを確固たるものにする必要があり、訪問介護と同様の行為をしていても医療専門職としての視点が歴然と存在することを利用者も含め誰にでも理解できるような指針を示すことが求められる。

3 ケアマネジャー

介護保険制度が施行され介護支援機能のキーパーソンとして介護支援専門員(ケアマネジャー)が位置づけられた。在宅医療の実施には、ケアマネジャーとの連携が必須となるが、必ずしも十分な体制が構築されているとはいえない現状がある。医療機関側の問題点としては、従来から医療の提供においては守秘義務の励行も含めて他職種との連携を取る慣習がないことが挙げられ、介護保険の理念に対する一層の理解を目指して啓蒙を進めなくてはならない。また、ケアマネジャー側もケアカンファレンスを開催しない、主治医と連絡を積極的に取らないなどの課題がある。

地域には、在宅ケアを支える居宅サービスがさまざまあるが、個々の社会資源自身には、利用者のニーズを分析し他職種と調整しながらサービスを提供する機能は持ち合わせていない。これらのサービスを効果的に調整し利用者のニーズに沿ってケアプランを作成する機能は、制度的にはケアマネジャーのみが有しているといえる。

在宅医療を担当する主治医には、患者の病状や障害の状態に応じて適切な介護サービスが受けられるようにケアマネジャーと信頼を基礎に緊密な連携を構築することが求められ、これにより患者が在宅で良質な療養生活を送ることが可能になるとの認識をもつことが必要である。

なお、介護支援専門員の職種は、医師・歯科医師・薬剤師・保健師・助産

師・看護師・理学療法士・作業療法士などの医療系から、社会福祉士・介護福祉士などの福祉系、あん摩マッサージ指圧師・はり師・きゅう師・柔道整復師・栄養士などの医療保健福祉系のさまざまな分野である。このことは在宅医療における連携においては考慮が必要であり、専門職として適切なアドバイスや指示を要することもある。

4 介護保険と居宅サービス

わが国の介護保険制度の特徴は、要介護者などの支援を目的に医療と福祉を制度的に一元化したことと、地域社会を基盤とするさまざまな社会資源を適正に分配する機能としてケアマネジメントの手法を用い、これらの給付に対して社会保険の原理を導入したことである。介護の基本理念は、高齢者が自らの意思に基づき、自立した質の高い生活を送ることができるように支援することである。自立とは、必ずしも生活全般を自分自身で行うことではなく、疾病や障害あるいは虚弱があっても、さまざまなサービスを駆使しながら不足する部分を補い、自分らしく生きていくことといえる（図1）。

介護保険制度におけるサービスの利用手続きは、被保険者が保険給付を受ける要件を満たしているかどうかを確認するための「要介護認定」の過程と、要支援・要介護認定を受けた被保険者に対する「介護支援サービス」提供の過程に大別される。実際は、被保険者による要介護などの申請から始まり、認定調査の実施、さらに介護認定審査会が開催され合議により非(該当)認定・要支援・要介護5段階に区分される。そして介護支援専門員は、被保険者からの依頼により要介護者などの状態把握と課題分析をアセスメントツールを用いて実施し、問題の特定と解決すべき課題を整理する。そして本人あるいは家族・主治医を含めてサービス担当者とケアカンファレンスを開催、意見交換を参考にして介護サービス計画を作成し、計画に応じたサービスを提供しながら継続的な把握と評価をしながら最適なケアプランの作成を目指す。

介護保険により給付を受けられる介護サービスは、在宅に関する居宅サービスと施設に関するサービスに大別できる。

なお、2006年4月施行を目途とする介護保険法などの改正では、予防重視型システムへの転換、施設給付の見直し、新たなサービス体系の確立、サービスの質の向上、負担の在り方・制度運営の見直しなどが新たに位置づけられる。

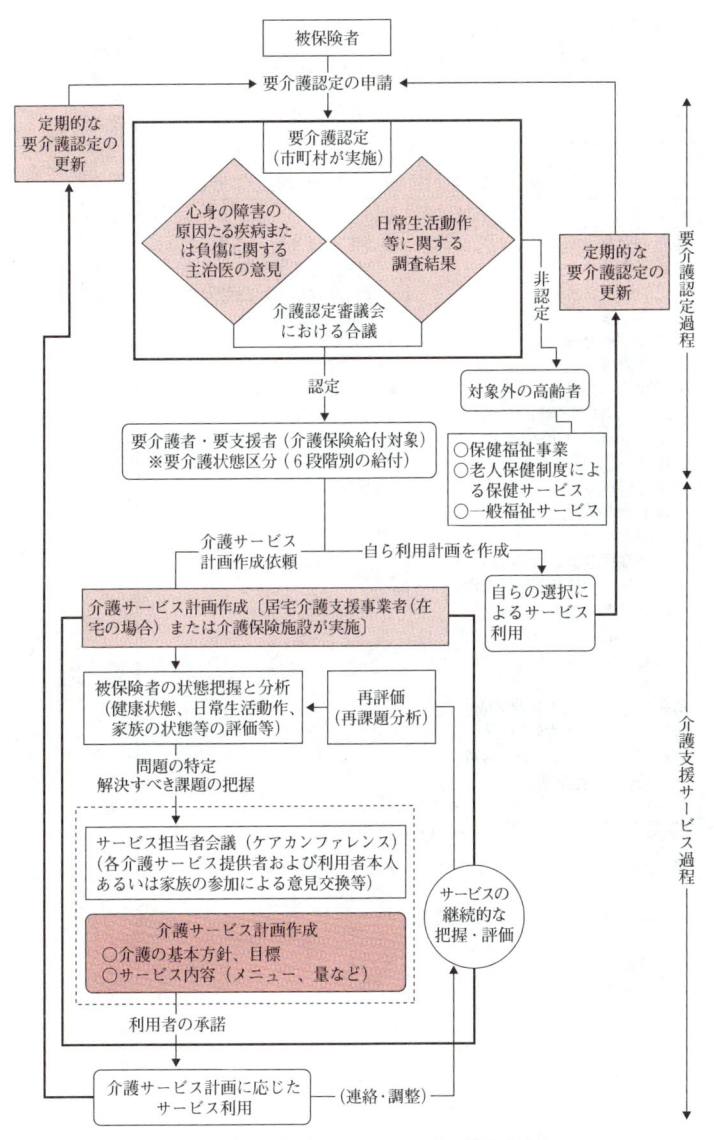

VI-3. 在宅医療における支援体制との連携

図1 介護保険制度におけるサービス利用手続き
(長寿社会開発センター：改訂介護支援専門員基本テキストより引用)

表 I 介護保険の保険給付一覧(概要)

	介護給付	予防給付	市町村特別給付
対象者	要介護者	要支援者	要介護者 要支援者
給付内容	全国共通 (在宅給付については市町村独自の給付水準が設定できる)		市町村独自
給付内容	在宅に関する給付		(例) ・寝具乾燥サービス ・移送サービス ・配食サービス
給付内容	❶居宅介護サービス(または特例居宅介護サービス費) ▷訪問通所サービス ・訪問介護 ・訪問入浴介護 ・訪問看護 ・訪問リハビリテーション ・通所介護(デイサービス) ・通所リハビリテーション(医療機関でのデイケア) ・福祉用具貸与 ・居宅療養管理指導(医師など) ▷短期入所サービス ・特別養護老人ホームなど ・介護老人保健施設/医療機関 ▷住居である施設での介護 ・痴呆性老人グループホーム、有料老人ホーム、ケアハウスでの介護 ❷居宅介護福祉用具購入費 ❸居宅介護住宅改修費 ❹居宅介護サービス計画費(または特例居宅介護サービス計画費)	❶居宅支援サービス費(または特例居宅支援サービス費) ・要支援者は痴呆性老人グループホームの対象外 ・その他のサービス種類は左の要介護者と同じ ❷居宅支援福祉用具購入費 ❸居宅支援住宅改修費 ❹居宅支援サービス計画費(または特例居宅支援サービス計画費)	
給付内容	施設に関する給付		
給付内容	●施設介護サービス費(または特例施設介護サービス費) ▷介護老人福祉施設(特別養護老人ホーム) ▷介護老人保健施設 ▷介護療養型医療施設(医療機関の療養病床など)	・要支援者は施設サービスの対象外	

(長寿社会開発センター:改訂介護支援専門員基本テキスト. 2003 による)

1) 主な居宅サービスと内容(表1)

①訪問介護：ホームヘルパーによる入浴、排泄、食事などの介護と日常生活上の世話
②訪問入浴介護：浴槽の提供と入浴の介護
③訪問看護：主治医指示書に基づく療養上の世話と診療の補助
④訪問リハビリテーション：理学療法士や作業療法士などが行うリハビリテーション
⑤居宅療養管理指導：医師、歯科医師、薬剤師の訪問による療養上の管理や指導
⑥通所介護(デイサービス)：当該事業所に通い入浴や食事の提供などと日常生活の世話や機能訓練
⑦通所リハビリテーション(デイケア)：介護老人保健施設、病院に通い理学療法、作業療法などのリハビリテーション
⑧短期入所生活介護：当該施設に短期入所して入浴、排泄、食事などの介護と日常生活上の世話や機能訓練
⑨短期入所療養介護：介護老人保健施設、療養病床などに短期入所して看護、医学的管理下において介護、機能訓練、その他必要な医療や日常生活上の世話
⑩痴呆対応型共同生活介護(グループホーム)：認知症の状態にある要介護者に共同生活を営む住居において、入浴、排泄、食事などの介護と日常生活上の世話や機能訓練
⑪特定施設入所者生活介護：有料老人ホーム、在宅介護対応型軽費老人ホーム(ケアハウス)などに入所している要介護者などに入浴、排泄、食事などの介護と日常生活上の世話、機能訓練、療養上の世話
⑫福祉用具貸与：厚生労働大臣の定める次の福祉用具の貸与。車椅子と付属品、特殊寝台と付属品、褥瘡予防用具、体位変換器、手すり、スロープ、歩行器、歩行補助つえ、認知症性老人徘徊感知機器、移動用リフト(つり具を除く)

IV. 在宅介護支援センター

在宅介護支援センターは、老人福祉法において市町村を実施主体とし、その責任のもとに社会福祉法人、医療法人、民間事業者などに委託して運営されている。そして、地域住民に最も身近な場所で地域のすべての高齢者に対して、

保健・医療・福祉の総合相談窓口としての役割を担っている。現在、在宅介護支援センターは、基幹型と地域型があり業務内容も分担されている。地域型は、原則的に中学校区に1ヵ所を標準として市町村全域を網羅している。

介護保険制度の施行により介護サービスの提供は申請により行われるようになったが、ニーズがありながら相談窓口を利用しなかったり、介護サービスを申請できない高齢者の存在、ひとり暮らしの孤独死、老々介護の疲労による殺人、介護者からの虐待や介護放棄などの社会問題も指摘されている。また、認知症高齢者の早期発見と早期対応、不適正な介護サービス事業者から要介護などの高齢者を守ることも地域社会で必要とされている。また、高齢者が要介護状態にならないように、要介護状態が悪化しないように介護予防の拠点としての機能が求められている。

このような観点から、在宅介護支援センターへの期待が、今後ますます大きくなることが予測されていて、在宅医療におけるさまざまな社会的課題に対して支援する拠点として重要な位置づけとなっている。

なお、介護保険制度改革では、予防重視型システムへの転換により新予防給付や地域支援事業の創設および新たなサービス体系の確立のために「地域包括支援センター」(仮称)の創設がなされる。

V. 在宅医療の支援体制・千葉県市川市医師会の試み

市川市医師会は、地域の保健医療福祉ネットワーク構築の拠点となる地域医療支援センターを独自の発想で開設運営し、医療と訪問看護の連携を中心に一定の成果を得ているので紹介をしたい。

地域医療支援センターは、厚生労働省が老人福祉施策の1つとして新ゴールドプランの整備目標に掲げていた在宅介護支援センターとは異なり、民間インフォーマルサポートあるいは広義のNPOと位置づけて公益法人の立場で事業を展開しているものである。

市川市医師会は介護保険の施行に伴い、医師会館内に医師会立訪問看護ステーション、居宅介護支援事業、市川市福祉公社ヘルパーステーション、在宅介護支援センターなどを整備し、これらフォーマルサービスとインフォーマルサポートである地域医療支援センターを地域ケアシステムの両輪として協働させ、良質な社会資源の提供を目指している。これら医師会事業の実践、特に地域における医療機器衛生材料サプライを通して得られた経験を紹介する。

1 市川市医師会地域医療支援センター

　市川市医師会地域医療支援センターは、1996年10月に医師会館内に開設され、地域の保健・医療・福祉担当者の活動の支援を開始した。本事業は、地域の保健・医療・福祉に携わる人々を医師会として支援することを目的とし、在宅医療に取り組む医師、訪問看護師、ヘルパー、保健師、家族、ボランティアなど広く地域ケアに活躍する人的社会資源を孤立させることなく物心において支えることを目標としていることが特徴である。すなわち、在宅医療を受けている患者に直接的に居宅サービスや対人医療サービスを提供することを主とするのではなく、在宅医療を実践している人々を支援することを基本としているのである。現在までに在宅医療の支援を受けるために登録された療養者は1,000人を超えている。開設当初、対象は寝たきりの高齢者を想定していたが、実際は0歳の乳児から100歳の高齢者まで幅広い年齢層にわたっている。高齢者の登録者が多いのは当然であるが、9歳以下の小児が5%程度を占めており、在宅医療は高齢者だけのものではなく小児の在宅医療も今後対応しなくてはならないことが明らかになった。小児の在宅医療は、母親が先天性の障害児を自宅で介護していることが多いが、その実態は十分には把握できておらず、母親が孤立しないように支援体制を早急に確立する必要がある。

　地域医療支援センターの事業は、①往診医・専門医の紹介、②喀痰吸引器の貸し出し・メンテナンス・滅菌、③医療材料の提供と滅菌、④医療機器の貸し出し、⑤在宅医療関連図書とビデオの貸し出し・閲覧、⑥保健医療福祉関係者への研修施設の提供、⑦医療廃棄物の適正処理システムの運営、などである。

2 医療機器衛生材料の地域サプライ

　喀痰吸引器の無料貸し出しは地域医療支援センターの主要な事業であるが、現在100台以上を保有している。吸引器は定期的に分解洗浄、EOガス滅菌、オイルなど部品交換、吸引圧測定などのメンテナンスを実施して最良の状態で管理再使用している。吸引器を安全に使用するためには定期的な点検や滅菌は必須のことであり、このサービスを安定して定期的継続的に供給可能とする組織は現状では地区医師会以外にはないと考えている。

　吸引器は医療機器であることから、貸し出しはあくまでも主治医に対して行うこととし、医師が記入した貸し出し依頼書の提出を必須としている。貸し出

しにあたっては、家族がセンターに来館して担当の看護師から指導を受けたのち、付属品や消耗品とともに引き渡すのを原則としているが、来館できない場合は療養者宅を訪問して届けることもある。

吸引器は常に最良の状態を維持し、不具合が生じたときは速やかに交換ないし復旧させ、定期的には分解して滅菌し調整をすることが必要である。この作業は、その度に製造元のメーカーに依頼していては迅速な対応が困難であるし経済的でない。このことから、メンテナンスはセンター内で行う必要があり、そのためには機種の選定が重要となる。

在宅療養者にとって喀痰吸引器は日常的に使用する重要な機器であるが、適正に使用されているとはいえない状況がある。例えば、喀痰の量に対して吸引器の能力が低い、回路内に喀痰が蓄積して適正な吸引力を確保できていない、かびが繁殖している、消耗品を定期的に交換していない、必要な消毒をしていないなど衛生面からも不適切な使用が見受けられる。これらの問題を解決するためには、地域に在宅医療を支える機能が必要であり、地域医療支援センターはこの期待に応えられると、その実績から考えている。

在宅医療を維持するためには、さまざまな医療衛生材料が必要になるが、これらの供給のほとんどは、訪問診療している主治医の医療機関から提供されているのが通例である。しかし、診療所でこれらの医療衛生材料を常時在庫することは困難であり、特にカテーテル、チューブ類はさまざまなサイズがありすべてを揃えることは不経済でもある。在宅医療を受ける患者に適切な医療衛生材料を必要な量、迅速に提供するためには、地域にこれらを供給するサプライセンターが必要となる。

提供する医療衛生材料の主要なものは、栄養チューブ、コネクター、三方活栓、胃管カテーテル、固定用絆創膏、滅菌ガーゼ、綿球、ピンセット、万能壺、消毒液、バルーンカテーテル、導尿バック、膀洗用シリンジ、気管カニューレ用人工鼻・スピーキングバルブなどさまざまである。これら医療衛生材料の供給は、吸引器と同様に主治医からの依頼書により医師に対して提供する立場を取っている。その他、貸し出している医療機器は点滴スタンド、酸素濃縮機、パルスオキシメーター、ネブライザー、血糖測定器、心電図など、介護用品は入浴用の防水シール、車いす、歩行補助器などである。

地域医療支援センターでは、在宅医療のコーディネーターとして医師会立訪問看護ステーションの看護師が兼任で担当し、医療機関、他の訪問看護ステーション、保健所、市保健センター、家族などからの問い合わせに対応する相談窓口を開設している。また、図書コーナーとVTR視聴覚室を設置し、医師、

保健師、訪問看護師、ヘルパー、患者家族など在宅ケア担当者に対して、在宅関連の図書やVTRの閲覧あるいは貸し出しを行っている。

地域医療支援センターの事業は、一地区医師会の試みであるが、過去の実績から名称は別としても機能はさまざまな発展の可能性があり、他の地域においても試行されることが望まれる。

おわりに

これからの在宅医療は、多くのサービス事業者とともに保健医療福祉ネットワークを構築して推進しなくてはならない。そのためには、科学的根拠を基盤にインフォームド・コンセントを得て共通の認識と価値観で在宅医療を実践することが求められる。また、介護サービスの提供には、フォーマルサービス、インフォーマルサポートにかかわらず多様な社会資源を組み合わせて調整し、連続した援助として供給することが求められる。

主治医やさまざまな職種、サービス事業者が連携するうえで最も重要なことは、在宅で療養する患者や要介護者が住み慣れた地域で人間らしく生活することを支援するという、共通の目標を失わないことであろう。

(土橋正彦)

4.在宅医療の将来性と方向性

はじめに

　在宅医療には複雑な意味が込められている。わが国では有史以来昭和30年代まで、病気になっても医師にかかることも入院することもできず、自宅でじっと苦痛に耐える人々も少なくなかった。医療にすがりたくても経済的理由で断念せざるを得ない生活、病院に行かずにかろうじて医師に往診してもらう生活が続いていた。病院受診に消極的で遠慮がちな在宅介護が家族により行われていたともいえよう。その後、次第に日本の経済は豊かになり、また国民皆保険制度の発足、老人医療費の自己負担分無料化に伴って入院医療も増大した。そして社会的入院という言葉も生まれるほど、生活の場を病院に移す人も出てきた。ようやく最近になり、自主的判断により入院医療を避け、積極的に在宅医療を受ける人も増えてきた。高度医療の在宅化も進められてきた。

　わが国の在宅医療はこれからどのような方向に進むのであろうか。最近の在宅医療の動向も踏まえながら、わが国における在宅医療の将来について考えてみたい。

I. 在宅医療見直しの背景

　なぜ在宅医療は見直されるようになったのであろうか。

　わが国では戦後、急速な経済復興の波が国民の生活を変え、家族構造や疾病構造も大きく変化し、その結果、人口の高齢化少子化を招いた。高齢人口の増加に伴い、虚弱な高齢者のみではなく、寝たきり患者や認知症をもつ高齢者も増加してきた。家族構造の変化も大きく、大家族から核家族化へ、さらに高齢者のみの独居世帯、老夫婦のみの世帯も著しく増加し、介護者のいない家庭や介護者自身も虚弱高齢者である家庭が増え続けてきた。家族による介護力が低いために自宅への退院ができず、病院や福祉施設を転々とする患者の増加も社会の問題とされてきた。

　一方、高齢者に限らず若い人も含めた慢性疾患患者が生活の質(QOL)を改善するために、入院せずに自宅で入院時と同程度のケアを受けられるような医

VI-4.在宅医療の将来性と方向性

療の流れも生じるようになった。在宅酸素療法、在宅腹膜透析などがそれにあたる。

さらに、がん患者に対するターミナルケアも、かつてはほとんどが入院により、しかもホスピスや緩和ケア病棟など、病院内での人生の質を高めるように取り組まれてきた。しかし、施設内でケアの質を高めるには限界もあり、住み慣れた自宅で家族とのふれあいなどを大切にした在宅ターミナルケアが実施されるようになった。

医療政策も在宅医療を誘導してきた。社会的入院を減少させるため、在院日数で制限を設け、長期になればなるほど入院時医学管理料は漸減する方式が組み込まれた。一方、在宅患者訪問診療料、往診料、在宅患者訪問看護指導料、在宅時医学管理料、寝たきり老人在宅総合診療料など、在宅医療に厚く医業収入が得られるような診療報酬の改定を繰り返してきた。

福祉サービスの変化も見逃してはならないだろう。高齢者に関しては措置制度があり、特別養護老人ホーム(以下、特養；現在、介護保険制度では介護老人福祉施設)に象徴されるような、姥捨て山的、終の棲家的な福祉、世話になったら家には戻れない閉塞的な福祉が一般的であった。特養に入所する高齢者は人生をあきらめたような表情となり、生気が乏しくなる。そこには医療の介入も最小限であった。そこで考えられたのが老人保健施設(老健；介護保険制度で「介護老人保健施設」)である。老健は1986年(昭和61年)の老人保健法改正によって登場した。構想の時点では中間施設と呼ばれ、医療(病院)と福祉(特養)の中間であり、病院と家庭の中間にも位置づけられた。家庭復帰型施設であり、病院から特養へという「あきらめのコース」ではなく、病院から老健を経由してもう一度家に帰れるという希望を高齢者に与えるものであった。老健は施設療養費が定額であり、施設側はこぞって投与する薬剤を減らした。そのため、病院に入院中よりも逆に体調がよくなった高齢者も少なくなかった。

高齢者保健福祉推進十カ年戦略(ゴールドプラン、1989年)、新ゴールドプラン(1994年)により在宅福祉が推進されてきたことも見逃せない。通所型サービスとしてのデイサービス、デイケアも在宅療養者にとって、閉じこもりを防ぐ意味で大きな役割を担った。ショートステイは在宅介護者の疲労をとり、自由時間を提供した。

福祉からの提言としてのノーマリゼーションの思想も在宅医療に追い風となった。デンマークのバンク・ミケルセンが提唱した考えで「ハンディキャップをもつ者が当りまえの人間として、一般社会の営みに参加するための機会をもち、障害の有無にかかわらず、権利と義務を平等に担って生活することができ

る」というものである[1]。障害をもった高齢者も在宅で生活を継続できることが、ノーマリゼーションの成果の1つと考えることもできる。

以上述べた状況変化の結果、在宅医療は見直され、それに取り組む医師も少しずつ増加してきた。

II. 在宅医療の理念

在宅医療の基本的理念は、医療従事者の側からは「患者が生活する場に出向いて提供する医療」、すなわち出前の医療である。患者の側からは「住み慣れた生活の場を変えずに利用できる医療」と考えることができる。患者がそれまでの生活を継続できることを重視し、生活を側面から支えることに医療の役割がある。生活しているのは患者自身であるから、患者が生活の在り方や場所を決める主役である。

ここで大切なのは、在宅医療がかつて提供されていた往診を中心とした医療とはおのずと異なる点である。現代医療は一方で臓器別専門細分化が進み高度化しており、ほとんどの場合患者の生活環境は無視される。かたや在宅医療は施設内の医療を生活の場(家庭・地域)まで拡大し、そのことに積極的な意味を認めようとするものである。したがって新たな健康観、死生観に裏づけられた医療と考えるべきである。それは病気がないことが健康なのではなく、病気や障害があっても普通の暮らしができることであり、医療に頼り切って生命を1分でも1秒でも延ばすことではなく、生活者自らが看取りの場所を選べることである。

III. 在宅医療の将来方向

1 介護保険による在宅医療の変化

2000年(平成12年)4月から施行された介護保険法の基本理念は「自立支援」である。すなわち高齢者が自らの意思に基づき、自らの有する能力を最大限活かして、自立した質の高い生活を送ることができるように支援することである。この理念を実現するために、①サービスの改革、②在宅ケアの推進、③地方分権の推進、が政策目標として掲げられてきた。

在宅サービスの利用者数は4年で2.3倍に増加し、費用額は創設時在宅と施

設の比が3:7であったものが、2004年7月現在5:5近くまでに増加している。しかし、要介護4や5の重症ケースは半数以上が施設に入所している。

施設志向は依然として根強いものがあるが、実際は本人が在宅生活の継続を希望しているにもかかわらず、家族の意向で入所せざるを得ないケースが多い。その要因として、「利用者負担の不均衡」がある。利用者負担が施設の方が軽い傾向がある。そのため、家族は経済的利点から安易に施設を選択しがちである。

自宅でも施設でもない第三のカテゴリーの議論も盛んである。ケアハウス、グループホーム、高齢者共同住宅などがこれに当てはまる。グループホームも急速に増加してきたが、質的レベルの格差が大きく、その是正のために第三者評価が導入されている。

在宅生活を支援するための短期入所(ショートステイ)も、計画的利用と緊急利用の両方が進められている。特に緊急利用に関しては対応が不十分であるため、今後基準や報酬の見直しが求められている。

在宅医療にとっては介護保険は追い風のはずではあるが、理想と現実の乖離についても認識しておく必要がある。今後、特にケアマネジャーの資質向上と地域住民の介護保険理解と協力の程度は大きく在宅医療を左右することになろう。

2 脱病院化は進行するか

介護保険施行により、入院医療から在宅医療へのシフトは進むであろう。また、医療機関の機能分化は一層促進される。かつて高度経済成長に沿って、病院数、病床数の増加が著しかった。特に1985年(昭和60年)第一次医療法改正が行われ、地域保健医療計画において二次医療圏が設定され、必要病床数の規制が実施される直前の、いわゆる駆け込み増床は目を見張るものがあった。その結果はいかがなものであったか。特殊な疫病でも流行しない限り、患者数は増床に合わせて増えるものではない。集客力のない病院は、赤字を出し続け倒れかかる事態となる。増えてきた患者層は高齢者で、急性期患者に対応する一般病床から、慢性期患者を対象とする療養病床へのシフトを余儀なくされるはずである。2003年9月現在の一般病床92万床は、今後一層政策誘導が進み、60万床程度に落ち着くのではないかと考えられている。

こうした状況の中では患者の病院離れも進行する可能性が大きい。病気と闘うよりも病気と共存して、自宅での尊厳死を選ぶ人も増えるであろう。医療の

側もサービスの在り方を考えていかないと、国民の医療離れが進行する可能性すらある。そうなると病床稼働率が低下し、経営が困難な病院が増加してくる。国民の脱病院化に対応した医療機関の取り組みが求められる。日本は人口あたりの病床数は世界一多い国であるから、なおさら入院医療以外のサービスを拡充することの必然性があるわけである。

3 在宅医療は高度化するのか

在宅酸素療法や在宅中心静脈栄養、自己腹膜灌流など、在宅での医療のハイテク化はさらに進むであろう。これまで入院でしか使用できなかった医療機器が、在宅でも利用できるように工夫されていくことは、重症でも在宅療養を希望する患者にとってはありがたいことである。また、急性期疾患を主として担当する病院はますます在院日数の短縮が進むであろうから、患者は入院後可能な限り早期に在宅に戻される。その場合も高度な診療機器が在宅に持ち込まれる可能性が高い。

但し、高齢者に対してはもちろんのこと、どのような患者に対しても高度化された在宅医療を押しつけるようなことがあってはならない。つまり在宅医療においては、病院から在宅に移る前に、十分過ぎるほどのインフォームド・コンセントがなされなければ意味がない。もちろんその場合には患者や家族の側の了解が必要である。これからは患者の側の成熟、医療文化の熟成も強く求められる。

医療産業は今後一層在宅患者にマーケティングを拡大しようとするであろう。しかし、QOLも患者本人が選択するものであって、医療の側から決めつけ、患者が判断する余裕を与えない状況は望ましくない。在宅医療の高度化も、社会全体として医療費の大枠をどうするかについての十分な議論のうえで、進めるべきである。

どの程度の機器をつけるか、医療的処置を続行するかについての現場の判断は、患者の希望に沿うばかりでなく、客観的な必要性も考慮すべきである。医療はしばしば患者の側のわがままや極度の依存心に振り回されてしまうこともある。客観的な必要性は、患者やその家族の要望ばかりでなく、専門技術職や一般生活者の視点も考え合わせ、そのサービスがどうしても必要かどうか、熟慮のうえ、判断することが必要で、そのためには患者・家族も交えたカンファレンスの充実が重要な鍵を握っている。

4 保険制度と財源

　国と地方自治体の財政は悪化の一途をたどっている。そのため構造改革が進められているわけであるが、まだ抜本的改革にはなっていない。健保組合もリストラによる組合員の減少、老人保健拠出金の増大に喘いでいる。政府の対策は患者の負担増で急場をしのごうという傾向が強い。高齢者医療の財源に関しても将来の方向性は不明確のままである。

　介護保険制度は2000年にスタートし、5年後に見直すことが計画されている。2004年現在社会保障審議会・介護保険部会などで議論が展開されている。制度改正の本格作業後、市町村においては2006年4月に介護保険料の改定、その前提となる介護保険事業計画の見直し作業が行われる。医療保険も2006年には診療報酬の改定が実施される。いずれも団塊世代が65歳以上となる今後10年間が高齢者対策の最も重要な時期となる。

　2000年度は実績で介護保険の総費用は3.6兆円であった。2004年度には6兆円を超えると予測されている。2025年度には20兆円を超える。はたしてそれに見合う保険料が徴収可能であるとは考えにくい。どう保障していくのか不透明感が漂う。

　確かに2025年には総人口の約3割に当たる人が65歳以上の年齢となる。当然自己負担割合の再検討がなされることとなる。軽度要介護者に対するサービスを効果ある介護予防に重点化する。在宅における認知症ケア、施設における個室化、ユニット化などの推進、第三者評価の義務づけなどによるサービスの質向上、在宅と施設の給付範囲における不均等の是正、年金との重複給付の調整を図る観点からホテルコスト、食費などに関する利用者負担の見直しが行われる予定である。

　一方、在宅医療の総費用はどのように変化しているか。急増はしているものの医療費全体の1/30程度である。今後の在宅医療のニーズは高く、人口や年齢構成から機械的に決めてきた地域医療計画を地域に特徴的な疾患の頻度や医療供給体制の不備を分析しての見直しが図られる予定である。

　2006年度の医療法改正、診療報酬改正に向けて議論も活発になることを期待したい。

5 資源の開発と徹底活用

 高齢社会となり財政面の資源も限られているとなると、現存する資源の有効利用と新しい資源の開発を考えなければならない。しかも、金をかけずに資源開発が可能かどうかの方法も検討しなければならない。
 資源には一般に財源と考えられる金銭の資源と、建物や設備など物的資源、そして人、つまり人的資源とがある。在宅医療を進める際にも、これらの資源をどのようにバランスをとっていくのかが課題である。
 前述したように、財源問題は保険制度と切り離すことはできない。また市町村単位では、医療福祉費用として一般会計からどのくらい拠出できるかは首長の考え方に左右される。これは介護保険に対する取り組みに関する市町村の温度差をみれば、容易に理解できるであろう。
 在宅医療の場合の物的資源は、極論すれば、自動車と携帯電話と血圧計と聴診器があれば可能である。もしHOT(在宅酸素療法)やIVH(中心静脈栄養)を行うハイテク在宅医療を目指すなら、それなりの設備投資も必要だが、一般診療所ではその必要はないであろう。ポータブルのX線装置やエコー、心電図などは比較的安価で購入でき、動脈酸素濃度や血糖値の測定装置なども小型で簡便なものが数多く出回って、より質の高い在宅検査を可能にしている。要は、自分たちが対象とする患者の医療ニーズを的確に把握し、必要な物と人を整えていく柔軟な対応が大切である。一方、医療だけでなく、保健福祉部門との連携、民間と行政との協力体制づくりまで行うとなると、活動の拠点やカンファレンスを行う場所が必要となる。情報ネットワークの要となるコンピュータの置き場所なども考えなければならない。しかし、新たに立派な建物をつくる必要はなく、既存の部屋を借りることで大部分のことは実施できる。
 在宅医療に取り組むにあたって必要な人的資源は、医療職は医師以外に看護師、保健師、作業療法士(OT)、理学療法士(PT)など有資格者がスタッフとして必要である。そして栄養士や薬剤師も、在宅医療に活躍の場がある。ソーシャルワーカーやホームヘルパーなどの福祉職も含めて、チームで取り組まなければ在宅患者がもつ多様な問題に対処できない。常に患者を中心に、必要なサービスをコーディネートすることが重視される。例えば住宅改造が必要なら建築関係者もチームの一員となる。今後は一層チーム医療の在り方が問われる時代になろう。その際に在宅医療を担当する医師に求められる資質は、信念をもちながら協調性があり、チーム全体の責任は自分でとり、他の職種の役割を

適切に評価できることである。

居宅障害者を1人の人間として地域社会の中で全人的に捉え支えるには、経験を大切に積み重ねる努力と、人間が好きで人的資源であるスタッフの長所をみつけることのできる能力が特に必要である。

在宅医療を進めるには、これらの社会的に資格をもつ職種ばかりでなく、家族、親族、近隣の人、友人、ボランティアなどの人々の力も重要である。専門技術職である前者はフォーマルな人的資源と呼ばれ、後者はインフォーマルな資源と呼ばれる。これは病院医療にはない特徴の1つでもある。最近はホームヘルパーの資格をもつボランティアも増加している。これらの人々は有資格者でありながら、団体に雇用されない立場では無償でサービスを提供してくれる。自分以外の人のために奉仕することは、自分自身の社会的健康に通じると考える人も少なくない。こうした考えをもつ人を仲間に引き入れていくことも在宅医療従事者の大切な役割である。もちろん、利用者とサービス提供者の間には相性の問題もあり、プライバシーの守秘義務もあるから、その点の教育訓練も欠かせない。

6 地域ケアの進展

予防は最大の治療であるとの言葉があるとおり、予防的な視点もますます重要になる。そこで重視されるのがプライマリ・ケアである。保健・医療福祉を従来の縦割りではなく、地域住民に身近なプライマリ・ケア医がキーマンとして、総合的なケアを地域に展開することである。

筆者は宮城県涌谷町での経験から、今後は自治体の単位で地域包括ケアのシステム化を図ることが重要であると考える[2]。その際「地道な保健活動」こそがシステム化の必須条件であると信じている。それは地方ばかりでなく、都会でも決して不可能ではない。最近、比較的年齢の若い開業医たちが、その点に目覚め活動を展開していることは、地域医師会が住民からますます信頼を得ることにつながるはずである。

そこから介護ネットワークが構築され、ボランティア活動が盛んになってきていることは、わが国におけるプライマリ・ケア再興のきざしと考えられる。

おわりに

今後は在宅医療に関する国民の意識も高揚し、熱心な議論が展開されるであろう。医療訴訟は増えるかも知れないが、在宅医療には入院医療にはない大ら

かさも必要ではないかと思われる。オンブズマン制度も結構だが、大切なのは相互理解のうえに立った建設的批判である。

地域ケアシステムの構築、住民ネットワークづくり、チームによる地域活動、在宅医療における倫理（高齢者の自己決定、家族による医療処置の責任性など）などの課題もあり、在宅医療が法学、経済学、社会学など人文社会科学との協力関係のもとに新しい医学の1分野として学問体系化されることを期待したい。もちろん高齢者ばかりでなく、難病患者、心身障害者もその対象である。

医師たちの意識改革と福祉に対する認識と理解、福祉の底流を医学で裏打ちする努力、これが21世紀の在宅医療を目指す者たちに求められる大きな課題である。

（前沢政次）

文献
1) 花村春樹:「ノーマリゼーションの父」N.E.バンク ミケルセン．ミネルヴァ書房，京都，1994．
2) 前沢政次:在宅ケア・保健活動を通しての新たな地域主体づくり．地域空洞化時代における行政とボランティア，小笠原浩一（編），pp 177-197，中央法規出版，東京，1996．

和文索引

あ

- アイデンティティーの混乱 ……………512
- アカシジア ……………………………519
- アセチルコリン ………………………531
- アセトアミノフェン …………………562
- アルコール離脱症状 …………………521
- アルツハイマー型認知症 ………506, 531
- アルツハイマー病 ……………………604
- 悪性疾患の痛み ………………………549
- 悪性症候群 ……………………………598
- 安楽死 …………………………………653

い

- イリゲーション ………………………229
- インスリン自己注射 …………………246
- インスリン製剤 ………………………247
- インターフェロンβ …………………606
- インフォーマルな資源 ………………699
- インフォームド・コンセント 3, 555, 660
- インフォームド・チョイス ……………3
- インフルエンザ …………………564, 616
- 衣服の着脱 ………………………………75
- 医療 ………………………………………4
- 医療支援 ………………………………28
- 医療的在宅医療 ………………………25
- 医療費個人負担額 ……………………304
- 医療保険 ………………………………363
- 医療機関 ………………………………681
- ――回収類型 …………………………673
- 医療廃棄物 ……………………………347
- ――処理ガイドライン ………………669
- 胃・食道逆流 …………………………151
- 胃管 ……………………………………193
- 胃瘻 ………………………………206, 595
- 胃瘻カテーテルの種類 ………………206
- ――（バルーン式カテーテル）………206
- ――（バンパー式カテーテル）………206
- ――（ボタン式カテーテル）…………206
- 異常徴候の捉え方 ……………………533
- 移動 ……………………………………58
- 意識障害 ………………………………528
- 意欲低下 ………………………………529
- 痛みの捉え方 …………………………545
- 一般廃棄物 ……………………………671
- 一包化 …………………………………474
- 溢流性尿失禁 …………………………96
- 陰部の清拭 ……………………………87

う

- うがい …………………………………586
- うつ熱 …………………………………566
- ウートフ現象 …………………………605

え

- エイズ/HIV感染 ………………………613
- 延命治療 ………………………………593

お

- お薬カレンダー ………………………474
- オストメイトの日常生活 ……………232
- 往診 ……………………………………679
- 嘔気・嘔吐 ……………………………355
- 送り込み ………………………………145

か

- かかりつけ医 …………………………46
- かかりつけ薬局 ………………………463
- がん ……………………………………348
- ――患者の痛み ………………………553
- ――性疼痛治療 ………………………481
- カテーテルの逸脱 ……………………208
- カテーテル閉塞 ………………………199
- カフエア ………………………………192
- カメレオン水 …………………………204
- 下肢の清拭 ………………………………86
- 下部尿路閉塞 …………………………329
- 家族 ……………………34, 35, 37, 44, 357, 651
- ――関係 …………………………44, 651
- ――のストレス ……………………34, 35
- ――の適応状況 ………………………37
- ――のニーズ …………………………34
- ――への介護・看護の指導 …………357
- 過マンガン酸カリウム ………………203
- 介護環境 ………………………………48
- 介護支援 ………………………………28

介護者	47, 50, 532
——の健康状態	47
——の心理的負担	532
——の精神面	50
介護の在宅医療	25
介護保険	491, 684
——制度	697
疥癬	576, 619
開業医	510
外出・旅行	234
隔離予防策	607
喀痰吸引器の無料貸し出し	689
活動制限	375
浣腸	239
換気不全	293
間欠的自己導尿	201
感情失禁	505
感染経路別予防策	607
感染症	70
——予防対策	607
感染性廃棄物	621, 671
——処理マニュアル	669
関節拘縮	378
緩下薬	499
環境	4
灌注排便法	228
顔面の清拭	85

き

気管カニューレ	189
記念日反応	53
基礎疾患	60
基礎熱量消費量	426
基本的な客観的臨床能力	493
機能障害	375
機能性尿失禁	95
義歯安定剤	591
義歯洗浄剤	591
逆流防止弁	207
吸引	184
吸入	175
——薬	175
居宅サービス	684
——事業者	680
居宅療養管理指導	416, 461
——の対象者	419

拠点回収	677
胸部、腹部の清拭	86
強オピオイド	496
強迫性障害	526
筋ジストロフィー	604

く

グルコースオキシダーゼ法	259
グルコースデヒドロゲナーゼ法	259
グルタミン酸拮抗薬	600
空気予防策	611
口から食べること	122

け

ケースカンファレンス	26
ケア	4
ケアカンファレンス	471
——の位置づけ	11
ケアマネジメント	6
——の定義	8
——の導入	7
——の理論	8
ケアマネジャー	683
ゲシュタルト	630
下痢	543
解熱剤	562
経管経腸栄養	478
経皮経肝胆道ドレナージ	215
経皮的動脈血酸素飽和度	63
——測定器	286
経鼻経管	595
携帯用酸素ボンベ	294
血圧	65
血管性認知症	505
血糖自己測定指導加算	254
血糖測定器	258
血尿	336
結核	617
結石	336
嫌気性菌	566
原発疹	569
減圧式採血器	262

こ

コ・メディカル	578
コミュニケーション	493, 586

呼吸	63
——機能障害	304
——困難	356, 540
——不全の定義	288
個人用防護具	610
個体的生命力	3
誤嚥	152, 584
——性肺炎	584, 595, 615
口腔ケア	581
口腔乾燥	589
交通機関への酸素ボンベの持ち込み	305
向精神薬	516
抗うつ薬	524
抗精神病薬	517
抗不安薬	520
更衣の仕方	89
効果的な症状緩和治療	349
後方支援病院	680
紅皮症	573
高齢者総合評価	8
高齢者の栄養管理の特徴	423
国際生活機能分類	375
骨盤底筋訓練	96
混合型尿失禁	96
混合性の呼吸障害	298

さ

サナトロジー	492
挫創	171
再生医療	600
採血を行う	156
採血部位	158
在宅悪性腫瘍患者	348
——診療	348
在宅医療	46
——システム	50
——廃棄物	621
在宅栄養食事指導	416
在宅介護支援	38
——センター	48, 687
在宅患者訪問診療料	364
在宅患者訪問点滴注射	393
——管理指導料	393, 409
——指示書	399
在宅患者訪問薬剤管理指導報告書	470
在宅患者訪問薬剤管理指導料	461

在宅血液透析	278
在宅酸素療法	286
——指示書	294
——指導管理料	302
在宅死	489
在宅自己血糖測定	258
在宅自己注射	246
——指導管理料	254
在宅自己導尿	328
在宅自己腹膜灌流	266
在宅持続陽圧呼吸療法	319
——指導管理料	323
在宅静脈栄養	337
在宅人工呼吸	307
——指導管理料	323
在宅ターミナルケア	488
在宅中心静脈栄養輸液療法	356
在宅での酸素療法の導入例	297
在宅服薬指導	461
在宅ホスピスケア	348
在宅訪問栄養食事指導	416
——の対象者	417
——料	416
在宅リハビリテーション	374, 380
在宅療養指導管理	676
——料	254
在宅療養者	675
剤形選択の検討	476
擦過創	171
参加制約	375
産業廃棄物	670
酸素化不全	293
酸素供給部	302
酸素濃縮器	293, 500
酸素飽和度	500

し

シャワーチェア	76
ジェットネブライザー	177
支援体制との連携	679
死生学	492
自然的われ	637
自然排便法	223
刺激症状	203
指定居宅療養管理指導事業所	416
脂漏性皮膚炎	576

視神経脊髄型	605	——のためのケアプランの策定	109
歯石	588	身体・心理・社会的アプローチ	504
自己血糖測定	252	身体障害者認定	304
自己決定	650	信頼関係	40
自己注射	676	——の構築	40
自己導尿の手技	330	侵襲的人工呼吸療法	595
自尊感情	511	神経因性膀胱	205, 329, 596
自立支援	694	神経難病	592
事前指定	651	——の在宅ケア	592
持続的膀胱洗浄	195	診療報酬点数	302
持続皮下注射	71	人工呼吸器	310
持続陽圧呼吸療法	595	——の取り扱い	312
時間軸	67	腎盂腎炎	565
失禁リハビリ	92	腎機能障害	336

す

すくみ足	598
スクリーニングテスト	515
ストッパー	208
ストーマ	223
ストーマ周囲皮膚	225
——の洗浄	225
——の観察	225
スプリングバランサー	594
スペーサー	177
スライディングスケール	251
水分管理	429
睡眠	57
——時無呼吸症候群	319
——薬	522
滑り止めマット	75

失見当	507
実施報告書	438
社会資源	31
社会的生命力	3
社会的不利	375
弱オピオイド	496
守秘義務	43, 663
腫瘍熱	566
終夜ポリソムノグラフィー	321
熟眠障害	522
術後せん妄	528
除去した装具の観察	224
消化器ストーマ	223
消毒	169
硝酸銀棒	213
上肢の清拭	85
情報の共有化	26
静脈注射	395
食指不振	539
食事	57
——介助	122, 143
食物繊維	428
食用酢	210
食欲	65
——不振	354
褥瘡	104, 430, 577
——感染症	619
——の好発部位	105
——の重症度	117
——の処置	104, 119
——の予防	104
褥瘡予防	112

せ

せん妄	539
セルフ・メディスン	2
セロトニン	530
——・ノルアドレナリン再取込み阻害薬	525, 526
生活機能	375
制吐薬	499
性生活	234
清潔	58
清拭	80
——(顔面)	85
精神症状	71
精神的ケア	510

静座不能症	519
切迫性尿失禁	93
接触予防策	611
摂食・嚥下	119, 125, 582
——障害	582
——のプロセス	125
——リハビリテーション	119
摂食機能	144
——の調整	133
摂食動作	138
摂食用具	140
舌苔	588
洗浄	170
選択的セロトニン再取込み阻害薬	525, 526
全身倦怠感	354
前立腺炎	565
前立腺肥大症	527

そ

その人らしさ	507
咀嚼・嚥下障害と誤嚥の予防	430
咀嚼刺激	134
早朝覚醒	522
創傷	166
——の処置	166
装具	224, 226, 231
——交換	224
——の装着	226, 231
測定エラー	263
続発疹	570
尊厳死	695

た

ターミナルケア	488
他者経験を自分の経験とする	629
多職種協働	14
唾液腺マッサージ	590
体温	62, 66, 559
——計	62
体重減少	538
——率	538
対話	493
退院	28
——前ケアカンファレンス	19
代理決定	660

脱水	70
胆汁性腹膜炎	219
弾性ストッキング	596

ち

チーム	698
——医療	358
——ケア	555
チューブ	675
「地域」という統合概念	6
地域ケア	699
地域リハ	380
地域一体型のシステム	6
地域連携	22
治療可能な認知症	71
治療拒否	661
窒息	152
中途覚醒	522
長期酸素療法	286
超音波ネブライザー	177
腸管代用膀胱	335

つ

ツインバッグシステム	267, 268
ヅシャンヌ型	604
使い捨て採血器具	263

て

デマンドバルブ	294
デンチャープラーク	590
手洗い	610
手すり	76
低栄養	153
低血糖	252
低酸素血症	187
定型抗精神病薬	517
定量噴霧吸入器	177
摘便	235

と

トリプレットリピート病	601
疼痛	349
疼痛消失量	497
——(by the individual)	497
——(by the clock)	497
統合失調症	518

糖尿病性足病変	619
動脈血酸素分圧	500
導尿カテーテル	330
特定疾患	592
——治療研究事業対象疾患	366
特別管理廃棄物	670
特別養護老人ホーム	693

に

におい・ガス	233
日本人の食事摂取基準	426
日常生活自立度	361
日光角化症	574
入浴	233
——介助	73
尿失禁	541
——ケア	99
——の看護	100
——の原因	99
——の定義	92
——の病因	92
——の分類	92
——リハビリテーション	96
尿道炎	565
尿道損傷	198
尿道皮膚瘻	200
尿道表面麻酔剤	198
尿閉	541
尿路カテーテル管理	194
尿路感染	202, 335
——症	565, 618
尿路ストーマ	230
尿路性器感染症	200
認知機能	583
認知症	504, 531, 533, 604
——の社会的ケア	515
——の人の主観的体験	510

ね

寝たきり患者	360
——診療	360
寝たきり老人在宅総合診療料	303, 365
寝たきり老人調査	360
熱傷	172

の

ノーマリゼーション	693
ノルアドレナリン	530
脳機能の活性化	132
膿瘍ドレナージ	212

は

ハンチントン病	603
バイオハザードマーク	621
バイタルサイン	56, 62
バスボード	77
バンパー埋没症候群	207
パートナーシップ	43
パニック障害	521
パルスオキシメーター	63, 286
歯ブラシ	587
背部、臀部の清拭	87
肺炎	563, 615
排泄	57, 509
——援助	92
排尿困難	541
排尿障害	541
排便障害	543
廃棄物処理法	670
廃棄物の適正処理	669
廃用症候群	378
廃用性症候群	534
白癬	577
白血球数	70
発熱	355, 536, 557
針	675
——刺し対策	612
反射性尿失禁	96
反跳性不眠	524

ひ

びまん性レビー小体病	604
皮疹	569
皮膚保護材	213
否定的感情	509
否認	504
非オピオイド	496
非感染性	674
非観血的血糖測定法	262
非ステロイド抗炎症薬	562

索引 6

非定型抗精神病薬 …………………517
飛沫予防策 …………………………611
被害妄想 ……………………………508
表皮剝離創 …………………………172
標準体重比 …………………………538
標準予防策 …………………………607
病院死 ………………………………489
病診連携 ……………………………485
病的悲嘆 ………………………………53
頻尿 …………………………………541

ふ

ブレーデンスケール ………………106
ブローイング ………………………141
プライマリ・ケア …………………699
　──医 ………………………………47
プラーク ……………………………588
不安障害 ……………………………521
不法投棄 ……………………………671
浮腫 …………………………………537
舞踏様運動 …………………………603
腹圧性尿失禁 …………………………92
腹部膨満感 …………………………355
腹膜炎 ………………………………210

へ

ベンゾジアゼピン系薬剤 …………520
ペインコントロール ………………555
ペン型注射器 ………………………249
閉鎖式導尿法 ………………………197
閉塞性黄疸 …………………………215
閉塞性胆管炎 ………………………215
便失禁 ………………………………543
便秘 …………………………………543

ほ

歩行困難 ……………………………537
捕食 …………………………………145
訪問リハビリテーション …………380
訪問X線撮影 ………………………372
訪問看護 ……………………………680
　──ステーション ………………682
訪問歯科診療 ………………………581
訪問診療 ……………………………679
　──計画表 ………………………367
縫合創の処置 ………………………173

膀胱炎 ………………………………565
膀胱洗浄 ……………………………202
膀胱留置カテーテル ………………194

ま

麻痺 …………………………………537
慢性呼吸不全 ………………………320
慢性閉塞性呼吸不全 ………………286

み

みなし指定 …………………………466
味覚情報 ……………………………133
看取りの指導 ………………………357
脈拍 ……………………………………64

む

むせ ……………………………146, 149
無菌的間欠自己導尿法 ……………328
無症候性細菌尿 ……………………566

や

やせ …………………………………538
薬学的管理指導計画書作成 ………468
薬剤性パーキンソニズム …………519
薬疹 …………………………………571
薬薬連携 ……………………………471
薬局 …………………………………673

ゆ

ユニバーサルアダプター(コネクター) 207
輸液バッグ …………………………675

よ

用手人工呼吸 ………………………317
用手的交換 …………………………210
陽圧式人工呼吸器加算 ……………323
抑うつ気分 …………………………529
抑うつ状態 …………………………529
浴室・浴槽の出入り …………………76
喜び ……………………………………58

り

リクライニング ……………………142
リハ前置主義 ………………………376
リハビリテーション ………………374

利用者(患者)本意のチーム運営における戦略的プロセス……………16	連続携行式腹膜透析 ……………266
硫酸ポリミキシンB ………………203	ろ
良性疾患の痛み …………………545	老人保健施設 ……………………693
療養者と介護者の関係……………41	老人保健法 ………………………363
倫理的問題 ………………………648	老年医学的総合機能評価…………33
臨終期 ……………………………357	老年期精神障害 …………………518
臨終時の心構え …………………624	わ
臨終時の対応 ……………………624	ワクチン接種 ……………………612
臨床倫理 …………………………648	我と汝に関して無差別の体験の流れ …632
──の4分割法 …………………655	

れ

裂創 ………………………………173

欧文索引

24時間連携体制 …………………373

Ⅰ型呼吸不全 ……………………288
Ⅱ型呼吸不全 ……………………288

A

AD ………………………………604
ATD ………………………506, 531

B

B型肝炎 …………………………613
Bio-psycho-social approach ……504
BPSD ……………………………536

C

C型肝炎 …………………………613
CAPD ……………………………266
CGA ……………………………8, 33
　──の概念…………………………10
CIC(clean intermittent catheterization) ………………………328
CO_2ナルコーシス …………………594
COPD ……………………………286
CPAP ……………………………319
CRP ………………………………70

D

DNR ………………………………373

H

home insulin therapy……………246
home oxygen therapy …………286
HOT ………………………………286
HPN(Home Parenteral Nutrition)
　…………………………337, 356
　──の禁忌 ………………………338
　──の使用血管 …………………339
　──の実施条件 …………………338
　──の適応疾患 …………………337

I

ICF ………………………………375
ICIDH(International Classification of Impairments, Disabilities, Handicaps) …………………375
International Classification of Functioning, Disability and Health
　……………………………………375
IPPV ……………………………595

索引　8

L
living will ……………………………………660
LTOT ……………………………………286

M
MRSA ……………………………173, 611, 620

N
NIPPV ……………………………………319, 595
Not Doing Well ……………………………67
NSAIDs ……………………………………562

O
OSCE ……………………………………493

P
PTBD (percutaneous transhepatic biliary drainage) ……………………………215

R
rescue dose ……………………………………498

S
SAS (sleep apnea syndrome) ………319
SB 針 ……………………………………157
sick day rules …………………………253
SMBG (self-monitoring of blood glucose) …………………………………258
SNRI ……………………………………525, 526
SpO$_2$ ……………………………………63
SSRI ……………………………………525, 526

T
treatable dementia ……………………71

U
UTIs (Urinary Tract Infections) …565

W
WHO 方式がん疼痛治療法 ……………494
WHO 3 段階除痛ラダー …………………496

Y
Yahr の分類 ……………………………599

必携 在宅医療・介護基本手技マニュアル 改訂第2版
ISBN4-8159-1734-5 C3047

平成12年 8月10日 第1版発 行
平成14年 2月25日 第1版第3刷
平成17年10月 1日 改訂第2版発行

監 修 ――― 黒 川   清
編 集 ――― 谷 亀 光 則
発行者 ――― 松 浦 三 男
印刷所 ――― 株式会社 真 興 社
発行所 ――― 株式会社 永 井 書 店

〒553-0003 大阪市福島区福島8丁目21番15号
TEL(06)6452-1881(代表)/FAX(06)6452-1882
東京店
〒101-0062 東京都千代田区神田駿河台2-10-6 7F
TEL(03)3291-9717(代表)/FAX(03)3291-9710

Printed in Japan   © YAGAME Mitsunori, 2000, 2005

- 本書の複製権・翻訳権・上映権・譲渡権・公衆送信権（送信可能化権を含む）は株式会社永井書店が保有します。
- **JCLS** <㈳日本著作出版権管理システム委託出版物>
  本書の無断複写は著作権法上での例外を除き禁じられています．複写される場合には，その都度事前に㈳日本著作出版権管理システム(電話03-3817-5670, FAX 03-3815-8199)の許諾を得て下さい．